Actualización en demencias y cuidados: dónde estamos y hacia dónde vamos

Actualización en demencias y cuidados: dónde estamos y hacia dónde vamos

Coordinadora
Carmen Sarabia Cobo

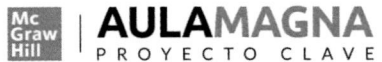

**Actualización en demencias y cuidados:
dónde estamos y hacia dónde vamos**

Primera edición: 2024

ISBN: 9788419786418
ISBN eBook: 9788419786807
Depósito legal: SE 1026-2024

© coordinadora:
  Carmen Sarabia Cobo

© de esta edición:
  Editorial Aula Magna, 2024. McGraw-Hill Interamericana de España S.L.
  editorialaulamagna.com
  info@editorialaulamagna.com

Impreso en España – Printed in Spain

Índice de autores

BLOQUE I. Definiciones, clasificación y diagnóstico

1. Envejecimiento y salud cerebral: Nunca es muy pronto ni muy tarde para la prevención de la demencia.

Carmen Lage Martínez, MD, PhD. Médico Especialista en Neurología. Unidad de Deterioro Cognitivo, Servicio de Neurología, Hospital Universitario Marqués de Valdecilla – Grupo de Enfermedades Neurodegenerativas, IDIVAL, Cantabria. Senior Atlantic Fellow for Equity in Brain Health.

Sandra Giménez Badia, MD, PhD. Médico Especialista en Neurofisiología. Unidad Multidisciplinar de Sueño, Hospital de la Santa Creu i Sant Pau, Barcelona. Senior Atlantic Fellow for Equity in Brain Health

Raquel Gutiérrez Zúñiga, MD, PhD. Médico Especialista en Neurología. Hospital Universitario Sanitas La Moraleja, Madrid. Senior Atlantic Fellow for Equity in Brain Health

2. Clasificación de las demencias.

María Rivera Sánchez. Médico Especialista en Neurología, Servicio de Neurología Hospital Universitario Marqués de Valdecilla, Cantabria. Grupo Enfermedades Neurodegenerativas, IDIVAL-CIBERNED.

Juan Martín Arroyo. Médico Especialista en Neurología, Servicio de Neurología Hospital Universitario Marqués de Valdecilla, Cantabria.

Eloy Rodríguez Rodríguez. Médico Especialista en Neurología, Servicio de Neurología Hospital Universitario Marqués de Valdecilla, Cantabria. Grupo Enfermedades Neurodegenerativas, IDIVAL-CIBER-NED. Profesor Asociado, Departamento de Medicina y Psiquiatría, Universidad de Cantabria.

3. El diagnóstico clínico.

Neus Falgàs Martínez, MD MSc PhD. Neuróloga, Unidad de Alzheimer del Hospital Clínic de Barcelona, IDIBAPS. Doctorada por la Universidad de Barcelona. Máster por la Universidad de Barcelona.

Núria Guillén Soley MD. Neuróloga, Unidad de Alzheimer del Hospital Clínic de Barcelona, IDIBAPS. Estudiante doctoral en la Universidad de Barcelona.

4. Las pruebas de evaluación neuropsicológica, parte I.

Adrià Tort-Merino, PhD. Neuropsicólogo en Fundació per a la recerca Clínic Barcelona – IDIBAPS, Barcelona, España

Beatriz Bosch, PhD. Neuropsicóloga en Fundació per a la recerca Clínic Barcelona – IDIBAPS, Barcelona, España

Guadalupe Fernández-Villullas, MSc. Enfermera de práctica avanzada en Hospital Clínic de Barcelona, Barcelona, España

5. Las pruebas de evaluación neuropsicológica, parte II.

María García Martínez. Neuropsicóloga. Hospital Universitario Marqués de Valdecilla-Instituto de Investigación Marqués de Valdecilla (HUMV-IDIVAL), Cantabria.

Ana Pozueta Cantudo. Neuropsicóloga PhD. Hospital Universitario Marqués de Valdecilla-Instituto de Investigación Marqués de Valdecilla (HUMV-IDIVAL), Cantabria.

6. El diagnóstico por imagen.

Sergi Borrego Écija, Neurólogo, Unidad de Alzheimer y Otros Trastornos Cognitivos, Servicio de Neurología, Hospital Clínic Barcelona

Diana Esteller, Neuróloga, Unidad de Alzheimer y Otros Trastornos Cognitivos, Servicio de Neurología, Hospital Clínic Barcelona

BLOQUE II. Demencias más prevalentes.

7. Enfermedad de Alzheimer.

Marta Fernández-Matarrubia. Licenciada en Medicina. Especialista en Neurología. Doctora en Ciencias Biomédicas. Neuróloga de la Unidad de Deterioro Cognitivo, Servicio de Neurología. Hospital Universitario Marqués de Valdecilla. Instituto de Investigación Valdecilla (IDIVAL). Investigadora del grupo de enfermedades neurodegenerativas, IDIVAL.

Andrea Corrales Pardo. Licenciada en Biología y Graduada en Psicología. Doctora en Biología Molecular y Biomedicina. Profesora asociada, Universidad Europea del Atlántico. Coordinadora de ensayos clínicos, Unidad de Deterioro Cognitivo, Hospital Universitario Marqués de Valdecilla. Instituto de Investigación Valdecilla (IDIVAL). Investigadora del grupo de enfermedades neurodegenerativas, IDIVAL.

8. Deterioro cognitivo vascular.

Raquel Gutiérrez Zúñiga. M.D.; Ph.D. Médico Especialista en Neurología. Hospital Universitario Sanitas La Moraleja, Madrid. Global Atlantic Fellow for Equity in Brain Health. Global Brain Health Institute, Dublin (Irlanda). Doctora en Medicina Universidad Autónoma de Madrid. Doctora in Medicine Trinity College Dublin.

9. Demencia Frontotemporal

Carmen Lage Martínez. Médico Especialista en Neurología. Unidad de Deterioro Cognitivo, Servicio de Neurología, Hospital Universitario Marqués de Valdecilla – Grupo de Enfermedades Neurodegenerativas, IDIVAL, Santander.

Sara López García. Médico Especialista en Neurología. Unidad de Deterioro Cognitivo, Servicio de Neurología, Hospital Universitario Marqués de Valdecilla – Grupo de Enfermedades Neurodegenerativas, IDIVAL, Santander.

Francisco Martínez Dubarbie. Médico Especialista en Neurología. Unidad de Deterioro Cognitivo, Servicio de Neurología, Hospital Universitario Marqués de Valdecilla – Grupo de Enfermedades Neurodegenerativas, IDIVAL, Santander.

Marta Fernández Matarrubia. Médico Especialista en Neurología. Unidad de Deterioro Cognitivo, Servicio de Neurología, Hospital Universitario Marqués de Valdecilla – Grupo de Enfermedades Neurodegenerativas, IDIVAL, Santander.

10. Demencia por Cuerpos de Lewy

Francisco Martínez Dubarbie, Facultativo especialista en Neurología. Unidad de deterioro cognitivo. Hospital Universitario Marqués de Valdecilla, Santander.

Sara López García. Facultativo especialista en Neurología. Unidad de deterioro cognitivo. Hospital Universitario Marqués de Valdecilla, Santander.

BLOQUE III Abordaje: tratamiento y cuidados.

11. Tratamiento no Farmacológico de las demencias.

Julia González-Vaca. Enfermera Especialista en Geriatría, Phd. Investigadora Postdoctoral Margarita Salas de la Universidad de Barcelona.

12. Abordaje y cuidado integral en las fases iniciales y medias de la demencia.

Noemí Aja Lavin. Diplomada Universitaria Enfermería (DUE). Centro de Salud Medio Cudeyo. Gerencia de Atención Primaria (GAP). Servicio Cántabro de Salud

María Bravo Gonzalez. Diplomada Universitaria Enfermería (DUE). Enfermera Unidad de Deterioro Cognitivo. Hospital Universitario Marqués de Valdecilla (HUMV). Servicio Cántabro de Salud

Susana Díez Rueda. Grado en Enfermería. Equipo de Soporte de Atención Domiciliaria. Gerencia de Atención Primaria (GAP). Servicio Cántabro de Salud

13. Abordaje y cuidado integral en fases avanzadas de la demencia.

Noemí Aja Lavin. Diplomada Universitaria Enfermería (DUE). Centro de Salud Medio Cudeyo. Gerencia de Atención Primaria (GAP). Servicio Cántabro de Salud

María Bravo Gonzalez. Diplomada Universitaria Enfermería (DUE). Enfermera Unidad de Deterioro Cognitivo. Hospital Universitario Marqués de Valdecilla (HUMV). Servicio Cántabro de Salud

Susana Díez Rueda. Grado en Enfermería. Equipo de Soporte de Atención Domiciliaria. Gerencia de Atención Primaria (GAP). Servicio Cántabro de Salud

14. Alimentación en el anciano con demencia

Francisco José Amo Setién, Grado en Enfermería, Máster en Condicionantes Nutricionales del Crecimiento y del Desarrollo, Doctor en Ciencias de la Salud, Profesor de la Facultad de Enfermería de la Universidad de Cantabria

Rebeca Abajas Bustillo, Grado en Enfermería, Máster de Investigación en Cuidados, Doctor en Ciencias de la Salud, Profesora Asociada de la Facultad de Enfermería de la Universidad de Cantabria.

15. Empoderamiento y protección del paciente con demencia: abordaje del cuidado integrado

Guadalupe Fernández-Villullas, MSc; Enfermera de práctica avanzada en Hospital Clínic de Barcelona, Barcelona, España

Beatriz Bosch, PhD, Neuropsicóloga en Fundació per a la recerca Clínic Barcelona – IDIBAPS, Barcelona, España

Adrià Tort-Merino, PhD, Neuropsicólogo en Fundació per a la recerca Clínic Barcelona – IDIBAPS, Barcelona, España

16. Cuidados Paliativos en Personas con Demencia.

Alejandro Lendínez Mesa, Enfermero, PhD. Departamento de Enfermería. Servicio de Neurología, Hospital Universitario 12 de Octubre. Presidente de la Sociedad Española de Enfermería Neurológica (SEDENE).

Ramona Mesa Lendínez, Enfermera, Departamento de Enfermería. Unidad de Cuidados Paliativos, Hospital Fundación Instituto San José.

BLOQUE IV Esfera biopsicosocial en el cuidado.

17. Cuidadores: eje clave en el abordaje.

Mónica Cueli Arce. Dra. En ciencias de la Salud. Profesora asociado LOU de la Universidad de Cantabria. Enfermera asistencial de la Gerencia de Atención Primaria del Servicio Cántabro de Salud.

18. Las asociaciones de familiares y cuidadores.

Tania Herrera Barcia. Enfermera. Máster oficial en Salud Pública por la Universidad del País Vasco. CEE de Neurología en el Hospital Universitario Donostia. Vocal de comunicación y vocal en los grupos de estudio de Demencia y cefalea de la Sociedad Española de Enfermería Neurológica.

Pedro José Soriano Martin. Enfermero. Doctorando. Máster en ciencias de la salud por la Universidad de Alicante. Docente de Comunicación y relación terapéutica en la Universidad Europea de Madrid. Presidente de la Asociación FFPaciente y fundador de Marca Enfermera. En redes sociales "Enfermero en red".

19. Las Asociaciones de Familiares de Personas con Alzheimer: un importante recurso.

Leire Bonachea Parra, Grado en Trabajo Social, Trabajadora Social en AFACantabria.

Ester Ramos, Grado en Terapia Ocupacional, Terapeuta Ocupacional en AFACantabria.

Soraya González Pérez, Licenciada en Psicología, Psicóloga en AFACantabria y Directora del Centro de Día AFAC II. Cantabria

Mónica Pérez Pardo, Licenciada en Psicología, Psicóloga en AFACantabria y Directora del Centro de Día AFAC I. Cantabria

Índice

Índice de autores. 9

Prólogo. 23

BLOQUE I. Definiciones, clasificación y diagnóstico 25

Capítulo 1. Envejecimiento y salud cerebral: nunca es
    muy pronto ni muy tarde para la prevención de la
    demencia. 27
    1. Introducción 30
    2. Tendencias epidemiológicas en la demencia 31
    3. Envejecimiento y demencia: dos procesos diferentes. . . . 33
    4. Envejecimiento saludable y salud cerebral: un
    proceso de por vida. 36
    5. Resiliencia como mecanismo básico del
    envejecimiento saludable 38
    6. Factores modificables del riesgo de demencia 41
    7. Conclusiones 44
    8. Bibliografía 44

Capítulo 2. Clasificación de las demencias 49
    1. Introducción. 50
    2. Problema y revisión de la literatura 51
    3. Recomendaciones para futuras investigaciones, así
    como limitaciones del tema 69
    4. Conclusiones 69
    5. Bibliografía 70

Capítulo 3. El diagnóstico clínico. 71
  1. Introducción 73
  2. Problema y revisión de la literatura 74
  3. Recomendaciones para futuras investigaciones, así
     como limitaciones del tema 90
  4. Conclusiones reflexivas. 91
  5. Bibliografía 92

Capítulo 4. Las pruebas de evaluación
  neuropsicológica, parte I. 95
  1. Introducción 97
  2. Estado actual y revisión de la literatura 99
  3. Conclusiones reflexivas 114
  4. Bibliografía 115

Capítulo 5. El proceso de evaluación neuropsicológica,
  parte II. 121
  1. Evaluación cognitiva 122
  2. Evaluación neuropsiquiátrica en demencias. 160
  3. Bibliografía 164

Capítulo 6. El diagnóstico de imagen. 173
  1. Introducción 175
  2. Técnicas de neuroimagen cerebral 176
  3. Neuroimagen en demencias primarias 186
  4. Neuroimagen en demencias secundarias 194
  5. El futuro de las técnicas de neuroimagen. 199
  6. Conclusiones 200
  7. Referencias 200

BLOQUE II. Demencias más prevalentes. 203

Capítulo 7. Enfermedad de Alzheimer 205
  1. Introducción. 207
  2. Definición de demencia y deterioro cognitivo leve. 208
  3. Neuropatología. 212
  4. Etiopatogenia de la enfermedad de Alzheimer. 215

5. Fisiopatología de la enfermedad de Alzheimer 216
6. Epidemiología 218
7. Criterios diagnósticos de enfermedad de Alzheimer. . . . 220
8. Cuadro clínico de la enfermedad de Alzheimer 226
9. Curso evolutivo de la enfermedad de lzheimer 231
10. Formas atípicas de presentación 237
11. Pronóstico 243
12. Diagnóstico de la enfermedad de Alzheimer 244
13. Diagnóstico diferencial con otras causas de demencia. 254
14. Tratamiento 256
15. Enfermedad de Alzheimer en el Síndrome de Down. . . 264
16. Conclusiones 268
17. Referencias 269

Capítulo 8. Deterioro cognitivo vascular 273
1. Introducción 275
2. Definición de deterioro cognitivo vascular:
   clasificación actual. 275
3. Fisiopatología del deterioro cognitivo vascular 277
4. Epidemiología. 280
5. Herramientas de diagnóstico de deterioro
   cognitivo postictus. 282
6. Prevención Primaria del deterioro cognitivo vascular . . 284
7. Prevención secundaria del deterioro cognitivo vascular 287
8. Discusión y consideraciones finales 289
9. Bibliografía 291

Capítulo 9. Demencia frontotemporal 295
1. Introducción 299
2. Epidemiología. 300
3. Neuropatología. 302
4. Genética 304
5. Síndromes clínicos. 306
6. Diagnóstico 325
7. Tratamiento 332

8. Conclusiones 334
9. Referencias 335

Capítulo 10. Demencia con cuerpos de Lewy 343
1. Introducción 346
2. Manifestaciones clínicas 348
3. Pruebas complementarias 354
4. Diagnóstico 359
5. Tratamiento 368
6. Pronóstico 371
7. Conclusiones 372
8. Referencias 373

BLOQUE III.Abordaje: tratamiento y cuidados 375

Capítulo 13. Tratamiento no farmacológico de las
demencias 377
1. Introducción 379
1. Tratamiento no farmacológico para la demencia 380
2. Tratamiento no farmacológico para los síntomas
psicológicos y conductuales de la demencia 387
3. Tratamiento no Farmacológico para el dolor en
personas con demencia 390
4. Recomendaciones para futuras investigaciones, así
como limitaciones del tema 395
5. Conclusiones 396
6. Referencias 397

Capítulo 12. Cuidados en fases inicial y media de la
demencia 399
1. Introducción 401
2 Abordaje y cuidados en la fase inicial 402
3. Conclusiones 441
4. Bibliografía 442

Capítulo 13. Abordaje y cuidados integrales en fase avanzada de la demencia. 445
  1. Introducción demencia avanzada. 447
  2. Seguimiento 448
  3. Cuidados de enfermería 448
  4. Conclusiones 483
  5. Bibliografía 484

Capítulo 14. Alimentación en el anciano con demencia 487
  1. Introducción 487
  3. Referencias. 508

Capítulo 15. Empoderamiento y protección del paciente con demencia: abordaje del cuidado integrado. . . 511
  1. Introducción. 514
  2. Problema y revisión de la literatura 515
  3. Limitaciones y recomendaciones para futuras investigaciones. . . .537
  4. Conclusiones reflexivas. 539
  5. Referencias 539

Capítulo 16. Cuidados paliativos en personas con demencia 547
  1. Introducción 548
  2. Niveles de actuación a lo largo de la enfermedad 549
  3. ¿Dónde se aplican los cuidados paliativos a las personas con demencia? 550
  4. ¿Cuándo se aplican los cuidados paliativos a las personas con demencia? 553
  5. Objetivos de los Cuidados Paliativos en personas con demencia 554
  6. Recomendaciones para futuras investigaciones, así como limitaciones del tema 557
  7. Conclusiones reflexivas. 558
  8. Bibliografía 558

BLOQUE IV. ESFERA BIOPSICOSOCIAL EN EL CUIDADO. . . 561

Capítulo 17. Cuidadores: eje clave en el abordaje 563
1. Introducción 565
2. Problema y revisión de la literatura 567
3. Modelo Teórico de RCAS-VE y líneas futuras de
investigación 575
4. Conclusiones 577
5. Bibliografía 585

Capítulo 18. Las asociaciones de familiares y cuidadores . . . 587
1. Introducción 589
2. Asociaciones de Alzheimer y otras demencias en España 591
3. ¿Qué aportan las asociaciones de pacientes y familiares
en la demencia? 592
4. Escuelas de pacientes y programas de paciente experto   599
5. Comunidades virtuales de pacientes 605
6. Profesionales sanitarios y asociaciones. Un binomio
inseparable 608
7. BENEFICIOS DEL ASOCIACIONISMO 610
8. Nuevos horizontes en las asociaciones de pacientes
y familiares de alzheimer y otras demencias 613
9. Conclusiones 614
10. Bibliografía 615

Capítulo 19. Las asociaciones de familiares de personas
con alzheimer: un importante recurso 617
1. Introducción 618
2. Estado actual 620

Agradecimientos 655

Sobre la coordinadora 657
Carmen Sarabia Cobo 657

Prólogo

Las demencias representan un desafío creciente y urgente para nuestras sociedades. El constante aumento en el número de casos, asociado al envejecimiento de la población, no solo implica una tragedia personal para los pacientes y sus seres queridos, sino que también pone en peligro la estabilidad de los sistemas sanitarios, con un gasto que supera el de enfermedades como el cáncer y las patologías cardiovasculares. Agravando la situación, la falta de tratamientos aprobados en Europa para modificar el curso de estas enfermedades, convierte a las demencias en la única causa de muerte entre las principales diez que aún carece de soluciones efectivas.

Sin embargo, en medio de este panorama sombrío, nos encontramos en un momento cargado de esperanza. Avances significativos en áreas cruciales, como la comprensión de los mecanismos causales de las enfermedades neurodegenerativas, el diagnóstico temprano y preciso, y los primeros tratamientos con potencial modificador de la enfermedad de Alzheimer, ya aprobados en Estados Unidos, señalan un punto de inflexión en la lucha contra estas enfermedades, que nos hacen pensar que en breve vamos a poder ofrecer a nuestros pacientes mucho más de lo que hacemos hoy día.

En este contexto esperanzador surge este libro, concebido para ofrecer una actualización en los avances más destacados en el conocimiento científico aplicado a la práctica clínica de las demencias. Lo que distingue a esta obra es su enfoque centrado en el cuidado integral del paciente, una perspectiva que se ve reflejada en la trayectoria de su coordinadora, Carmen Sarabia Cobo, reconocida profesora de enfermería en la Universidad de Cantabria y con una sólida experiencia en la investigación de estas enfermedades.

El equipo de expertos que ha contribuido a este libro pertenece a unidades multidisciplinares de memoria de renombre en nuestro país, y su sólida formación no solo abarca el ámbito clínico, sino también el trato sensible y empático hacia los pacientes y sus familias. Varios de los autores de los capítulos cuentan con antecedentes como fellows del Global Brain Health Initiative, un programa de formación internacional en el campo de las demencias que combina la excelencia científica con un enfoque humanista, un aspecto que impregna claramente esta obra.

Más que una mera recopilación de avances científicos y clínicos, este libro explora la relación entre el binomio paciente-cuidador y el personal clínico, trascendiendo su objetivo hacia una comprensión más holística de la experiencia de lidiar con las demencias. Con su enfoque práctico y compasivo, considero que esta obra será de gran valor para aquellos lectores que deseen mantenerse al día en el complejo manejo en continua evolución de estas enfermedades

Dr. Pascual Sánchez-Juan,

Neurólogo

Director del Centro de Investigaciones
de Enfermedades Neurológicas (CIEN)

BLOQUE I.

Definiciones, clasificación y diagnóstico

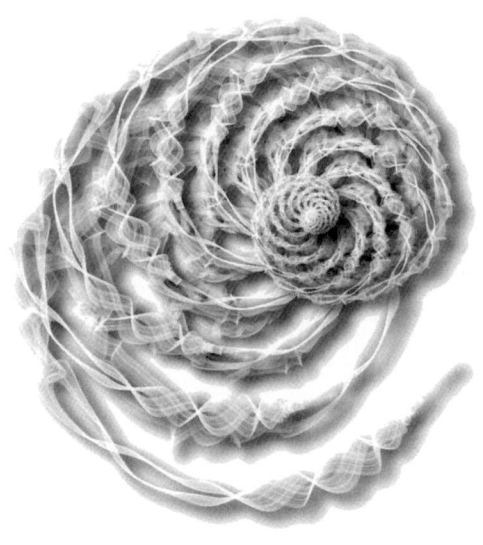

Capítulo 1

Envejecimiento y salud cerebral: nunca es muy pronto ni muy tarde para la prevención de la demencia

Carmen Lage Martínez, MD, PhD

Médico especialista en Neurología. Unidad de Deterioro Cognitivo, Servicio de Neurología, Hospital Universitario Marqués de Valdecilla - Grupo de Enfermedades Neurodegenerativas, IDIVAL, Santander. Senior Atlantic Fellow for Equity in Brain Health.

Sandra Giménez Badia, MD, PhD

Médico especialista en Neurofisiología. Unidad Multidisciplinar de Sueño, Hospital de la Santa Creu i Sant Pau, Barcelona. Senior Atlantic Fellow for Equity in Brain Health.

Raquel Gutiérrez Zúñiga, MD, PhD

Médico especialista en Neurología. Hospital Universitario Sanitas La Moraleja, Madrid. Senior Atlantic Fellow for Equity in Brain Health.

Índice

1. Introducción
2. Tendencias epidemiológicas en la demencia
3. Envejecimiento y demencia: dos procesos diferentes
4. Envejecimiento saludable y salud cerebral: un proceso de por vida
5. Resiliencia como mecanismo básico del envejecimiento saludable
6. Factores modificables del riesgo de demencia
7. Conclusiones

HEADINGS

1. La demencia no es un proceso intrínseco del envejecimiento. La edad es el principal factor de riesgo de las enfermedades neuro-degenerativas causantes de demencia, pero es posible envejecer sin presentar deterioro cognitivo.

2. El 40 % de los casos de demencia en el mundo serían evitables mediante el control de factores de riesgo modificables, como un bajo nivel educativo, los traumatismos craneoencefálicos, la contaminación atmosférica, el consumo excesivo de alcohol, el tabaquismo, la hipertensión, la obesidad, la inactividad física, la diabetes, el déficit de audición, la depresión y el aislamiento social.

3. La resiliencia se considera un concepto genérico que engloba distintos mecanismos, como la reserva cognitiva, la reserva y el mantenimiento cerebrales, mediante los cuales el cerebro es capaz de mantener la cognición y la funcionalidad en condiciones de envejecimiento y/o enfermedad.

4. La salud cerebral constituye un estado dinámico existente a lo largo de todo el curso vital que se modifica en función de determinantes eco-biopsicosociales de riesgo o protectores, y que puede optimizarse incluso en contexto de patología o discapacidad.

RESUMEN

El número de personas con demencia a nivel global se está incrementando progresivamente debido al aumento en la esperanza de vida. Sin embargo, las tasas de incidencia de demencia específicas por grupo de edad han disminuido en varios países, probablemente debido a mejoras en la educación, la atención sanitaria y los estilos de vida. Estos hallazgos apoyan la idea de que, mediante intervenciones sanitarias y sociales, es posible prevenir la demencia y modificar sus tendencias epidemiológicas. En este sentido, se estima que el 40 % de los casos de demencia del mundo podrían evitarse mediante 12 factores de riesgo modificables, que incluyen un bajo nivel educativo, los traumatismos craneoencefálicos, la exposición a contaminación atmosférica, el consumo excesivo de alcohol, el tabaquismo, la hipertensión, la obesidad, la inactividad física, la diabetes, el déficit de audición, la depresión y el aislamiento social. Estos factores, junto a otros de carácter ambiental y genético, interaccionan a lo largo de la vida aumentando o disminuyendo el riesgo de enfermedades neurodegenerativas y determinando la resiliencia cerebral, que consiste en el conjunto de mecanismos de los que el cerebro dispone para mantener la cognición y la funcionalidad normal en condiciones de envejecimiento o patología. De esta manera, la salud cerebral se considera un estado dinámico que, a lo largo de todo el curso vital, se va modificando en función de distintos factores de riesgo o protectores. Así, las estrategias dirigidas a optimizar la salud cerebral a nivel poblacional deben tener en cuenta su carácter multidimensional (biológico, psicológico y social) y dinámico, con potencial para mejorar incluso en condiciones de envejecimiento o enfermedad.

1. Introducción

¿Es la demencia un problema de salud prevenible? El componente neurodegenerativo presente en la mayoría de los casos de demencia ha favorecido la creencia de que la demencia no puede prevenirse, pero la evidencia existente en la actualidad señala que más del 40 % de los casos en el mundo podrían evitarse (1).

La demencia ha sido calificada por la Organización Mundial de la Salud (OMS) como una de las principales prioridades en salud pública. A nivel mundial, se estima que existen más de 47 millones de casos, lo que la convierte en la principal causa de discapacidad y dependencia y se asocia a un gasto superior a un billón de dólares americanos por año. Debido al envejecimiento progresivo de nuestras sociedades, se estima que la cifra de personas con demencia podría alcanzar los 152 millones para 2050 (2). La carga social y económica asociada a este escenario, además de las graves consecuencias personales y familiares, sería insostenible para nuestras sociedades. Por lo tanto, es imperativo que se tomen las medidas necesarias para mitigar el aumento creciente de casos de demencia.

Los nuevos tratamientos modificadores del curso de la enfermedad de Alzheimer abren la esperanza de retrasar el deterioro funcional, pero las estimaciones actuales apuntan a que solo un pequeño porcentaje de pacientes podrían ser candidatos para beneficiarse de ellos (3), y no se espera que a corto plazo estos tratamientos se encuentren disponibles a nivel global. Asimismo, la enfermedad de Alzheimer no se encuentra implicada en al menos un 30-40 % de los casos de demencia. Por tanto, y como veremos a lo largo de este capítulo, la promoción de la salud cerebral a lo largo de la vida es una pieza clave.

2. Tendencias epidemiológicas en la demencia

Como se comentó previamente, el número global de personas con demencia se encuentra en aumento, con relación al incremento progresivo en la esperanza de vida. Sin embargo, estudios de cohortes de varios países han reportado que las tasas de incidencia específicas por grupo de edad están disminuyendo (4, 5). En el estudio de Wolters *et al.* (4), se analizaron los datos de 7 cohortes prospectivas de 6 países de Norteamérica y Europa, y en todas ellas se observó de forma consistente una disminución en el riesgo acumulado de demencia a 5 años. En conjunto, la disminución fue del 13 % (IC 95 % 7 %-19 %) por década desde 1998. Analizando aquellos estudios en los que se disponía de datos de diagnóstico específico de enfermedad de Alzheimer como causa de la demencia, los resultados fueron similares, con un descenso por década del 16 % (IC 95 % 8 %-24 %). Es interesante señalar que dicho descenso del riesgo acumulado fue casi el doble en hombres que, en mujeres, también de forma similar en todas las cohortes, con un descenso del 24 % en hombres (IC 95 % 14 %-33 %) frente a un 8 % en mujeres (IC 95 % 0 %-15 %).

Con respecto a este tipo de estudios, es necesario recordar que, aunque la incidencia por grupo de edad pueda estar disminuyendo, el número total de personas con demencia sigue aumentando progresivamente, debido al incremento en la supervivencia que lleva a un número mayor de personas por encima de los 65 años. Sin embargo, si la tendencia observada en Europa y Norteamérica continuara durante las próximas décadas, se estima que 15 millones de personas menos desarrollarían demencia en este grupo de países.

Por otra parte, esta tendencia epidemiológica no se ha observado de forma universal; por el contrario, estudios realizados en países como China, Japón o Nigeria (6, 7, 8) han mostrado unas tasas de incidencia que, a lo largo del tiempo, se han mantenido estables o incluso se han incrementado. Asimismo, un problema metodológico frecuente en los estudios de cohortes es que suelen incluir sujetos de un nivel socioeconómico elevado. Probablemente en relación con esto, tampoco se ha observado un descenso en las tasas de incidencia de demencia en estudios de cohortes en EE.UU. que incluyen porcentajes significativos de diversidad étnica, con grupos poblacionales que se asocian a un nivel socioeconómico más bajo (9).

Estas observaciones plantean el interrogante de cuáles son los factores que justifican este cambio de tendencia. Una de las principales hipótesis es que esté relacionado con cambios en la prevalencia de los factores de riesgo modificables de demencia. Durante las últimas décadas se ha producido una mejora sustantiva en la concienciación y educación de la población sobre los estilos de vida, así como un manejo más agresivo de los factores de riesgo vascular desde la atención sanitaria. Distintas evidencias indirectas apoyan esta hipótesis, como la disminución de la carga de enfermedad cerebrovascular descrita en el estudio Rotterdam, una de las principales cohortes longitudinales europeas (10). Además, durante el pasado siglo se lograron mejoras en el acceso y la calidad de la educación que han permitido que un mayor porcentaje de la población alcance niveles educativos más altos, lo que constituye un factor protector de demencia (11). Aunque es probable que ninguno de estos factores por sí solo ejerza un gran peso en la reducción de la probabilidad de demencia, el efecto sinérgico de todos ellos de forma silenciosa y mantenida en el tiempo es lo que, con gran probabilidad, ha conducido a una disminución progresiva de las tasas de incidencia. En concordancia, estas menores tasas de incidencia no se han observado en países o colectivos sociales en los que no se ha dado una reducción de los factores de riesgo modificables. Todos estos hallazgos apoyan la idea de que, mediante intervenciones sanitarias y sociales, es posible modificar las tendencias epidemiológicas de la demencia.

3. Envejecimiento y demencia: dos procesos diferentes

¿Es posible envejecer sin demencia? Un mito muy extendido es que la demencia es parte intrínseca del proceso de envejecimiento. Dos motivos que subyacen a esta idea son, por una parte, que el envejecimiento se acompaña con frecuencia de un leve declinar cognitivo. Por otro lado, la edad es el principal factor de riesgo de las enfermedades neurodegenerativas y, por lo tanto, su incidencia se incrementa con la edad, por lo que, especialmente en etapas iniciales, puede ser difícil diferenciarlas de los procesos propios del envejecimiento.

El envejecimiento normal se acompaña de diversos cambios cognitivos (tabla 1).

Tabla 1. Diferencias entre cambios cognitivos y cerebrales asociados al envejecimiento normal y en enfermedades neurodegenerativas		
	Envejecimiento normal	Enfermedades neurodegenerativas
Déficits cognitivos predominantes	Función ejecutiva (especialmente velocidad de procesamiento y memoria de trabajo).	Según la enfermedad específica (memoria episódica en la EA).
Cambios cerebrales estructurales		
-Sustancia gris	Mayor disminución del tamaño de neuronas y número de sinapsis que pérdida real de neuronas (tasa anual <2 %). Atrofia preferente de regiones prefrontales.	Pérdida significativa de sinapsis y neuronas (tasa anual 4-8 %). Patrón de atrofia según la enfermedad (inicialmente temporal medial en la EA).
-Sustancia blanca	Gradiente anteroposterior por mayor vulnerabilidad de fibras frontales.	Atrofia de sustancia gris > sustancia blanca. Según la enfermedad específica (gradiente postero-anterior en la EA).

Cambios cerebra-les funcionales	Aumento de la conectividad entre diferentes redes neuronales con disminución de la conectividad dentro de la misma red neuronal. -Buen rendimiento cognitivo: Hiperactivación prefrontal o aumento bilateralidad. -Bajo rendimiento cognitivo: Ausencia de hiperactivación prefrontal.	Según la enfermedad específica (hipometabolismo o hipoperfusión témporo-parietal en la EA).
Cambios ce-rebrales en la neurotransmisión	Disfunción dopaminérgica por degeneración del sistema nigroestriatal.	Según la enfermedad específica (disfunción colinérgica por degeneración del mesencéfalo basal en la EA y la enfermedad por cuerpos de Lewy).
Basado en Toepper *et al.,* 2021 (13). *Abreviaturas: EA, enfermedad de Alzheimer.*		

Aunque a nivel metodológico es complejo investigar la evolución cognitiva a nivel individual a lo largo de la vida, clásicamente se diferencian tres patrones asociados a la edad: un deterioro progresivo desde la edad adulta, un deterioro asociado al periodo de envejecimiento, y un mantenimiento o incluso incremento con el tiempo de las funciones cognitivas (12). Los cambios estructurales cerebrales típicos del envejecimiento normal son la pérdida de la integridad de la sustancia blanca especialmente en regiones frontales, lo que conlleva una reducción en la conectividad cerebral, así como la disfunción en los sistemas de neurotransmisión dopaminérgica (13). Debido a esta predominancia de la afectación frontal y a nivel subcortical, las funciones cognitivas más afectadas por el envejecimiento son las relacionadas con la función ejecutiva. Dentro de la función ejecutiva, los hallazgos más reportados en la literatura son una disminución en la velocidad de procesamiento, así como en la memoria de trabajo, lo que redunda en un menor rendimiento de la memoria tanto a corto como a largo plazo (14). De esta forma, la función ejecutiva correspondería al primer patrón de cambios cognitivos asociados al envejecimiento, según el cual el rendimiento alcanza un pico durante la edad adulta y comienza a disminuir de forma lentamente progresiva a partir de los 40 años. Por otra parte, la mayoría de las funciones cognitivas, como la función visuoespacial, el cálculo u otras funciones ejecutivas como el razonamiento o la capacidad de inhibición, sufren solo un leve deterioro a partir de edad avanzadas. Finalmente, otras funciones, como el conocimiento semántico o la memoria autobiográfica, típicamente se mantienen intactas en edades avanzadas (14). Una característica fundamental de los cambios cognitivos asociados al envejecimiento es que, aunque pueden dificultar alguna actividad (como puede ser la conducción), no impiden seguir llevando a cabo las actividades básicas del día a día, al contrario de lo que ocurre en las enfermedades neurodegenerativas, en las que el deterioro cognitivo se agrava progresivamente hasta imposibilitar una vida independiente.

Por otra parte, en la enfermedad de Alzheimer y otras enfermedades neurodegenerativas causantes de demencia se produce un deterioro cognitivo que progresa de forma evidente en meses o pocos años y, especialmente, llega a producir una repercusión funcional significativa, lo que no ocurre en el envejecimiento normal. Asimismo, las enfermedades neurodegenerativas se asocian a cambios neuropatológicos específicos, consistentes en un predominio de la pérdida de sustancia gris, en la acumulación de depósitos proteicos característicos y en la afectación selectiva de redes cerebrales que dan lugar a patrones clínicos y de atrofia cerebral típicos para cada enfermedad. Además, cada vez es mejor conocido que las enfermedades neurodegenerativas presentan un largo periodo preclínico en el que los cambios patológicos del cerebro comienzan incluso décadas antes del inicio de los síntomas. En el caso de la enfermedad de Alzheimer, en la que se dispone de más información sobre este periodo preclínico, el inicio de los primeros cambios cerebrales podría situarse hacia los 50 años, por lo que no podría considerarse una enfermedad geriátrica como tal. Al mismo tiempo, aunque la incidencia de la enfermedad de Alzheimer aumenta progresivamente con la edad, diversos estudios han mostrado que este aumento se enlentece a partir de los 90 años, es decir, se hace cada vez menos frecuente a partir de esta edad. Por todo ello, podemos afirmar que las enfermedades neurodegenerativas constituyen procesos biológicos distintos del envejecimiento, con el que presentan múltiples diferencias tanto cuantitativas como cualitativas.

4. Envejecimiento saludable y salud cerebral: un proceso de por vida

La OMS define envejecimiento saludable como «el proceso de desarrollar y mantener una capacidad funcional que permite el bienestar en una edad avanzada» (15). Esta definición ofrece una visión del envejecimiento saludable como un proceso dinámico que se expande durante todo el curso vital, entendiendo que múltiples aspectos contribuyen al objetivo final de mantener el mayor nivel de bienestar e independencia posible cuando se alcanza la etapa de envejecimiento. En particular, el envejecimiento cerebral saludable es definido como el patrón de modificaciones fisiológicas que el cerebro va desarrollando con el avance de la edad, tanto desde el punto de vista anatómico, funcional y cognitivo, y que permiten mantener una adaptabilidad y capacidad funcional adecuadas (16).

Actualmente, la noción de envejecimiento saludable está evolucionando al concepto más amplio de salud cerebral, que no se restringe a la etapa de edad avanzada. Debido a las repercusiones sanitarias y socioeconómicas tan importantes asociadas a los trastornos neurológicos, la OMS creó un grupo de trabajo específico sobre salud cerebral, que en 2022 publicó su documento de posicionamiento (15). Según el marco de trabajo de este grupo, la salud cerebral es definida como el estado de funcionamiento cerebral, en sus dominios cognitivo, sensorial, socioemocional, conductual y motor, que permite a una persona alcanzar su máximo potencial durante el curso de su vida, independientemente de la presencia o ausencia de trastornos.

Aunque no existe una definición universal de salud cerebral, la propuesta de la OMS recoge la tendencia predominante actual, según la cual la salud cerebral se considera un estado dinámico que puede tanto declinar como mejorarse a lo largo de la vida, y no un objetivo ideal de perfecta ausencia de disfunción o patología. Por lo tanto, el objetivo a perseguir sería la optimización de la salud cerebral, es decir, mantener el mayor nivel de salud cerebral posible según las circunstancias de cada cual. Así, el trabajo de Chen *et al.* (17), que analizó el concepto de salud cerebral que poseía un grupo internacional de expertos provenientes de más de 40 países, distingue los distintos atributos de la salud cerebral:

A. La salud cerebral existe a lo largo de un continuo, desde salud pobre a óptima. Por lo tanto, no es un constructo dicotómico. Esto subraya el hecho de que, incluso en situaciones de patología, puede existir potencial para la mejoría. Por ejemplo, un paciente con demencia podría mejorar su salud cerebral si recibe estimulación cognitiva, mejora su salud física, etc. Por lo tanto, se abre la posibilidad de aspirar a resultados positivos, independientemente del punto de partida, lo que puede facilitar la persecución de iniciativas en el ámbito sociopolítico que mejoren la salud de los pacientes.

B. La salud cerebral es un constructo multidimensional, incluyendo las funciones cognitivas, socioemocionales, motoras, etc., que tienen su base en procesos fisiológicos cerebrales.

C. La salud cerebral es un estado dinámico existente a lo largo de todo el curso vital que se va modificando en función de factores de riesgo o protectores. Estos factores se encuentran presentes a lo largo de toda la vida, desde las fases de neurodesarrollo intraútero hasta el periodo de envejecimiento. Como se comentará más adelante, las etapas tempranas y medias de la vida tienen un peso importante en el grado de salud cerebral que disfrutamos en edades avanzadas.

D. La salud cerebral incluye tanto componentes subjetivos como objetivos. Por tanto, para describirla se usan medidas cuantitativas (como el rendimiento en un test neuropsicológico), pero también se experimenta a nivel subjetivo, por lo que es necesario incorporar medidas que capturen la percepción de los individuos sobre su propio nivel de bienestar.

Es interesante destacar que la declaración de la OMS subraya el hecho de que la salud cerebral depende de numerosos factores, no solo específicamente biológicos, sino también sociales y económicos. De esta manera, distingue cinco grupos de determinantes de la salud cerebral: la salud física, los ambientes saludables (incluyendo la ausencia de contaminantes), la seguridad física y financiera, el aprendizaje y la conexión social, y el acceso a servicios de calidad (especialmente servicios sanitarios y sociales). Todos estos determinantes tienen un impacto significativo sobre la salud cerebral, ya sea a corto o a largo plazo, por lo que deberían ser tenidos en cuenta por las iniciativas políticas y sociales que se dirijan promover la salud cerebral.

5. Resiliencia como mecanismo básico del envejecimiento saludable

¿Qué mecanismos hacen posible que, incluso en edades avanzadas, mantengamos un nivel elevado de salud cerebral? Como hemos visto, a pesar de los cambios propios del envejecimiento, un cerebro saludable dispone de recursos suficientes para sobreponerse a esos cambios y seguir manteniendo un funcionamiento óptimo. Un ejemplo de esto son estudios de resonancia magnética funcional que muestran que personas mayores de 65 años con un rendimiento cognitivo alto presentan mayores niveles de activación prefrontal y de bilateralidad que los sujetos más jóvenes, indicando un reclutamiento compensatorio de recursos neurales (18). Además de los cambios cerebrales derivados del propio envejecimiento, es frecuente que con la edad se desarrollen uno o múltiples procesos neurodegenerativos. Sin embargo, la existencia de neuropatología no siempre se acompaña de síntomas cognitivos, lo que lleva a preguntarse cuáles son los factores que hacen que el cerebro se mantenga en ese estado preclínico.

Todos estos interrogantes han llevado al desarrollo del concepto de resiliencia cerebral.

Durante los últimos años, un consorcio internacional que agrupa los principales expertos en resiliencia cerebral a nivel mundial, *The Collaboratory on Research Definitions for reserve and resilience in cognitive aging and dementia*, ha desarrollado una iniciativa para consensuar una nomenclatura común sobre el concepto de resiliencia y términos relacionados (https://reserveandresilience.com/). El principio de esta iniciativa es que el uso de un mismo lenguaje en la comunidad científica facilita el entendimiento entre profesionales y el desarrollo de proyectos de investigación colaborativos entre distintos centros. De esta forma, resiliencia se considera un concepto genérico que engloba distintos mecanismos mediante los cuales el cerebro es capaz de mantener la cognición y la funcionalidad en condiciones de envejecimiento y/o enfermedad (19). Los tres principales mecanismos subyacentes a la resiliencia se consideran:

A. *Reserva cognitiva:* La reserva cognitiva se refiere a la capacidad de adaptación de los procesos cognitivos a un contexto de envejecimiento, neuropatología o daño cerebral agudo, y que, por tanto, explicaría las diferencias individuales en la susceptibilidad de la capacidad cognitiva o funcional a verse afectadas por estos procesos.

   Se considera que la reserva cognitiva depende de factores a nivel molecular, celular y de redes funcionales cerebrales que, a su vez, se encuentran influenciados por la interacción entre diferencias individuales innatas (genéticas o relativas al desarrollo intraútero) y adquiridas durante la vida, lo que incluye la habilidad cognitiva general o inteligencia, la escolarización, el tipo de actividad laboral, la actividad física y las actividades de ocio y sociales. Por lo tanto, la reserva cognitiva no constituye un capital fijo, sino que puede ir enriqueciéndose a lo largo de la vida.

B. *Reserva cerebral:* La reserva cerebral se considera el capital neurobiológico (en cuanto a número de neuronas, sinapsis, etc.) que existe en el cerebro en un momento dado y que permite a unas personas mejor que a otras sobreponerse al envejecimiento o la patología cerebral antes de que emerjan cambios clínicos o cognitivos. En este sentido, la reserva cerebral no implica, como en el caso de la reserva cognitiva, una respuesta dinámica ante la patología o el envejecimiento, sino que los cambios clínicos aparecerían cuando se alcanza un determinado umbral en el que la reserva cerebral existente se agota. Aunque no debemos olvidar que la reserva cognitiva también posee un sustrato neurobiológico, coloquialmente puede entenderse la reserva cognitiva como el *software*, y la reserva cerebral como el *hardware*.

C. *Mantenimiento cerebral:* A diferencia de los anteriores, el concepto de mantenimiento cerebral posee una connotación longitudinal, de manera que se define como una reducción del desarrollo a lo largo del tiempo de cambios cerebrales secundarios a la edad o la patología gracias a factores genéticos o ambientales, incluyendo el estilo de vida. Es decir, a diferencia de la reserva cerebral, que considera el estado del cerebro en un momento dado, el mantenimiento cerebral representa el proceso de conservar la integridad cerebral a lo largo del tiempo. Un ejemplo de mantenimiento cerebral sería, en el caso de una enfermedad neurodegenerativa, observar un menor impacto estructural a lo largo del tiempo con respecto a lo esperable, como la conservación del volumen de sustancia gris a pesar de la existencia de cambios patológicos propios de la enfermedad de Alzheimer. En este caso, un mayor mantenimiento cerebral estaría conduciendo a una mayor reserva cerebral.

De esta manera, los distintos conceptos relacionados con la resiliencia ponen de relevancia el hecho de que múltiples factores modificables durante el curso de la vida tienen un impacto en la probabilidad de presentar un envejecimiento saludable.

6. Factores modificables del riesgo de demencia

Trasladando los determinantes de la salud cerebral de forma específica al deterioro cognitivo y la demencia, en la actualidad se reconoce la existencia de 12 factores de riesgo modificables que pueden retrasar el inicio de la demencia o evitar su aparición (1) (tabla 2).

Tabla 2. Factores de riesgo modificables de demencia y fracción atribuible poblacional	
A. Etapas iniciales de la vida (menores de 45 años)	
Baja escolarización	7 %
B. Etapas medias de la vida (45-65 años)	
Pérdida de audición	8 %
Traumatismos craneoencefálicos	3 %
Hipertensión arterial	2 %
Consumo de alcohol (mayor de 21 unidades a la semana)	1 %
Obesidad	1 %
C. Etapas avanzadas de la vida (mayores de 65 años)	
Tabaquismo	5 %
Depresión	4 %
Aislamiento social	4 %
Inactividad física	2 %
Contaminación atmosférica	2 %
Diabetes	1 %
Porcentaje total potencialmente modificable:	**40 %**
Riesgo desconocido:	**60 %**
Para cada factor de riesgo se muestra el porcentaje de la prevalencia de demencia que se reduciría si ese factor de riesgo fuera eliminado. Basado en Livingston *et al.* 2020 (1).	

Estos factores de riesgo son un bajo nivel educativo, los traumatismos craneoencefálicos, la exposición a contaminación atmosférica, el consumo excesivo de alcohol, el tabaquismo, la hipertensión, la obesidad, la inactividad física, la diabetes, el déficit de audición, la depresión y el aislamiento social. Aunque todavía no se ha podido generar la evidencia científica suficiente, existen datos que apuntan a que factores adicionales como el sueño y la dieta también modifican de forma significativa el riesgo de demencia. Estos factores de riesgo fueron establecidos en 2020 por un grupo internacional e interdisciplinar de expertos que analizó la evidencia científica disponible en la actualidad (*Lancet Commission on dementia prevention, intervention, and care*), incluyendo metaanálisis, revisiones sistemáticas y estudios observacionales de alta calidad. El impacto de estos factores en conjunto es significativo, puesto que se les atribuye un 40 % de los casos de demencia a nivel global. Por lo tanto, el potencial para prevenir casos de demencia es muy elevado, y podría serlo más en países de rentas medias y bajas, en los que la prevalencia de la mayoría de estos factores de riesgo es actualmente mayor que en países o colectivos sociales de rentas más altas.

No es bien conocido de qué manera todos estos factores modifican el riesgo de demencia, aunque probablemente coexistan varios mecanismos con sinergias entre ellos. El tiempo y la calidad de escolarización, las actividades de ocio y laborales y la interacción social son factores que contribuyen a aumentar la reserva cognitiva, como se comentó previamente. La audición preservada probablemente actúa también por esta vía, puesto que se ha observado que los sujetos con sordera que usan audífonos no presentan un riesgo incrementado de demencia (20). La ausencia de factores de riesgo vascular previene el deterioro cognitivo de origen vascular, pero diversas evidencias también indican que reduce la probabilidad de aparición de cambios neuropatológicos, por lo que podrían tener un efecto directo en disminuir el riesgo de enfermedades neurodegenerativas (1). Así, un buen control de los factores de riesgo vascular estaría protegiendo la reserva cerebral y aumentando la probabilidad de que, en el caso de que se desarrollen cambios patológicos propios de una enfermedad neurodegenerativa, el cerebro siga siendo capaz de mantener su funcionalidad intacta.

En el abordaje de estos factores de riesgo es importante considerar en qué momentos del curso vital ejercen un mayor peso. Actividades que aumentan la reserva cognitiva, como el nivel educativo, son especialmente importantes en las primeras etapas de la vida (antes de 45 años). Por otro lado, la hipertensión y la obesidad en edades medias aumentan el riesgo de demencia en la vejez. Estos datos podrían justificar, al menos parcialmente, los cambios en la incidencia de demencia observados en países de rentas altas y el hecho de que la disminución en la incidencia tendiera a ser más acusada en hombres que en mujeres (4). Puesto que, en edades medias, los hombres presentan con mayor frecuencia que las mujeres un perfil desfavorable de riesgo vascular, una mejora del control de riesgo vascular podría haber beneficiado más a los hombres. Asimismo, las mujeres presentan en general un mayor riesgo de enfermedad de Alzheimer y demencia, debido a factores en gran parte desconocidos. Se ha propuesto que un factor implicado podría ser la existencia de una menor reserva cognitiva en mujeres, puesto que, especialmente en décadas previas, las mujeres alcanzaban un menor nivel educativo que los hombres y desempeñaban trabajos cualificados menos frecuentemente (1).

De esta manera, es fundamental que los esfuerzos para la promoción de la salud cerebral se dirijan a toda la población, empezando por las primeras etapas de la vida. La educación y la adopción de hábitos de vida saludables en la niñez facilitará un control adecuado de los factores de riesgo vascular en edades medias y permitirá mantener un capital adecuado de salud cerebral en edades avanzadas. Al mismo tiempo, múltiples factores como el tabaquismo o el aislamiento social parecen ejercer una mayor influencia en etapas avanzadas de la vida, probablemente afectando a la resiliencia cerebral al disminuir su capacidad para sobreponerse a los cambios neuropatológicos. Por tanto, abordar estos factores en edades avanzadas también puede retrasar el inicio de los síntomas cognitivos. Por estos motivos, los autores de la *Lancet commission* nos recuerdan que «nunca es demasiado pronto ni demasiado tarde en el curso de la vida para la prevención de la demencia».

7. Conclusiones

La evidencia acumulada en las últimas décadas indica que la probabilidad de desarrollar demencia puede ser modificada mediante distintos factores asociados al estilo de vida, como el control de los factores de riesgo vascular y la actividad física y mental, los cuales favorecen el mantenimiento cerebral y permiten que, en edades avanzadas, el cerebro se sobreponga a los cambios propios del envejecimiento y de procesos neurodegenerativos y siga desempeñando un funcionamiento óptimo. De esta manera, podemos considerar la salud cerebral como una «cuenta de ahorros» en la que debemos invertir durante toda la vida mediante diferentes activos, de forma que, cuando alcancemos la etapa de envejecimiento, dispongamos de capital suficiente para disfrutar del momento y afrontar posibles imprevistos.

Asimismo, es necesario recordar que la salud cerebral se ve muy influenciada por factores relacionados con el estatus socioeconómico que ocupa un individuo, como el nivel educativo o la solvencia financiera suficiente para llevar un estilo de vida saludable. Por tanto, para mejorar la salud cerebral de la población es fundamental no solo la educación de los individuos que entran en el circuito sanitario llevada a cabo por parte de los profesionales, sino también la implementación de políticas sociales y sanitarias que aborden todos estos determinantes de una forma integral y abarcando las distintas etapas de la vida.

8. Bibliografía

1. Livingston G., Huntley J., Sommerlad A., Ames D., Ballard C., Banerjee S., Brayne C., Burns A., Cohen-Mansfield J., Cooper C., Costafreda S. G., Dias A., Fox N., Gitlin L. N., Howard R., Kales H. C., Kivimäki M., Larson E. B., Ogunniyi A., Orgeta V., Ritchie K., Rockwood K., Sampson E. L., Samus Q., Schneider L. S., Selbæk G., Teri L., Mukadam N. Dementia prevention,

intervention, and care: 2020 report of the Lancet Commission. Lancet. 2020 Aug 8;396(10248):413-446.

2. Patterson C. World Alzheimer Report 2018 - The state of the art of dementia research: New frontiers. 2018 Sept. London: Alzheimer's Disease International.

3. Villain N., Planche V., Levy R. High-clearance anti-amyloid immunotherapies in Alzheimer's disease. Part 2: putative scenarios and timeline in case of approval, recommendations for use, implementation, and ethical considerations in France. Rev Neurol (Paris). 2022 Dec;178(10):999-1010.

4. Wolters F. J., Chibnik L. B., Waziry R., Anderson R., Berr C., Beiser A., Bis J. C., Blacker D., Bos D., Brayne C., Dartigues J. F., Darweesh S. K. L, Davis-Plourde K. L., de Wolf F., Debette S., Dufouil C., Fornage M., Goudsmit J., Grasset L., Gudnason V., Hadjichrysanthou C., Helmer C., Ikram M. A., Ikram M. K., Joas E., Kern S., Kuller L. H., Launer L., López O. L., Matthews F. E., McRae-McKee K., Meirelles O., Mosley T. H. Jr., Pase M. P., Psaty B. M., Satizabal C. L., Seshadri S., Skoog I., Stephan B. C. M, Wetterberg H., Wong M. M., Zettergren A., Hofman A. Twenty-seven-year time trends in dementia incidence in Europe and the United States: The Alzheimer Cohorts Consortium. Neurology. 2020 Aug 4;95(5):e519-e531.

5. Wu Y. T., Beiser A. S., Breteler M. M. B., Fratiglioni L., Helmer C., Hendrie H. C., Honda H., Ikram M. A., Langa K. M., Lobo A., Matthews F. E., Ohara T., Pérès K., Qiu C., Seshadri S., Sjölund B. M., Skoog I., Brayne C. The changing prevalence and incidence of dementia over time - current evidence. Nat Rev Neurol. 2017 Jun;13(6):327-339.

6. Ohara T., Hata J., Yoshida D., Mukai N., Nagata M., Iwaki T., Kitazono T., Kanba S., Kiyohara Y., Ninomiya T. Trends in dementia prevalence, incidence, and survival rate in a Japanese community. Neurology. 2017 May 16;88(20):1925-1932.

7. Li S., Yan F., Li G., Chen C., Zhang W., Liu J., Jia X., Shen Y. Is the dementia rate increasing in Beijing? Prevalence and incidence of dementia 10 years later in an urban elderly population. Acta Psychiatr Scand. 2007 Jan;115(1):73-9.

8. Gao S., Ogunniyi A., Hall K. S., Baiyewu O., Unverzagt F. W., Lane K. A., Murrell J. R., Gureje O., Hake A. M., Hendrie H. C. Dementia incidence

declined in African-Americans but not in Yoruba. Alzheimers Dement. 2016 Mar;12(3):244-51.

9. Rajan K. B., Weuve J., Barnes L. L., Wilson R. S., Evans D. A. Prevalence and incidence of clinically diagnosed Alzheimer's disease dementia from 1994 to 2012 in a population study. Alzheimers Dement. 2019 Jan;15(1):1-7.

10. Schrijvers E. M., Verhaaren B. F., Koudstaal P. J., Hofman A., Ikram M. A., Breteler M. M. Is dementia incidence declining?: Trends in dementia incidence since 1990 in the Rotterdam Study. Neurology. 2012 May 8;78(19):1456-63.

11. EClipSE Collaborative Members; Brayne C., Ince P. G., Keage H. A., McKeith I. G., Matthews F. E., Polvikoski T., Sulkava R. Education, the brain and dementia: neuroprotection or compensation? Brain. 2010 Aug;133(Pt 8):2210-6.

12. Hedden T., Gabrieli J. D. Insights into the ageing mind: a view from cognitive neuroscience. Nat Rev Neurosci. 2004 Feb;5(2):87-96.

13. Toepper M. Dissociating Normal Aging from Alzheimer's Disease: A View from Cognitive Neuroscience. J Alzheimers Dis. 2017;57(2):331-352.

14. Turrini S., Wong B., Eldaief M., Press D. Z., Sinclair D. A., Koch G., Avenanti A., Santarnecchi E. The multifactorial nature of healthy brain ageing: Brain changes, functional decline and protective factors. Ageing Res Rev. 2023 Apr 27;88:101939.

15. Optimizing brain health across the life course: WHO position paper. Geneva: World Health Organization; 2022. Licence: CC BY-NC-SA 3.0 IGO; https://creativecommons.org/ licenses/by-nc-sa/3.0/igo/.

16. Rowe J. W., Kahn R. L. Successful aging. Gerontologist. 1997 Aug;37(4):433-40.

17. Chen Y., Demnitz N., Yamamoto S., Yaffe K., Lawlor B., Leroi I. Defining brain health: A concept analysis. Int J Geriatr Psychiatry. 2021 Apr 30;37(1).

18. Bauer E., Sammer G., Toepper M. Trying to Put the Puzzle Together: Age and Performance Level Modulate the Neural Response to Increasing Task Load within Left Rostral Prefrontal Cortex. Biomed Res Int. 2015;2015:415458.

19. Stern Y., Arenaza-Urquijo E. M., Bartrés-Faz D., Belleville S., Cantilon M., Chetelat G., Ewers M., Franzmeier N., Kempermann G., Kremen W. S.,

Okonkwo O., Scarmeas N., Soldan A., Udeh-Momoh C., Valenzuela M., Vemuri P., Vuoksimaa E.; the Reserve, Resilience and Protective Factors PIA Empirical Definitions and Conceptual Frameworks Workgroup. Whitepaper: Defining and investigating cognitive reserve, brain reserve, and brain maintenance. Alzheimers Dement. 2020 Sep;16(9):1305-1311.

20. Amieva H., Ouvrard C., Meillon C., Rullier L., Dartigues J. F. Death, Depression, Disability, and Dementia Associated with Self-reported Hearing Problems: A 25-Year Study. J Gerontol A Biol Sci Med Sci. 2018 Sep 11;73(10):1383-1389.

Capítulo 2

Clasificación de las demencias

María Rivera Sánchez[1,2], Juan Martín Arroyo[1], Eloy Rodríguez Rodríguez[1,2,3]

1. Médico especialista en Neurología, Servicio de Neurología Hospital Universitario Marqués de Valdecilla (Santander).

2. Grupo Enfermedades Neurodegenerativas, IDIVAL-CIBERNED.

3. Profesor asociado, Departamento de Medicina y Psiquiatría, Universidad de Cantabria.

HEADINGS

- Las entidades que producen deterioro cognitivo pueden clasificarse atendiendo a diferentes criterios.
- La clasificación más correcta y recomendable es la etiológica.
- Según la clasificación etiológica, podemos dividir las demencias en primarias y secundarias.
- Las demencias primarias son las más frecuentes y son de carácter neurodegenerativo.
- Dentro de las demencias secundarias se encuadran las demencias reversibles y potencialmente tratables.

RESUMEN

La clasificación de las demencias es esencial dada la diversidad de patologías que pueden provocar este síndrome. Teniendo en cuenta la actual investigación de terapias específicas para distintas formas de demencia, las cuales parecen cada vez más próximas a su implantación en la práctica clínica, su correcta clasificación cobra especial importancia. Esta se puede realizar siguiendo diferentes criterios, considerándose la clasificación etiológica la más recomendable, y dividiendo este síndrome en demencias de origen primario, subdivididas en diferentes tipos en función de las proteínas responsables y sus hallazgos anatomopatológicos, y secundarias, haciendo especial hincapié en el reconocimiento de causas potencialmente reversibles.

PALABRAS CLAVE

Clasificación. Etiología. Proteinopatía.

1. Introducción

El deterioro cognitivo es un síndrome clínico complejo, con una amplia lista de causas y muy diversas formas de presentación, lo que puede suponer un reto diagnóstico. En este sentido, establecer una clasificación atendiendo a diferentes criterios es de gran ayuda a la hora de realizar un primer diagnóstico sindrómico y, si es posible, un diagnóstico etiológico, una vez realizadas las pruebas complementarias que creamos oportunas. A continuación, pasamos a describir las clasificaciones que nos parecen de mayor utilidad desde el punto de vista clínico.

2. Problema y revisión de la literatura

Los principales criterios para la clasificación de las demencias hasta el momento son:

5.1. Por grado de afectación
5.2. Por curso de evolución
5.3. Por edad de presentación
5.4. Por síndrome clínico
5.5. Por etiología

A continuación, desarrollaremos los tipos más importantes de demencia siguiendo las diferentes formas de clasificación.

5.1. Por grado de afectación

La primera clasificación para tener en cuenta es el grado de afectación de la función cognitiva. Existe un *continuum* cognitivo que va desde la normalidad hasta el grado máximo de deterioro cognitivo, el mutismo acinético, en el que la persona ha perdido todas las capacidades cognitivas y motoras. Entre uno y otro extremo existe un amplio abanico de graduación del deterioro. Arbitrariamente, basándonos en diferentes hitos o afectación de determinadas funciones, podemos dividirlo en varios grados. Una de las escalas más usadas para este fin es la escala Global Deterioration Scale (GDS) (1). Los grados que establece son los siguientes:

- Cognitivamente normal (GDS1): no existen quejas cognitivas, la capacidad funcional es normal (no hay declive respecto a su actividad previa) y la valoración cognitiva está dentro de los valores esperados para su edad y nivel cultural.
- Quejas subjetivas/deterioro cognitivo muy leve (GDS2): el paciente refiere quejas en alguna función cognitiva, habitualmente en la memoria, pero esto no genera una repercusión en su actividad diaria normal o no provoca un deterioro de su capacidad

funcional previa. En la exploración neurocognitiva no se objetiva déficit.

- Deterioro cognitivo leve (GDS3): en este caso, a diferencia del grado previo, el examen cognitivo sí muestra un rendimiento más bajo de lo esperado para su edad y nivel cultural. Hay que destacar que la capacidad funcional debe seguir intacta o con mínimos cambios respecto a su nivel previo.
- Deterioro cognitivo moderado/demencia leve (GDS4): se observan problemas para tareas instrumentales complejas y déficits cognitivos evidentes.
- Deterioro cognitivo moderado-grave/demencia moderada (GDS5): el paciente precisa asistencia para sobrevivir, se agravan los problemas cognitivos, asociando desorientación, y precisa supervisión para algunas tareas básicas.
- Deterioro cognitivo grave/demencia grave (GDS6): necesita asistencia continua, siendo dependiente para actividades básicas de la vida diaria. Existe un empeoramiento del deterioro cognitivo, acompañado con frecuencia de síntomas conductuales, desorientación temporal y pérdida de horarios.
- Deterioro cognitivo muy grave/demencia muy grave (GDS7): totalmente dependiente para todas las actividades básicas, con pérdida de capacidades verbales y motoras.

Dentro de los grados de clasificación merece la pena destacar dos conceptos:

1. El concepto de deterioro cognitivo leve(2), equivale al estadio GDS3, y corresponde a personas que no pueden ser diagnosticadas de demencia por no tener alteración funcional significativa, pero tampoco son personas que podemos etiquetar de sanas o asintomáticas, pues hay una alteración cognitiva evidente en la exploración. Este es un grupo de riesgo para tener en cuenta, pues un porcentaje importante evolucionará a demencia en los siguientes años, con lo que son excelentes candidatos para la realización de estrategias preventivas y valorar su participación

en ensayos clínicos de fármacos modificadores de la progresión de la enfermedad.

2. Por otro lado, está el concepto de demencia(3), en sus diferentes grados según la afectación cognitiva y funcional, que corresponde a los estadios GDS 4 a 7, donde ya existe una alteración funcional evidente y una pérdida mayor de las funciones cognitivas.

5.2. Por curso de evolución

La evolución de la clínica cognitiva puede seguir varios patrones, que pueden ayudarnos al diagnóstico etiológico. Los patrones más habituales son:

- Crónico progresivo: el más habitual, sugestivo de enfermedades neurodegenerativas primarias o carenciales.
- Fluctuante: puede presentarse dentro de un cuadro de evolución aguda, donde suele ser habitual en episodios de delirium secundario a infecciones o fármacos, o en cuadros de evolución crónica, donde puede sugerir origen metabólico (encefalopatías), psiquiátrico (cuadros asociados a depresión) o neurodegenerativo (enfermedad por cuerpos de Lewy).
- Agudo/subagudo: aparece en delirium secundario a patología sistémica (infecciones, fármacos, etc.), demencia vascular por infarto estratégico, cuadros autoinmunes/inflamatorios del sistema nervioso central y patología tumoral.
- Rápidamente progresivo: no hay un concepto temporal de consenso para definir la rápida progresión. Apunta a enfermedades agresivas como encefalopatías autoinmunes, patología tumoral, enfermedad por priones, etc.
- En escalera: típico de la demencia vascular, alternando periodos de estabilidad con episodios de empeoramiento brusco secundarios a un evento isquémico cerebral.

- Estable no progresivo: apunta a cuadros benignos, poco agresivos, como cambios relacionados con la edad, daño vascular crónico, etc.

5.3. Edad de presentación

Habitualmente se establece la división en 65 años. Por debajo de esta edad consideramos a las demencias como preseniles, y por encima, seniles. Hay que destacar que el término de «demencia senil», de uso tan extendido, solo se refiere a una demencia que aparece por encima de los 65 años y no implica ninguna etiología, por lo que debe ser un término a evitar como diagnóstico.

La clasificación por edad de presentación es útil en la práctica. Aunque el criterio usado es relativamente arbitrario, existen diferencias en la prevalencia de las diferentes etiologías atendiendo a la edad en que comienzan los síntomas. Así, por debajo de 65 años son más frecuentes las causas atípicas (autoinmunes, inflamatorias, infecciosas) y las enfermedades genéticamente determinadas. Sin embargo, en algunas demencias genéticamente determinadas, la edad de presentación es más variable, aunque, cuanto más temprana sea, más probable es el componente genético. También cambia la prevalencia de las causas degenerativas (la degeneración frontotemporal es casi tan frecuente en personas jóvenes como la enfermedad de Alzheimer, mientras que en personas mayores disminuye su prevalencia y aumenta la de la enfermedad por cuerpos de Lewy). Esto obliga a que, con frecuencia, sea necesario un mayor esfuerzo diagnóstico en pacientes jóvenes, precisando de pruebas complementarias que no se utilizan de forma habitual en las formas seniles, como punción lumbar, biomarcadores de líquido cefalorraquídeo, neuroimagen funcional, estudios genéticos, electroencefalograma, etc.

5.4. Síndrome clínico

La afectación de las funciones intelectuales no es global, y muchas causas de demencia tienen un patrón de afectación cognitiva relativamente específico (3). Aunque la clasificación puede ser criticada por inexacta, clínicamente puede ser de utilidad la división entre demencias corticales y subcorticales, aunque algunos síndromes clínicos no se ajusten perfectamente y tengan un patrón mixto (córtico-subcortical).

En las demencias corticales predomina la afectación de funciones como la memoria, lenguaje y la capacidad visuoespacial, que dependen del procesado cortical asociativo. La enfermedad de Alzheimer es el prototipo de demencia cortical: en la mayoría de los pacientes existe un fallo precoz de la memoria episódica anterógrada, siendo incapaces de recordar nueva información pasados unos pocos minutos y sin beneficiarse de la administración de pistas. Con el tiempo se afecta la memoria episódica remota con un gradiente temporal (mayor alteración del recuerdo de hechos recientes). Posteriormente se alteran la memoria semántica y el lenguaje (manifestado como pausas para encontrar la palabra adecuada y dificultad para nominar) y las praxias (la más precoz suele ser la praxis constructiva y después el resto: del vestir, ideomotora...). En otras demencias corticales, la afectación de las diferentes funciones corticales y su secuencia de aparición puede variar según la entidad concreta, si bien no son raras, especialmente en la enfermedad de Alzheimer, la presencia de formas atípicas, sobre todo en pacientes jóvenes. La historia clínica detallada que recoge los principales síntomas y la secuencia temporal de aparición de los mismos son fundamentales para el diagnóstico de estas enfermedades.

En las demencias subcorticales, la clínica se produce por la afectación de las regiones subcorticales del cerebro, bien de los núcleos neuronales (estriado, tálamo, etc.) y/o de la sustancia blanca subcortical. El término «subcortical» es impreciso, pues suele asociar además una afectación cortical de tipo frontal. Los dominios más afectados son el control atencional, la función ejecutiva y la velocidad de procesamiento. Las manifestaciones principales son bradipsiquia, dificultades para planificar y resolver problemas, con actitud apática, indiferente, con falta de iniciativa, así como labilidad emocional, y llanto o risa espasmódicos. La memoria episódica es frecuente que esté alterada, aunque de manera diferente a la enfermedad de Alzheimer, ya que suelen beneficiarse significativamente de la administración de pistas. Con frecuencia se asocian síntomas motores extrapiramidales.

En la tabla 2.1 se recogen las diferencias principales entre la afectación cortical y subcortical.

Tabla 2.1. Diferencias entre patrón de afectación cortical y subcortical

	Cortical	Subcortical
Velocidad de procesamiento	Normal	Enlentecida
Función ejecutiva	Preservada en estadio iniciales	Alterada de forma precoz
Personalidad	Intacta hasta fases evolucionadas (salvo formas conductuales)	Apatía
Memoria	Amnesia severa	Amnesia que recupera con pistas
Lenguaje	Afasia	Normal, salvo disartria
Visuoespacial	Alterada	Alterada
Humor	Depresión frecuente	Depresión muy común
Agnosia	Presente con frecuencia	Poco frecuente

Algunas entidades pueden presentarse de ambas formas, en ocasiones con un patrón cortical, en otras con un patrón subcortical, según los síntomas que predominen, como, por ejemplo, la enfermedad por cuerpos de Lewy o la degeneración corticobasal.

En la tabla 2.2 se clasifican las principales demencias según su patrón de afectación cortical o subcortical.

Tabla 2.2. Demencias corticales y subcorticales

Cortical	Subcortical
Enfermedad de Alzheimer Degeneración frontotemporal conductual Enfermedad por cuerpos de Lewy* Demencia semántica Afasia progresiva no fluente Enfermedad de Creutzfeldt-Jakob	Enfermedad de Huntington Parálisis supranuclear progresiva Demencia asociada a E. de Parkinson* Degeneración corticobasal* Demencia vascular Demencia asociada al VIH

*Con frecuencia se presentan con un
patrón mixto córtico-subcortical

Con cierta frecuencia algunas demencias comienzan con manifestaciones focales (p. ej. alteración del lenguaje en las afasias progresivas primarias, prosopagnosia en la demencia semántica derecha, apraxia en la degeneración corticobasal o déficit visuoperceptivos en la atrofia cortical posterior) y durante mucho tiempo pueden no cumplir los criterios de demencia. Indefectiblemente, con el tiempo, la enfermedad progresa y se van asociando otros síntomas.

5.5. Por etiología

La clasificación más recomendable y exacta es la clasificación etiológica, donde los diferentes tipos de demencias se clasifican según la etiopatogenia que origina la enfermedad (2). En este sentido, tenemos tres grandes grupos:

- Primarias, cuando el mecanismo etiopatogénico es una alteración neuronal intrínseca que produce la muerte de dichas células, con una vulnerabilidad más o menos específica de diferentes tipos neuronales, con cierta selectividad topográfica y ligada al depósito cerebral patológico de una o varias proteínas a nivel intra o extracelular.

- Secundarias, donde el factor etiológico es externo al funcionamiento neuronal. En este grupo se incluyen las causas potencialmente reversibles, siendo de vital importancia descartar estas causas.

- Combinadas/mixtas: existe la posibilidad, relativamente frecuente, de etiologías múltiples por combinación de causas primarias y secundarias.

En la tabla 2.3 se muestra una clasificación etiológica de las principales formas de demencia.

**Tabla 2.3. Principales causas de
demencias primarias y secundarias**

Primarias	Secundarias
Enfermedad de Alzheimer Degeneración frontotemporal Enfermedad por cuerpos de Lewy Parálisis supranuclear progresiva Degeneración córticobasal Enfermedad de Creutzfeldt Jakob Enfermedad de Huntington	Demencia vascular Hidrocefalia crónica del adulto Tumores del sistema nervioso central Demencia asociada al VIH Neurosífilis Meningoencefalitis crónica por otros microorganismos Disfunción endocrinológica Carencial Encefalitis autoinmunes Enfermedades psiquiátricas crónicas Tóxica: alcohol, drogas, metales, etc. Daño cerebral traumático Enfermedad de Wilson Enfermedades por depósito peroxisomales Esclerosis múltiple

5.5.1. Demencias primarias

Son enfermedades de carácter neurodegenerativo que afectan fundamentalmente al encéfalo, aunque pueden asociarse síntomas por la degeneración de otras áreas del sistema nervioso, y que tienen en común la existencia de un depósito anormal de diferentes proteínas cerebrales. La naturaleza de este depósito, es decir, el tipo de proteína acumulada, es la que define la entidad. Esto significa que el diagnóstico definitivo de cada enfermedad es anatomopatológico, con la visualización de los diferentes depósitos en el tejido cerebral. Existen casos en que no hay rasgos distintivos en la biopsia cerebral que permiten hacer un diagnóstico específico (demencia sin histiopatología específica), pero en los últimos años, con el avance de las técnicas histiopatológicas, se ha disminuido mucho su frecuencia.

A continuación, hablaremos someramente de las principales proteínas implicadas en las demencias primarias, entre paréntesis figura el nombre con el que se conoce al grupo de enfermedades caracterizadas por su depósito:

- Beta-amiloide (amiloidopatías). Es un péptido que se origina tras el procesamiento de una proteína de membrana (proteína precursora del amiloide) y su función no está bien aclarada, aunque parece participar en las sinapsis neuronales, entre otras funciones que se han propuesto. Es la principal proteína depositada en la enfermedad de Alzheimer junto a la proteína tau. Su depósito se produce a nivel extracelular, formando placas que pueden aparecer en diferentes formas y ligadas a diferentes procesos (envejecimiento, enfermedad de Alzheimer). Es también la proteína que se deposita en las paredes de los vasos cerebrales en la angiopatía amiloide. El papel predominante del beta-amiloide en la enfermedad de Alzheimer es discutido por algunos autores, mientras que otros consideran la enfermedad de Alzheimer como una taupatía desencadenada por beta-amiloide.

- Tau (taupatías). Esta proteína es el producto de la transcripción del gen MAPT (*Microtubule Associated Protein Tau*). Se trata de una proteína que se encarga de estabilizar las estructuras de los microtúbulos, regulando de forma dinámica su estructura gracias a su fosforilación/desfosforilación. En condiciones patológicas se produce una hiperfosforilación, lo que altera su función y facilita la formación de agregados que se depositan dentro de las células. Los depósitos de proteína tau pueden ser de tau 3R o 4R, lo que viene definido por el número de repeticiones (3 o 4) del dominio de unión a microtúbulos que se expresa. Atendiendo a esto, dentro de las taupatías pueden hacerse subdivisiones según la variante de la proteína tau que se acumula.

- TDP-43 (tardopatías). Es la que se ha descrito más recientemente, en la primera década de este siglo, como causante de enfermedades neurodegenerativas. Previamente se agrupaban bajo el epígrafe de «ubiquitin positivas», un grupo heterogéneo en el que se mezclan las tardopatías con otras proteinopatías menos frecuentes. TDP-43 es una proteína cuya función no es bien conocida, pero que se deposita en el citoplasma celular en múltiples enfermedades neurodegenerativas, bien siendo la principal forma de depósito, bien en pequeñas cantidades como copatología secundaria.

- Alfa-sinnucleina (alfasinnucleinopatías). Se localiza en las neuronas en las terminales presinápticas y parece que juega un papel en el mantenimiento de las vesículas sinápticas. Se deposita a nivel intracelular, siendo el componente principal de los denominados *cuerpos de Lewy.*

No hay una correlación exacta entre la patología subyacente y la manifestación clínica. Diferentes síndromes clínicos pueden deberse a la misma proteinopatía (p. ej. demencia frontotemporal variante conductual y afasia progresiva primaria no fluente pueden ser secundarias a una taupatía) y, a su vez, diferentes proteinopatías pueden dar el mismo síndrome clínico (p. ej. la demencia frontotemporal variante conductual puede ser secundaria a una taupatía o a una tardopatía; un síndrome corticobasal puede tener como patología subyacente una degeneración corticobasal o una enfermedad de Alzheimer). Por el contrario, algunos síndromes clínicos sí son buenos predictores de la patología subyacente (p. ej. una demencia semántica está casi siempre producida por depósitos de TDP-43 y una afasia no fluente suele ser secundaria a una taupatía). Para complicar más el asunto, existen casos en que pueden coexistir más de una proteinopatía, lo que se denomina «copatología».

Una vez descritas las principales proteínas, comentaremos brevemente las principales enfermedades que pertenecen a este grupo y los síndromes clínicos que pueden producir.

5.5.1.1. Enfermedad de Alzheimer (4)

Es la demencia más frecuente con diferencia, bien en sus formas «puras» o bien combinada con patología vascular. Según las series, supone entre un 50 y un 70 % de las demencias totales. Los rasgos anatomopatológicos característicos de la enfermedad de Alzheimer son las placas seniles de beta-amiloide (extracelulares) y los ovillos neurofibrilares de tau (intraneuronales). La mayor parte de los casos son esporádicos (conjunción de factores genéticos con otros ambientales), pero existe un pequeño porcentaje de casos (<5 %) de causa genética, con patrón de herencia autosómico dominante, y que suelen aparecer por debajo de los 65 años.

Su manifestación clínica principal y con la que debutan el 95 % de los casos es una clínica de amnesia hipocampal: pérdida de memoria reciente y dificultad para incorporar nueva información, que en general no mejora con pistas. A esto progresivamente se añaden otros síntomas cognitivos y conductuales, junto con una pérdida progresiva de funcionalidad. Hay que destacar que la fase de alteración cognitiva sin alteración funcional (deterioro cognitivo leve o enfermedad de Alzheimer prodrómica) puede durar varios años antes de su evolución a demencia. Antes de esto, los cambios anatomopatológicos cerebrales pueden observarse hasta 15-20 años antes de que comience la clínica (enfermedad de Alzheimer preclínica).

Existe un porcentaje de casos que cursan con formas atípicas, con clínica de inicio focal, aunque con el tiempo acaban confluyendo. Las principales formas atípicas son la afasia progresiva primaria logopénica (lenguaje), atrofia cortical posterior (visuoespacial), síndrome corticobasal (parietal) y Alzheimer frontal (conductual-disejecutivo).

5.5.1.2. Demencia frontotemporal (5)

Es la segunda demencia más frecuente, rivalizando con el Alzhei-mer, por debajo de 65 años. Más que una enfermedad se trata de un síndrome clínico-patológico, donde se encuadran 4 síndromes clínicos que pueden ser secundarios a diferentes proteinopatías y que, además, pueden presentar asociación con otras enfermedades primarias. Esto ha hecho que se acuñe el término de «complejo dege-neración frontotemporal». Igual que en la enfermedad de Alzheimer, hay un porcentaje de casos, en torno a 10 %, con un origen genéti-co y un patrón de herencia autosómico dominante. El resto de los casos son esporádicos, aunque no es rara la presencia de antecedentes familiares.

Los síndromes clínicos que distinguimos son:

- Variante conductual: es la más frecuente (60 %). Se caracteriza por marcadas alteraciones conductuales como desinhibición, apatía, pérdida de empatía, comportamientos estereotipados o compulsivos, pérdida de control de impulsos e hiperoralidad. Puede ser secundaria a taupatía o tardopatía (se reparten al 50 %), con algunos casos de otras proteinopatías más raras.
- Afasia progresiva primaria variante no fluente: se presenta con dificultad progresiva para la expresión del lenguaje y agrama-tismo. Suele ser secundaria a taupatía, aunque en ocasiones se asocia a tardopatía.
- Demencia semántica o afasia progresiva primaria variante se-mántica: produce una pérdida progresiva del conocimiento de los objetos y de los conceptos, además del significado de las palabras y una anomia progresiva. Su sustrato patológico casi en exclusiva son depósitos de TDP-43.
- Variante temporal derecha: se observa una progresiva proso-pagnosia junto con alteraciones conductuales y de memoria. Al igual que la demencia semántica, su sustrato patológico casi exclusivo es TDP-43.

Cualquiera de los síndromes clínicos, aunque con distinta frecuencia, puede asociarse/evolucionar a otras enfermedades neurodegenerativas secundarias a la misma proteinopatía. Así la variante conductual con tardopatía puede asociarse a esclerosis lateral amiotrófica, o la afasia progresiva no fluente por depósitos de tau puede evolucionar a degeneración corticobasal o parálisis supranuclear progresiva (también taupatías).

5.5.1.3.Enfermedad por cuerpos de Lewy (6)

Es la segunda demencia degenerativa más frecuente en mayores de 65 años. Está producida por depósitos de alfasinnucleina intraneuronales (cuerpos de Lewy). Es frecuente la copatología con beta-amiloide (30-50 % tienen depósito de esta proteína). Se caracteriza por un deterioro cognitivo de perfil subcortical, con marcada alteración de la atención, fluctuaciones cognitivas, alucinaciones visuales, otras alteraciones conductuales y parkinsonismo.

5.5.1.4.Demencia asociada a la enfermedad de Parkinson

La mayoría de los pacientes con enfermedad de Parkinson acaban desarrollando un deterioro cognitivo que es equiparable al de la enfermedad por cuerpos de Lewy. De hecho, el sustrato anatomopatológico es similar y muchos autores lo consideran como una única entidad con un espectro de presentaciones: en la enfermedad por cuerpos de Lewy predomina el componente cortical/cognitivo y en la enfermedad de Parkinson el componente motor.

5.5.1.5. Degeneración corticobasal

Es una taupatía poco frecuente que puede presentarse como una afectación cortical (afasia progresiva primaria no fluente) o cortico-subcortical (apraxia) con parkinsonismo asimétrico, formando parte del complejo degeneración frontotemporal.

5.5.1.5. Parálisis supranuclear progresiva

Se caracteriza por una afectación subcortical, marcada por la apatía y lentitud psicomotora, aunque en ocasiones puede debutar como una afasia progresiva no fluente. Bien de inicio o a lo largo de la evolución, se presentan una alteración de la marcha con caídas, parkinsonismo y alteración de los movimientos oculomotores. Se produce por depósitos de proteína tau, muy similares a los que aparecen en la degeneración corticobasal.

5.5.1.6. Enfermedad de Huntington

Es una enfermedad genética, de herencia autosómica dominante, que se produce por la expansión patológica de un trinucleótido CAG en el gen de la huntingtina. Cursa con trastornos del movimiento, fundamentalmente movimientos anormales (corea y/o distonía), alteraciones conductuales y un deterioro cognitivo de perfil subcortical.

5.5.1.7. Enfermedad de Creutzfeldt-Jakob

Es producida por el depósito de una proteína plegada de forma anormal, llamada «prión». Una característica de los priones es que pueden ser transmisibles (p. ej. casos de variante humana de la encefalopatía espongiforme bovina secundarios al consumo de carne contaminada), por lo que también pueden incluirse dentro de las demencias secundarias. Sin embargo, la mayoría de los casos son enfermedades esporádicas, con algunos casos genéticos autosómicos dominantes. Sus manifestaciones clínicas son variables (formas focales, demencias subcorticales . . .), siendo lo más característico la rápida progresión del deterioro cognitivo, que puede ocasionar el fallecimiento del paciente en unos meses.

5.5.2. Demencias secundarias

En este grupo se incluyen una amplia lista de enfermedades que pueden producir deterioro cognitivo entre sus manifestaciones clínicas. Lo más importante de este grupo de demencias es que incluyen causas potencialmente reversibles con un correcto tratamiento, por lo que su exclusión es fundamental en el proceso diagnóstico. Mencionaremos a continuación las más importantes y frecuentes.

5.5.2.1. Demencia vascular (7)

Es la segunda causa más frecuente después de las demencias primarias. Comprende los diferentes tipos de deterioro cognitivo derivados de la presencia de lesiones vasculares cerebrales (isquémicas o hemorrágicas). Su definición es complicada, pues no hay un perfil clínico único ni un acuerdo en cuántas lesiones son necesarias para establecer el diagnóstico. Se pueden reconocer los siguientes tipos de deterioro vascular:

- Demencia multiinfarto. La acumulación de lesiones vasculares cerebrales acaba produciendo una demencia. El patrón puede ser insidioso, «en escalera» o agudo, y debe aparecer en los 3 meses siguientes de un evento isquémico. La sintomatología depende de las regiones corticales afectadas.
- Demencia por infarto estratégico. La clínica se produce por la lesión de una zona cerebral muy localizada por cualquier evento vascular (isquémico/hemorrágico). Habitualmente se produce por lesiones que afectan al tálamo de manera bilateral. El inicio del cuadro suele ser agudo.
- Estado lacunar. Los infartos lacunares subcorticales múltiples acaban produciendo un cuadro subcortical, habitualmente con la presencia de rasgos parkinsonianos. El cuadro suele ser insidioso o «en escalera».
- Leucoencefalopatía subcortical arteriosclerótica o enfermedad de Binswanger. La isquemia cerebral crónica secundaria a la arteriosclerosis de los pequeños vasos produce un daño cerebral

difuso que acaba produciendo un deterioro de tipo subcortical. El inicio suele ser insidioso.

En todos estos casos, la prevención de factores de riesgo vascular puede evitar la formación de nuevas lesiones isquémicas y prevenir la aparición/evolución del deterioro cognitivo.

5.5.2.2. Hidrocefalia crónica del adulto

Es una entidad caracterizada por una dilatación de los ventrículos cerebrales, que puede ser secundaria a patología cerebral previa que interfiere con la circulación del líquido cefalorraquídeo (hemorragia subaracnoidea, meningitis, malformaciones cerebrales . . .) o idiopática (de causa desconocida, aunque hay una importante prevalencia de factores de riesgo vascular que de alguna manera interfieren con la circulación del líquido). En ambos casos la clínica consiste en la asociación de una tríada de síntomas, denominada «tríada de Hakim», en la que aparecen habitualmente, de forma secuencial, alteración de la marcha, incontinencia urinaria y deterioro cognitivo de perfil subcortical. Sin embargo, no todos los pacientes presentan la tríada completa.

En un porcentaje importante de casos, hasta un 70 %, la clínica, especialmente la alteración de la marcha y los esfínteres, puede ser reversible con la realización de una derivación ventrículo-peritoneal de líquido cefalorraquídeo. Sin embargo, pese a una mejoría inicial que puede durar varios años, un grupo importante de pacientes progresan clínicamente, probablemente por la asociación de otros procesos neurodegenerativos, fundamentalmente enfermedad de Alzheimer, o vasculares.

5.5.2.3. Demencias de origen carencial

Diferentes alteraciones metabólicas pueden interferir con el funcionamiento cerebral, provocando un deterioro cognitivo que suele ser de presentación insidiosa. Las más importantes por su frecuencia son el hipotiroidismo y el déficit de vitamina B12. Son las entidades más tratables de todas las causas de deterioro cognitivo, por lo que su detección, que es sencilla mediante una simple analítica, resulta fundamental.

5.5.2.4. Encefalitis autoinmune

Son un grupo de entidades caracterizadas por la presencia de autoanticuerpos que reaccionan frente a diferentes proteínas neuronales, provocando su disfunción. Su frecuencia ha aumentado exponencialmente en los últimos años, con la descripción de nuevos anticuerpos. Pueden ser de origen autoinmune o paraneoplásicas (el tumor comparte antígenos con las células nerviosas, y al reaccionar contra el tumor se produce la clínica neurológica). Su clínica es variable, con alteraciones cognitivas corticales difusas y, con frecuencia, se asocian alteraciones conductuales, trastornos del movimiento y crisis epilépticas. Lo más característico es la rápida evolución, lo que obliga a hacer el diagnóstico diferencial con las demencias priónicas. Son enfermedades tratables con inmunosupresión, algunas incluso con muy buen pronóstico si se detectan y tratan a tiempo.

5.5.2.5. Meningoencefalitis crónica

La infección crónica del sistema nervioso central por múltiples microorganismos (virus, bacterias, hongos) puede producir cuadros de deterioro cognitivo, que habitualmente se acompañan de otros síntomas sistémicos. Para su diagnóstico es fundamental la sospecha clínica y requieren de la realización de punción lumbar y examen microbiológico de líquido cefalorraquídeo. Son entidades potencialmente reversibles con el tratamiento adecuado.

5.5.2.6. Tumores del sistema nervioso central

Dependiendo de la localización de la lesión y de su naturaleza pueden presentarse como deterioro cognitivo. Su origen puede ser primario del sistema nervioso central o metastático. Habitualmente son cuadros de evolución subaguda y que pueden asociar signos focales. Según su naturaleza y localización pueden tener tratamiento curativo o paliativo.

5.5.2.7. Deterioro cognitivo asociado a enfermedades psiquiátricas

Algunas entidades psiquiátricas crónicas, como la esquizofrenia, tras años de evolución, pueden terminar desarrollando un deterioro cognitivo de perfil subcortical, cuyo origen no está bien aclarado (proceso natural de la enfermedad, efecto crónico de los fármacos, etc.).

5.5.3. Demencias mixtas o combinadas

En un porcentaje importante de casos, habitualmente en relación directa con la edad del paciente, las entidades que producen demencia se pueden presentar asociadas. Lo más común es que una causa primaria, fundamentalmente la enfermedad de Alzheimer, vaya acompañada de daño vascular crónico, configurando una demencia mixta. Otra combinación frecuente es la asociación de una hidrocefalia crónica del adulto con daño vascular o enfermedad de Alzheimer. Aunque menos habitual, tampoco es rara la presencia simultánea de dos causas primarias, como, por ejemplo, una enfermedad de Alzheimer y una enfermedad por cuerpos de Lewy. En todos los casos, la presentación clínica será una combinación de ambas entidades.

Además, los pacientes con demencias primarias tienen un riesgo añadido de otros factores asociados a daño cerebral, como el síndrome de apneas obstructivas del sueño (SAOS), fármacos que pueden producir alteración cognitiva como efecto secundario, caídas con traumatismos craneoencefálicos, o cuadros ansioso-depresivos (8). De ahí la importancia de valorar causas secundarias de deterioro cognitivo en pacientes con demencias primarias, especialmente en aquellos que sufren empeoramientos bruscos o cambios en el curso de su progresión, por su potencial tratamiento y reversibilidad.

3. Recomendaciones para futuras investigaciones, así como limitaciones del tema

Resulta esencial realizar un diagnóstico específico del tipo de demencia frente a la que nos encontramos, sirviéndose inicialmente de la historia clínica y la exploración cognitiva para orientar las diferentes pruebas diagnósticas según la sospecha clínica y establecer un correcto diagnóstico etiológico. Esto es aún más relevante en la actualidad en relación con el desarrollo de terapias modificadoras dirigidas frente a tipos específicos de demencias neurodegenerativas, lo que hace necesario una mayor agudeza diagnóstica para que estos pacientes puedan ser clasificados correctamente e incluidos en los diferentes ensayos. En este aspecto es también importante definir los estadíos, el grado de afectación, y seleccionar sujetos en etapas precoces, prodrómicas, que parecen obtener un mayor beneficio de estas terapias.

La presencia de formas mixtas de demencia, la cual no es infrecuente en la clínica, puede dificultar el diagnóstico y clasificación, así como influir en la respuesta de estos pacientes a las diferentes terapias en estudio.

4. Conclusiones

La clasificación de las diferentes formas de demencia resulta esencial para ofrecer un mejor abordaje diagnóstico, pronóstico y terapéutico de estos pacientes. Existen diversos criterios para clasificarlas, si bien se considera la etiología el más adecuado, diferenciando entre formas primarias de origen neurodegenerativo, y formas secundarias, algunas de estas últimas con potencial reversibilidad, de ahí la importancia de su identificación.

5. Bibliografía

1. Reisberg B., Ferris S. H., de León M. J., C. T. The global deterioration scale for assessment of primary degenerative dementia. Am J Psychiatry. 1982;139:1136-9.
2. Molinuevo J. L., Peña-Casanova J. Guía oficial para la práctica clínica en demencias: conceptos, criterios y recomendaciones 2009. Sociedad Española de Neurología. Barcelona: Thomson Reuters; 2009.
3. Cooper S., Greene J. D. W. The clinical assessment of the patient with early dementia. J Neurol Neurosurg Psychiatry. 2005;76 Suppl 5:v15-24.
4. Winblad B., Amouyel P., Andrieu S., Ballard C., Brayne C., Brodaty H. *et al.* Defeating Alzheimer's disease and other dementias: a priority for European science and society. Lancet Neurol. 2015;15:455-532
5. Karageorgiou E., Miller B. L. Frontotemporal Lobar Degeneration: A Clinical Approach. Semin Neurol. 2014;1(34):189-201.
6. Walker Z., Possin K. L., Boeve B. F., Aarsland D. Non-Alzheimer's dementia 2 Lewy body dementias. Lancet; 2015;386:1683-97.
7. Brien J. T. O, Thomas A. Non-Alzheimer's dementia 3 Vascular dementia. Lancet; 2015;386:1698-706.
8. Gale S. A., Acar D., Daffner K. R. Dementia. Am J Med. 2018;131:1161-1169.

El diagnóstico clínico

Neus Falgàs Martínez, MD MSc PhD

Neuróloga, Unidad de Alzheimer del Hospital Clínic de Barcelona, IDIBAPS.
Doctorada por la Universidad de Barcelona
Máster por la Universidad de Barcelona

Núria Guillén Soley MD

Neuróloga, Unidad de Alzheimer del Hospital Clínic de Barcelona, IDIBAPS.
Estudiante doctoral en la Universidad de Barcelona.

HEADINGS

- La evaluación clínica del deterioro cognitivo incluye la anamnesis, exploración cognitiva y neurológica y pruebas complementarias.
- Además del motivo de consulta principal hay que interrogar sobre otros síntomas cognitivos, motores y neuropsiquiátricos de forma dirigida.
- Los test de cribado cognitivo nos van a permitir cuantificar de forma rápida en la consulta el grado de deterioro cognitivo.

- El deterioro cognitivo leve es frecuentemente el estadio inicial que precede a la demencia de causa neurodegenerativa, por lo tanto, merece estudio etiológico.
- El uso de biomarcadores diagnósticos (bioquímicos y de neuroimagen) incrementa la certeza diagnóstica y permiten un diagnóstico precoz (es decir, en fases de deterioro cognitivo leve y demencia leve).
- Los biomarcadores diagnósticos son una realidad nivel asistencial, y su uso debería extenderse a todas las unidades especializadas.

RESUMEN

En este capítulo se explica cómo se realiza el diagnóstico clínico del deterioro cognitivo de causa neurodegenerativa. Para ello, en primer lugar, revisaremos detalladamente los antecedentes médicos del paciente y la medicación que toma. A continuación, preguntaremos acerca de cómo y cuándo empezaron los problemas cognitivos y cuáles son los problemas cognitivos actuales, siempre que sea posible, obteniendo información de un familiar o persona cercana al paciente, ya que el paciente puede no ser consciente de parte o de la totalidad de problemas cognitivos que presenta. Deberemos averiguar cuál es el principal motivo de consulta, y a la vez hacer una entrevista ordenada en la que indagaremos sobre la posible afectación de diferentes síntomas cognitivos (la memoria, el lenguaje, las funciones ejecutivas y las habilidades visuoespaciales), síntomas neuropsiquiátricos (alteraciones de ánimo, alteraciones conductuales, problemas de sueño) y síntomas motores. Deberemos comprender la afectación que estos síntomas tienen en la vida diaria del paciente, y así situar el paciente en el continuo deterioro cognitivo leve-demencia. Explicaremos las pruebas de cribaje cognitivo y aspectos importantes de la exploración neurológica. Así, tendremos una orientación diagnóstica inicial, en la que describiremos el síndrome que presenta el paciente y cuál creemos que es la enfermedad causante de los síntomas; en un segundo tiempo, se integrará esta información con la obtenida en la evaluación neuropsicológica y las pruebas de neuroimagen y bioquímicas, y el equipo médico podrá hará un diagnóstico clínico.

PALABRAS CLAVE

Deterioro cognitivo leve, demencia, anamnesis, historia clínica, síntomas, cognición, criterios diagnósticos, biomarcadores.

1. Introducción

Se calcula que actualmente viven en el mundo más de 50 millones de personas con demencia, con unos costes sociales y económicos elevadísimos. La enfermedad de Alzheimer es la primera causa de demencia en el mundo.

Hay motivos muy importantes para diagnosticar las enfermedades neurodegenerativas de forma precisa y con rapidez. En primer lugar, para poder beneficiarse de tratamientos específicos. Hoy día en nuestro país hay fármacos sintomáticos específicos aprobados para la enfermedad de Alzheimer y la enfermedad por cuerpos de Lewy. Aunque no son curativos, permiten mejorar o mantener su estado cognitivo durante unos meses, comparado con placebo. Además, recientemente en Estados Unidos la Food and Drugs Administration ha aprobado por primera vez el uso de dos tratamientos modificadores de la enfermedad de Alzheimer: Lecanemab y Aducanumab, que podrían llegar a nuestro país dentro de pocos años. Los tratamientos modificadores son específicos para las diferentes enfermedades que causan demencia, por lo que es crucial un diagnóstico preciso. Además, el uso de tratamientos sintomáticos como antidepresivos y neurolépticos puede mejorar la calidad de vida de los pacientes y de sus cuidadores.

Otro aspecto fundamental es la planificación del futuro. El hecho de diagnosticar el deterioro cognitivo en fases iniciales permite a la persona y a su entorno tomar decisiones sobre su futuro, como, por ejemplo, dónde le gustaría vivir en las etapas más avanzadas de la enfermedad, redactar el documento de voluntades anticipadas, firmar poderes notariales o designar un representante. También permite solicitar las prestaciones por Dependencia o Discapacidad con suficiente antelación o planificar reformas de la vivienda.

2. Problema y revisión de la literatura

2.1. Revisión del historia clínica y antecedentes:

Para evaluar a un paciente con una alteración cognitiva, tendremos que evaluar una serie de ítems, de forma parecida a otras enfermedades: Los antecedentes educativos y laborales, antecedentes familiares de enfermedades neurodegenerativas, antecedentes médicos, medicación actual, historia de la enfermedad actual, exploración física y neurológica, evaluación cognitiva, estudios de laboratorio y estudios de neuroimagen. Una vez obtenida toda la información necesaria, se podrá realizar el diagnóstico.

Uno de los aspectos de la evaluación característica, y diferente a otras enfermedades, es la necesidad de hablar con un familiar o conocido del paciente para hacer una anamnesis precisa. Normalmente, los pacientes que sufren pérdida de memoria no recuerdan las diferentes situaciones en que se olvidan de las cosas, o recuerdan solamente algunas de ellas, pero son reacios a compartirlas con el médico. Es muy frecuente que la visita al médico la haya sugerido o solicitado un familiar del paciente y no el mismo paciente. A la vez, en algunas ocasiones surge el problema de que los familiares no quieren comentar ciertos aspectos delante del paciente, porque piensa que se puede sentir ofendido o atacado o porque hay temas sensibles como agresividad o conductas sexuales inapropiadas. Normalmente, en la consulta se puede generar un clima de confianza y tranquilidad donde pacientes y familiares puedan explicarse; sin embargo, en algunas ocasiones será necesario completar la anamnesis en privado con los familiares en una segunda cita o por teléfono.

Es imprescindible preguntar a los pacientes sobre antecedentes familiares de problemas cognitivos o de enfermedades neurodegenerativas. Las enfermedades de origen genético son raras en el campo de las enfermedades neurodegenerativas. Tanto en la enfermedad de Alzheimer como en la Demencia Frontotemporal, se trata de mutaciones con herencia autosómica dominante con penetrancia casi completa; esto significa que la persona que padece la enfermedad tiene un 50 % de posibilidades de transmitirlo a la descendencia en cada nuevo hijo, son familias en las que hay varios casos y en cada generación hay algún caso afecto. En la enfermedad de Alzheimer, las mutaciones en los genes Presenilina 1, Presenilina 2 y Proteína Precursora del Amiloide son las causantes del Alzheimer genético, y provocan la enfermedad con inicios tan jóvenes como los 30 años de edad; solo representan el 1 % del total de casos de Alzheimer. Respecto a la Demencia Frontotemporal, las mutaciones en los genes de la Progranulina, el gen de la proteína tau (MAPT) y la expansión C9orf72 son responsables de alrededor del 5 % de los casos. Por otro lado, en las enfermedades neurodegenerativas, aunque no sean de causa genética hay una importante agregación familiar; esto significa que una persona tiene más probabilidades de desarrollar la enfermedad si tiene un familiar de primer grado que la padece. En el caso del Alzheimer, el factor genético que se ha asociado de forma más fuerte con el riesgo de padecer la enfermedad, es el hecho de ser portador del alelo épsilon 4 del gen de la Apolipoproteína E. En el pasado muchas personas que sufrían enfermedad de Alzheimer eran diagnosticadas de «demencia senil», «demencia», o simplemente ingresaban en un centro psiquiátrico en fases avanzadas de la demencia por alteraciones de la conducta. Por lo tanto, es mejor hacer una pregunta abierta, como, por ejemplo: «¿Sus padres sufrieron al final de la vida problemas de memoria o fueron diagnosticados de Alzheimer, demencia senil, Parkinson o alguna enfermedad neurológica?». Hay que anotar la edad aproximada de inicio de los síntomas y la edad a la que fallecieron sus familiares.

Es necesario conocer el grado de educación del paciente y su ocupación actual o pasada. Para empezar, son necesarios para interpretar las pruebas cognitivas de cribaje, también lo son en la evaluación neuropsicológica formal, donde las puntuaciones se corrigen por edad y escolarización. Asimismo, debemos saber qué ocupación ha tenido el paciente, o cuál está desarrollando en la actualidad, si presenta problemas en el trabajo por culpa de problemas cognitivos o si ha perdido el trabajo por este motivo.

Tendremos que obtener un historial médico detallado del paciente, prestando especial atención a las condiciones que predisponen a las personas a tener mayor riesgo de sufrir demencia; no podrá faltar el hábito tabáquico, el consumo de alcohol, deprivaciones sensoriales como hipoacusia o problemas de visión, los factores de riesgo cardiovascular, antecedentes de ictus, traumatismos craneales graves o de repetición o apneas obstructivas del sueño.

Hay que registrar todos los antecedentes médicos pasados y actuales, así como todas las medicaciones que toma el paciente. Ciertos medicamentos, ampliamente utilizados en la población, pueden provocar o agravar problemas cognitivos en los pacientes, especialmente los antiepilépticos, antidepresivos, neurolépticos y ansiolíticos.

2.2. Deterioro cognitivo leve y demencia

En el proceso diagnóstico, a través de la anamnesis y la exploración cognitiva, determinaremos cuáles son los dominios cognitivos afectados y en qué medida están afectados. Intentaremos conocer la causa de los problemas cognitivos, es decir, su etiología. Llegados a este punto es importante explicar los conceptos de deterioro cognitivo leve y de demencia.

El deterioro cognitivo leve (DCL) se define como aquella alteración cognitiva que supone un cambio respecto al estado basal de la persona sin dificultar o impedir que desarrolle sus actividades habituales de forma satisfactoria. La demencia se define como aquella alteración cognitiva suficientemente grave como para alterar las actividades básicas o instrumentales de la vida diaria. Las enfermedades neurodegenerativas cursan de forma insidiosa, en un primer lugar, las personas son asintomáticas, posteriormente sufren un deterioro cognitivo leve para pasar luego al estadio de demencia; dentro de la demencia se diferencian la demencia leve, moderada, moderadamente severa, y severa, según la escala del GDS.

Ejemplos de actividades instrumentales de la vida diaria son hacer tareas del hogar sencillas, preparar la comida, tomar la medicación, hacer la compra en el supermercado, usar el teléfono, gestionar el dinero y pagar las factoras. Ejemplos de actividades básicas de la vida diaria son bañarse, vestirse y desvestirse, comer, caminar, usar el aseo o tener control de esfínteres.

Es importante explicar estos términos a los pacientes. Los malentendidos más frecuentes son: -Pensar que Alzheimer equivale a demencia. Cuando una persona sufre la enfermedad de Alzheimer, los cambios en su cerebro provocarán al cabo de unos años los primeros síntomas cognitivos, que, en un primer lugar, no interferirá en las actividades del día a día (fase de deterioro cognitivo leve) y posteriormente sí (fase de demencia).

-«No es nada grave, es deterioro cognitivo leve». Los pacientes pueden recibir información confusa, de forma que se reste importancia al problema cognitivo porque «solo es un deterioro cognitivo leve». Es esencial conocer la causa de este deterioro cognitivo leve; si es neurodegenerativa, los déficits cognitivos empeorarán progresivamente, alcanzando el rango de demencia.

La escala más utilizada en la práctica clínica habitual para la graduación del deterioro cognitivo en demencias neurodegenerativas es la Escala de Deterioro Global de Reisberg, abreviada como GDS por sus siglas en inglés. Consta de 7 estadios, del 1 al 7; los estadios 1-3 corresponden a la fase de la predemencia (Tabla 1).

Tabla 3.1. Escala de Deterioro Global de Reisberg

Nivel	Características
GDS 1 **Sin deterioro cognitivo**	Ausencia de quejas subjetivas. Ausencia de trastornos evidentes de la memoria en la entrevista clínica.
GDS 2 Deterioro cognitivo muy leve **(Deterioro cognitivo asociado a la edad)**	No hay evidencia objetiva de defectos de memoria en el examen clínico. No hay defectos objetivos en el trabajo o en situaciones sociales.
GDS 3 Deterioro cognitivo leve **(Deterioro cognitivo leve)**	Primeros defectos claros. Un defecto objetivo de memoria únicamente se observa con una entrevista intensiva. Aparece un decremento de los rendimientos en situaciones laborales o sociales exigentes.
GDS 4 Deterioro cognitivo moderado **(Demencia leve)**	Defectos claramente definidos en una entrevista clínica cuidadosa. Incapacidad para realizar tareas complejas. La negación es el mecanismo de defensa dominante. Disminución del afecto y abandono en las situaciones más exigentes.
GDS 5 Deterioro cognitivo moderadamente severo **(Demencia moderada)**	El paciente no puede sobrevivir mucho tiempo sin alguna asistencia. No requiere asistencia en el aseo ni en la comida, pero puede tener cierta dificultad en la elección de la ropa adecuada.
GDS 6 Deterioro cognitivo severo **(Demencia moderadamente severa)**	Desconoce los acontecimientos y experiencias recientes de su vida. Generalmente desconoce su entorno, el año, la estación, etc. Requiere cierta asistencia en las actividades cotidianas. Puede tener incontinencia o requerir ayuda para desplazarse, pero puede ir a lugares familiares. Cambios emocionales y de personalidad.
GDS 7 Deterioro cognitivo muy severo **(Demencia severa)**	Pérdida progresiva de las capacidades verbales. Incontinencia de orina. Requiere asistencia en el aseo y en la alimentación. Se van perdiendo las habilidades psicomotoras básicas, como la deambulación. Frecuentemente aparecen signos y síntomas neurológicos generalizados y corticales.

Así, a lo largo del proceso diagnóstico, a través de la entrevista clínica y la evaluación neuropsicológica seremos capaces de saber cuáles son los déficits que presenta el paciente y en qué medida, y qué repercusión tienen en su día a día. A través de las pruebas bioquímicas y de neuroimagen, cuando sean necesarias, haremos el diagnóstico etiológico; es decir, cuál es la enfermedad causante de dichos déficits.

2.3. Motivo de consulta y sintomatología

Al entrevistar al paciente y el familiar o acompañante es importante preguntar sobre cuál es el motivo de consulta, es decir, el síntoma/s principal/es que los llevan a consultar. La respuesta nos va a guiar sobre cuál es el síntoma predominante en el cuadro clínico y nos ayudará a orientar la anamnesis para elucidar tanto el síndrome clínico como el posible diagnóstico etiológico del deterioro cognitivo/demencia. De todos modos, además del motivo de consulta que refieran espontáneamente, es importante realizar una anamnesis por áreas cognitivas y una exploración neurológica dirigida a la sospecha diagnóstica.

2.3.1. Síntomas según áreas cognitivas afectas:

Quejas de memoria: El problema de memoria episódica es la queja más común en la consulta. Los pacientes explican una dificultad para recordar eventos recientes y recordar fechas. Es frecuente que se apoyen en el uso de agenda, calendarios y realización de listas como estrategias para compensar el problema de memoria. Es habitual que el paciente y/o el familiar/acompañante expliquen que el paciente pierde objetos y repite conversaciones o preguntas. En cambio, pueden estar preservados los recuerdos a largo plazo, concepto que se conoce como «gradiente temporal». Así el paciente puede referir que tiene problemas para recordar eventos a corto plazo (por ejemplo: qué hizo ayer o una conversación que ha tenido hace unas horas), pero recuerda perfectamente cosas que sucedieron hace 30 años. Estas quejas perfilan el **síndrome amnésico** típico, habitualmente debido a enfermedad de Alzheimer y reflejan la afectación de la corteza temporal medial (hipocampo).

Alteración del lenguaje: El lenguaje puede estar afectado en diferentes formas. Según el perfil de afectación del lenguaje esta va a correlacionar más con una u otra entidad. Es habitual que haya una producción verbal reducida con pausas durante el discurso y anomia creciente, sustitución de una palabra por otra incluyendo errores fonéticos (parafasias fonéticas: «látiz» por «lápiz») y dificultad a la repetición de frases. El paciente reconoce los objetos, puede describirlos y saber para qué se usan, pero no le sale el nombre. Es habitual que refieran a este fenómeno como «se me quedan las palabras en la punta de la lengua». Este perfil de lenguaje alterado se define como Afasia Progresiva Primaria **variante logopénica** y es característica de la enfermedad de Alzheimer. De todos modos, a medida que avanza la enfermedad, estos déficits de lenguaje pueden extenderse y afectar también otras esferas del lenguaje como la construcción gramatical y las dificultades en la comprensión. Por otra parte, hay otros patrones de afectación del lenguaje que, aunque menos frecuentes, deben tenerse en cuenta para realizar el diagnóstico diferencial con otras demencias. En ocasiones, las dificultades del lenguaje pueden manifestarse como una dificultad para el reconocimiento semántico de las palabras, es decir, hay una dificultad para comprender el significado de las palabras y consecuencia reconocer objetos. En este caso, el paciente tendrá dificultades en la nominación y sustituirá una palabra por otra frecuentemente, pero, en este caso, debido a que no comprende qué es o para qué se usa el objeto al que nos referimos. Es decir, las palabras se vacían de contenido, y tienen dificultades para englobarlas en su categoría semántica (por ejemplo, manzana-fruta, mesa-mueble). A diferencia de la variante logopénica en que el paciente reconocerá de qué objeto hablamos cuando le decimos el nombre de este (a pesar de que a él espontáneamente no lo pueda nominar), cuando hay un déficit semántico, el paciente no sabe de qué objeto hablamos, aunque le digamos el nombre. Además, en estos casos, el discurso es más fluente, pero con mayor cantidad de sustituciones. Los pacientes en el lenguaje espontáneo cambian una palabra por otra de la misma categoría (manzana por pera, mesa por silla) (parafasias semánticas). Este tipo de alteración del lenguaje se conoce como «afasia progresiva primaria **variante semántica**» y se asocia más frecuentemente con un subtipo de Demencia Frontotemporal llamado Demencia Semántica. Por último, el lenguaje puede verse afectado debido a errores gramaticales, es decir, dificultades tanto orales como escritas en la construcción de frases, el uso de preposiciones y la conjugación de tiempo verbales. En este caso, el paciente o la familiar puede manifestar una dificultad para entender oraciones complejas y frecuentemente se acompaña de problemas del habla, como errores en la emisión de los sonidos (conocido como apraxia del habla), lenguaje espontáneo reducido y esfuerzo en la articulación el habla. Esta variante de Afasia Progresiva primaria se conoce como «**no fluente o agramatical**».

Disfunción ejecutiva: La función ejecutiva se refiere a las capacidades cognitivas necesarias para organizar el pensamiento y planificar estrategias para alcanzar metas concretas. Esta función requiere de la preservación de la atención y concentración y de un tipo de memoria específico llamado «memoria de trabajo», que es aquella que nos permite tener en mente e integrar los elementos necesarios para realizar una tarea concreta. En algunos trastornos neurodegenerativos el fallo de memoria referido por pacientes o familiares no es tanto episódico como de esta memoria de trabajo, y hay que tenerlo en cuenta para el diagnóstico diferencial. En general, un paciente con síndrome disejecutivo va a manifestar deterioro de la memoria que sus familiares van a percibir frecuentemente como una falta de atención («p.ej: no me escucha cuando le hablo», «no está atento»). Puede haber dificultades en comprender y seguir el hilo de películas o libros. Pueden explicar inflexibilidad cognitiva, es decir, rigidez en la forma de actuar, siendo más fácil para el paciente afrontar rutinas establecidas que afrontar nuevos retos o problemas e improvisar. Hay una dificultad en adaptarse a los cambios y en la resolución de problemas relativamente simples o manejo de situaciones que surjan en el día a día y estos pueden ser abrumadores para el paciente. Por ejemplo, puede haber dificultades en tareas que requieran pasos secuenciales o en la haya que tener en cuenta e integrar diferentes elementos o consideraciones (ejemplo: organizar la compra de la semana o planificar un viaje). Estos síntomas disejecutivos reflejan la disfunción de áreas fronto-subcorticales; pueden tener lugar en diferentes tipos demencias neurodegenerativas, pero son especialmente característicos en la demencia por Cuerpos de Lewy, algunos subtipos de demencia frontotemporal y demencias con componente vascular.

Desorientación y habilidades visuespaciales: Los pacientes pueden manifestar dificultades en la orientación tanto espacial como temporal. Estas dificultades ocurren inicialmente en lugares con los que están poco familiarizados, de manera que el paciente puede tener problemas para encontrar su mesa tras ir al baño en un restaurante o perderse en un aeropuerto, barrios o ciudades en los que normalmente no transita. Esta dificultad de orientación espacial se traslada también a la conducción, con lo que conlleva problemas en la planificación y ejecución de los trayectos en coche, especialmente por carreteras menos conocidas. A medida que progresa la enfermedad el paciente puede perderse en sitios habituales, y la familia puede explicar situaciones como que el paciente no encuentra el baño en su propia casa o se equivoca de habitación. También es común que expliquen una dificultad en saber el día o año en que está, lo que se conoce como «desorientación temporal». La afectación del lóbulo parietal también puede conllevar la presencia apraxias, que es la incapacidad para realizar tareas que requieren recordar patrones o secuencias de movimientos. Un ejemplo típico es la apraxia del vestir, de forma que los familiares pueden explicar que el paciente tiene problemas para abrocharse los botones o se pone la ropa del revés. Estos síntomas se deben a la afectación de los lóbulos parietales del cerebro y son frecuentes en fases moderadas de la enfermedad de Alzheimer. De todos modos, hay otras entidades como la demencia por Cuerpos de Lewy que también pueden presentar estos síntomas. De hecho, en estos casos, en que hay una afectación de áreas parietales e incluso occipitales extensa, pueden aparecer de forma precoz dificultades de interpretación del espacio como el cálculo de distancias, que se pueden poner de manifiesto, por ejemplo, al conducir o intentar aparcar.

Alteración conductual: La alteración conductual en forma de irritabilidad, agitación psicomotriz e incluso agresividad son síntomas comunes en fases avanzadas de demencia de cualquier etiología. De todos modos, hay una entidad que merece mención: la variante conductual de la demencia Frontotemporal. Esta puede manifestarse con problemas de conducta prominentes como síntoma principal, con preservación relativa de otras esferas cognitivas desde fases iniciales. En este caso, los familiares y personas cercanas al paciente van a explicar un cambio de carácter/personalidad marcada en forma fundamentalmente de desinhibición. Pueden explicar que el paciente tiene conductas inadecuadas, una pérdida de decoro social, y realiza comentarios políticamente incorrectos o hirientes a otras personas que contrastan con su personalidad premórbida. Hay una pérdida de empatía y las personas cercanas explican que «no sé preocupa de los problemas de los demás por graves que sean». Además, a menudo presentan cambios en los hábitos alimentarios (p.ej., comer dulces de forma excesiva).

Síntomas neuropsiquiátricos: Ánimo, sueño y alteración senso-perceptiva. Los síntomas de ansiedad o depresión son muy frecuentes en las demencias neurodegenerativas ya desde fases tempranas. Es común que en la primera consulta por problemas de memoria los pacientes ya estén tomando fármacos antidepresivos y ansiolíticos debido a cuadros ansioso-depresivos que preceden el problema de memoria/cognitivo. Asimismo, la presencia de problemas del sueño como dificultad en la conciliación, fragmentación del sueño son frecuentes en la enfermedad de Alzheimer y estos pueden empeorar a lo largo de la enfermedad llevando a un desajuste del ritmo circadiano. El paciente quiere irse a la cama más temprano, por lo que se despierta más pronto, o bien, no consigue dormir toda la noche y se levanta varias veces. En fases avanzadas se traduce en una inversión del ritmo sueño-vigilia. De todos modos, en algunos casos puede haber síntomas que sugieran la presencia de un trastorno de conducta específico llamado Trastorno de Conducta del Sueño REM (TCSREM). El TCSREM consiste en la representación vigorosa de los sueños debido a la pérdida de atonia durante la fase REM del sueño y es típico de la Demencia por Cuerpos de Lewy. De hecho, su aparición suele preceder en años a los síntomas cognitivos. El paciente tiene pesadillas con contenido de persecución o pelea, y el cónyuge o pareja explican que el paciente se mueve durante la noche, grita, da golpes o incluso cae de la cama. Es importante interrogar específicamente por estos síntomas, ya que a menudo no se explica de forma espontánea y pasan desapercibidos. Por otra parte, las alteraciones sensoperceptivas en forma de alucinaciones visuales o delirios, en general, ocurren en fases de demencia avanzada, excepto en el caso de la demencia por Cuerpos de Lewy en que pueden aparecer de forma más precoz debido a la afectación parietooccipital predominante. Los pacientes pueden explicar que a veces tienen una sensación de «presencia», ilusiones (p.e., confundir una piedra con un ratón) o alucinaciones visuales complejas (p.ej., ver un familiar fallecido, animales, o verse a ellos mismos en otro lugar).

Alteraciones motoras: Las quejas cognitivas pueden ir acompañadas de problemas de motricidad. Algunos pacientes pueden referir lentitud motora y dificultad al caminar que consiste en una marcha a pasos cortos y arrastrando los pies, que puede ocasionar caídas. Además, puede añadirse temblor. Cuando esto lo explican de forma precoz hay que pensar en demencias neurodegenerativas que se acompañen de parkinsonismo como la Demencia por Cuerpos de Lewy y algunas variantes de Demencia frontotemporal. Por otra parte, en las demencias neurodegenerativas en fases severas de la enfermedad el control del cerebro sobre el movimiento también se afecta, y el paciente pierde la capacidad de andar e, incluso, de mantenerse sentado en una silla.

2.4. Cribaje cognitivo

Tras revisión de la historia clínica y el motivo de consulta actual, es pertinente realizar una evaluación cognitiva básica en la consulta para cuantificar el grado de disfunción cognitiva del paciente. Hay diferentes herramientas que podemos utilizar según la gravedad y el tipo de queja cognitiva. Aquí describiremos brevemente los tres test más utilizados en consulta, para más información ver los Capítulos 4 y 5 «Las pruebas de evaluación neuropsicológica».

MiniMental State Examination (MMSE) (Folstein *et al.*, 1975): Este es el test de cribaje más utilizado para problemas cognitivos, ya que hace una valoración global de las funciones cognitivas, incluyendo la evaluación de orientación temporoespacial, memoria, capacidad de abstracción (cálculo), lenguaje y percepción visuoespacial. La puntuación total es de 30, y se considera alterado por debajo de 27 puntos. Este test es útil tanto para el cribaje como para el seguimiento de demencia, pero en cambio es poco sensible al deterioro cognitivo leve.

Test de Alteración de Memoria (T@M) (Rami *et al.*, 2007): Este test evalúa la memoria inmediata, remota semántica, evocación libre y con pistas, y orientación temporal. Tiene un alto valor discriminatorio para el deterioro cognitivo leve de tipo amnésico. El símbolo «@», introducido por los autores en el acrónimo, representa una vista coronal del hipocampo, la estructura cerebral relacionada con la memoria inmediata. La puntuación total es de 50 puntos, se considera alterado en rango de deterioro cognitivo leve por debajo de los 37 puntos.

Progressive Aphasia Language Scale (PALS) (Leytn *et al.*, 2011): Es una escala clínica de cabecera fácil de aplicar, capaz de capturar y calificar las características clave del lenguaje para la clasificación de las afasias progresivas primarias. Consiste en explorar el habla espontánea y realizar tareas clínicas que evalúan el trastorno motor del habla, agramatismo y déficit en la recuperación de palabras, denominación, repetición y comprensión.

Estos test nos van a dar información sobre qué déficits cognitivos y en qué grado están afectados de forma rápida en la consulta. De todos modos, para una evaluación más detallada y sistemática por dominios cognitivos vamos a necesitar la realización de una evaluación neuropsicológica más extensa, tema que se revisa en el Capítulo 4.

2.5. Exploración neurológica

La exploración neurológica va a ser dirigida y evaluará aspectos relacionados con la sospecha clínica inicial. Por ejemplo, la presencia de parkinsonismo que nos pueda orientar a patologías cognitivo-motoras como la Demencia por Cuerpos de Lewy. La exploración por grupos musculares nos permitirá detectar signos de demencias asociadas a patologías musculares como algunos subtipos de Demencia Frontotemporal que se asocian a Esclerosis Lateral Amiotrófica (ELA). La presencia de apraxia o alteraciones sensitivas pueden orientarnos a síndromes menos frecuentes relacionados con variantes atípicas de Alzheimer u otras enfermedades neurodegenerativas. Finalmente, los signos de liberación frontal que indican una disfunción del córtex prefrontal y aparecen en fases avanzadas de demencia. En la Tabla 2 se exponen brevemente algunos signos básicos de la exploración neurológica en demencias.

Tabla 3.2. Elementos relevantes de la exploración neurológica

Parkinsonismo	Temblor, rigidez, bradicinesia, trastorno de la marcha.
Signos de liberación frontal	Hociqueo, reflejo de prensión, reflejo palmomentoniano.
Apraxia	Apraxia de imitación e ideomotora.
Sensibilidad	Hipoestesia, agrafestesia.
Neuromuscular	Fuerza de grupos musculares, atrofia muscular, mioclónias.

2.6. Diagnóstico

Llegados a este punto, tras la entrevista con el paciente y la familia, la exploración neurológica y la realización del cribado cognitivo ya dispondremos de suficiente información para determinar si el paciente tiene una cognición normal y no requiere más estudio, o si, por el contrario, se trata de un deterioro cognitivo leve o demencia que debamos filiar. Además, probablemente ya tengamos una sospecha diagnóstica principal, es decir, tendremos una orientación clínica de cuál puede ser la causa específica del deterioro cognitivo.

De todos modos, para acabar de estudiar el origen etiológico del cuadro clínico vamos a necesitar del soporte de más pruebas como la evaluación neuropsicológica para caracterizar y estudiar mejor los déficits cognitivos. Muy probablemente vamos a necesitar de pruebas de neuroimagen estructural (scanner o resonancia magnética), así como biomarcadores bioquímicos (en líquido cefalorraquídeo) y/o neuroimagen (tomografía por emisión de positrones, PET) para poder tener una confirmación biológica en vida de la sospecha diagnóstica clínica.

Clásicamente el diagnóstico etiológico, es decir, la causa del deterioro cognitivo/demencia, se limitaba a la valoración clínica del neurólogo y a la exclusión de otras patologías de origen no neurodegenerativo. Por lo tanto, el diagnóstico se basaba en realización de una analítica para descartar déficits vitamínicos o alteraciones hormonales (B12, hipotiroidismo) o lesiones focales del sistema nervioso central (ictus, tumor cerebral) que pudieran explicar los déficits. De todos modos, esta aproximación diagnóstica, eminentemente clínica, tiene importantes limitaciones y es actualmente un modelo obsoleto. De hecho, diversos estudios publicados muestran que el margen de error diagnóstico llega a ser del 30 % cuando nos basamos exclusivamente en el criterio clínico, es decir, teniendo en cuenta solo la sintomatología y la exploración cognitiva (Falgàs *et al.*, 2019). Este margen remarcable de error se debe probablemente a que la expresión cínica de las demencias neurodegenerativas es compleja. Por una parte, los fenotipos clínicos se solapan entre una enfermedad y otra, presentándose frecuentemente con sintomatología mixta. Y, por otra parte, la consulta en fases de deterioro cognitivo leve o demencia, donde las manifestaciones clínicas de la enfermedad son menos floridas, son cada vez más frecuentes.

Afortunadamente en las últimas décadas ha habido un cambio relevante en el enfoque diagnóstico de las demencias neurodegenerativas gracias al desarrollo de biomarcadores bioquímicos y de neuroimagen. Esto ha supuesto un gran avance en cómo realizamos el diagnóstico de las demencias permitiéndonos aumentar la certeza diagnóstica en fases iniciales de la enfermedad y, por lo tanto, emitir no solo información diagnóstica certera si no pronóstica e indicar un tratamiento adecuado.

En este sentido, a partir del año 2011, se modificaron los criterios diagnósticos de diferentes demencias neurodegenerativas como a enfermedad de Alzheimer, Demencia Frontotemporal, variante conductual, Afasias Progresivas Primarias y Demencia por Cuerpos de Lewy incorporando el uso de biomarcadores en el proceso diagnóstico (Alberts *et al.*, 2011; McKhann *et al.*, 2011; Rascovsky *et al.*, 2011, Gorno-Tempini *et al.*, 2011, McKeith *et al.*, 2017). Por ejemplo, en el caso de la enfermedad de Alzheimer, que es la patología más frecuente, los criterios clínicos recomiendan la confirmación biológica de la enfermedad mediante pruebas que confirmen el depósito de proteína amiloide y/o tau en el cerebro y/o la presencia de neurodegeneración de cara obtener un diagnóstico «probable» y no solo «posible» de la enfermedad (Alberts *et al.*, 2011; McKhann *et al.*, 2011). A pesar de que el depósito de proteína amiloide y tau puede ser detectado mediante PET, la determinación de niveles de Tau y amiloide en líquido cefalorraquídeo (LCR) mediante punción lumbar, es la técnica más extendida debido a su mejor relación coste/beneficio. El rendimiento de los biomarcadores en LCR es óptimo antes de los 75 años, por lo que se recomienda realizarlos especialmente en esa franja de edad. Por otra parte, el PET-fluorodesoxiglucosa y la resonancia magnética cerebral, nos permiten evaluar el grado de neurodegeneración mediante la valoración de la distribución del hipometabolismo a nivel cortical y el grado de atrofia cerebral, respectivamente. Por último, aquellos casos en los que se sospeche un origen genético de la enfermedad debido que el paciente presenta un inicio muy precoz de los síntomas (25-55 años) y con un patrón de herencia autosómico dominante, se va a determinar la presencia de mutación genética en los genes persenilina 1, presenilina 2 o el gen de la Proteína Precursora de Amiloide). De todos modos, los detalles de los criterios diagnósticos de cada entidad se revisarán en los siguientes capítulos.

Cuadro 1. Ejemplos de casos clínicos:

María, de 65 años, y su entorno, han percibido que desde hace medio año tiene problemas para encontrar el nombre de las cosas. Hace todas sus actividades igual que antes. La evaluación neuropsicológica confirma que hay déficits en lenguaje, con respecto de todos los otros dominios cognitivos. Se realiza una RMN y una punción lumbar para mirar los biomarcadores de Alzheimer con resultado positivo. María tiene una alteración del lenguaje leve (afasia primaria progresiva logopénica), por enfermedad de Alzheimer, en estadio de deterioro cognitivo leve (GDS 3).

Antonia, de 74 años, es traída por su hija a la consulta. Empezaron a apreciar problemas de memoria hace 4 años, pero no ha sido hasta ahora, que ha quemado un par de sartenes, se ha dejado las llaves en casa incontables veces y le han tenido que abrir la puerta los vecinos, se hace un lío con la medicación, confunde los nietos, cada día compra la comida hecha y cena fruta y solo sale por cuatro calles del barrio, que han decidido consultar. En la entrevista y la evaluación neuropsicológica se aprecia un deterioro cognitivo difuso que afecta la memoria, el lenguaje, la orientación espacial y las praxias. La RMN muestra una atrofia cortical global y los biomarcadores de Alzheimer en LCR han sido positivos. Ramón tiene un deterioro cognitivo generalizado por enfermedad de Alzheimer en estadio de demencia moderada (GDS 5).

Josep, de 63 años, viene con su hijo que desde hace un año nota que está muy despistado y que se comporta de una forma muy extraña, cosas que nunca había hecho; parece que los problemas de los demás le dan igual, no ha querido ir al entierro de un par de vecinos del pueblo y el otro día su mujer se cayó en la calle y se torció el tobillo y cuando le llamaron, no se le ocurrió ir a recogerla en coche. La evaluación neuropsicológica muestra una alteración leve en lenguaje y funciones ejecutivas, y una memoria normal. La RMN cerebral muestra una atrofia frontotemporal de predominio izquierdo y los biomarcadores de Alzheimer son negativos. Aunque la alteración cognitiva de Josep es leve, tiene unas alteraciones conductuales muy relevantes, con una gran repercusión en el día a día. Josep tiene una alteración del lenguaje moderada y conductual severa por una demencia frontotemporal en estadio de demencia moderada (GDS 5).

3. Recomendaciones para futuras investigaciones, así como limitaciones del tema

Gracias al avance científico de las últimas décadas en el ámbito de desarrollo de biomarcadores bioquímicos y de neuroimagen tenemos disponibles herramientas a nivel asistencial que nos permiten un diagnóstico certero de las demencias neurodegenerativas, que va más allá de la impresión clínica inicial derivada de la sintomatología del paciente. Estos biomarcadores son esenciales para poder detectar en vida los cambios que sufre el cerebro en término de depósito proteico, disfunción neuronal y neurodegeneración, y detectarlos de forma precoz, es decir, en fases iniciales de la enfermedad (deterioro cognitivo leve y demencia leve).

Además, actualmente se están haciendo progresos remarcables en el ámbito de los biomarcadores plasmáticos. Diversos estudios han conseguido detectar en sangre proteínas anómalas que se acumulan en el cerebro en las demencias neurodegenerativas (Sarto *et al.*, 2023). Por ejemplo, en el caso de la enfermedad de Alzheimer, el más estudiado, se pueden detectar los niveles de amiloide proteína tau de forma fiable. Además, estos niveles parecen tener una buena correlación con los niveles de estas proteínas en líquido cefalorraquídeo, lo que sugiere que en un futuro próximo seremos capaces de diagnosticar la enfermedad mediante una analítica de sangre. Este hecho es especialmente importante de cara a incrementar la accesibilidad de los biomarcadores y, por tanto, a un diagnóstico certero, a toda la población usando con una prueba poco invasiva y más eficiencia en términos de coste/beneficio.

4. Conclusiones reflexivas

La conceptualización y el diagnóstico de las demencias neuro-degenerativas ha cambiado profundamente en las últimas décadas. Actualmente estas enfermedades se entienden como un contínuum clínico-biológico que abarcan desde fases asintomáticas (preclínica) a sintomáticas de gravedad creciente (deterioro cognitivo leve, demencia leve, moderada y severa). Todos estos cambios clínicos suceden de forma lenta y progresiva durante años, e incluso décadas debido al acúmulo de ciertos depósitos proteicos y fenómenos de neurodegeneración. De hecho, no es hasta que estos cambios están extensamente distribuidos en el cerebro que empiezan los síntomas cognitivos. Debido al conocimiento adquirido en los últimos años sobre qué cambios biológicos suceden en el cerebro en cada patología, se han podido desarrollar biomarcadores fiables que permiten un diagnóstico precoz y certero, y que por lo tanto se han incluido como parte de la estrategia diagnóstica asistencial e incluso formando parte de los criterios diagnósticos. Esto es especialmente relevante de cara a poder emitir un diagnóstico precoz que permita 1) un tratamiento temprano y adecuado para un buen control de los síntomas, 2) emitir información pronóstica específica así como de manejo de la enfermedad a pacientes y familias y, por último 3) ofrecer al paciente la posibilidad de planificar y tomar de decisiones de su futuro, incluyendo sobre aspectos éticos como tutela legal, solicitud de Ley de dependencia y recursos sociales pertinentes, así como de las voluntades anticipadas y eutanasia. De todos modos, cabe de decir que, aunque disponibles, hasta la fecha el uso de estos biomarcadores diagnósticos (bioquímicos y de neuroimagen) ha sido aplicado de forma desigual según países, municipios y centros debido a la carencia de estrategias políticas sólidas y consensuadas que organicen la infraestructura, y aseguren los recursos y personal necesarios para un óptimo abordaje diagnóstico de las demencias siguiendo las recomendaciones actuales de los criterios diagnósticos.

5. Bibliografía

Wolters, F. J., Chibnik, L. B., Waziry, R., Anderson, R., Berr, C., Beiser, A., Bis, J. C., Blacker, D., Bos, D., Brayne, C., Dartigues, J.-F., Darweesh, S. K. L., Davis-Plourde, K. L., de Wolf, F., Debette, S., Dufouil, C., Fornage, M., Goudsmit, J., Grasset, L., . . . Hofman, A. (2020). Twenty-seven-year time trends in dementia incidence in Europe and the United States: The Alzheimer Cohorts Consortium: The Alzheimer Cohorts Consortium. Neurology, 95(5), e519-e531. https://doi.org/10.1212/WNL.0000000000010022

Wolters, F. J., Chibnik, L. B., Waziry, R., Anderson, R., Berr, C., Beiser, A., Bis, J. C., Blacker, D., Bos, D., Brayne, C., Dartigues, J.-F., Darweesh, S. K. L., Davis-Plourde, K. L., de Wolf, F., Debette, S., Dufouil, C., Fornage, M., Goudsmit, J., Grasset, L., . . . Hofman, A. (2020). Twenty-seven-year time trends in dementia incidence in Europe and the United States: The Alzheimer Cohorts Consortium: The Alzheimer Cohorts Consortium. Neurology, 95(5), e519-e531. https://doi.org/10.1212/WNL.0000000000010022

Budd Haeberlein, S., Aisen, P. S., Barkhof, F., Chalkias, S., Chen, T., Cohen, S., Dent, G., Hansson, O., Harrison, K., von Hehn, C., Iwatsubo, T., Mallinckrodt, C., Mummery, C. J., Muralidharan, K. K., Nestorov, I., Nisenbaum, L., Rajagovindan, R., Skordos, L., Tian, Y., . . . Sandrock, A. (2022). Two randomized phase 3 studies of aducanumab in early Alzheimer's disease. The Journal of Prevention of Alzheimer's Disease, 9(2), 197-210. https://doi.org/10.14283/jpad.2022.30

Reisberg, B., Ferris, S. H., de Leon, M. J., & Crook, T. (1982). The Global Deterioration Scale for assessment of primary degenerative dementia. The American Journal of Psychiatry, 139(9), 1136-1139. https://doi.org/10.1176/ajp.139.9.1136

Albert M. S., DeKosky S. T., Dickson D., Dubois B., Feldman H. H., Fox N. C. et al. The diagnosis of mild cognitive impairment due to Alzheimer's disease: Recommendations from the National Institute on Aging-Alzheimer's Association workgroups on diagnostic guidelines for Alzheimer's disease. Alzheimers Dement [Internet]. 2011;7(3):270-9. Available from: http://dx.doi.org/10.1016/j.jalz.2011.03.008

Falgàs N., Tort-Merino A., Balasa M., Borrego-Écija S., Castellví M., Olives J. *et al*. Clinical applicability of diagnostic biomarkers in early-onset cognitive impairment. Eur J Neurol [Internet]. 2019;26(8):1098-104. Available from: http://dx.doi.org/10.1111/ene.13945

Folstein M. F., Folstein S. E., McHugh P. R. Mini-mental state. J Psychiatr Res [Internet]. 1975;12(3):189-98. Available from: http://dx.doi.org/10.1016/0022-3956(75)90026-6

Gorno-Tempini M. L., Hillis A. E., Weintraub S., Kertesz A., Méndez M., Cappa S. F. *et al*. Classification of primary progressive aphasia and its variants. Neurology [Internet]. 2011;76(11):1006-14. Available from: http://dx.doi.org/10.1212/wnl.0b013e31821103e6

Leyton C. E., Villemagne V. L., Savage S., Pike K. E., Ballard K. J., Piguet O. *et al*. Subtypes of progressive aphasia: application of the International Consensus Criteria and validation using β-amyloid imaging. Brain [Internet]. 2011;134(Pt 10):3030-43. Available from: http://dx.doi.org/10.1093/brain/awr216

McKhann G. M., Knopman D. S., Chertkow H., Hyman B. T., Jack C. R. Jr., Kawas C. H. *et al*. The diagnosis of dementia due to Alzheimer's disease: Recommendations from the National Institute on Aging-Alzheimer's Association workgroups on diagnostic guidelines for Alzheimer's disease. Alzheimers Dement [Internet]. 2011;7(3):263-9. Available from: http://dx.doi.org/10.1016/j.jalz.2011.03.005

McKeith I. G., Boeve B. F., Dickson D. W., Halliday G., Taylor J. P., Weintraub D. *et al*. Diagnosis and management of dementia with Lewy bodies: Fourth consensus report of the DLB Consortium. Neurology [Internet]. 2017;89(1):88-100. Available from: http://dx.doi.org/10.1212/wnl.0000000000004058

Rami L., Molinuevo J. L., Bosch B., Sánchez-Valle R., Villar A. T@M: Test de Alteración de Memoria. Int J Geriatr Psychiatry. 2007.

Rascovsky K., Hodges J. R., Knopman D., Méndez M. F., Kramer J. H., Neuhaus J. *et al*. Sensitivity of revised diagnostic criteria for the behavioural variant of frontotemporal dementia. Brain [Internet]. 2011;134(9):2456-77. Available from: http://dx.doi.org/10.1093/brain/awr179

Reisberg B., Ferris S. H., de Leon M. J., Crook T. The Global Deterioration Scale for assessment of primary degenerative dementia. Am J Psychiatry

[Internet]. 1982;139(9):1136-9. Available from: http://dx.doi.org/10.1176/ajp.139.9.1136

Sarto J., Ruiz-García R., Guillén N., Ramos-Campoy Ó., Falgàs N., Esteller D. *et al.* Diagnostic performance and clinical applicability of blood-based biomarkers in a prospective memory clinic cohort. Neurology [Internet]. 2023;100(8):e860-73. Available from: http://dx.doi.org/10.1212/wnl.0000000000201597

Capítulo 4

Las pruebas de evaluación neuropsicológica, parte I

Adrià Tort-Merino, PhD[1]; Beatriz Bosch, PhD[1];
Guadalupe Fernández-Villullas, MSc[2]

[1] Neuropsicólogo/a en Fundació per a la recerca
Clínic Barcelona - IDIBAPS, Barcelona, España

[2] Enfermera de práctica avanzada en Hospital
Clínic de Barcelona, Barcelona, España

H1. La evaluación neuropsicológica como elemento clave de apoyo al diagnóstico.

H2. Los test de cribado cognitivo en la identificación temprana del deterioro cognitivo.

H3. La exploración neuropsicológica en la evaluación y seguimiento de pacientes con demencia.

RESUMEN

La evaluación neuropsicológica constituye un valioso elemento de apoyo al diagnóstico en el deterioro cognitivo y las demencias, así como una herramienta esencial para la caracterización del perfil cognitivo del paciente. Asimismo, ejerce un papel fundamental en la obtención de un diagnóstico precoz y supone un punto de partida para el desarrollo y optimización de intervenciones tempranas, particularmente en la elaboración de programas de estimulación cognitiva y/o de rehabilitación. Existe una gran variedad de test de cribado cognitivo que actualmente ofrecen un buen rendimiento en la identificación de pacientes con deterioro cognitivo leve y demencia. Por otro lado, las exploraciones neuropsicológicas ofrecen la posibilidad de medir de manera exhaustiva y específica las diferentes funciones cognitivas, que podemos agrupar en seis grandes esferas o dominios: la memoria, el lenguaje, las praxias, las gnosias, las funciones atencionales y ejecutivas y la cognición social. A lo largo de este capítulo, se abordará el estado actual de la evaluación neuropsicológica de las demencias, haciendo un repaso de los test de cribado cognitivo más utilizados y de las pruebas neuropsicológicas existentes más relevantes. Todo esto con la intención de dotar al lector de un marco de conocimiento general de la disciplina, relacionado no solamente con aspectos teóricos sino también con su interpretación y aplicabilidad clínica, que le otorgue un conocimiento adicional del estado cognitivo del paciente, de sus necesidades y de las potenciales áreas de intervención.

PALABRAS CLAVE

Exploración neuropsicológica, test de cribado, detección precoz, evaluación y seguimiento cognitivo, intervención temprana.

ÍNDICE

1. Introducción
2. Estado actual y revisión de la literatura
2.1. La exploración neuropsicológica
2.2. Los dominios cognitivos
2.2.1. Orientación
2.2.2. Memoria
2.2.3. Lenguaje
2.2.4. Praxias
2.2.5. Gnosias
2.2.6. Atención y funciones ejecutivas
2.2.7. Cognición social
2.3. Los test de cribado
2.3.1. Consideraciones generales
2.3.2. Principales herramientas disponibles
2.4. El informe neuropsicológico
2.5. Datos normativos
3. Limitaciones y recomendaciones para futuras investigaciones
4. Conclusiones reflexivas
5. Referencias

1. Introducción

La neuropsicología es la rama de la psicología y la neurociencia que se enfoca en el estudio de la relación entre el cerebro y la conducta. En el ámbito del deterioro cognitivo y las demencias, la neuropsicología estudia cómo alteraciones del sistema nervioso central, ya sean producidas por lesiones, enfermedades o trastornos, afectan las funciones cognitivas, emocionales y/o conductuales de pacientes con condiciones neurológicas o neurodegenerativas. La neuropsicología se basa en la exploración neuropsicológica, entendida como el conjunto de técnicas y herramientas utilizadas para evaluar y medir el funcionamiento cognitivo y funcional del paciente.

El papel de la neuropsicología y la evaluación neuropsicológica es fundamental como herramienta para la detección temprana y diagnóstico diferencial del deterioro cognitivo. Actualmente, existe una necesidad creciente de caracterizar el perfil cognitivo del paciente para la obtención de un diagnóstico precoz y para el desarrollo y optimización de intervenciones tempranas. La elaboración de programas de rehabilitación y/o estimulación cognitiva que se ajusten a las necesidades individuales del paciente con demencia solo puede lograrse mediante el estudio exhaustivo y pormenorizado de la capacidad cognitiva y funcional de cada individuo. Tal es la relevancia de esta disciplina en el estudio del paciente con demencia, que constituye uno de los elementos destacados del Plan Integral de Alzheimer y otras Demencias del Ministerio de Sanidad, Consumo y Bienestar Social (2019-2023) (1). Por ejemplo, se incluyen como objetivos y líneas de actuación de este Plan:

- «Actualizar los protocolos de diagnóstico, incorporando a la entrevista clínica [...] el valor de la evaluación neuropsicológica» (1, p. 51).
- «Reconocer, definir y afianzar el papel de los profesionales de la neuropsicología en el proceso diagnóstico, planificación terapéutica (terapias no farmacológicas) y seguimiento de las personas con deterioro cognitivo» (1, p. 52).
- «Impulsar programas de actividad y estimulación cognitiva de acuerdo con las características neuropsicológicas presentes en las diferentes etapas de la enfermedad y con respeto a las características y voluntades individuales de la persona» (1, p. 56).
- «Fomentar la investigación dirigida a la propuesta y validación de nuevas pruebas e instrumentos neuropsicológicos sensibles a las fases muy incipientes de la enfermedad de Alzheimer y su diferenciación con el envejecimiento no patológico» (1, p. 78).

El objetivo principal de este capítulo es ofrecer un marco de conocimiento general de la disciplina, que esté relacionado no solamente con aspectos teóricos, sino también con su interpretación y aplicabilidad clínica.

2. Estado actual y revisión de la literatura

2.1. La exploración neuropsicológica

La exploración neuropsicológica se centra en el estudio objetivo de la función cognitiva de un individuo, así como de aspectos relacionados con su funcionalidad y estado emocional y conductual. Incluye desde la correcta administración de pruebas o test neuropsicológicos hasta el cálculo, baremación e interpretación de las puntuaciones obtenidas, pasando por la identificación y análisis de los diferentes aspectos semiológicos observables durante el transcurso de la evaluación. Requiere de la aplicación no solamente de aspectos técnicos relacionados con la correcta administración y corrección de las diferentes pruebas utilizadas, sino de los conocimientos generales relacionados con la evaluación *per se*, como las diferentes variables que influyen en el rendimiento cognitivo o la heterogeneidad que puede presentar una población determinada.

Existen dos variables demográficas fundamentales que influyen de manera directa en el rendimiento cognitivo: estas son la edad y el nivel educativo, estimado generalmente a través de los años de escolaridad de un individuo. Tanto es así que la mayoría de estudios de validación y datos normativos disponibles para las pruebas neuropsicológicas utilizadas en la rutina clínica diaria, están ajustados por edad y años de escolaridad. Se trata de aspectos clave para la correcta interpretación de los resultados de un paciente. Por ejemplo, es evidente que no podemos esperar un rendimiento similar en pruebas de memoria o en tareas que miden velocidad de procesamiento, entre una persona de 20 años y otra de 80 años con características sociodemográficas similares. Asimismo, y esto no tiene por qué ser tan obvio para alguien que desconozca nuestro ámbito de intervención, que un paciente con baja escolaridad no sea capaz de dibujar un cubo no tiene por qué ser indicativo de apraxia o agnosia; simplemente puede ser que esta persona nunca haya aprendido a hacerlo. Esta variabilidad, en particular en pacientes con deterioro cognitivo o demencia, debe tenerse siempre en cuenta para la correcta interpretación de los resultados derivados de una exploración neuropsicológica.

2.2. Los dominios cognitivos

Los dominios cognitivos son las áreas específicas de la cognición, que incluyen procesos como la atención, la memoria, el lenguaje y las funciones ejecutivas. A continuación, se sugiere una posible clasificación y se ofrece un resumen de los principales dominios cognitivos empleados para la evaluación y caracterización del paciente con demencia:

2.2.1. Orientación

Solemos dividir la capacidad de orientación de un individuo en tres componentes: la orientación personal, la espacial y la temporal. La orientación personal o en persona, se refiere a la identificación y reconocimiento del propio ser e historia personal y suele evaluarse preguntando al paciente por su nombre completo, edad, fecha y lugar de nacimiento, nombres de familiares cercanos o profesión desarrollada a lo largo de la vida. La orientación espacial o en lugar, es la capacidad de un individuo de ubicarse en el entorno y se identifica preguntando por el país/comunidad autónoma, provincia, ciudad y/o lugar concreto en el que se encuentra. La orientación temporal o en el tiempo, se refiere al conocimiento de aspectos como el día de la semana y del mes, el mes, el año, la estación del año o la hora, así como a la capacidad de manejar de forma correcta las relaciones temporales (es decir, saber ubicar cuándo ocurren unos acontecimientos en relación con otros). Existen baterías neuropsicológicas como el Test Barcelona que incluyen subtest específicos para evaluar la orientación. Sin embargo, en la práctica clínica diaria, esta información suele extraerse de los test de cribado, ya que la mayoría incluyen al menos la evaluación de la orientación espacial y temporal. En general, la orientación temporal suele estar afectada de manera más temprana en pacientes con demencia; le sigue la desorientación espacial y no es hasta las fases más avanzadas cuando aparecen dificultades en la orientación personal.

2.2.2. Memoria

La memoria es un proceso cognitivo complejo que incluye la codificación, almacenamiento y recuperación de información y experiencias. La codificación consiste en el procesamiento inicial y aprendizaje de la información, el almacenamiento se refiere al mantenimiento de la información a lo largo del tiempo y la recuperación está relacionada con la capacidad de acceder a información previamente almacenada. Existen diferentes tipos de memoria e históricamente se han propuesto múltiples clasificaciones. El tipo de memoria que tiene mayor interés en la evaluación del deterioro cognitivo asociado al envejecimiento es la memoria episódica, dada su afectación temprana en la demencia y particularmente en el continuo de la enfermedad de Alzheimer. La memoria episódica incluye la recolección de experiencias personales ocurridas en la vida de un individuo, así como la capacidad de recordar detalles acerca de eventos pasados. Aunque existen diferentes modalidades y múltiples procesos relacionados con este tipo de memoria, suele evaluarse mediante el aprendizaje, recuerdo y/o reconocimiento de listas de palabras o textos/historias (memoria episódica verbal) o mediante el recuerdo/reconocimiento de imágenes o evocación visoprocedimental de figuras previamente copiadas (memoria episódica visual).

2.2.3. Lenguaje

En la evaluación del lenguaje se mide la capacidad de un individuo de producir y comprender lenguaje oral o escrito. En el ámbito de las demencias, se suele profundizar en la capacidad del paciente de expresar ideas y pensamientos y de comprender el significado de las palabras. Asimismo, pueden evaluarse distintos procesos como el conocimiento y acceso al léxico (i.e., conocimiento de vocabulario y capacidad de denominación), la comprensión de órdenes, la lectura, la escritura y la repetición de palabras y frases. La evaluación de este dominio cognitivo será de particular relevancia en las demencias que se presentan con una alteración predominante del lenguaje, como las afasias causadas por accidentes cerebrovasculares o las afasias progresivas primarias.

2.2.4. Praxias

Las praxias son habilidades motoras complejas que implican la planificación y ejecución de movimientos para lograr un objetivo. Existen diferentes tipos de praxias: constructivas, ideomotoras, bucofaciales y bucofonatorias y oculomotoras. En la evaluación de la demencia son de particular interés las dos primeras: las praxias constructivas, que implican la capacidad de manipular, construir o dibujar patrones o diseños, como copiar una forma o figura en un papel; y las praxias ideomotoras, que requieren la planificación/organización de movimientos en respuesta a estímulos verbales o visuales, como saludar con la mano o imitar gestos arbitrarios.

2.2.5. Gnosias

Las gnosias son capacidades cognitivas que permiten procesar la información recibida a través de los sentidos, es decir, identificar, categorizar y dar sentido a información sensorial como imágenes, sonidos, olores, sabores y sensaciones táctiles. Así, existen diferentes tipos de gnosias y, en la evaluación de las demencias, solemos centrarnos en las visuales. Dentro de la percepción visual, suele evaluarse la función visoperceptiva y la función visoespacial, así como las diferentes agnosias visuales, como la agnosia aperceptiva, la asociativa o la prosopagnosia, entre otras.

2.2.6. Atención y funciones ejecutivas

La atención es el proceso por el cual un individuo es capaz de dirigir y mantener la concentración en un estímulo/os concreto/s, mientras se ignoran otros estímulos que son irrelevantes. Existen diferentes tipos de atención: la atención selectiva, permite enfocarse hacia un estímulo mientras se ignoran otros; la atención sostenida, es la capacidad de mantener la concentración sobre un estímulo durante un periodo de tiempo prolongado; la atención dividida, consiste en prestar atención a dos o más estímulos o realizar diferentes tareas de manera simultánea; y la atención alternante, es la habilidad de cambiar el foco atencional entre diferentes estímulos. Por otro lado, la memoria de trabajo es un sistema de memoria activo responsable del almacenamiento temporal y procesamiento simultáneo de información que es necesaria para realizar una tarea cognitiva compleja. Es fundamental, por ejemplo, en operaciones de cálculo mental donde hay que retener números momentáneamente para utilizarlos posteriormente o cuando se trata de recordar temporalmente un número de teléfono para apuntarlo al cabo de unos pocos segundos.

Las funciones ejecutivas son el conjunto de procesos cognitivos necesarios para organizar, planificar, iniciar y llevar a cabo una serie de conductas para lograr un objetivo. Dentro de las funciones ejecutivas, se engloban procesos como la capacidad de razonamiento y resolución de problemas, la capacidad de planificación y organización, la flexibilidad cognitiva o la capacidad de inhibición. La atención y las funciones ejecutivas son procesos estrechamente relacionados que interfieren y son clave en la mayoría de las funciones cognitivas. En la evaluación de las demencias, existe un gran solapamiento entre pruebas que miden estos dos constructos y es por este motivo que los presentamos conjuntamente.

2.2.7. Cognición social

El concepto «cognición social» se refiere a la habilidad de percibir, interpretar y responder a situaciones o comportamientos de otros individuos. Tiene que ver con la capacidad de inferir los sentimientos, pensamientos o intenciones de otras personas, y con cómo interactuamos con ellas. La cognición social es esencial para la correcta interacción entre individuos y el cumplimiento de las normas socialmente convenidas. La evaluación de la cognición social en las demencias tiene en cuenta aspectos como la empatía, el reconocimiento de emociones faciales y el juicio de situaciones sociales.

2.3. Los test de cribado

Los test de cribado son instrumentos que facilitan la exploración clínica de los pacientes, en concreto la evaluación rápida de su función cognitiva y funcional. El principal uso de estos instrumentos es la detección de una posible alteración del rendimiento del examinado y se utilizan tanto en la práctica clínica habitual como en estudios epidemiológicos y de investigación. Asimismo, también se emplean para el cribado, seguimiento, clasificación y estadiaje de individuos con posible deterioro cognitivo. Las múltiples aplicaciones de estas herramientas hacen que se usen frecuentemente por médicos y otros profesionales sanitarios (neurólogos, médicos de Atención Primaria, Geriatría, Psiquiatría, Psicología, Enfermería, Terapia ocupacional, etc.).

2.3.1. Consideraciones generales

El cribado cognitivo y funcional forma parte del proceso diagnóstico de la demencia. Existe cierto consenso acerca de cómo deben ser las pruebas de cribado. Deben poseer y disponer de unas características específicas, tanto psicométricas cómo de aplicabilidad, que les permitan ser aptos y adecuados para llevar a cabo sus objetivos.

Con respecto a las características de aplicabilidad, idealmente no debería superar los 15 minutos de administración. Un buen test de cribado debería ser simple y fácil, tanto en su aplicación como en su evaluación, y la corrección directa, objetiva e inequívoca. Igualmente, debería ser también aplicable a todo tipo de individuos (i.e., mínima influencia de variables como la edad o el nivel educativo). Otras cualidades a valorar serían la universalidad de la herramienta, que sea adaptable transculturalmente y flexible, facilitando su empleo en distintos ámbitos geográficos y distintos escenarios de evaluación (domicilio, consulta, hospitalización). Finalmente, un test de cribado cognitivo y funcional debe demostrar una adecuada validez (sensibilidad, especificidad, valores predictivos) y fiabilidad.

Son cualidades adicionales que refuerzan el valor de un test de cribado, el hecho de que estén validados y existan datos normativos específicos realizados en el ámbito geográfico y asistencial en el que se aplica. Desde el punto de vista clínico, sería conveniente que el instrumento estuviera validado para la identificación del deterioro cognitivo y que permita evaluar múltiples dominios (incluyendo memoria, orientación, atención/concentración, función ejecutiva, lenguaje y función visuoespacial). Asimismo, sería muy valorable que los resultados derivados de un test de cribaje pudieran dibujar o insinuar perfiles de alteración que orienten hacia etiologías concretas (perfil amnésico, ejecutivo, etc.). En cualquier caso, el buen uso de los test de cribado exige que aquellos que los utilicen, dispongan de los conocimientos y destrezas necesarias para la aplicación, evaluación e interpretación adecuada de sus resultados. Las pruebas de cribado cognitivo permiten detectar alteración en la capacidad cognitiva de

un individuo, pero la presencia de tal alteración no implica necesariamente que estemos delante de un paciente con demencia. Se debe, por
tanto, ser cauto al usar los términos y diferenciar claramente entre un
resultado positivo en un test de cribado cognitivo y un diagnóstico
de demencia.

Los test de cribado cognitivo buscan medir de manera objetiva el
rendimiento del sujeto en una tarea concreta del examen del estado
mental del paciente. Por tanto, durante su administración conviene
considerarlos como una parte de la exploración, y atender también a
aspectos subjetivos que pueden proporcionar información importante, como la atención, la motivación, el grado de colaboración, la facilidad para comprender las instrucciones y el tiempo necesario para
su realización (que generalmente aumenta con el grado de deterioro
cognitivo).

2.3.2. Principales herramientas disponibles

Según las recomendaciones de Olazarán (2) y del Documento de
Consenso del Deterioro cognitivo Leve en el adulto mayor (3), el
Memory Impairment Screen (MIS), el Fototest y el Mini-Mental State
Examination (MMSE) son opciones recomendables para el primer nivel
asistencial, pudiendo añadirse otros test como el test del reloj o tareas
de fluidez verbal en caso de resultado negativo y queja o sospecha
persistente (aproximación escalonada). En el segundo nivel asistencial,
puede ser conveniente la evaluación de distintas áreas cognitivas, que
puede llevarse a cabo con instrumentos como el *Montreal Cognitive
Assessment* (MoCA), *Addenbrooke's Cognitive Examination*, o bien mediante el uso escalonado o combinado de herramientas más simples.
En un trabajo reciente, en el que los objetivos fueron evaluar y comparar la utilidad diagnóstica para el cribado de deterioro cognitivo
de los test cognitivos breves recomendados por la Guía de práctica
clínica sobre la atención integral a las personas con enfermedad de
Alzheimer y otras demencias, concluyen que los instrumentos más

recomendables para el cribado de deterioro cognitivo en Atención Primaria son el Eurotest, el Test de Alteración de Memoria (T@M) y el Fototest. Los test cognitivos breves y cuestionarios al informador deben reforzar, pero nunca suplantar, el juicio clínico, la comunicación con el paciente y el diálogo interprofesional. Asimismo, dado su valor en fases muy incipientes, cada vez se otorga más valor al declinar cognitivo sutil a nivel intraindividual, es decir, al seguimiento longitudinal del individuo aislado más que la comparativa con el grupo de referencia.

2.5. Datos normativos

En la actualidad, contamos con datos poblacionales derivados de estudios realizados en hospitales y unidades de investigación de nuestro territorio para una cantidad importante de pruebas neuropsicológicas aplicables en el ámbito de las demencias.

Para la evaluación de la función mnésica, existen datos normativos del proyecto NEURONORMA para el *Free and Cued Selective Reminding Test* y para la figura compleja de Rey-Osterrieth, tanto para población a partir de 50 años (en adelante, adultos mayores) como para edades comprendidas entre los 18 y los 49 años (en adelante, adultos jóvenes). En 2013, también se publicaron datos normativos en población española para la lista de palabras RAVLT para mayores de 60 años y, más recientemente, en una amplia muestra de más de 600 voluntarios de entre 41 y 65 años. También contamos con datos normativos recientes de la versión española del CVLT (i.e., el Test de Aprendizaje Verbal España-Complutense; TAVEC) para población entre 60 y 90 años, así como para la versión española del FNAME para población a partir de 50 años e individuos entre 41 y 65 años. Por último, también existen puntos de corte por rangos de edad (50 - 70, 71-85 y >85 años) para la lista de palabras de la batería CERAD.

Entre los años 2009 y 2013 aparecen los datos normativos del proyecto NEURONORMA para diferentes test que evalúan lenguaje expresivo y comprensivo. Nos referimos al *Boston Naming Test* y el *Token Test*, validados para adultos mayores y jóvenes. Asimismo, se publican datos normativos para diferentes tareas de fluidez semántica para sendos grupos de edad.

En cuanto a la evaluación de las praxias, los datos normativos correspondientes a la copia (praxis visoconstructiva) y tiempo de ejecución de la Figura Compleja de Rey están incluidos en los estudios del proyecto NEURONORMA citados anteriormente. Para el subtest de imitación de gestos intrascendentes de la batería neuropsicológica Luria-Nebraska, según datos publicados en un estudio en población española se estima que un solo error (punto de corte de 4/5) podría ser sugestivo de rendimiento deficitario (i.e., >1,5 desviaciones estándar por debajo de la media) en adultos a partir de 60 años en cualquier rango de escolaridad. Para el subtest de praxias gestuales del Test Barcelona, deberemos recurrir a los manuales originales para conocer los puntos de corte específicos.

Peña-Casanova *et al.* y Calvo *et al.* ofrecen datos normativos para adultos mayores y jóvenes, respectivamente, para el test de orientación de líneas y para cuatro subtest de la batería VOSP, incluidos los subtest de decisión de objeto, siluetas progresivas y localización de números. También existen datos normativos en población española para el test de los 15 objetos. Para el test de figuras superpuestas de Poppelreuter, un único error situaría el rendimiento del examinado por debajo de los límites de la normalidad.

Respecto a las funciones atencionales y ejecutivas, los estudios normativos del proyecto NEURONORMA incluyen la mayoría de los test que hemos recomendado en el apartado anterior correspondiente. Así, existen datos normativos para los subtest de dígitos directos e inversos de la WAIS, el *Trail Making Test* (formas A y B) y el *Symbol Digit Modalities Test*, para adultos mayores y jóvenes. Por otro lado, también contamos con datos normativos para diferentes tareas de fluidez fonética para sendos grupos de edad. Por último, disponemos de datos normativos para el test de Stroop y para la versión de la Universidad de Drexel de la Torre de Londres, en adultos mayores y jóvenes.

Por último, existen pocos estudios de validación en población española mayor de 50-60 años sobre pruebas de cognición social. A destacar el trabajo realizado por Delgado-Álvarez *et al.*, donde se ofrecen datos normativos para una tarea de clasificación de emociones, el *Story-based Empathy test*, el *Faux Pas Test*, y el *Interpersonal Reactivity Index* en una muestra de 156 individuos de entre 25 y 85 años, incluyendo controles sanos, pacientes con enfermedad de Alzheimer prodrómica y pacientes con esclerosis múltiple.

En la Tabla 2 se ofrece un resumen de los test neuropsicológicos destacados anteriormente, clasificados según dominios cognitivos, incluyendo aspectos fundamentales como la referencia de la prueba, las funciones y procesos explorados, el rango de puntuaciones y la cita de los estudios de validación y/o datos normativos correspondientes.

Tabla 2. Las pruebas neuropsicológicas

	Funciones y procesos cognitivos evaluados	Datos n.
Aprendizaje y memoria verbal		
Free and Cued Selective Reminding Test	Aprendizaje y memoria con y sin pistas (libre y facilitado)	(16,17)
Rey-Auditory Verbal Learning Test	Aprendizaje con interferencia, memoria y reconocimiento	(18,19)
Face-Name Associative Memory Exam	Aprendizaje asociativo, memoria y reconocimiento	(20,21)
Lista de palabras de la batería CERAD	Aprendizaje libre, memoria y reconocimiento	(22)
Memoria visual		
Figura Compleja de Rey (recuerdo)	Evocación visoprocedimental (compleja)	(16,17)
Dibujos CERAD (recuerdo)	Evocación visoprocedimental (simple)	(23)
Test de paisajes	Reconocimiento visual de imágenes	(24)
Lenguaje expresivo		
Boston Naming Test	Denominación por confrontación visual	(25,26)
Fluidez semántica	Acceso léxico-semántico y producción verbal	(27,28)
Lenguaje comprensivo		
Token Test	Comprensión auditivo-verbal	(25,26)
Comprensión de órdenes BDAE	Comprensión de órdenes semicomplejas	(29)
Praxias		
Figura Compleja de Rey (copia)	Praxis visoconstructiva (compleja)	(16,17)
Dibujos CERAD (copia)	Praxis visoconstructiva (simple)	(23)

Ideomotoras Luria-Nebraska	Praxis ideomotora	(23)

Gnosias visuales

Test de los 15 objetos	Función visoperceptiva (identificación de objetos)	(30)
Test de Poppelreuter	Función visoperceptiva (identificación de objetos)	(23)
Decisión de objeto VOSP	Función visoperceptiva (discriminación de siluetas)	(31,32)
Siluetas progresivas VOSP	Función visoperceptiva (identificación progresiva)	(31,32)
Test de orientación de líneas	Función visoespacial (discriminación de ángulos)	(31,32)
Localización de números VOSP	Función visoespacial (localización espacial)	(31,32)

Atención y funciones ejecutivas

Dígitos directos/inversos WAIS-IV	Amplitud atencional y memoria de trabajo	(33,34)
Trail making test (A y B)	Rastreo visomotor, atención selectiva y alternante	(33,34)
Symbol Digit Modalities Test	Velocidad de procesamiento	(33,34)
Tareas de fluidez fonética	Acceso léxico, evocación y producción verbal	(27,28)
Test de Stroop	Inhibición y resistencia a la interferencia	(35,36)
Torre de Londres	Organización/planificación y resolución de problemas	(35,36)

Cognición social

Story-based Empathy Test	Empatía	(37)
Clasificación de emociones	Discriminación de emociones	(37)

Faux Pas Test	Juicio social y empatía	(37)
Interpersonal Reactivity Index	Empatía y respuesta emocional	(37)

Clave: Datos n., Datos normativos o estudio de validación de referencia; CERAD, Consortium to Establish a Registry for Alzheimer's disease; BDAE, Boston Diagnostic Aphasia Examination; VOSP, Visual Object and Space Perception Battery; WAIS-IV, Wechsler Adult Intelligence Scale - IV edition.

Limitaciones y recomendaciones para futuras investigaciones

La neuropsicología y la evaluación neuropsicológica en el campo de las demencias no están exentas de limitaciones importantes. Una de las limitaciones de la neuropsicología, en general, y del desarrollo e implementación de pruebas, en particular, concierne a la necesidad de diseñar pruebas transversales capaces de evaluar de manera fiable a diferentes tipos de poblaciones. Aspectos como la edad, el nivel educativo u otras variables socioculturales deben tenerse en cuenta al diseñar, adaptar y validar las medidas neuropsicológicas del futuro. Asimismo, la obtención de muestras amplias y representativas de la población general para la validación de test de cribado y la obtención de datos normativos para las pruebas neuropsicológicas empleadas en el estudio del deterioro cognitivo y la demencia, supone un reto que en ocasiones es inalcanzable.

Un número importante de las pruebas que utilizamos en nuestra práctica clínica habitual han sido desarrolladas en otros países de la Unión Europea o Estados Unidos. Eso conlleva una limitación intrínseca en cuanto a la transculturalidad de los ítems de los test. Un ejemplo claro de esta limitación la vemos en el *Boston Naming Test*, un test de denominación creado en Estados Unidos en el que uno de los ítems de la versión original es un pretzel o lazo salado. Para el estudio de validación y obtención de datos normativos en población española, se tuvo que cambiar el ítem «bretel» por el de «magdalena», dada la baja frecuencia de uso del primero en nuestro contexto. Por otro lado, vivimos en un entorno cada vez más globalizado en el que las sociedades se conforman por individuos pertenecientes a diferentes regiones, etnias o culturas y que hablan diferentes idiomas. La neuropsicología debe apostar por la creación de herramientas transversales que minimicen el impacto de estas variables o diseñar pruebas específicas para la correcta valoración de grupos minoritarios e infrarrepresentados.

Los estudios de validación y normalización de las pruebas neuropsicológicas tienen también limitaciones importantes, como los tamaños muestrales, y sesgos intrínsecos, como el sesgo de selección. Estos estudios suelen llevarse a cabo en poblaciones específicas, que no siempre son representativas de la población general. Las puntuaciones obtenidas por muestras de voluntarios sanos serán distintas a las obtenidas por individuos sin deterioro cognitivo que hayan consultado en unidades especializadas e incluso a aquellas extraídas de estudios epidemiológicos.

En futuras investigaciones, será necesario abordar el diseño de nuevas herramientas neuropsicológicas, transculturales y adaptadas a las características sociodemográficas y al creciente nivel intelectual premórbido de las poblaciones de estudio venideras, así como la transformación digital de las mismas. Los avances tecnológicos abren un abanico de posibilidades en el diseño nuevas pruebas neuropsicológicas que permitan una evaluación y caracterización exhaustiva del paciente con deterioro cognitivo, así como para la obtención de herramientas de cribado que gocen de mayor sensibilidad y especificidad para la detección precoz del deterioro cognitivo en poblaciones con dificultades sutiles o incipientes. Por último, será fundamental la obtención de datos normativos actualizados para un mayor número de pruebas neuropsicológicas y test de cribado cognitivo, que incluyan muestras más amplias y representativas de la población general.

3. Conclusiones reflexivas

Los avances científicos y tecnológicos en el ámbito de las enfermedades neurológicas y neurodegenerativas de las últimas décadas, nos han permitido avanzar en el campo de la detección precoz de las demencias. El acceso a pruebas biológicas que aportan información acerca de la fisiopatología subyacente a las diferentes demencias (e.g., los biomarcadores de enfermedad de Alzheimer), permite la identificación temprana de pacientes en fases previas a la demencia. Asimismo, el conocimiento científico ha permitido el desarrollo y optimización de test cognitivos breves y pruebas neuropsicológicas que gozan de la sensibilidad y especificidad necesarias para el cribado y caracterización de individuos en fases prodrómicas de las diferentes demencias. Sin embargo, las limitaciones de acceso a este tipo de recursos, materiales y humanos, en gran parte de nuestro territorio constituye un problema serio para el Sistema Nacional de Salud (SNS).

En el caso de la neuropsicología, en particular, es necesario potenciar la evaluación neuropsicológica como herramienta fundamental para la detección temprana y el diagnóstico diferencial del deterioro cognitivo, así como promover la valoración neuropsicológica como herramienta personalizada para la indicación y prescripción de terapias de estimulación cognitiva. Así lo sugieren la Guía de Práctica Clínica sobre la atención integral a las personas con enfermedad de Alzheimer y otras demencias del Ministerio de Sanidad, Política social e Igualdad y el Plan Integral de Alzheimer y otras Demencias del Ministerio de Sanidad, Consumo y Bienestar Social (2019-2023), y así lo contemplan las guías y criterios diagnósticos propuestos por diferentes organismos nacionales e internacionales como la Sociedad Española de Neurología (SEN), la Sociedad Española de Geriatría y Gerontología (SEGG), el *National Institute on Aging - Alzheimer's Association* (NIA-AA) o el *International Working Group* (IWG2).

Asimismo, el acceso a los potenciales beneficios y aplicaciones de la neuropsicología es limitado y notablemente desigual entre las diferentes Comunidades Autónomas de nuestro país. Así lo sugiere el estudio MapEA, que destaca las limitaciones de acceso a la evaluación neuropsicológica por parte de los profesionales y, en consecuencia, de los usuarios, entre diferentes regiones del territorio nacional. Para lograr este objetivo, la neuropsicología tiene que avanzar como disciplina dentro de nuestro sistema de salud. En tanto en cuanto tiene un ámbito de aplicación y de conocimiento propio, será crucial que la Neuropsicología Clínica sea reconocida como especialidad dentro del SNS y pueda dotarse económicamente para lograr un acceso universal y, con él, una mejora de la calidad asistencial y la intervención de las personas con demencia.

4. Bibliografía

1. Grupo estatal de demencias. Plan integral de Alzheimer y otras demencias (2019-2023). MINISTERIO DE SANIDAD, CONSUMO Y BIENESTAR SOCIAL; 2019.
2. Olazarán J., Hoyos-Alonso M. C., del Ser T., Garrido Barral A., Conde-Sala J. L., Bermejo-Pareja F. *et al.* Aplicación práctica de los test cognitivos breves. Neurología. 2016;31(3):183-94.
3. López Trigo J. A. Documento de consenso. Deterioro cognitivo leve. Detección y manejo. Un reto de salud pública. Rev Esp Geriatría Gerontol. 2017;52:1-2.
4. Peña-Casanova J., Blesa R., Aguilar M., Gramunt-Fombuena N., Gómez-Ansón B., Oliva R. *et al.* Spanish Multicenter Normative Studies (NEURONORMA Project): methods and sample characteristics. Arch Clin Neuropsychol. 2009;24(4):307-19.
5. Lobo A., Saz P., Marcos G., Día J. L., de la Cámara C., Ventura T. *et al.* Revalidation and standardization of the cognition mini-exam (first Spanish version of the Mini-Mental Status Examination) in the general geriatric population. Med Clin. 1999;112(20):767-74.
6. Rami L., Molinuevo J. L., Sanchez-Valle R., Bosch B., Villar A. Screening for amnestic mild cognitive impairment and early Alzheimer's disease with

M@T (Memory Alteration Test) in the primary care population. Int J Geriatr Psychiatry. abril de 2007;22(4):294-304.

7. Carnero Pardo C. El EUROTEST: test europeo de detección de deterioro cognitivo. Universidad de Granada; 2005.

8. del Ser T., Sánchez-Sánchez F., García de Yébenes M. J., Otero A., Munoz D. G. Validation of the seven-minute screen neurocognitive battery for the diagnosis of dementia in a Spanish population-based sample. Dement Geriatr Cogn Disord. 2006;22(5-6):454-64.

9. Cacho J., García-García R., Arcaya J., Vicente J. L., Lantada N. Una propuesta de aplicación y puntuación del test del reloj en la enfermedad de Alzheimer. Rev Neurol. 1999;28(7):648-55.

10. Pérez-Martinez D. A., Baztán J. J., González-Becerra M., Socorro A. Evaluación de la utilidad diagnóstica de una adaptación española del Memory Impairment Screen de Buschke para detectar demencia y deterioro cognitivo. Rev Neurol. 2005;40(11):644-8.

11. Carnero-Pardo C., Sáez-Zea C., De la Vega Cotarelo R., Gurpegui M., en nombre del grupo FOTOTRANS. Estudio FOTOTRANS: estudio multicéntrico sobre la validez del Fototest en condiciones de práctica clínica. Neurol. 2012;27(2):68-75.

12. Morales González J. M., González-Montalvo J. I., Del Ser Quijano T., Bermejo Pareja F. Validation of the S-IQCODE: the Spanish version of the informant questionnaire on cognitive decline in the elderly. Arch Neurobiol (Madr). 1992;55(6):262-6.

13. Martínez de la Iglesia J., Dueñas Herrero R., Onís Vilches M. C., Aguado Taberné C., Albert Colomer C., Luque Luque R. Adaptación y validación al castellano del cuestionario de Pfeiffer (SPMSQ) para detectar la existencia de deterioro cognitivo en personas mayores de 65 años. Med Clin. 2001;117(4):129-34.

14. Pardo C. C., de la Vega Cotarelo R., Alcalde S. L., Aparicio C. M., Carrillo R. V., Gavilán E. M. *et al*. Evaluación de la utilidad diagnóstica de la versión española del cuestionario al informador «AD8». Neurol. 2013;28(2):88-94.

15. Peña-Casanova J., Monllau A., Böhm P, Aguilar M., Sol J. M., Hernández G. *et al*. Diagnostic value and test-retest reliability of the Blessed Dementia

Rating Scale for Alzheimer's disease: data from the NORMACODEM project. Neurol. 2005;20(7):349-55.

16. Peña-Casanova J., Gramunt-Fombuena N., Quiñones-Úbeda S., Sánchez-Benavides G., Aguilar M., Badenes D. *et al.* Spanish Multicenter Normative Studies (NEURONORMA project): Norms for the Rey-Osterrieth complex figure (copy and memory), and free and cued selective reminding test. Arch Clin Neuropsychol. 2009;24:371-93.

17. Palomo R., Casals-Coll M., Sánchez-Benavides G., Quintana M., Manero R. M., Rognoni T. *et al.* Spanish normative studies in young adults (NEURONORMA young adults project): norms for the Rey-Osterrieth Complex Figure (copy and memory) and Free and Cued Selective Reminding Test. Neurol. 2013;28(4):226-35.

18. Marqués N. O., Caro I. A., Uterga Valiente J. M., Rodríguez S. M. Normative data for a Spanish version of the Rey auditory-verbal learning test in older people. Span J Psychol. 2013;16:E60.

19. Alviarez-Schulze V., Cattaneo G., Pachón-García C., Solana-Sánchez J., Tormos J. M., Pascual-Leone A. *et al.* Validation and Normative Data of the Spanish Version of the Rey Auditory Verbal Learning Test and Associated Long-Term Forgetting Measures in Middle-Aged Adults. Front Aging Neurosci. 2022;14:809019.

20. Alegret M., Valero S., Ortega G., Espinosa A., Sanabria A., Hernández I. *et al.* Validation of the Spanish version of the Face Name Associative Memory Exam (S-FNAME) in cognitively normal older individuals. Arch Clin Neuropsychol. 2015;30:712-20.

21. Alviarez-Schulze V., Cattaneo G., Pachón-García C., Solana-Sánchez J., Tormos-Muñoz J. M., Alegret M. *et al.* Validation and Normative Data of the Spanish Version of the Face Name Associative Memory Exam (S-FNAME). J Int Neuropsychol Soc JINS. 2022;28(1):74-84.

22. Manubens-Bertrán J., Martínez-Lage Alvarez P., Barnadiarán Amillano M., Francés Román I., Marcellán Benavente T. Normative values for the CERAD word-learning test in a Spanish Population. Neuroepidemiology. 2004;23:155-6.

23. Rami L., Gómez-Anson B., Sanchez-Valle R., Bosch B., Monte G. C., Lladó A. *et al.* Longitudinal study of amnesic patients at high risk for Alzhei-

mer's disease: clinical, neuropsychological and magnetic resonance spectroscopy features. Dement Geriatr Cogn Disord. 2007;24(5):402-10.

24. Valls-Pedret C., Olives J., Bosch B., Caprile C., Castellví M., Molinuevo J. L. *et al.* Landscape test for assessing visual memory in Alzheimer's disease. Rev Neurol. 2011;53(1):1-7.

25. Peña-Casanova J., Quiñones-Úbeda S., Gramunt-Fombuena N., Aguilar M., Casas L., Molinuevo J. L. *et al.* Spanish Multicenter Normative Studies (NEURONORMA Project): Norms for Boston Naming Test and Token Test. Arch Clin Neuropsychol. 2009;24(4):343-54.

26. Aranciva F., Casals-Coll M., Sánchez-Benavides G., Quintana M., Manero R. M., Rognoni T. *et al.* Spanish normative studies in a young adult population (NEURONORMA young adults Project): norms for the Boston Naming Test and the Token Test. Neurol Spain. 2012;27(7):394-9.

27. Casals-Coll M., Sánchez-Benavides G., Quintana M., Manero R. M., Rognoni T., Calvo L. *et al.* Spanish normative studies in young adults (NEURONORMA young adults project): norms for verbal fluency tests. Neurol Spain. 2013;28(1):33-40.

28. Peña-Casanova J., Quiñones-Ubeda S., Gramunt-Fombuena N., Quintana-Aparicio M., Aguilar M., Badenes D. *et al.* Spanish Multicenter Normative Studies (NEURONORMA Project): norms for verbal fluency tests. Arch Clin Neuropsychol. 2009;24(4):395-411.

29. Goodglass H., Kaplan E. Boston Diagnostic Aphasia Examination. Philadelphia: Lea & Febinger; 1983.

30. Alegret M., Espinosa A., Valero S., Vinyes-Junqué G., Ruiz A., Hernández I. *et al.* Cut-off Scores of a Brief Neuropsychological Battery (NBACE) for Spanish Individual Adults Older than 44 Years Old. PLoS ONE. 2013;8(10):e76436.

31. Peña-Casanova J., Quintana-Aparicio M., Quiñones-Úbeda S., Aguilar M., Molinuevo J. L., Serradell M. *et al.* Spanish Multicenter Normative Studies (NEURONORMA project): Norms for the visual object and space perception battery-abbreviated, and judgment of line orientation. Arch Clin Neuropsychol. 2009;24:355-70.

32. Calvo L., Casals-Coll M., Sánchez-Benavides G., Quintana M., Manero R. M., Rognoni T. *et al.* Spanish normative studies in young adults (NEU-

RONORMA young adults project): norms for the Visual Object and Space Perception Battery and Judgment of Line Orientation tests. Neurol. 2013;28(3):153-9.

33. Peña-Casanova J., Quiñones-Ubeda S., Quintana-Aparicio M., Aguilar M., Badenes D., Molinuevo J. L. *et al.* Spanish Multicenter Normative Studies (NEURONORMA Project): norms for verbal span, visuospatial span, letter and number sequencing, trail making test, and symbol digit modalities test. Arch Clin Neuropsychol. 2009;24(4):321-41.

34. Tamayo F., Casals-Coll M., Sánchez-Benavides G., Quintana M., Manero R. M., Rognoni T. *et al.* Spanish normative studies in a young adult population (NEURONORMA young adults Project): norms for the verbal span, visuospatial span, Letter-Number Sequencing, Trail Making Test and Symbol Digit Modalities Test]. Neurol. 2012;27(6):319-29.

35. Peña-Casanova J., Quiñones-Ubeda S., Gramunt-Fombuena N., Quintana M., Aguilar M., Molinuevo J. L. *et al.* Spanish Multicenter Normative Studies (NEURONORMA Project): norms for the Stroop color-word interference test and the Tower of London-Drexel. Arch Clin Neuropsychol. 2009;24(4):413-29.

36. Rognoni T., Casals-Coll M., Sánchez-Benavides G., Quintana M., Manero R. M., Calvo L. *et al.* Spanish normative studies in young adults (NEURONORMA young adults project): norms for Stroop Color-Word Interference and Tower of London-Drexel University tests. Neurol. 2013;28(2):73-80.

37. Delgado-Álvarez A., Pytel V., Delgado-Alonso C., Olbrich-Guzmán C. M., Cortés-Martínez A., Moreno-Ramos T. *et al.* Development, Spanish Normative Data, and Validation of a Social Cognition Battery in Prodromal Alzheimer's Disease and Multiple Sclerosis. Arch Clin Neuropsychol. 2021;36(5):711-22.

Capítulo 5

El proceso de evaluación neuropsicológica, parte II

María García Martínez. Neuropsicóloga. Hospital Universitario Marqués de Valdecilla-Instituto de Investigación Marqués de Valdecilla (HUMV-IDIVAL)

Ana Pozueta Cantudo. Neuropsicóloga PhD. Hospital Universitario Marqués de Valdecilla-Instituto de Investigación Marqués de Valdecilla (HUMV-IDIVAL)

HEADINGS

- La evaluación neuropsicológica es un procedimiento diagnóstico que nos aportará la información necesaria para establecer el perfil cognitivo de cada paciente.
- Existen diferentes instrumentos que el profesional deberá seleccionar sobre la base de los objetivos de la evaluación cognitiva: test de cribado, baterías neuropsicológicas generales y test específicos de función.
- Los síntomas neuropsiquiátricos se presentan de forma frecuente en las enfermedades neurodegenerativas, por lo que será fundamental incluir su evaluación en el proceso diagnóstico.

RESUMEN

La evaluación neuropsicológica es un método diagnóstico que estudia el funcionamiento cerebral y permite al especialista comprender cómo funciona el cerebro de un paciente a través de la medición de sus capacidades cognitivas.

Existen numerosos instrumentos de evaluación neuropsicológica que ayudan a distinguir entre el envejecimiento normal y el patológico. Una evaluación exhaustiva de las diferentes áreas cognitivas, fundamentalmente: la memoria, el lenguaje, las praxias, las habilidades visuoperceptivas y visuoespaciales y las funciones ejecutivas, servirá para establecer un perfil característico del rendimiento cognitivo del paciente y permitirá al especialista realizar un diagnóstico preciso y una intervención terapéutica adecuada.

PALABRAS CLAVE

Evaluación neuropsicológica, capacidades cognitivas, perfil neuropsicológico, demencia.

1. Evaluación cognitiva

Existen numerosos instrumentos de evaluación neuropsicológica que podríamos resumir en tres grandes grupos: 1) Instrumentos de rastreo cognitivo, también llamados de cribado o *screening*; 2) Baterías neuropsicológicas generales y 3) Test específicos de función. Veamos, a continuación, cada uno de ellos.

1.1. Instrumentos de rastreo cognitivo, test de cribado o *screening*

Se caracterizan por ser breves (por lo general, de cinco a diez minutos) y de fácil administración y puntuación. Deben de ser independientes del lenguaje, del nivel cultural y de los años de escolaridad. Además, psicométricamente han de presentar una buena consistencia interna, alta fiabilidad inter e intraevaluador y una buena validez predictiva y de criterio.

Este grupo de tareas son útiles como instrumentos discriminativos que permiten diferenciar con bastante facilidad entre un estatus normal y uno patológico. Sin embargo, tienen una baja especificidad que puede derivar en falsos positivos y falsos negativos. Por tanto, no sirven para diagnosticar si no para determinar si un paciente necesita una evaluación neuropsicológica más amplia y detallada.

El abanico de instrumentos de rastreo cognitivo es amplio. De todos ellos, el Mini-Mental State Examination (MMSE) (7) es el test cognitivo más empleado en el mundo tanto en clínica como en investigación. Está adaptado a diferentes poblaciones y se utiliza no solo como test de cribado en demencias, sino también para determinar la severidad del deterioro, el cambio a lo largo del tiempo o la respuesta al tratamiento. Sin embargo, cuenta también con algunas limitaciones como no ser aplicable en población analfabeta, ya que está influenciado por el nivel cultural, lo que obliga a realizar correcciones. Además, no incluye ninguna tarea que mida funciones ejecutivas, y las medidas de memoria episódica y semántica y la función visuoespacial son muy básicas, de manera que, algunos pacientes que están en fases muy iniciales de la enfermedad pueden puntuar dentro de la normalidad, por lo que debemos ser muy precavidos a la hora de interpretar los resultados. Pese a todas estas limitaciones, el MMSE es el test de cribado por excelencia. Se ha visto que la alteración aislada de los tres ítems de memoria se ha asociado con un incremento de la incidencia del diagnóstico de demencia.

En la Tabla 5.1 se describen los test de cribado más empleados en la práctica clínica (7-14).

Tabla 5.1. Pruebas de rastreo cognitivo más utilizadas en la práctica clínica

Prueba	Áreas que evalúa	Tiempo de administración aproximado
MMSE (7)	Orientación en tiempo/espacio, atención y cálculo, memoria, denominación, repetición, comprensión, dibujo, lectura y escritura.	10 minutos
MOCA (8)	Orientación en tiempo/espacio, memoria, funciones ejecutivas, habilidad visuoespacial, lenguaje (repetición, fluencia categorial y denominación), abstracción y prueba del reloj.	10 minutos
Test del Reloj (9)	Comprensión verbal, memoria, funciones ejecutivas, capacidad visuoperceptiva/ visuoespacial y constructiva.	2 minutos
Test de los 7 minutos (10)	Orientación en tiempo, memoria, fluencia categorial y test del reloj.	10 minutos
SPMSQ (11)	Orientación, memoria y cálculo.	2 minutos
Test de las Fotos (12)	Denominación, memoria y fluencia categorial.	3 minutos
T@M (13)	Orientación, memoria episódica y memoria semántica.	5 minutos
EuroTest (14)	Cálculo, memoria y fluencia categorial.	8-9 minutos

MMSE: Mini-Mental State Examination, MOCA: Montreal Cognitive Assessment, SPMSQ: Short Portable Mental Status Questionnaire, T@M: Test de Alteración de Memoria

1.2. Baterías neuropsicológicas generales

Las baterías neuropsicológicas constituyen un conjunto de pruebas que evalúan una o varias áreas cognitivas de forma estandarizada. Son ampliamente utilizadas para evaluar el rendimiento cognitivo de niños o adultos en función de diferentes rangos de edad. Suelen incluir una puntuación total, así como, índices específicos y están diseñadas para detectar el deterioro y facilitar un perfil del rendimiento cognitivo del paciente. Uno de los mayores inconvenientes que presentan es el tiempo que debe invertirse para su administración, por lo que en muchas ocasiones se emplean subpruebas específicas para evaluar determinadas áreas sin tener que utilizar la batería completa. Un ejemplo de esto son la subprueba de Dígitos directos e indirectos o la de Clave de símbolos del WAIS de Weschler, que son ampliamente seleccionadas como parte de las exploraciones cognitivas de los pacientes con demencias, ya que han demostrado ser sensibles a la detección del deterioro cognitivo en pacientes que padecen este tipo de enfermedades.

En la actualidad, y gracias al avance de las nuevas tecnologías, contamos con diversas adaptaciones de algunas de las baterías existentes, así como, de otras de nueva creación que pueden administrarse en dispositivos electrónicos como tabletas u ordenadores. Estas son ampliamente utilizadas en el ámbito de la investigación y desde hace unos años cada vez son más empleadas en la clínica. Algunas de sus principales ventajas son la precisión en la recogida de los datos y en el registro de los tiempos de respuesta o la posibilidad de evaluar varios dominios cognitivos en una única sesión.

Existen numerosas baterías neuropsicológicas integradas en demencias; la batería de Halstead-Reitan (15), la Neurocognitiva de Kaplan-Baycrest (16) y, cómo no, la conocida batería Luria-Nebraska (17). Sin embargo, explicar cada una de ellas superaría con creces la extensión de este capítulo. Por este motivo, a continuación, incluimos una selección de las que posiblemente sean las más utilizadas en la actualidad, tanto en la clínica diaria como en la investigación:

-Escala de inteligencia de Wechsler para adultos
(WAIS, por sus siglas en inglés) (18)

Es quizás la escala más utilizada para la evaluación de la capacidad cognitiva general del adulto y está adaptada para población española. Ha sido varias veces revisada y actualizada desde su creación: WAIS, WAIS-R, WAIS-III y WAIS-IV. La última edición publicada, la WAIS-IV, está integrada por 15 subtest: Cubos, Semejanzas, Dígitos, Matrices, Vocabulario, Aritmética, Búsqueda de símbolos, Información, Clave de números, Letras y números, Comprensión, Figuras incompletas, Puzles visuales, Balanzas y Cancelación. Se han eliminado las pruebas Historietas y Rompecabezas y las formas opcionales Aprendizaje incidental y Copia, de la prueba Clave de números de la WAIS-III.

Puede administrarse a sujetos desde los 16 hasta los 90 años y tarda en completarse entre 60 y 90 minutos. Las pruebas se organizan en torno a cuatro índices: Comprensión verbal, Razonamiento perceptivo, Memoria de trabajo y Velocidad de procesamiento. Además, se puede obtener un Cociente de inteligencia total, que es una buena medida del funcionamiento intelectual general. Sin embargo, para la evaluación del deterioro cognitivo no suele administrase la batería completa, si no, que se emplean ciertos subtest para la evaluación de áreas concretas. Además, contamos con datos normativos en población española para algunas de ellas gracias al proyecto NEURONORMA.

-Programa Integrado de Exploración Neuropsicológica
(PIEN)-Test Barcelona (19)

Test Barcelona abreviado (TB-A) (20)
El Test Barcelona fue el primer instrumento de evaluación neuropsicológica creado en España que, además, incluye datos normativos y permite obtener un perfil clínico de las capacidades cognitivas alteradas y preservadas de los pacientes. Tiene un total de 42 apartados que incluyen 106 subtest y evalúa un amplio espectro de funciones

cognitivas: lenguaje, orientación, atención-concentración, lectura, escritura, praxis, reconocimiento visual, memoria y abstracción.

Consta de cinco perfiles clínicos para el registro de los resultados sobre la base de la edad y la escolaridad de los pacientes. La administración completa supone unas 3 horas aproximadamente, por lo que se decidió crear una versión abreviada: Test Barcelona abreviado (TB-A) de la que puede obtenerse una puntuación global normalizada. En este caso, el tiempo de administración se reduce a los 45 minutos e incluye 55 subpruebas, que evalúan: lenguaje, orientación, dígitos directos e inversos, series verbales y control mental, repetición, denominación de imágenes, evocación categorial (animales), comprensión verbal, lectura, escritura, praxis (ideomotora, melocinética y visuoconstructiva), funciones visuoperceptivas, memoria verbal de textos, memoria visual, problemas aritméticos, semejanzas, clave de números y cubos.

-Batería Neuropsicológica de la Fundación ACE
(NBACE, por sus siglas en inglés) (21)

Es una batería diseñada para la evaluación de adultos en riesgo de padecer deterioro cognitivo. Incluye medidas cognitivas de velocidad de procesamiento, orientación, atención, aprendizaje y memoria verbal, lenguaje, visuopercepción, praxias y funciones ejecutivas.

El tiempo de administración estimado es de 45-50 minutos y existen datos normativos y puntuaciones de corte para diferentes niveles de edad y educación en población española. Existe una adaptación para su uso domiciliario en tabletas u otros dispositivos tecnológicos; la NBACEtn (22).

-Batería Repetible para la Evaluación del Estado
Neuropsicológico (RBANS, por sus siglas en inglés) (23)

Se diseñó originalmente para la detección y caracterización de la demencia. Además, también se emplea como instrumento de cribado del funcionamiento neurocognitivo en la edad adulta en diferentes poblaciones clínicas y ha demostrado ser sensible para la detección de deterioro cognitivo tanto en patología degenerativa como no degenerativa.

Esta batería proporciona una evaluación breve y repetible de las capacidades cognitivas en múltiples dominios y consta de 12 subpruebas que dan lugar a una puntuación Total y a cinco puntuaciones índice: Memoria Inmediata (Aprendizaje de Listas y Memoria de Historias), Visoespacial/Constructiva (Copia de Figuras y Orientación de Líneas), Lenguaje (Denominación de Imágenes y Fluidez Semántica), Atención (Span de Dígitos y Codificación) y Memoria Diferida (Recuerdo y Reconocimiento de Listas, Recuerdo de Historias y Recuerdo de Figuras).

Fue diseñada para ser administrada en adultos de entre 20 y 89 años y tiene 4 formas de evaluación paralelas (A, B, C y D). Tiene una versión informatizada y cuenta con varias adaptaciones en diferentes países, una de ellas para población española: RBANS-E (adaptación de la forma A).

-Mattis Dementia Ratting Scale-2
(MDRS-2, por sus siglas en inglés) (24)

Es una batería neuropsicológica desarrollada para evaluar y clasificar el deterioro cognitivo en adultos mayores. La MDRS-2 se divide en 5 apartados que miden la atención, la iniciación y perseveración verbal y motora, la construcción visuoespacial, la conceptualización y la memoria. Cada sección consta de varias tareas que se ordenan jerárquicamente, de modo que las más difíciles se presentan primero, dándose la circunstancia de que si se superan correctamente se le puede asignar la máxima puntuación a los ítems restantes y puede pasarse directamente al apartado siguiente. Tiene una forma alternativa y cuenta con una versión en castellano. Además, es comúnmente utilizada en la evaluación de pacientes con enfermedad de Parkinson.

-Batería del Consorcio para el Establecimiento de un Registro de la Enfermedad de Alzheimer
(CERAD, por sus siglas en inglés) (25)

Es una batería neuropsicológica breve que se creó con el objetivo de evaluar los déficits cognitivos que suelen acompañar a esta enfermedad. Consta de varias tareas: fluencia semántica, denominación de imágenes, aprendizaje de listas de palabras con recuerdo y reconocimiento y praxis visuoconstructiva.

-Batería Breve CogState
(CBB, por sus siglas en inglés) (26)

Es una batería breve administrada por ordenador que consta de cuatro tareas cognitivas que miden la función psicomotora, la atención, la memoria de trabajo y la memoria visual. Su administración requiere aproximadamente 10 minutos. Está validada y es capaz de identificar los cambios cognitivos relacionados con el deterioro cognitivo leve y la demencia. Aunque su uso está destinado tanto al ámbito clínico como al de la investigación, en España se emplea fundamentalmente en los ensayos clínicos.

-Batería Automatizada de Pruebas Neuropsicológicas de Cambridge (CANTAB, por sus siglas en inglés) (27)

CANTAB es una interfaz informática automatizada que evalúa la función cognitiva. El diseño original constaba de tres baterías independientes de pruebas que medían la memoria visual, la atención y la planificación. Sin embargo, se han ido añadiendo pruebas basadas en los avances metodológicos a lo largo de su desarrollo.

Aunque se ha utilizado ampliamente para evaluar el rendimiento cognitivo en diversos trastornos cognitivos, inicialmente se desarrolló para evaluar la función cognitiva en ancianos y poblaciones con demencia. La versión actual incluye 25 pruebas diseñadas para evaluar la función cognitiva que se dividen en 7 grandes grupos: memoria visual, funciones ejecutivas, memoria de trabajo y planificación, atención, memoria semántica/verbal, toma de decisiones y control de respuestas, cognición social y detección/familiarización. Las pruebas pueden realizarse individualmente o como una batería personalizada.

-Prueba de Exploración Cambridge Revisada para la Valoración de los Trastornos Mentales en la Vejez
(CAMDEX-R, por sus siglas en inglés) (28)

El CAMDEX-R es una prueba estandarizada que evalúa el estado físico y cognitivo actual del paciente. Permite diagnosticar y valorar de forma cuantitativa el progreso de la demencia. Consta de una entrevista clínica estructurada que recoge antecedentes personales y la historia familiar, una entrevista estructurada que se realiza al familiar o cuidador principal y una batería neuropsicológica, el CAMCOG-R. Existe una adaptación del CAMDEX-R para población española (29).

- Examen Cognitivo de Cambridge
(CAMCOG-R, por sus siglas en inglés)

El CAMCOG-R consta de 68 preguntas que evalúan 7 áreas: orientación, lenguaje, memoria, atención/cálculo, praxis, pensamiento abstracto y percepción. La máxima puntuación posible es 104 y las puntuaciones más bajas serían indicativas de demencia.

-Escala de Evaluación de la Enfermedad de Alzheimer
(ADAS, por sus siglas en inglés) (30)

La ADAS se diseñó específicamente para evaluar la gravedad de las disfunciones conductuales cognitivas y no cognitivas características de las personas con enfermedad de Alzheimer (EA). Sin embargo, con los avances en el campo de la investigación, también comenzó a emplearse para evaluar los cambios en fases predemencia.

Existen varias versiones y cuenta con una adaptación y puntuaciones normativas en población española (31). La escala completa se administra en unos 45 minutos y se puntúa de 0 a 150, indicando las puntuaciones más altas un peor rendimiento.

-Escala de Evaluación de la Enfermedad de Alzheimer-Subescala Cognitiva
(ADAS-Cog, por sus siglas en inglés) (32)

La ADAS consta de dos subescalas: la no cognitiva (ADAS-Noncog) que incluye 10 tareas, puntuadas de 0 a 50, que tienen en cuenta el estado de ánimo y los cambios de comportamiento; y la subescala cognitiva (ADAS-Cog). La ADAS-Cog-11 incluye 11 tareas que evalúan los dominios cognitivos de memoria, lenguaje y praxis. Se puntúa de 0 a 70. Es la más utilizada, sobre todo en investigación, para evaluar la eficacia de los tratamientos anti-Alzheimer.

1.3. Test específicos de función

1.3.1. Memoria

Cuando realizamos una evaluación neuropsicológica completa debemos tener en cuenta que la memoria es una de las áreas cognitivas más complejas. Puede definirse como un sistema que implica varios procesos: codificación, almacenamiento y posterior recuperación de la información. Además, existen diversos modelos teóricos que explican y dan nombre a los diferentes tipos de memoria que se corresponden con diferentes correlatos neuroanatómicos y neurofisiológicos: memoria a corto plazo vs memoria a largo plazo, memoria implícita vs memoria declarativa o memoria episódica vs memoria semántica. En este capítulo, expondremos las pruebas neuropsicológicas que evalúan aquellos tipos que se alteran de forma más habitual en las demencias.

1.3.1.1. Memoria episódica

Es un tipo de memoria declarativa que nos permite codificar y almacenar información de experiencias personales y sus relaciones espaciotemporales. Es decir, el dónde, cuándo y cómo sucedieron las cosas (por ejemplo, recordar dónde estuvimos el pasado verano de vacaciones o qué hemos comido ayer).

El envejecimiento normal también implica cambios en el sistema de memoria, por lo que realizar un buen diagnóstico diferencial será fundamental. En el ámbito de las enfermedades neurodegenerativas, pueden observarse diferentes perfiles que son característicos en función de la etiología, un claro ejemplo de esto es la EA. Los depósitos de la proteína tau (una de las firmas neuropatológicas de EA) se localizan, sobre todo en fases iniciales, en las zonas temporales-mediales de nuestro cerebro, afectando especialmente al hipocampo que es el lugar donde se forman y almacenan los nuevos recuerdos; típicamente, los pacientes tienen dificultades para aprender nueva información y recordarla. Por lo tanto, el síntoma que más les caracteriza es la alteración de la memoria episódica que, además, presenta un patrón temporal muy específico: los recuerdos más antiguos están preservados y los recientes más afectados. Sin embargo, a medida que la enfermedad progresa, la memoria se va deteriorando de una forma más global.

Otro aspecto que suele verse afectado en estos pacientes es la memoria prospectiva que es fundamentalmente la capacidad para recordar cosas que debemos hacer en un futuro más o menos cercano: recordar que debemos tomar la medicación a una hora determinada, el día y la hora a la que debemos acudir a una cita con el médico, cuándo debemos recoger a los nietos del colegio... A nivel funcional, es un tipo importante de memoria porque nos permite planificar el día a día y nos permite ser autónomos e independientes.

Es importante señalar que también existen presentaciones atípicas de la EA en las que el área cognitiva más afectada inicialmente puede ser otra diferente a la memoria como las funciones ejecutivas, el lenguaje o las habilidades visuoespaciales y/o visuoperceptivas. Esto será fundamental a la hora de interpretar los resultados, sobre todo en las primeras fases de la enfermedad.

Otras patologías degenerativas, como la demencia por cuerpos de Lewy (DCLewy), se caracterizan por un rendimiento cognitivo fluctuante, aunque su memoria episódica verbal, especialmente el recuerdo diferido está mejor preservado que el de los pacientes con EA. Esto también ocurre en otras demencias con una mayor afectación fronto-subcortical como la demencia por enfermedad de Parkinson o la demencia frontotemporal variante conductual, que presentan una mayor alteración en el recuerdo libre de material verbal que suele mejorar significativamente con pistas semánticas. Asimismo, en aquellos cuadros clínicos en los que el área del lenguaje está más alterada, como en la afasia progresiva primaria, inicialmente podremos observar un mejor rendimiento en la memoria visual diferida que en la memoria verbal.

Evaluación de la memoria verbal

Para evaluar la memoria episódica suelen emplearse tareas que se estructuran en dos fases: una de aprendizaje, en la que se presenta la información objetivo un número determinado de veces y una de memoria, que evalúa el recuerdo del material presentado tras un período de tiempo determinado (habitualmente tras unos 20-30 minutos en las pruebas estándar de memoria). Este recuerdo se considera que es a largo plazo y puede producirse de forma libre o facilitada (con pistas semánticas). Además, algunas pruebas también incluyen una evaluación del reconocimiento.

El tipo de información presentada puede ser tanto verbal como visual. En el caso de los test de evaluación de memoria episódica verbal, el material que se presenta puede ser en forma de listas de palabras o bien en formato de historias; mientras que, en el caso de la información visual, se pide a los pacientes que recuerden de forma libre o reconozcan una serie de estímulos visuales presentados con anterioridad.

A continuación, se exponen algunas de las pruebas neuropsicológicas más ampliamente utilizadas para evaluar la memoria episódica en las demencias:

-Test de Recuerdo Selectivo Libre y con Pistas
(FCSRT, por sus siglas en inglés) (33)

Es uno de los test que se utiliza más habitualmente para evaluar la memoria episódica verbal tanto en la clínica como en la investigación. Consiste en el aprendizaje y recuerdo (inmediato y diferido) de una lista de 16 palabras. En esta prueba se le facilitan al paciente una serie de pistas semánticas o de categoría para que pueda recordarlas. Existen varias versiones y contamos con datos normativos en población española gracias al proyecto NEURONORMA.

-Test de Aprendizaje Auditivo Verbal de Rey
(RAVLT, por sus siglas en inglés) (34)

Consta de una lista de 15 palabras (lista A) que se leen al paciente a lo largo de 5 ensayos. Tras cada uno de ellos, se le pide que recuerde de forma libre tantas palabras como le sea posible. Después de terminar todos los ensayos se administra una segunda lista de interferencia (lista B) en un único ensayo y se le pide al paciente que repita todas las palabras que recuerde. Inmediatamente después se le vuelve a pedir al paciente que verbalice todas las palabras que recuerde de la lista A. Tras una demora de 20 minutos se le volverá a pedir que recuerde de forma libre las palabras de la lista A y, finalmente, se le administrará una lista de reconocimiento de palabras entre las que se encuentran todas las de las listas A y B y otras que son fonológica o semánticamente similares. Se registran el aprendizaje, la interferencia, la memoria inmediata y diferida y el reconocimiento. Existen diferentes modificaciones y versiones del test, entre ellas una validada al castellano que cuenta con puntuaciones normativas para sujetos de entre 41-65 años (35).

-Test de Aprendizaje Verbal California
(CVLT, por sus siglas en inglés) (36)

Consiste en la presentación de una lista de la compra de 16 ítems categorizados semánticamente a lo largo de cinco ensayos. Evalúa el recuerdo libre y facilitado (a corto y largo plazo) y el reconocimiento. Tiene en cuenta la capacidad del sujeto para beneficiarse de las claves, así como, los tipos de error que puede cometer.

Tiene una versión actualizada, el CVLT-II. Además, la versión en castellano de esta prueba es el Test de Aprendizaje Verbal de España-Complutense, TAVEC (37) y cuenta con datos normativos para personas de entre 60 y 90 años (38).

-Lista de palabras de la batería Consortium to Establish a Registry for Alzheimer's Disease
(CERAD, por sus siglas en inglés) (25)

La subprueba de evaluación del aprendizaje y la memoria verbal consiste en la administración de una lista de 10 palabras no relacionadas presentadas visualmente a lo largo de tres ensayos. El orden de presentación cambia en cada ensayo. Evalúa el recuerdo libre diferido y el reconocimiento tras una demora de varios minutos.

-Memoria Lógica de textos de la escala de Memoria de Weschler-III (WMS-III LM, por sus siglas en inglés) (39)

Es un subtest de la Escala de Memoria Wechsler (18) que consiste en el recuerdo de dos historias cortas (A y B) presentadas de forma auditiva-verbal. Se evalúa de forma inmediata y diferida (20-30 minutos) y las respuestas se registran por unidades (rango de puntuación de 0-25) y por temas (rango de puntuación de 0-7). En el recuerdo inmediato la historia A se lee una vez y la B dos veces.

Evaluación de la memoria visual

-Figura Compleja de Rey-Osterrieth
(recuerdo) (40)

La memoria visual diferida se evalúa habitualmente empleando el recuerdo de la figura de Rey. Los pacientes deben dibujar todo lo que recuerdan de una figura que han copiado previamente durante la evaluación (entre 20 y 30 minutos antes) de forma libre. El rango de puntuación oscila entre los 0 y los 36 puntos. Para puntuar esta prueba también contamos con datos normativos en población española gracias al proyecto NEURONORMA (ver apartado Praxias).

-Recuerdo de las figuras de la batería Consortium to Establish a Registry for Alzheimer's Disease
(CERAD, por sus siglas en inglés) (25)

El paciente debe dibujar de forma libre todo lo que recuerde de las figuras que copió previamente durante la evaluación (entre 20 y 30 minutos antes). El rango de puntuación total oscila entre los 0 y los 11 puntos (ver apartado Praxias).

-Test de Retención Visual de Benton
(BVRT, por sus siglas en inglés) (41)

Es una medida de la capacidad constructiva y la memoria visual. Tiene varias formas de administración que miden diferentes aspectos del funcionamiento perceptivo-motor. En todas ellas se emplean tarjetas que contienen figuras geométricas y/o abstractas que el paciente tiene que construir o reconocer visualmente. La forma más empleada es la A y se utiliza para medir la memoria visual inmediata. Cada tarjeta-estímulo se muestra durante 10 segundos e inmediatamente después el paciente tiene que dibujar la o las figuras mostradas.

Tiene un formato de elección múltiple (BVRT-MC, por sus siglas en inglés) que es menos utilizado que el anterior. En este caso, las tarjetas-estímulo se utilizan en combinación con tarjetas-respuesta con cuatro opciones para evaluar la memoria de reconocimiento.

1.3.1.2. Memoria semántica

Es la llamada «memoria de lo genérico», es decir, de aquello que hace referencia a los conocimientos y creencias generales a cerca del mundo y de uno mismo. Puede ser considerada como una red de asociaciones y conceptos que sostienen nuestro conocimiento básico sobre el mundo, el significado de las palabras y el vocabulario en general (por ejemplo, saber que Madrid es la capital de España o que la guitarra es un instrumento de cuerda). Las memorias semánticas están desvinculadas de su contexto de adquisición. La presentación clínica de los déficits de memoria semántica suele afectar al ámbito cognitivo del lenguaje, con síntomas como la dificultad para encontrar la palabra adecuada o anomia.

La memoria semántica se afecta de forma prominente en la demencia semántica, un subtipo de demencia frontotemporal. Los pacientes con demencia semántica muestran un empobrecimiento del contenido general sobre objetos, personas y significados de las palabras. Las palabras menos frecuentes y menos familiares son las primeras en perderse, extendiéndose el déficit posteriormente al resto de palabras. Este grupo de pacientes presenta un rendimiento por debajo de la normalidad en tareas como clasificación de imágenes según determinadas características semánticas, denominación por confrontación visual, comprensión verbal y no verbal y descripción de seres y objetos. Cuando se evalúa mediante esta última tarea y se pide al paciente que describa un animal (por ejemplo, «¿qué es una tortuga?») muy frecuentemente expresan no saber lo que significa esa palabra, o incluso no haberla escuchado nunca. En otras ocasiones, los pacientes son capaces de aportar aspectos muy generales, definiciones poco o nada precisas con omisión de las características más distintivas que definen ese ítem (por ejemplo, dicen que una tortuga tiene una cabeza, patas y cola, pero omiten rasgos distintivos como el caparazón). Los pacientes tienden a responder más correctamente cuando el objeto o la palabra en cuestión son típicos de su categoría, mientras que cometen errores de tipificación cuando las palabras u objetos no son prototípicos. Así, saben mejor cómo es un perro que cómo es una tortuga.

Por otro lado, algunos estudios han reportado que la memoria semántica está también alterada tempranamente en los pacientes con EA, afectando a tareas como la fluencia verbal y la denominación. Esta pérdida puede ocurrir varios años antes del diagnóstico. Asimismo, a pesar de que la afectación de la memoria semántica no forma parte de los criterios diagnósticos de la variante conductual de la demencia frontotemporal, en la práctica clínica es frecuente observar fallos semánticos en este grupo de pacientes.

Evaluación de la memoria semántica

La memoria semántica puede ser evaluada a través de distintos tipos de tareas como son:

-Tarea de denominación

La tarea clásica para medir la memoria semántica es la de denominación por confrontación visual. Esta prueba explora los procesos de búsqueda, selección y recuperación de una palabra determinada en el almacén semántico. El Test de Denominación de Boston (42) es la prueba más empleada (ver apartado Lenguaje).

Existe una variante llamada denominación tras descripción, en la que el paciente tiene que denominar el ítem tras una descripción oral, evitando así los aspectos relacionados con la complejidad visual.

-Tarea de fluencia verbal categorial

Mide la capacidad de generar ítems de una determinada categoría en un tiempo limitado, normalmente un minuto (43). La categoría semántica más utilizada es la de animales.

-Tareas de definición y descripción

Evalúa la capacidad para dar una definición conceptual lo más completa posible de determinados ítems. La tarea consiste en describir y dar la mayor información posible sobre un ítem concreto (44).

-Tarea de emparejamiento palabra-dibujo

Consiste en señalar el dibujo que se corresponde con la palabra escrita o expresada por el evaluador de entre un conjunto de otros objetos, o de sus partes, que actúan como distractores (44).

-Tarea de decisión de objetos

Consiste en decidir si un dibujo presentado es un objeto real o inventado (por ejemplo, un camello con cabeza de rana). Existen dos principales variantes de esta tarea: en una de ellas, se presentan objetos reales o no pero que incorporan algunos detalles no específicos de ese objeto (elefante con oreja de chimpancé o chimpancé con oreja de elefante) (45); en la otra variante, se muestran dibujos de objetos a los que les falta una parte y la tarea consiste en señalar qué parte completa la figura. Por ejemplo, se presenta el cuerpo de una foca junto con dos cabezas posibles (foca y cabra).

-Tarea de asociación semántica

Consiste en asociar dos dibujos o palabras en función de alguna relación semántica entre ellos. La prueba clásica es el Test de Pirámides y Palmeras (4). Su nombre hace referencia a una de las tarjetas del test en la que aparece una pirámide egipcia en la parte superior y dos opciones a elegir en la parte inferior, una palmera o un pino. El Test de camellos y cactus, que forma parte de la Batería Semántica de Cambridge (46) se considera una variante de esta tarea, sin embargo, este test presenta cuatro opciones de respuesta, disminuyendo las probabilidades de acertar a un 25 %.

-Tareas de dibujo

Este grupo de tareas trata de estudiar la capacidad de recuperación de información semántica a través de una modalidad distinta a la lingüística: la expresión pictórica. Se fundamenta en la importancia que tienen los atributos para la organización del conocimiento conceptual. Los pacientes con afectación de la memoria semántica suelen omitir las propiedades distintivas (pico, trompa, cola, etc.), pero conservan las compartidas (patas, orejas, ojos, etc.). La tarea de dibujar sin referencias visuales como herramienta para evaluar el conocimiento semántico no suele formar parte de las baterías neuropsicológicas que se administran rutinariamente en unidades de demencia, y su empleo muchas veces depende de la propia curiosidad del clínico, sin embargo, es una tarea muy informativa y sensible al deterioro. La Brief Drawing Task (BDT) (47) es una propuesta de tarea de dibujo para la evaluación de la memoria semántica de una forma rápida y sencilla. Consiste en dibujar una tortuga, una fresa, un tren y un sobre sin referencias visuales ni límite de tiempo. Esta tarea aporta una valiosa información cualitativa y una puntuación cuantitativa.

Por último, también existen baterías neuropsicológicas más amplias en cuanto a contenido y tiempo de administración para evaluar en profundidad la memoria semántica, como la Batería de Memoria Semántica de Cambridge (46) y la Batería de Evaluación de la Memoria Semántica en pacientes con Demencia tipo Alzheimer (EMSDA) (44).

1.3.2. Lenguaje

Es la capacidad que tiene el ser humano para expresarse y comunicarse, a través de diversos sistemas de signos: orales, escritos o gestuales. Mientras que, la afasia es la pérdida parcial o completa de la capacidad de expresar o comprender el lenguaje hablado o escrito producida por una lesión en las áreas del cerebro que controlan el lenguaje.

Debemos saber que la afasia no solamente trae consigo repercusiones a nivel cognitivo sino también a nivel emocional, de hecho, es percibida como un factor importante de angustia. Los pacientes afásicos reducen sus contactos, experimentando aislamiento social, dificultades en las relaciones interpersonales y falta de independencia. En definitiva, se produce un empeoramiento de su calidad de vida.

La afasia es un síntoma común en varios tipos de demencias. Es necesaria una evaluación exhaustiva y flexible del lenguaje para realizar un adecuado diagnóstico diferencial. En las fases iniciales de la EA, los pacientes pueden presentar anomia, esto es, dificultad para encontrar las palabras adecuadas, provocando pausas o bloqueos en el discurso espontáneo. Además, es frecuente observar el empleo de parafasias (cambiar una palabra por otra) tanto semánticas (decir cuchara por tenedor) como fonológicas (decir «tuchara» por cuchara), palabras ómnibus o comodín (chisme, coso, cacharro) y circunloquios (dar un rodeo para explicar qué es una cosa, por ejemplo, «lo que sirve para escribir»). Cuando la enfermedad avanza, la producción lingüística se reduce a ecolalias (el paciente repite sonidos, sílabas, palabras o frases emitidas por el otro interlocutor), estereotipias (por ejemplo, repite una sílaba «mu, mu mu»), balbuceos y puede terminar incluso en mutismo. Por otra parte, las demencias frontotemporales principalmente la variante semántica y la variante no fluente muestran como síntoma de inicio una afectación del área del lenguaje.

La afasia progresiva no fluente, también llamada variante agramatical se caracteriza por una pérdida progresiva del habla. El paciente presenta un discurso poco fluente, lento, laborioso y con agramatismos; en definitiva, la fluidez verbal está marcadamente reducida. El paciente emplea frases cortas y simples con omisión de morfemas gramaticales (48). Es frecuente también observar una alteración en la programación y en la planificación motora del habla (apraxia del habla) pudiendo ser en ocasiones un signo inicial del comienzo de la enfermedad. Respecto a la afasia progresiva primaria variante semántica o demencia semántica, esta se caracteriza por un discurso fluente con anomia para encontrar la palabra adecuada, y una afectación en la comprensión verbal a nivel de palabra. Además, presenta un pobre rendimiento en las tareas de denominación por confrontación visual y de fluencia verbal categorial.

Evaluación del lenguaje

Clásicamente para clasificar clínicamente un síndrome afásico se utilizan diversos parámetros lingüísticos: lenguaje oral (fluente o no fluente), comprensión, repetición y denominación. A continuación, se describen las principales pruebas que aportan información relevante al profesional en la práctica clínica:

-Lenguaje oral: se explora mediante respuestas sociales sencillas tales como: «¿cómo está hoy?, ¿cuál es el motivo por el que ha venido a la consulta?, ¿qué ha hecho esta mañana?...». De esta forma, evaluaremos la producción del lenguaje y analizaremos sus características para poder clasificarlo como fluente o no fluente.

Además, contamos con pruebas como el Test de Boston para el diagnóstico de la afasia (42) que tiene un apartado específico: «Habla de Conversación y Exposición», que evalúa la competencia funcional en la comunicación y realiza una evaluación formal del patrón de producción del habla mediante las siguientes tareas: a) respuestas sociales sencillas; b) conversación libre (consiste en capturar al menos tres minutos de conversación sobre algún tema de la vida cotidiana); c) descripción de la lámina: «El Robo de las Galletas», mediante su discurso obtenemos una distribución del nivel de organización sintáctico dentro de las expresiones.

-Comprensión verbal: se evalúa la comprensión de distintos tipos de órdenes graduadas por niveles de dificultad. Para ello suelen emplearse subtest específicos de algunas de las baterías más conocidas como el Test para el diagnóstico de la afasia Boston (42) o el Programa Integrado de Exploración Neuropsicológica-Test Barcelona (19). Se comienza con órdenes sencillas como, por ejemplo: «Cierre el puño de la mano derecha» y se va aumentando la dificultad progresivamente pidiendo al sujeto que ejecute órdenes más complejas como: «Dese dos golpecitos con dos dedos en cada hombro manteniendo los ojos cerrados».

Otra forma de evaluar la comprensión verbal es a través de la tarea de comprensión de palabras, en la que se pide al paciente que señale un ítem concreto de entre 4 posibles. Asimismo, existen otras pruebas que evalúan exclusivamente la comprensión verbal como el Token Test. Esta es una tarea fácil de administrar y puntuar y es sensible para detectar procesos lingüísticos alterados que resultan de trastornos afásicos. Una de las versiones más utilizadas es la de Spreen y Benton (49). Se usan 20 fichas de plástico de 5 colores (rojo, blanco, amarillo, azul y verde), dos tamaños (pequeño y grande) y dos formas (círculos y cuadrados) colocados en un orden concreto delante del paciente. La tarea consiste en ejecutar las instrucciones que indica el evaluador. Se dan 39 instrucciones en orden creciente de longitud y complejidad, por ejemplo: «Toque el cuadrado verde grande y el cuadrado rojo pequeño».

-Repetición: el paciente debe de repetir sílabas, palabras, pseudopalabras y oraciones de distinta longitud y complejidad. El evaluador registrará los posibles errores que el paciente cometa. Nuevamente, tanto el Test de Boston como el test Barcelona disponen de subtest específicos para evaluar este aspecto.

-Denominación: la alteración del lenguaje más frecuente en la demencia es, sin ninguna duda, la dificultad para producir nombres de personas y/o de objetos. La tarea de denominación por confrontación visual permite evaluar esta alteración pidiendo al paciente que nombre objetos reales o en imágenes. Probablemente, la prueba de denominación más empleada dentro del ámbito de la neuropsicología es la prueba de denominación de Boston (42). La tarea consta de 60 imágenes sencillas impresas en blanco y negro y ordenadas de menor (primera imagen: cama) a mayor complejidad (última imagen: ábaco). La administración de la prueba ofrece, por un lado, información cuantitativa referida al número total de imágenes que ha sido capaz de denominar de forma espontánea y con la ayuda de pistas semánticas (por ejemplo, lo usa un carpintero es la pista semántica que se administra para el ítem martillo) y, por otro lado, ofrece información cualitativa como los tipos de errores cometidos (empleo de palabras ómnibus, circunloquios, parafasias semánticas o fonológicas). Además, contamos con datos normativos en población española para esta tarea gracias al proyecto NEURONORMA.

Otro aspecto lingüístico que debe evaluarse en las demencias es la capacidad para generar palabras de una determinada categoría semántica o fonológica. Para ello se emplean las pruebas de fluencia verbal que evalúan la producción espontánea de palabras en un tiempo determinado (un minuto normalmente). Se distinguen dos tipos de tareas. Por un lado, las tareas que miden fluencia verbal semántica, que consisten en producir el mayor número de palabras que pertenezcan a una categoría semántica como, por ejemplo, animales. Por otro lado, las tareas que miden fluencia verbal fonológica, que consiste en producir el mayor número de palabras que comiencen por una determinada letra/fonema (por ejemplo: palabras que empiecen por la letra P). Este tipo de pruebas, a pesar de evaluar el lenguaje, requieren estrategias de búsqueda de palabras con inhibición de aquellas que no corresponden a la categoría requerida y, es por ello, que se ha considerado que también miden funciones ejecutivas. Uno de los test más utilizados y que, además, cuenta con puntuaciones normativas en población española es el Controlled Oral Word Association Test (COWAT, por sus siglas en inglés) (50).

1.3.3. Funciones ejecutivas

Las funciones ejecutivas se han definido como el conjunto de procesos cognitivos que asocian ideas, movimientos y acciones simples y los orientan a la resolución de conductas complejas. Lezak define las funciones ejecutivas como la capacidad mental esencial para llevar a cabo una conducta eficaz, creativa y aceptada socialmente. Por tanto, las funciones ejecutivas hacen referencia a los procesos destinados a la realización de conductas complejas del tipo consecución de metas, o toma de decisiones relevantes para la supervivencia adaptada del individuo como tal y en la sociedad a la que pertenece (3). Las funciones ejecutivas incluirían varios procesos como son la formación de conceptos, el razonamiento abstracto, la planificación, la organización, la evaluación de errores y la flexibilidad mental, entre otros. Es por ello, por lo que no parece que se trate de un sistema unitario, sino más bien de un sistema supramodal de procesamiento múltiple (51).

Lezak conceptualizó la alteración de las funciones ejecutivas como una serie de trastornos en la iniciativa, la motivación, la formulación de metas y planes de acción y el autocontrol de la conducta, asociados a lesiones frontales. En el campo de las enfermedades neurodegenerativas, las alteraciones de las funciones ejecutivas han estado asociadas tradicionalmente con la demencia frontotemporal-variante conductual. Este grupo de pacientes suele presentar desinhibición, rigidez y pobre flexibilidad mental con dificultades para adaptarse a nuevas situaciones o rutinas. Sin embargo, estudios recientes muestran que otras demencias como la EA, la DCLewy, la demencia vascular o la demencia semántica también pueden presentar alteraciones en las funciones ejecutivas desde los primeros estadios de la enfermedad.

Evaluación de las funciones ejecutivas:

- Test de clasificación de tarjetas de Wisconsin (WCST) (52): esta tarea requiere de habilidad para desarrollar y mantener una estrategia adecuada para resolver un problema mientras cambian las condiciones estimulares de la tarea. Consiste en cuatro tarjetas estímulo y 128 tarjetas de respuesta que pueden clasificarse en función de la forma (círculos, cruces, triángulos y estrellas), el color (amarillo, rojo, azul o verde) y el número de figuras (uno, dos, tres, cuatro). Las cuatro tarjetas estímulo se colocan delante del sujeto de izquierda a derecha. A continuación, se le proporciona un taco de 64 tarjetas de respuesta, y se le indica que debe emparejar, según su criterio, cada tarjeta del montón con una de las cuatro tarjetas-estímulo. El evaluador únicamente le dice al sujeto si cada emparejamiento es correcto o incorrecto, pero nunca se le informa de cuál es el criterio correcto. Una vez que el paciente consigue realizar diez emparejamientos correctos consecutivos, se modifica el criterio de clasificación sin previo aviso y solamente dispondrá del *feedback* del examinador (correcto o incorrecto) para desarrollar una nueva estrategia correcta de clasificación.

- *Stroop* o test de palabras y colores: esta prueba permite evaluar velocidad de procesamiento, habilidad atencional y capacidad de inhibición de respuestas automatizadas. La versión normalizada de Golden (53) consta de 3 hojas, cada una de ellas con 100 elementos repartidos en 5 columnas de 20 elementos cada una. La primera está compuesta por las palabras «ROJO», «VERDE», «AZUL», escritas en tinta negra de forma aleatoria (nunca aparece dos veces seguidas la misma palabra). La tarea consiste en leer lo más rápido posible, en un tiempo de 45 segundos, todas las columnas de palabras. La segunda está formada por 100 elementos («XXXX») impresos en tinta roja, verde y azul distribuidos en columnas. En este caso, en 45 segundos hay que nombrar el color de la tinta en el que están impresas las equis. Por último, la tercera hoja consta de 100 palabras, las mismas que las de la primera, que están impresas en el color de la segunda, de forma que el color de la tinta no coincide con el significado de la palabra. En este caso, el paciente deberá decir el color de la tinta en el que está escrita la palabra, en vez de leer simplemente lo que pone. Finalmente, para obtener la puntuación del rendimiento en la tarea, se calcula el Índice de Interferencia que representa la diferencia entre el rendimiento real en la última hoja (palabra-color) y el esperado en función de los aciertos en la primera (palabra) y la segunda (color), respectivamente. Para esta tarea también contamos con datos normativos en población española gracias al proyecto NEURONORMA.

- Trail Making Test (TMT) (54) o Test del trazo: es una prueba muy empleada por su rápida aplicación y su sencillez. Evalúa velocidad de procesamiento, atención alternante y flexibilidad mental. Consta de dos formas, A y B. La parte A consiste en unir los números del 1-25 lo más rápido posible y la parte B, en unir de forma alternante el primer número con la primera letra del abecedario, el segundo número con la segunda letra, y así, sucesivamente (1A-2B-3C- . . .). Se registra el tiempo total en segundos que tarda en realizar cada una de las tareas. En este caso, también contamos con datos normativos en población española gracias al proyecto NEURONORMA.

- Torre de Londres: es una tarea de planificación y resolución de problemas creada por Shallice (55) a partir de la Torre de Hanoi (56), para evaluar los déficits de planificación en adultos. La tarea consiste en presentar a los sujetos un tablero con tres varillas de diferente tamaño y tres esferas de tres colores distintos, así como un modelo que deberán copiar. El participante debe lograr igualar el modelo con el tablero. Existen ciertas reglas a seguir: solo pueden mover una esfera a la vez y tienen que hacerlo con el menor número de movimientos y en el menor tiempo posible.

- -Cubos de Corsi (57): evalúa la memoria de trabajo visuoespacial. Se le presenta al paciente un tablero con 9 cubos de color azul fijados y distribuidos a lo largo del mismo. El tablero debe colocarse de forma que los números blancos impresos que hay en la cara posterior de los cubos estén frente al evaluador para que el sujeto no pueda verlos. La tarea tiene dos partes: cubos directos, en la que el evaluador toca una serie de cubos (secuencias crecientes de menos a más) que el sujeto debe tocar en el mismo orden. Cubos inversos, en este caso, el sujeto tocará los cubos en el orden inverso a cómo los ha tocado el evaluador.

- Subprueba Go - No Go (Frontal Assessment Battery) (58): evalúa la inhibición de la respuesta predominante y la flexibilidad mental. La tarea consiste en pedirle al sujeto que de un golpe en la mesa cuando el evaluador realice esa acción, pero que no lo haga cuando el evaluador de dos golpes. De esta forma, es posible evaluar la capacidad del paciente para inhibir su respuesta.

- Subtest de Clave de números o Símbolo-Dígito de la Escala de inteligencia Wechsler para adultos (WAIS) (18): evalúa la destreza visomotora, la flexibilidad mental, el grado de persistencia en una tarea y la velocidad de procesamiento. La tarea consiste en la presentación de una hoja en cuya parte superior aparecen una serie de números que van del 1 al 9. Cada uno de ellos lleva asociado una clave o símbolo. En la parte inferior de la hoja, se presentan varias filas de números colocados de forma aleatoria a los que les falta el símbolo correspondiente. El paciente deberá copiar correctamente y lo más rápido posible, el símbolo adecuado a cada uno de los números. La puntuación total será el número de ítems completados correctamente en un tiempo determinado. Contamos con datos normativos en población española para esta tarea gracias al proyecto NEURONORMA.

- Semejanzas: evalúa la capacidad del paciente para hallar la relación entre dos elementos aparentemente distintos que, sin embargo, tienen algún aspecto en común. Esta tarea permite valorar la capacidad de abstracción mediante la presentación de parejas de palabras a las que se les debe buscar una similitud, por ejemplo: «¿En qué se parecen un tenedor y una cuchara?» o «¿En qué se parecen el agua y el aire?».

- Comprensión: evalúa la comprensión, la expresión verbal, el juicio práctico, el sentido común y la adquisición e interiorización de elementos culturales. La tarea consiste en explicar qué se debe hacer en determinadas circunstancias o porqué se siguen determinadas prácticas o se llevan a cabo determinadas acciones en nuestra sociedad, por ejemplo: «¿Por qué el Estado exige que tengamos testigos para casarnos?», o «Dígame algunas de las razones por las que es importante el estudio de la historia».

- Dígitos directos e inversos: evalúa atención, memoria de trabajo, memoria auditiva verbal inmediata y resistencia a la distracción. Está compuesta por dos tareas: dígitos directos que consiste en repetir una serie de dígitos presentados oralmente por el evaluador en el mismo orden en el que se presentan, y dígitos inversos, que consiste en repetir una serie de dígitos en orden inverso al presentado. Las series van aumentando su dificultad y se comienza presentando series de dos dígitos.

- Letras y números: evalúa atención, concentración y memoria de trabajo. La tarea consiste en presentar oralmente una serie de números y letras mezclados que, a continuación, el paciente tendrá que repetir, pero diciendo primero los números, de menor a mayor, y después las letras siguiendo el orden del abecedario. En el caso de estos dos últimos subtest, también disponemos de datos normativos en población española (proyecto NEURONORMA).

1.3.4. Praxias

La apraxia es un trastorno heterogéneo que aparece como consecuencia de una lesión cerebral adquirida o bien como resultado de
la evolución de una enfermedad neurodegenerativa. Aunque existen
numerosas definiciones de apraxia, podemos definirla como una alteración cognitiva que implica un fallo en la programación del sistema
motor y que trae como consecuencia una incapacidad de la persona
para ejecutar movimientos voluntarios precisos y coordinados para
poder realizar una acción determinada (59). Este déficit no es debido
a un problema de comprensión ni a un trastorno motor o sensorial
primario, sino que tiene entidad propia, aunque actualmente su total
independencia de otras alteraciones cognitivas está en debate.

Clínicamente podemos observar diferentes tipos de apraxias en
función de su etiología, sin embargo, no hay un consenso entre los
especialistas en cuanto a su clasificación. No obstante, podemos decir
que son trastornos que pueden evidenciarse en la práctica clínica
diaria y que pueden ayudarnos a realizar un diagnóstico diferencial
más preciso, por lo que explorarlas será parte importante de la evaluación neuropsicológica. En el caso de la degeneración corticobasal,
la apraxia se considera un rasgo característico presentándose típicamente apraxia ideomotora en la mayoría de los pacientes. Respecto
a la afasia progresiva primaria no fluente, esta puede asociarse con
la apraxia del habla y, en ocasiones, con la apraxia orofacial. Por otra
parte, la apraxia más habitual en la EA es la ideomotora, mientras que
en la demencia por DCLewy la ejecución en tareas de praxia constructiva suele presentar un rendimiento inferior al de los pacientes
con EA en fases más iniciales.

Dada la amplia variedad de términos sobre las praxias recogidos
en la literatura de las enfermedades neurodegenerativas, a continuación, se presentarán brevemente algunos de los tipos más comúnmente observados:

- Apraxia ideomotora: consiste en un déficit en la realización del
  movimiento dirigido a un objetivo. El paciente sabe lo que tiene

que hacer, pero no sabe cómo hacerlo. Se alteran el tiempo, la secuencia y la organización espacial del gesto.

- Apraxia ideacional o ideatoria: deterioro en la realización de secuencias de movimientos que requieren el uso de varios objetos en el orden correcto para lograr un propósito determinado (60); el paciente es incapaz de llevar a cabo una tarea de varios pasos, por ejemplo, prepararse una taza de café. Además, se observa la pérdida de conocimiento de la acción de las herramientas; el paciente no puede asociar una herramienta y un objeto con la acción correspondiente, por ejemplo, hace una pantomima de una acción (que es la representación gestual del uso del objeto) cuando se le pide que realice otra muy diferente. Hay que señalar que, aunque esta etiqueta es ampliamente utilizada, actualmente no existe un consenso entre los autores sobre cuál es la terminología más adecuada para referirse a este tipo de apraxia (apraxia ideacional vs conceptual), incluso se discute si existe una distinción entre ambas y algunos autores defienden claramente su independencia.

- Apraxia facial: es un término genérico que hace referencia a la incapacidad de controlar voluntariamente las expresiones o movimientos faciales. Dentro de esta categoría encontramos:

  - Apraxia orofacial: alteración en la ejecución de movimientos voluntarios de la cara relacionados con boca, lengua y garganta. Algunos autores la definen como un tipo específico de apraxia ideomotora y puede evaluarse mediante una orden verbal o una imitación.

  - Apraxia oculomotora: alteración en la ejecución de los movimientos oculares de forma voluntaria o bajo una orden verbal. El paciente tiene dificultades en las tareas de búsqueda visual y control dirigido.

  - Apraxia del habla: es un trastorno motor del habla que interfiere en la capacidad para programar el posicionamiento y la secuenciación de los movimientos musculares y producir como resultado un habla fonológica y prosódicamente normal. Suele ir acompañada de apraxia orofacial.

- Apraxia de la marcha: es una alteración de la marcha caracterizada por dificultades en la iniciación de los movimientos y espasticidad. El paciente da pasos cortos, pero es incapaz de levantar los pies del suelo (marcha magnética).

- Apraxia constructiva (61): es un déficit en la planificación y ejecución de los movimientos necesarios para organizar determinados elementos en el espacio con un objetivo (copiar un dibujo o hacer un puzle). El sujeto es incapaz de reproducir con precisión modelos visuales bidimensionales o tridimensionales. Los errores más típicos comprenden figuras incompletas o distorsionadas, incremento de ángulos rectos, formas irreconocibles, desplazamiento espacial y perseveración. Pueden presentarse fenómenos de *closing-in* (copiar anormalmente cerca o directamente sobre el modelo). Asimismo, es importante tener en cuenta la edad y la escolaridad, de hecho, es bastante frecuente que los ancianos sanos cometan errores en las tareas de copia de pentágonos y/o de cubos.

Evaluación de las praxias

Una adecuada exploración de la apraxia de las extremidades incluye la evaluación tanto unilateral como bimanual de la ejecución de múltiples gestos que deben realizarse en diferentes condiciones (a la orden verbal o por imitación). Suele valorarse mediante gestos transitivos, como el uso de herramientas (por ejemplo, usar un martillo), o gestos intransitivos, como los gestos simbólicos (por ejemplo, decir adiós con la mano) y los gestos sin sentido (por ejemplo, tocarse la frente con el dorso de la mano).

Damasio y Geschwind (62) plantearon diferentes déficits en la ejecución que podemos identificar durante la evaluación neuropsicológica: en la producción del movimiento correcto en respuesta a una orden verbal, en la imitación correcta de un movimiento, en la realización correcta de un movimiento en respuesta a un objeto mostrado y en la manipulación correcta de un objeto.

Una primera aproximación exploratoria para la evaluación de las dificultades apráxicas surge de la información que obtenemos en la entrevista clínica con el paciente al indagar en el nivel de ejecución en su vida diaria en actividades tan fundamentales para su independencia como utilizar correctamente los cubiertos, peinarse o lavarse los dientes. Sin embargo, también contamos con otras pruebas para explorar la apraxia de forma específica. Dos de las pruebas más empleadas para evaluar la apraxia ideomotora pertenecen al Test Barcelona (19) y son: el subtest imitación de posturas bilaterales, en el que el paciente debe realizar por imitación una serie de posturas con las manos (por ejemplo, un doble anillo entrelazado) y el subtest de gesto simbólico en el que debe realizar una serie de gestos simbólicos a la orden y por imitación (por ejemplo, hacer el saludo militar o el gesto de despedida). Mientras que para evaluar la apraxia ideacional o ideatoria contamos con el test de reconocimiento de pantomimas de Benton (63), que evalúa la comprensión del gesto realizado por el evaluador o el test de discriminación de gestos (64) que valora la adecuada discriminación del paciente entre movimientos correctos o incorrectos y la comprensión e identificación del gesto realizado por el evaluador.

Por último, aunque existe cierta controversia entre los autores a la hora de definir la apraxia constructiva, desde un punto de vista práctico puede observarse y evaluarse en la práctica clínica diaria mediante tareas como la copia de dibujos o el ensamblaje de objetos (cubos, rompecabezas) y debe distinguirse de otras dificultades específicas para formar letras (agrafia apráxica) o dígitos (agrafia para los números), así como de la reproducción parcial errónea observada en la negligencia espacial unilateral (omisión o distorsión de la mitad del estímulo contralateral a la lesión cerebral) (61). Por lo general, los test más empleados para evaluar este tipo de apraxia en demencias y que han demostrado ser más sensibles para la detección del deterioro cognitivo se basan en la copia de figuras de mayor o menor complejidad. En la Tabla 5.2 se describen los test neuropsicológicos más habituales para evaluar la praxis constructiva en demencias (7, 18, 25, 40).

Tabla 5.2. Test neuropsicológicos más habituales para evaluar las apraxias constructivas en demencias

Figura Compleja de Rey-Osterrieth (copia) (40)	Aunque existen varias formas de administración, la prueba consta, fundamentalmente, de una primera parte de copia de la figura para evaluar la apraxia y de una segunda parte de recuerdo de la misma para evaluar la memoria visual diferida. No obstante, también se puede administrar una prueba de reconocimiento. Se le presenta al paciente una figura compleja que debe de copiar con la mayor precisión posible. La figura se divide en 18 componentes de manera que la puntuación máxima es de 36 con un rango de 0 a 2: otorgándose dos puntos por cada elemento bien dibujado y situado, un punto por cada elemento bien dibujado o situado, 0,5 puntos por cada elemento reconocible y 0 puntos si se omite el elemento o está tan distorsionado que es irreconocible. Para puntuar esta prueba contamos con datos normativos en población española gracias al proyecto NEURONORMA.
Pentágonos (7)	El paciente debe copiar dos pentágonos entrelazados. Esta tarea forma parte del test Minimental de Folstein (1975), sin embargo, clínicos e investigadores también lo utilizan de forma directa, ya que este test tiene varias formas de corrección. La más empleada es el método binario usado en el MMSE; en este caso, se asigna una puntuación de 0 o 1 en función de si los pentágonos tienen cinco lados y 5 ángulos cerrados y, además, están entrelazados.

Figuras de la CERAD (25)	El paciente debe copiar cuatro figuras geométricas con la mayor precisión posible: un círculo, un rombo, una figura compuesta por dos rectángulos superpuestos (siendo uno de ellos más estrecho y alargado) y un cubo. Se puede obtener un máximo de 11 puntos. Si el círculo tiene forma circular y está cerrado se otorgan 2 puntos, si el rombo tiene cuatro lados, cuatro ángulos cerrados y los lados son aproximadamente iguales se otorgan 3, si las dos figuras tienen cuatro lados y la superposición es similar al modelo se dan 2 puntos y, por último, si el cubo es tridimensional, tiene la cara frontal bien orientada, los dos lados opuestos son paralelos y las líneas internas están bien dibujadas se asignan 4 puntos.
Subtest de cubos (WAIS-III) (18)	El test consta de 9 cubos (dos caras rojas, dos blancas y dos mitad y mitad) y 14 láminas con diseños de construcciones hechas con cubos que se van presentando en orden de menor a mayor dificultad (mínimo dos cubos y máximo de 9). Se le pide al paciente que reproduzca el modelo mostrado por el examinador y se registran tanto el tipo de errores como el tiempo empleado en realizar la tarea. Esta prueba también se considera una buena medida de organización visuoespacial y evalúa, además, habilidades motoras y planificación ejecutiva.

CERAD: Consorcio para el Establecimiento de un Registro de la Enfermedad de Alzheimer, WAIS-III: Escala de inteligencia de Wechsler para adultos-III

1.3.5. Procesamiento visual

Es la capacidad para identificar las partes y la configuración global de un objeto y para reconocer su posición en el espacio. Implica la percepción, selección, organización y utilización de información espacial permitiéndonos generar un esquema mental coherente para interactuar adecuadamente con nuestro entorno físico. Es, por tanto, un área compleja de la cognición que abarca múltiples procesos y que depende de una red de regiones cerebrales ampliamente distribuida, aunque con un predominio del hemisferio derecho (65).

Déficits visuoperceptivos

Dos de los déficits visuoperceptivos más comunes en los procesos neurodegenerativos son la agnosia visual y la prosopagnosia. La agnosia visual es una alteración del reconocimiento visual de los estímulos manteniéndose intactas la agudeza visual, la función lingüística y las funciones mentales superiores. El paciente tiene dificultades para analizar visualmente las características morfológicas de los estímulos. Es importante señalar que, aunque puede coexistir con otros tipos de déficits visuales, estos no pueden explicar la sintomatología y debe excluirse la ceguera cortical para su diagnóstico (66).

En cuanto a la prosopagnosia, esta es una alteración visuoperceptiva que afecta a la capacidad del paciente para reconocer caras familiares en ausencia de déficits intelectuales o cognitivos graves. Sin embargo, el paciente puede identificar a la persona por la voz o por otros rasgos característicos como la forma de andar o algún complemento o rasgo facial distintivo, aunque esto depende del grado de afectación, ya que este déficit neurológico se caracteriza por ser transversal o multimodal pudiendo, en este caso, afectar también al reconocimiento de las voces y los nombres (66). Se puede evaluar mediante pruebas de identificación de caras familiares y de personajes famosos.

Déficits visuoespaciales

La disfunción visuoespacial puede definirse como la dificultad para apreciar la posición de los estímulos en el espacio e integrarlos en un marco espacial coherente. Además, conlleva una dificultad para la realización de operaciones mentales que impliquen conceptos espaciales (67).

Las alteraciones visuoespaciales pueden observarse frecuentemente en pacientes con EA que, desde las primeras fases, se pierden de forma frecuente, olvidan dónde han dejado las gafas, la cartera o el móvil y comienzan a tener problemas para conducir, para aparcar el coche e incluso para recordar dónde lo han aparcado. De hecho, tal y como se ha establecido en diferentes estudios, la capacidad visuoespacial es uno de los factores que más contribuye al estado funcional de estos pacientes.

Evaluación del procesamiento visual

Muchas tareas visuoperceptivas y visuoespaciales dependen de otras capacidades cognitivas como la atención, y de otros factores importantes como la función motora o la edad, lo que a menudo puede complicar la interpretación del rendimiento del paciente en el aspecto a evaluar (68). Además, a la hora de diferenciar entre un envejecimiento normal y uno patológico hay que tener en cuenta que existen varias patologías neurodegenerativas que presentan típicamente déficits en el procesamiento visual desde sus fases más iniciales, de ahí la importante labor de realizar una adecuada evaluación neuropsicológica que nos permita llevar a cabo un buen diagnóstico diferencial. Por ejemplo, la capacidad de organización visuoperceptiva está más deteriorada en pacientes con DCLewy, que obtienen resultados significativamente peores que los pacientes con EA en pruebas de discriminación de objetos y formas, así como un mayor deterioro en pruebas de carácter más visuoespacial como los test de búsqueda visual. Parece que, además, este tipo de déficits en la percepción visual que presentan desempeña un importante papel en el desarrollo síntomas tan característicos de esta patología como las alucinaciones visuales.

La evaluación de la gnosis visual se realiza habitualmente mediante la utilización de pruebas de identificación de figuras superpuestas y de discriminación visual de formas en pacientes con EA de leve a moderada (ver tabla 4.3). Por otra parte, la mayoría de los test que se utilizan para evaluar déficits más específicos, como la prosopagnosia, se basan fundamentalmente en la presentación de una serie de fotografías de caras conocidas y/o desconocidas. Además, habitualmente se utilizan estímulos distractores o se muestran las caras en diferentes posiciones. Dependiendo del objetivo de la prueba, el paciente deberá indicar si se trata o no de una cara o si esa cara se ha presentado con anterioridad e identificarla. Algunos de los más utilizados son: el Benton Facial Recognition Test (BFRT) (69), el test de Memoria de Reconocimiento de Caras de Warrington (70) o Test de Memoria Facial de Cambridge (Cambridge Face Memory Test -CFMT) (71).

Por último, uno de los déficits visuocognitivos que se evalúa de forma cada vez más habitual en pacientes con enfermedades neurodegenerativas es la navegación espacial. Coughlan y colaboradores (72) la describen como el proceso de determinar y mantener una trayectoria entre distintos puntos de nuestro entorno. De un tiempo a esta parte, se están desarrollando nuevas pruebas de realidad virtual sensibles para la detección de este tipo de alteraciones en personas con riesgo de padecer una EA.

En la Tabla 5.3 se describen las pruebas neuropsicológicas más habituales para evaluar los déficits en el procesamiento visual en demencias (18,73-76).

Tabla 5.3. Test neuropsicológicos más empleados en la evaluación de los déficits en el procesamiento visual en demencias

Batería VOSP (73)	Tiene una prueba de screening inicial de detección de formas para determinar la capacidad visual y sensorial del paciente. Los sujetos con una puntuación igual o inferior a 15 no pueden realizar la batería completa. Consta de 4 subpruebas de percepción de objetos: Letras incompletas, Siluetas, *Decisión del objeto, *Siluetas progresivas. Y de 4 subpruebas de percepción del espacio: Recuento de puntos, *Discriminación de la posición, *Localización del número, Análisis de cubos. No se tiene en cuenta el tiempo de respuesta en ninguna de ellas. Minimiza la interferencia de otros aspectos cognitivos como el lenguaje o la función motora (131). * Estas tareas cuentan con datos normativos en población española gracias al proyecto NEURONORMA (148).
Test de Orientación de líneas (JLO) (74)	Consiste en la presentación de 30 ítems. Se muestra un cuaderno con 2 líneas situadas en la parte superior y una lámina de elección múltiple con líneas dispuestas en diferentes posiciones situada en la parte inferior. El evaluado debe señalar las líneas que son iguales a las de la muestra. La máxima puntuación es de 30. No se indica si la respuesta es correcta o no.
Test de figuras superpuestas Poppelreuter (75)	Se presentan 5 figuras superpuestas y el sujeto debe identificar cada una de ellas. Es demasiado sencillo para detectar defectos visuoperceptuales en fases leves y no es lo suficientemente sensible para diferenciar entre pacientes con deterioro cognitivo leve (DCL) y con enfermedad de Alzheimer leve.

Test de los 15 Objetos (15-OT) (76)	Se muestra una tarjeta en la que hay dibujados 15 dibujos lineales superpuestos de objetos comunes y el evaluado debe de identificar todos los objetos que vea. Se registra tanto el número de respuestas correctas como incorrectas. No se cronometra el tiempo de respuesta. Si el paciente no es capaz de nombrar el objeto por un problema de lenguaje se considera la respuesta como correcta si es capaz de describir el objeto identificado o de describir para qué sirve. Es más sensible a la progresión clínica del deterioro visuoperceptivo que otras tareas más sencillas como el Poppelreuter (152).
Test de figuras incompletas (WAIS-III) (18)	Es una subprueba de Razonamiento perceptivo de la batería WAIS de Weschler. Evalúa las capacidades de reconocimiento visual y organización perceptiva. Se le pide a la persona que observe detenidamente una serie de imágenes incompletas y vaya indicando la parte que les falta a cada una de ellas.

VOSP: Visual Object and Space Perception Test, JLO: Judgment of Line Orientation, 15-OT: Test de los 15 Objetos, WAIS-III: Escala de inteligencia de Wechsler para adultos-III

2. Evaluación neuropsiquiátrica en demencias

La manifestación de síntomas neuropsiquiátricos es muy común en los procesos neurodegenerativos y su presencia está asociada a una rápida progresión, así como a una alta comorbilidad y mortalidad. Se desconoce la prevalencia exacta, pero afecta a la gran mayoría de pacientes en algún momento de la enfermedad y, aunque fluctúan, rara vez llegan a desaparecer completamente. Existen múltiples causas por las que estos síntomas pueden llegar a presentarse tales como las necesidades básicas insatisfechas, el dolor, las infecciones, la inadecuación del entorno o la interacción de los procesos con algunos medicamentos. Realizar una buena evaluación con el objetivo de detectar los desencadenantes y tratar los síntomas precozmente mejorará la calidad de vida tanto de los pacientes como de sus familiares.

Existen varios tipos de síntomas neuropsiquiátricos, algunos más relacionados con la alteración del estado de ánimo (depresión, apatía, ansiedad), otros con estados de agitación (agresividad, irritabilidad, inquietud, deambulación) y otros más afines con sintomatología de tipo psicótico (alucinaciones auditivas, alucinaciones visuales y delirios) (77). Su aparición es más frecuente a medida que avanza la enfermedad, sin embargo, pueden ser una de las primeras manifestaciones clínicas en patologías degenerativas como la demencia fronto-temporal variante conductual o en una de las presentaciones atípicas de la EA, como es la variante frontal, incluso antes de que aparezca el deterioro cognitivo de forma evidente. Por lo tanto, su evaluación será fundamental desde el inicio del cuadro clínico. Es importante señalar que estos síntomas pueden presentarse de forma concurrente y que existen perfiles clínicos característicos que ayudarán al especialista a realizar un buen diagnóstico diferencial. Debemos tener en cuenta que los síntomas, aunque puedan coexistir, no tienen por qué presentarse a la vez ni tienen por qué presentarse todos y que será fundamental tener en cuenta la idiosincrasia de cada paciente.

Son los familiares, sobre todo los cónyuges o las personas con las que tienen una relación más habitual o cercana, los que son más conscientes desde el inicio de los cambios debidos a la sintomatología neuropsiquiátrica. De hecho, es un motivo habitual de consulta dado el desconcierto y la preocupación que puede llegar a generar en el entorno más cercano. Una vez aparecen estos síntomas, aumenta la carga de cuidado por las dificultades en el manejo y se convierte en una de las principales causas de institucionalización. Además, dentro del plan del tratamiento, es altamente recomendable seguir de cerca el estado anímico del cuidador principal a lo largo del curso de la enfermedad para poder derivarlo a un especialista en salud mental en el caso de que fuera necesario.

En la tabla 5.4 se incluyen los instrumentos de evaluación de síntomas neuropsiquiátricos más utilizados en demencias (78-85).

Tabla 5.4. Instrumentos de evaluación de síntomas Neuropsiquiátricos más utilizados en demencias

Inventario Neu-ropsiquiátrico (NPI) (78)	Por lo general, se administra al cuidador en forma de entrevista clínica. Cubre 12 dominios: delirios, alucinaciones, agitación/agresión, disforia/depresión, ansiedad, euforia/elación, apatía/indiferencia, desinhibición, irritabilidad/labilidad, comportamientos motores aberrantes, alteraciones nocturnas del comportamiento y trastornos del apetito/alimentación. Emplea una estrategia de cribado que puede minimizar el tiempo de administración de manera que examina más en profundidad solo aquellas áreas a las que el cuidador responde de forma positiva cuando se le interroga con las preguntas iniciales; en estos casos se determina tanto la frecuencia como la gravedad de cada comportamiento durante el último mes. También se registra la angustia que la presencia de este síntoma le provoca al cuidador. Existen varias versiones del NPI, como el NPI-C, que incluye dominios e ítems ampliados, así como una metodología de calificación por parte del clínico. Sin embargo, una de las más utilizadas es el NPI-Q que, además, está validada en población española. Se desarrolló para usarlo en la práctica clínica diaria. En este caso, no se realiza una entrevista, sino que es un cuestionario autoadministrado de dos páginas que contiene unas instrucciones para su cumplimentación. Los informantes suelen completar el NPI-Q en 5 minutos o menos. Por último, otra de las versiones está diseñada específicamente para el personal de enfermería: el NPI-NH. Es un instrumento de cribado para evaluar los síntomas neuropsiquiátricos en pacientes con demencia en el ámbito de las residencias geriátricas y está validada en castellano.
Inventario de Depresión de Beck (BDI) (79)	Es una escala de valoración para medir la gravedad y la intensidad de los síntomas en sujetos con depresión clínica. Se compone de 21 ítems que miden la depresión a lo largo de un continuo y una puntuación >20 indica depresión clínica.
Escala de Ansiedad y Depresión Hospitalaria (HADS) (80)	Es una escala autoadministrada que se desarrolló inicialmente con el objetivo de detectar estados de ansiedad y/o depresión en pacientes ambulatorios (ámbito hospitalario no psiquiátrico). Consta de una escala de ansiedad (HADS-A) y una de depresión (HADS-D) que tienen 7 ítems cada una, con una puntuación total posible de 0 a 21. Está validada en población española.

Escala de Depresión Geriátrica (GDS) (81)	La GDS es una escala autoadministrada de 30 ítems desarrollada originalmente para evaluar la depresión en ancianos sin demencia. No obstante, también ha demostrado ser sensible en el cribaje de ancianos con demencia de leve a moderada. Tiene varias versiones abreviadas, aunque la más empleada es la GDS-15. Todas ellas están validadas en población española.
Escala Cornell para la evaluación de la depresión en demencias (CSDD) (82)	La CSDD se desarrolló para la detección de la depresión en ancianos con demencia. Es una escala administrada por el clínico que se basa en la información obtenida tanto del paciente como del cuidador principal; siendo relevante también la impresión clínica. Consta de 19 ítems. Incluye, además, ítems relativos al bienestar físico, el sueño o el apetito y tarda en administrarse unos 30 minutos. Está validada en castellano.
Escala de Valoración de la Depresión de Hamilton (HDRS) (83)	Fue creada originalmente para la evaluación de los trastornos afectivos primarios, aunque ha demostrado ser válida también en pacientes con demencia y es ampliamente utilizada. Es una escala de valoración de la gravedad de los síntomas en pacientes previamente diagnosticados. Existen varias versiones desde su creación, aunque la más utilizada consta de 17 ítems y está adaptada al castellano.
Escala de valoración de la Ansiedad de Hamilton (HAS) (85)	Es una escala de valoración de la gravedad de la ansiedad y de la respuesta al tratamiento en pacientes previamente diagnosticados. Tiene 14 ítems y debe ser administrada por el clínico. La puntuación global máxima es de 56 puntos y se basa en dos factores: ansiedad psíquica y ansiedad somática. Está adaptada al castellano.

Inventario de Apatía (IA) (84)	Es una escala de valoración para la evaluación global de la apatía y también para aspectos más particulares como el embotamiento emocional, la falta de iniciativa y la falta de interés. El clínico administra la escala y se basa en la información obtenida tanto del paciente como del cuidador. Las preguntas hacen referencia a los cambios de comportamiento que se han producido desde el inicio de la enfermedad y el formato es similar al del NPI descrito anteriormente. Se desarrolló para explorar específicamente los aspectos emocionales, conductuales y cognitivos del síndrome apático, así como la conciencia del paciente acerca de los síntomas. Ha demostrado ser un instrumento fiable para evaluar tanto a pacientes ancianos sanos como con demencia.

NPI: Neuropsychiatric Inventory, NPI-NH: Neuropsychiatric Inventory-Nursing Home version, BDI: Beck Depression Inventory, HADS: Hospital Anxiety and Depression Scale, GDS: Geriatric Depression Scale, CSDD: Cornell Scale for Depression in Dementia, HDRS: Hamilton Depression Rating Scale, HAS: Hamilton Anxiety Scale, IA: Inventario de Apatía.

3. Bibliografía

1. Muñoz-Céspedes J., Tirapu-Ustárroz J. Rehabilitación neuropsicológica. Madrid: Síntesis; 2001.

2. Ardila A., Rosselli M. Neuropsicología clínica. México: El Manual Moderno; 2007.

3. Lezak M., Howieson D., Loring D., Hannay J., Fischer J. Neuropsychological Assessment. 4th ed. New York: Oxford University Press; 2004.

4. Howard D., Patterson K. Pyramids and Palmtrees: A test of semantic access from words and pictures. Bury St Edmunds, Suffolk: Thames Valley Test Company; 1992.

5. Pena-Casanova J., Blesa R., Aguilar M., Gramunt-Fombuena N., Gómez-Anson B., Oliva R. et al. Spanish Multicenter Normative Studies (NEURONORMA Project): Methods and Sample Characteristics. Archives of Clinical Neuropsychology. 2009 Jun 1;24(4):307-19.

6. Peña-Casanova J., Casals-Coll M., Quintana M., Sánchez-Benavides G., Rognoni T., Calvo L. *et al.* Estudios normativos españoles en población adulta joven (Proyecto NEURONORMA jóvenes): métodos y características de la muestra. Neurología. 2012 Jun;27(5):253-60.

7. Folstein M. F., Folstein S. E., McHugh P. R. Mini-mental state. J Psychiatr Res. 1975 Nov;12(3):189-98.

8. Nasreddine Z. S., Phillips N. A., BÃ©dirian V., Charbonneau S., Whitehead V., Collin I. *et al.* The Montreal Cognitive Assessment, MoCA: A Brief Screening Tool for Mild Cognitive Impairment. J Am Geriatr Soc. 2005 Apr;53(4):695-9.

9. Cacho Gutiérrez L. J., García García R., Arcaya Navarro J., Vicente Villardón J. L., Lantada Puebla N. Una propuesta de aplicación y puntuación del test del reloj en la enfermedad de Alzheimer. Rev Neurol. 1999;28(07):648.

10. Drake M., Butman J., Fontan L., Lorenzo J., Harris P., Allegri R. F. *et al.* [Screening for mild cognitive impairment: usefulness of the 7-Minute Screen Test]. Actas Esp Psiquiatr. 2003;31(5):252-5.

11. Martínez de la Iglesia J., Dueñas Herrerob R., Carmen Onís Vilchesa M., Aguado Tabernéa C., Albert Colomerc C., Luque Luquec R. Adaptación y validación al castellano del cuestionario de Pfeiffer (SPMSQ) para detectar la existencia de deterioro cognitivo en personas mayores de 65 años. Med Clin (Barc). 2001 Jan;117(4):129-34.

12. Carnero Pardo C., Montoro Ríos M. T. Test de las fotos. Rev Neurol. 2004;39(09):801.

13. Rami L., Molinuevo J. L., Sanchez-Valle R., Bosch B., Villar A. Screening for amnestic mild cognitive impairment and early Alzheimer's disease with M@T (Memory Alteration Test) in the primary care population. Int J Geriatr Psychiatry. 2007 Apr;22(4):294-304.

14. Carnero-Pardo C. El Eurotest: Test europeo de detección de deterioro cognitivo [Internet]. Universidad de Granada; 2006 [cited 2023 May 5]. Available from: http://neurologia.rediris.es/alzheimer/Tesisdoctoral.pdf

15. Reitan R. M., Wolfson D. The Halstead-Reitan Neuropsychological test battery: Theory and clinical interpretation. (2nd ed). Tucson, A. Z: Neuropsychological Press; 1993.

16. Leach L., Kaplan E., Rewilak D., Richards B., Proulx G. B. Kaplan-Baycrest Neurocognitive Assessment (manual). San Antonio: The Psychological Corporation; 2000.

17. Golden C. J., Hammeke T. A., Purisch A. D. Manual for the Luria-Nebraska neuropsychological battery. Los Angeles: Western Psychological Services; 1980.

18. Weschler D. Manual for the Wechsler Adult Intelligence Scale-Revised. San Antonio, TX: Psychological Corp.; 1981.

19. Peña-Casanova J. Programa integrado de exploración neuropsicológica «test Barcelona». Normalidad, semiología y patología neuropsicológica. Barcelona: Masson; 1991.

20. Peña-Casanova J., Guardia-Olmos J., Jarne-Esparcia A., Böhm P. Test Barcelona abreviado: desarrollo, puntuación global y validación. In: En J. Peña-Casanova, Normalidad, semiología y patología neuropsicológicas Programa Integrado de Exploración Neuropsicológica Test Barcelona Revisado. (2a ed.). Barcelona: Masson; 2005, p. 33-48.

21. Alegret M., Espinosa A., Valero S., Vinyes-Junqué G., Ruiz A., Hernández I. et al. Cut-off Scores of a Brief Neuropsychological Battery (NBACE) for Spanish Individual Adults Older than 44 Years Old. PLoS One. 2013 Oct 16;8(10):e76436.

22. Alegret M., Espinosa A., Ortega G., Pérez-Cordón A., Sanabria Á., Hernández I. et al. From Face-to-Face to Home-to-Home: Validity of a Tele-neuropsychological Battery. Journal of Alzheimer's Disease. 2021 Jun 15;81(4):1541-53.

23. Randolph C. Repeatable battery for the assessment of neuropsychological status. San Antonio, Texas: The Psychological Corporation; 1998.

24. Mattis S. Dementia rating scale: professional manual. Odessa, Florida: Psychological Assessment Resources; 1988.

25. Morris J. C., Heyman A., Mohs R. C., Hughes J. P., van Belle G., Fillenbaum G. et al. The Consortium to Establish a Registry for Alzheimer's Disease (CERAD). Part I. Clinical and neuropsychological assesment of Alzheimer's disease. Neurology. 1989 Sep 1;39(9):1159-65.

26. Maruff P., Lim Y. Y., Darby D., Ellis K. A., Pietrzak R. H., Snyder P. J. et al. Clinical utility of the cogstate brief battery in identifying cognitive

impairment in mild cognitive impairment and Alzheimer's disease. BMC Psychol. 2013 Dec 23;1(1):30.

27. Sahakian B. J., Owen A. M. Computerized assessment in neuropsychiatry using CANTAB: discussion paper. J R Soc Med. 1992 Jul;85(7):399-402.

28. Roth M., Tym E., Mountjoy C. Q., Huppert F. A., Hendrie H., Verma S. *et al.* CAMDEX: A Standardised Instrument for the Diagnosis of Mental Disorder in the Elderly with Special Reference to the Early Detection of Dementia. *British Journal of Psychiatry.* 1986 Dec 29;149(6):698-709.

29. López-Pousa S. CAMDEX-R: Prueba de Exploración Cambridge Revisada para la Valoración de los Trastornos Mentales en la Vejez. Adaptación española. Madrid: TEA Ediciones; 2003.

30. Rosen W. G., Mohs R. C., Davis K. L. A new rating scale for Alzheimer's disease. Am J Psychiatry. 1984 Nov;141(11):1356-64.

31. Peña-Casanova J., Aguilar M., Santacruz P., Bertran-Serra I., Hernández G., Sol J. M. *et al.* [Adaptation and normalization of the Alzheimer's disease Assessment Scale for Spain (NORMACODEM) (II)]. Neurologia. 1997 Feb;12(2):69-77.

32. Kueper J. K., Speechley M., Montero-Odasso M. The Alzheimer's Disease Assessment Scale-Cognitive Subscale (ADAS-Cog): Modifications and Responsiveness in Pre-Dementia Populations. A Narrative Review. Journal of Alzheimer's Disease. 2018 Apr 24;63(2):423-44.

33. Buschke H. Cued recall in Amnesia. J Clin Neuropsychol. 1984 Nov 4;6(4).

34. A. Rey. L'examen Psychologique Dans les cas D'encephalopathie Traumatique (Les Problems). Arch Psychol (Geneve). 1941;Vol. 28:215-85.

35. Alviarez-Schulze V., Cattaneo G., Pachón-García C., Solana-Sánchez J., Tormos J. M., Pascual-Leone A. *et al.* Validation and Normative Data of the Spanish Version of the Rey Auditory Verbal Learning Test and Associated Long-Term Forgetting Measures in Middle-Aged Adults. Front Aging Neurosci. 2022 Feb 9;14.

36. Delis D. C., Kramer J. H., Kaplan E., Ober B. A. California verbal learning test: Adult version manual. San Antonio, TX: The Psychological Corporation; 1987.

37. Benedet M. J., Alejandre M. A. TAVEC. Test de Aprendizaje Verbal España-Complutense. 2a ed. (revisada). Madrid: TEA Ediciones; 2014.

38. García-Herranz S., Díaz-Mardomingo M. del C., Suárez-Falcón J. C., Rodríguez-Fernández R., Peraita H., Venero C. Normative data for the Spanish version of the California Verbal Learning Test (TAVEC) from older adults. Psychol Assess. 2022 Jan;34(1):91-7.

39. Abikoff H., Alvir J., Hong G., Sukoff R., Orazio J., Solomon S. *et al.* Logical memory subtest of the wechsler memory scale: Age and education norms and alternate-form reliability of two scoring systems. J Clin Exp Neuropsychol. 1987 Aug 4;9(4):435-48.

40. Osterrieth P. A. Le test de copie d'une figure complex: Contribution a l'etude de la perception et de la memoire [The test of copying a complex figure: A contribution to the study of perception and memory]. Arch Psychol (Geneve). 1944;28:1021-34.

41. Benton A. The revised visual retention test: clinical and experimental applications. 3rd ed. New York: Psychological Corporation; 1963.

42. Kaplan E. F., Goodglass H., Weintraub S. The Boston Naming Test. Philadelphia: Lea y Febiger; 1983.

43. Salmon D. P., Heindel W. C., Lange K. L. Differential decline in word generation from phonemic and semantic categories during the course of Alzheimer's disease: Implications for the integrity of semantic memory. Journal of the International Neuropsychological Society. 1999 Nov 1;5(7):692-703.

44. Peraita Adrados H. Batería de evaluación de la memoria semántica en demencia tipo Alzheimer (EMSDA; Peralta, González-Labra, Sánchez Bernardos y Galeote, 2000 y 2001) : algunos aspectos aclaratorios y complementarios. Revista de Psicopatología y Psicología Clínica. 2006 May 1;11(2).

45. Patterson K. Neurociencia Cognitiva de la memoria semántica. Revista Argentina de Neuropsicología. 2005;5:25-36.

46. Adlam A. L. R., Patterson K., Bozeat S., Hodges J. R. The Cambridge Semantic Memory Test Battery: Detection of semantic deficits in semantic dementia and Alzheimer's disease. Neurocase. 2010 Jun;16(3):193-207.

47. Pozueta A., Lage C., Martínez M. G., Kazimierczak M., Bravo M., López-García S. *et al.* A Brief Drawing Task for the Differential Diagnosis of Semantic Dementia. *Journal of Alzheimer's Disease.* 2019 Oct 29;72(1):151-60.

48. Gorno-Tempini M. L., Hillis A. E., Weintraub S., Kertesz A., Méndez M., Cappa S. F. *et al.* Classification of primary progressive aphasia and its variants. Neurology. 2011 Mar 15;76(11):1006-14.

49. Spreen O., Benton A. The Neurosensory Center Comprehensive Examination for Aphasia. Victoria, Canada: BC; 1969.

50. Benton A., Hamsher K. S. Multilingual aphasia examination. Iowa City: University of Iowa; 1989.

51. Tirapu-Ustárroz J., Ríos Lago M., Maestú Unturbe F. Manual de neuropsicología. Barcelona: Viguera; 2012.

52. Del Pino Sáez R., Peña Lasa J., Ibarretxe Bilbao N., Schretlen D. J., Ojeda del Pozo N. Test modificado de clasificación de tarjetas de Wisconsin: normalización y estandarización de la prueba en población española. Rev Neurol. 2016;62(05):193.

53. Golden C., Freshwater S., Golden Z. Stroop Color and Word Test. Psyc-TESTS Dataset. American Psychological Association (APA); 2012.

54. Reitan R. M. Trail making test: Manual for administration and scoring. Tucson, AZ: Reitan Neuropsychology Laboratory; 1992.

55. Shallice T. Specific impairments of planning. Philosophical Transactions of the Royal Society of London B, Biological Sciences. 1982 Jun 25;298(1089):199-209.

56. Simon H. A. The functional equivalence of problem-solving skills. Cogn Psychol. 1975 Apr;7(2):268-88.

57. Corsi P. Memory and the medial temporal region of the brain. [Montreal]: McGill University; 1972.

58. Dubois B., Slachevsky A., Litvan I., Pillon B. The FAB: A frontal assessment battery at bedside. Neurology. 2000 Dec 12;55(11):1621-6.

59. Baumard J., Le Gall D. The challenge of apraxia: Toward an operational definition? Cortex. 2021 Aug;141:66-80.

60. Liepmann H. Apraxie. Brugsch H (Hrsg), editor. Wien Berlin: Ergebnisse der gesamten Medizin. Urban & Schwarzenberg; 1920. 516-543 p.

61. Cubelli R., Della Sala S. Constructional Apraxia. Cortex. 2018 Jul;104:127.

62. Geschwind N., Damasio A. Apraxias. In: J. A. M. Frederiks, editor. Handbook of Clinical Neurology. New York: New York: Elsevier.; 1985. p. 423-32.

63. Benton A. L., Varney N. R., Hamsler K. Visuospatial judgement: A clinical test. Arch Neurol. 1978;35:364-7.

64. Heilman D. R., Weisbuch J. B., Blair R.W., Graf L. L. Motorcycle-Related trauma, and helmet usage in North Dakota. Ann Emerg Med. 1982 Dec;11(12):659-64.

65. Possin K. L. Visual spatial cognition in neurodegenerative disease. Neurocase. 2010 Nov 30;16(6):466-87.

66. Junqué C., Barroso J. D. Manual de Neuropsicología. Madrid: Síntesis; 2009.

67. Geldmacher D. S. Visuospatial dysfunction in the neurodegenerative diseases. Frontiers in Bioscience. 2003;8(5):1143.

68. Salimi S., Irish M., Foxe D., Hodges J. R., Piguet O., Burrell J. R. Can visuospatial measures improve the diagnosis of Alzheimer's disease? Alzheimer's & Dementia: Diagnosis, Assessment & Disease Monitoring. 2018 Jan 6;10(1):66-74.

69. Benton A. L., Sivan A. B., Hamsher K. D. S, Varney N. R., Spreen O. Facial recognition: Stimulus and multiplechoice pictures. A. L. Benton, A. B. Sivan, K. D. S. Hamsher, N. R. Varney, O. Spreen, editors. Oxford University Press; 1983. 30-40 p.

70. Warrington E. Recognition Memory Test. Windsor, England: NFER-Nelson; 1984.

71. Duchaine B., Nakayama K. The Cambridge Face Memory Test: Results for neurologically intact individuals and an investigation of its validity using inverted face stimuli and prosopagnosic participants. Neuropsychologia. 2006 Jan;44(4):576-85.

72. Coughlan G., Laczó J., Hort J., Minihane A. M., Hornberger M. Spatial navigation deficits-overlooked cognitive marker for preclinical Alzheimer disease? Nat Rev Neurol. 2018 Aug 6;14(8):496-506.

73. Warrington E. K., James M. The visual object and space perception battery (VOSP). Bury St. Edmunds, Suffolk: Thames Valley Test Company; 1991.

74. Benton A. L. Visuospatial Judgment. Arch Neurol. 1978 Jun 1;35(6):364.

75. Poppelreuter W. Die Psychischen Schaedungen durch Kopfschuss in Krieg. In Leipzig: Voss.; 1917, p. 1914-6.

76. Pillon B., Dubois B., Bonnet A. M., Esteguy M., Guimaraes J., Vigouret J. M. *et al.* Cognitive slowing in Parkinson's disease fails to respond to levodopa treatment: The 15-objects test. Neurology. 1989 Jun 1;39(6):762-762.

77. Kales H. C., Gitlin L. N., Lyketsos C. G. Assessment, and management of behavioral and psychological symptoms of dementia. BMJ. 2015 Mar 2;350(mar02 7):h369-h369.

78. Cummings J. L., Mega M., Gray K., Rosenberg-Thompson S., Carusi D. A., Gornbein J. The Neuropsychiatric Inventory: Comprehensive assessment of psychopathology in dementia. Neurology. 1994 Dec 1;44(12):2308-2308.

79. BECK A. T. An Inventory for Measuring Depression. Arch Gen Psychiatry. 1961 Jun 1;4(6):561.

80. Zigmond A. S., Snaith R. P. The Hospital Anxiety and Depression Scale. Acta Psychiatr Scand. 1983 Jun;67(6):361-70.

81. Yesavage J. A., Sheikh J. I. Geriatric Depression Scale (GDS). Clin Gerontol. 1986 Nov 18;5(1-2):165-73.

82. Alexopoulos G. S., Abrams R. C., Young R. C., Shamoian C. A. Cornell scale for depression in dementia. Biol Psychiatry. 1988 Feb;23(3):271-84.

83. Hamilton M. A rating scale for depression. J Neurol Neurosurg Psychiatry. 1960 Feb 1;23(1):56-62.

84. Robert P. H., Clairet S., Benoit M., Koutaich J., Bertogliati C., Tible O. *et al.* The Apathy Inventory: assessment of apathy and awareness in Alzheimer's disease, Parkinson's disease, and mild cognitive impairment. Int J Geriatr Psychiatry. 2002 Dec;17(12):1099-105.

85. Hamilton M. The assessment of anxiety states by rating. *British Journal of Medical Psychology.* 1959 Mar;32(1):50-5.

Capítulo 6

El diagnóstico de imagen

Sergi Borrego Écija, neurólogo,

Unidad de Alzheimer y Otros Trastornos Cognitivos,
Servicio de Neurología, Hospital Clínic Barcelona
borrego@clinic.cat

Diana Esteller, neuróloga,

Unidad de Alzheimer y Otros Trastornos Cognitivos,
Servicio de Neurología, Hospital Clínic Barcelona
desteller@clinic.cat

HEADINGS

- El surgimiento de nuevas técnicas de neuroimagen ha revolucionado el papel de estas técnicas en la atención de los pacientes con demencia.
- La neuroimagen estructural permite descartar causas secundarias de demencia, pero también evaluar patrones de atrofia cerebral que pueden sugerir una etiología primaria de la demencia.
- La neuroimagen funcional permite evaluar el metabolismo cerebral y visualizar patrones de disfunción cerebral que orienten a la existencia y etiología del deterioro cognitivo.

- El surgimiento de técnicas de neuroimagen molecular como el PET de amiloide y permiten el diagnóstico etiológico en vivo de los pacientes con enfermedad de Alzheimer.

RESUMEN

En la actualidad, las exploraciones de neuroimagen desempeñan un papel fundamental en el diagnóstico y seguimiento de las demencias. Su función ha evolucionado desde su enfoque tradicional, que consistía en descartar causas secundarias tratables de demencia, como la demencia vascular o la hidrocefalia normotensiva del adulto, hasta adquirir un papel primordial en el diagnóstico. Hoy día, es incluso posible realizar el diagnóstico etiológico de demencias primarias, como la enfermedad de Alzheimer, utilizando técnicas de neuroimagen molecular, como el PET de amiloide.

La neuroimagen ha revolucionado el campo de la demencia al proporcionar información visual y detallada sobre el cerebro. Dada la vulnerabilidad selectiva de las demencias neurodegenerativas, estas exploraciones permiten identificar cambios estructurales y funcionales que están asociados con distintos tipos de demencia. La neuroimagen molecular puede además identificar los cambios neuropatológicos subyacentes a la demencia. Además del diagnóstico, la neuroimagen también juega un papel importante en el seguimiento de las demencias a lo largo del tiempo. Permite evaluar la progresión de la enfermedad, identificar cambios en el cerebro y ajustar los tratamientos en consecuencia.

En resumen, las exploraciones de neuroimagen han pasado de tener un papel secundario en el descarte de causas tratables de demencia a ser una herramienta fundamental en el diagnóstico y seguimiento de las demencias. Estas técnicas han mejorado la precisión diagnóstica y han permitido identificar in vivo características específicas de cada tipo de demencia.

1. Introducción

El surgimiento de la neuroimagen resultó en una revolución de la neurología. Antes de su aparición, los neurólogos dependían totalmente de la exploración neurológica para inferir la lesión en la estructura y función del cerebro y la confirmación del diagnóstico solo era posible después de la muerte. En 1971, el surgimiento de la TC craneal, hizo posible, por primera vez, ver dentro del cráneo de sujetos vivos(1). Posteriormente los desarrollos de la resonancia magnética (RM) cerebral y la tomografía por emisión de positrones (PET) vinieron a ampliar las posibilidades diagnósticas de la imagen en medicina.

Del mismo modo, en las últimas décadas la neuroimagen se ha convertido en un aspecto esencial en el estudio de las demencias. Tradicionalmente, el papel de la neuroimagen en las demencias se limitaba a descartar causas secundarias de demencia como tumores cerebrales, lesiones vasculares o abscesos cerebrales. No obstante, en las últimas décadas la neuroimagen ha continuado ampliando sus posibilidades y hoy día su papel actual va mucho más allá: las actuales técnicas de neuroimagen pueden detectar y cuantificar el cambio estructural del cerebro en las enfermedades neurodegenerativas, medir sus alteraciones funcionales e incluso detectar la presencia de las alteraciones moleculares específicas de cada enfermedad. Con todo ello, la neuroimagen se ha convertido en una herramienta indispensable en el diagnóstico y seguimiento de las demencias. Por ello, el clínico debe familiarizarse con ellas, conocer sus fortalezas y limitaciones con el objetivo de una correcta interpretación de estas.

2. Técnicas de neuroimagen cerebral

Las técnicas de neuroimagen son una valiosa herramienta para la evaluación y diagnóstico de los pacientes en neurología, ya que permiten visualizar los cambios cerebrales en vida. El número de técnicas de neuroimagen ha proliferado enormemente en las últimas décadas. Muchas de ellas tienen una clara aplicación práctica en el estudio del deterioro cognitivo y las demencias. Aunque estas técnicas pueden ser clasificadas de diversos modos, la clasificación más extendida y útil es en función a la característica cerebral que medida por cada técnica: su morfología, su función o sus características moleculares. De este modo, las pruebas de neuroimagen pueden dividirse en técnicas estructurales, funcionales y moleculares. A continuación, se expone una explicación de las diferentes técnicas con aplicabilidad clínica en el estudio del deterioro cognitivo:

2.1. Neuroimagen estructural

Las técnicas de neuroimagen estructural se caracterizan por proporcionar una imagen estática de la estructura, morfología y anatomía del cerebro. Se pueden utilizar diferentes tipos de equipos de imágenes para capturar dichas imágenes:

2.1.1. Tomografía computarizada (TC):

La TC permite realizar una imagen del cerebro a través de rayos X. Mientras que en una radiografía convencional los rayos X se obtienen en la dirección de una única proyección, la TC obtiene múltiples imágenes que se emiten desde un gran número de proyecciones, pues la fuente de rayos X y los detectores realizan movimientos de rotación alrededor del paciente. Esta técnica permite obtener una imagen cerebral de forma rápida y no invasiva. No obstante, su resolución es menor a la de otras técnicas como la RMN. Por otro lado, la utilización de rayos X para la obtención de las imágenes implica una radiación ionizante sobre el paciente.

2.1.2. Resonancia Magnética (RM) Nuclear:

La RM es una técnica de imagen no invasiva que utiliza un fuerte campo magnético y ondas de radio para producir imágenes detalladas del cerebro. Durante el procedimiento, el paciente se coloca en una mesa deslizante que se introduce en la máquina de resonancia o escáner. Dentro del escáner, los imanes de la RM crean un campo magnético intenso que alinea los átomos de hidrogeno del cuerpo. Posteriormente se emiten señales de ondas de radio que excitan estos átomos, y cuando vuelven a su estado original emiten señales que son capturadas por sensores. Los distintos tejidos corporales emiten diferentes señales, haciendo posible reconstruir una imagen diferenciada.

Esta técnica es particularmente útil para detectar tumores, lesiones y anomalías en el cerebro, así como cambios estructurales como la atrofia (pérdida de volumen o encogimiento de una estructura por la muerte neuronal) que se produce en las demencias primarias. La resonancia magnética no implica radiación para el sujeto.

2.1.2.1. Protocolo de secuencias en RMN:

En el proceso de obtener imágenes mediante resonancia magnética, disponemos de diversas secuencias de pulsos, cada una diseñada para examinar con mayor precisión diferentes aspectos de la anatomía y morfología anatómica. En el estudio de las demencias se recomienda la realización de las siguientes secuencias de RMN:

- Una secuencia T1 con alta resolución para obtener imágenes volumétricas con un alto contraste entre la sustancia gris y la sustancia blanca en vistas a valorar los patrones de atrofia cerebral.
- Una secuencia *Fluid Attenuation Inversion Recovery (FLAIR)* para valoración de lesiones de sustancia blanca, así como lesiones ubicadas en la corteza y regiones subcorticales.

- Una secuencia de difusión, especialmente si se sospecha la posibilidad de enfermedad priónica.
- Una secuencia potenciada en susceptibilidad paramagnética para valoración de microhemorragias y/o siderosis superficial.
- En casos seleccionados puede ser necesario realizar estudios con contraste o angioRM para el estudio de la vascularización cerebral, pero no están indicados de forma rutinaria.

2.1.2.2. Escalas visuales de atrofia:

En la valoración inicial de todo paciente con deterioro cognitivo debe incluirse una neuroimagen estructural (TC o RMN). Como se mencionó anteriormente, el papel tradicional de la neuroimagen estructural en el diagnóstico de la demencia ha sido el de descartar causas secundarias potencialmente tratables (como la hidrocefalia normotensiva del adulto o lesiones tumorales). No obstante, este papel se ha visto extendido en las últimas décadas hacía el apoyo al diagnóstico de las demencias primarias. Dado que las diferentes enfermedades neurodegenerativas suelen presentar un patrón selectivo de atrofia cerebral, mediante la valoración del patrón de atrofia cortical, las pruebas de neuroimagen estructural pueden orientar hacia la entidad neurodegenerativa subyacente.

Los estudios estructurales permiten la medición de parámetros como el volumen o el grosor cortical por programas informáticos(2). Al margen de estos programas, se han desarrollado varias escalas visuales que permiten valorar de una forma rápida el grado de atrofia de distintas áreas cerebrales. A continuación, se exponen las más utilizadas en la práctica clínica habitual:

Escala de atrofia cortical global (GCA): Esta escala permite evaluar de forma semicuantitativa el grado de atrofia cerebral(3). Para ello puntúa en una escala de 0 a 3 la severidad de la atrofia de 13 regiones cerebrales. La puntuación total es el resultado de la suma de cada región (Tabla 1).

Tabla 6.1. Escala de atrofia cortical global (GCA) propuesta por Pasquier y colaboradores

Localizaciones	Intensidad de la atrofia
Dilatación de surcos cerebrales	
Frontal derecho Frontal izquierdo Temporal derecho Temporal izquierdo Parietooccipital derecho Parietooccpital izquierdo	No atrofia Atrofia leve Atrofia moderada Atrofia Severa
Dilatación ventricular	
Asta frontal del ventrículo lateral derecho Asta frontal del ventrículo lateral izquierdo Asta temporal del ventrículo lateral derecho Asta temporal del ventrículo lateral izquierdo Asta occipital del ventrículo lateral derecho Asta occipital del ventrículo lateral izquierdo Tercer ventrículo	

Escala de atrofia del lóbulo temporal medial (MTA). La escala MTA, desarrollada por Scheltens en 1992, se utiliza para medir el grado de atrofia cortical en las estructuras de la región mesial de cada lóbulo temporal(4). Según el grado de atrofia de cada región temporomedial se otorga una puntuación de 0 a 4 (Figura 1).

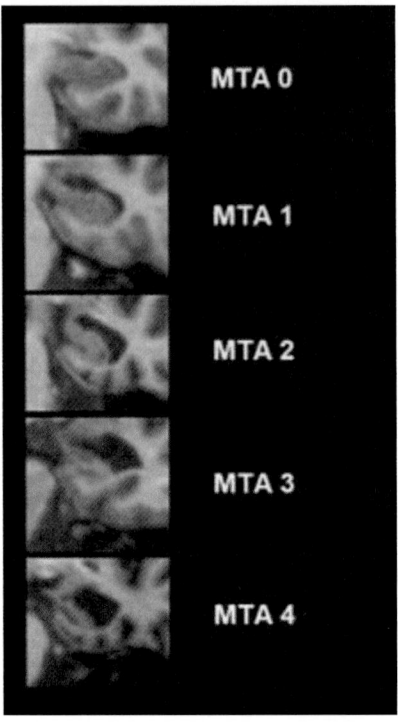

*Figura 6.1. Escala de atrofia del lóbulo
temporal medial de Scheltens.*

- *Escala de atrofia parietal (Koedam):* Evalúa la atrofia parietal en tres regiones (corteza cingulada posterior, precúneo y regiones parietales superiores). Para la puntuación (de 0 a 3 según severidad de la atrofia) se evalúan estas regiones en las 3 proyecciones ortogonales (sagital, coronal y axial) escogiendo la más elevada(5).
- *Escala Fazekas para la evaluación de lesiones de sustancia blanca:* es una herramienta de evaluación utilizada en neurología para medir la gravedad de la lesión de la sustancia blanca en el cerebro(6). La escala de Fazekas clasifica los cambios en la sustancia blanca periventricular y profunda del cerebro en una escala de 0 a 3, siendo 0 la ausencia de lesiones y 3 la presencia de lesiones graves y extensas (Figura 2 y Tabla 2).

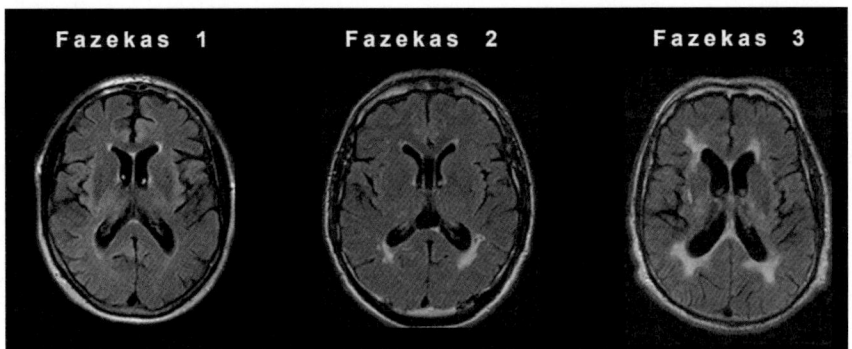

Figura 6.2: Ejemplo de diferentes grados de afectación en la escala Fazekas: realce periependimario a nivel periventricular (a y b) y lesiones puntiformes aisladas en sustancia blanca profunda (b y c) correspondientes a Fazekas 1; halo periependimario y lesiones confluentes a nivel de sustancia blanca profunda (d, e y f) correspondientes a Fazekas 2; halo periependimario que se extiende a sustancia blanca profunda (g y h) y grandes áreas confluentes (h e i), correspondientes a Fazekas 3.

Tabla 6.2: Escala Fazekas para la evaluación de lesiones de sustancia blanca en el cerebro

Localización	Índice de severidad			
	0	1	2	3
Periventricular	Ausente	Realce periependimario	Halo suave periependimario	Halo periependimario que se extiende a sustancia blanca profunda
Sustancia blanca profunda	Ausente	Lesiones puntiformes aisladas	Lesiones puntiformes confluentes	Grandes áreas confluentes

2.2. Neuroimagen funcional

Las técnicas de neuroimagen funcional son métodos no invasivos para medir la actividad cerebral durante diversas tareas cognitivas o conductuales. En estos casos, lo que se obtiene es una visión de la actividad metabólica y el funcionamiento cerebral, pero que no muestra detalles anatómicos ni morfológicos con tanta nitidez como las técnicas estructurales. Las técnicas funcionales nos ayudan a comprender qué regiones del cerebro están involucradas en procesos mentales específicos, así como a identificar regiones hipoactivas en probable relación a un proceso neurodegenerativo subyacente. Dentro de este grupo de técnicas encontramos las siguientes:

2.2.1. Tomografía computarizada por emisión de fotón único (SPECT)

SPECT utiliza un marcador radiactivo (radiofármaco) que se inyecta en el torrente creando una imagen detallada de la actividad del flujo sanguíneo en el cerebro. El radiofármaco es captado por una gammacámara que realizará un examen de la zona a estudiar Esta técnica es útil para identificar áreas de flujo reducido, un marcador de hipometabolismo e hipofunción cerebral, lo que puede sugerir la presencia de demencia.

2.2.2. Tomografía por emisión de positrones (PET)

La PET es una técnica de imagen que utiliza una pequeña cantidad de un trazador radiactivo para producir imágenes tridimensionales de los procesos metabólicos y bioquímicos del cuerpo. Dicho trazador se encuentra constituido por una molécula biológicamente activa (como la glucosa, aminoácidos, agua o péptidos) unida a un marcador radiactivo llamado radionúclido. Dicho trazador se inyecta en el torrente sanguíneo y es absorbido por células que metabolizan la molécula activa. Cuando la molécula activa que conforma el trazador es consumida por las neuronas, el marcador radiactivo se acumula en el tejido, de forma que, cuanto más activo sea, mayor será la cantidad de trazador acumulada y mayor será la radiación que emite, lo que permite medir la función y la actividad cerebral. Existen múltiples marcadores unidos a diferentes moléculas, cada uno con propiedades únicas. La elección del trazador depende del proceso biológico específico que se esté estudiando y de los objetivos del estudio PET. Así pues, la PET se puede utilizar para medir los cambios en el flujo sanguíneo, el metabolismo de la glucosa o la densidad del receptor de neurotransmisores. En el campo de las demencias, el trazador que más se utiliza es el Flúor-18 fluorodesoxiglucosa (FDG), el cual permite valorar el metabolismo celular mediante el consumo de glucosa. De dicha manera, las exploraciones PET pueden detectar cambios en el metabolismo de la glucosa y por ende en la función de ciertas partes del cerebro, lo que puede indicar la presencia de demencia y orientar a la etiología.

2.2.3. Escáner del transportador de dopamina (DAT-SCAN):

El DAT-SCAN utiliza un trazador radiactivo, generalmente el [^123I] ioflupano, que se administra por vía intravenosa al paciente. Este trazador se une específicamente a los transportadores de dopamina en el cerebro. Luego, se realiza una tomografía computarizada (TC) o una tomografía por emisión de positrones (PET) para visualizar la distribución y la densidad de los transportadores de dopamina en diferentes regiones del cerebro. Al evaluar la función de los transportadores de dopamina, el DAT-SCAN puede ayudar a los médicos a distinguir entre enfermedades neurodegenerativas como la enfermedad de Parkinson, la demencia con cuerpos de Lewy y otros trastornos que pueden presentar síntomas similares.

2.2.4. Imágenes por resonancia magnética funcional (fMRI):

fMRI es una técnica de imagen funcional no invasiva que mide los cambios en el flujo sanguíneo y la oxigenación en el cerebro, que están relacionados con cambios en la actividad neuronal. Al medir estos cambios, la fMRI puede identificar qué regiones del cerebro están activas durante una tarea. La fMRI se puede utilizar para evaluar la función cognitiva en personas con demencia, como la memoria y el procesamiento del lenguaje.

2.3. Neuroimagen molecular

Como se mencionó previamente, tanto la neuroimagen estructural como la neuroimagen funcional buscan objetivar la atrofia e hipometabolismo cerebral resultante de la neurodegeneración, pero son inespecíficas a la etiología de las mismas. En estos casos, dado que las diferentes enfermedades neurodegenerativas suelen presentar una vulnerabilidad selectiva (esto es, afectan predominantemente a determinadas neuronas o regiones cerebrales), es posible inferir la causa por la localización de la atrofia o hipometabolismo cerebral. No obstante, esta inferencia no siempre es específica y ocurre solo en fases relativamente avanzadas de la enfermedad (cuando ya existe neurodegeneración). La necesidad de una prueba capaz de determinar de forma específica y precoz la etiología de la neurodegeneración llevó al diseño de las pruebas de neuroimagen molecular. Los estudios neuropatológicos muestran que la base común a las enfermedades neurodegenerativas es el depósito patológico de proteínas en el cerebro. Diferentes enfermedades presentan acúmulo de diferentes proteínas, como las proteínas amiloide y tau en la enfermedad de Alzheimer, la proteína alpha-sinucleína en la enfermedad de Parkinson o la proteína TDP-43 en la esclerosis lateral amiotrófica. Llamamos neuroimagen molecular a aquellas pruebas de neuroimagen capaces de detectar los aspectos moleculares y bioquímicos del cerebro, tales como el depósito anómalo de proteínas.

2.3.1. PET-amiloide:

La Tomografía por Emisión de Positrones (PET) permite el diagnóstico molecular de la enfermedad de Alzheimer mediante la detección de la patología amiloide. El PET de amiloide se basa en la inyección de un trazador radiactivo que se une específicamente a las placas de amiloide en el cerebro. Este trazador emite una señal detectable por la máquina de PET, que luego se utiliza para generar imágenes tridimensionales del cerebro. Estas imágenes proporcionan información detallada sobre la distribución y cantidad de placas de amiloide presentes en diferentes regiones del cerebro.

Actualmente existen varios ligandos de β-amiloide para ser utilizados en el PET. El primero en ser desarrollado fue el compuesto Pittsburgh (PiB), un análogo de la tioflavina (7). En España, existen tres trazadores aprobados: 18F-Florbetapir, 18F-Florbetaben y 18F-Flutemetamol. Estos trazadores han demostrado la capacidad para detectar el amiloide cerebral en múltiples estudios, y sus resultados se correlacionan con otros biomarcadores como los niveles de amiloide en líquido cefalorraquídeo e incluso con los el hallazgo de una carga moderada o alta de placas seniles neuríticas de amiloide en los estudios neuropatológicos postmortem (8). De este modo, el PET de amiloide puede ayudar a diferenciar entre la enfermedad de Alzheimer y otras formas de demencia, ya que la presencia de placas de amiloide es específica de la enfermedad de Alzheimer. No obstante, la tasa de positividad de PET-amiloide en individuos cognitivamente sanos aumenta con la edad, estimándose que, por encima de los 75 años, un 20 % de los sujetos sanos podrían presentar un PET de amiloide. Por este motivo, la mayoría de las guías clínicas recomiendan limitar el uso de PET amiloide a sujetos menores de 75 años en fase de deterioro cognitivo leve, formas de presentación atípicas o con diagnóstico no concluyente después de otras pruebas complementarias.

2.3.2. PET de Tau

Tau es una proteína que se encuentra normalmente en las neuronas y juega un papel fundamental en la estabilización de los microtúbulos del citoesqueleto celular. Varias enfermedades neurodegenerativas, como la enfermedad de Alzheimer y algunas formas de demencia frontotemporal, presentan un depósito anómalo de proteína tau en las neuronas en forma de ovillos neurofibrilares. Esta acumulación anormal se asocia a la degeneración y muerte neuronal. El PET de tau permite visualizar, localizar y cuantificar la distribución de proteína tau. En la actualidad, no hay ningún marcador de Tau aprobado en España para el diagnóstico clínico de la enfermedad de Alzheimer. Sin embargo, varios trazadores de la proteína tau se encuentran en etapa de investigación clínica y han mostrado resultados prometedores. Entre ellos, el 18F-Flortaucipir ha recibido la aprobación de la Administración de Alimentos y Medicamentos (FDA) de Estados Unidos.

3. Neuroimagen en demencias primarias

El término «demencias primarias» hace referencia a un grupo de enfermedades neurodegenerativas que causan una disminución progresiva de las capacidades cognitivas, incluidas la memoria, el pensamiento y las habilidades de razonamiento. Estas enfermedades se caracterizan por la pérdida gradual e irreversible de células y conexiones cerebrales que afectan la capacidad del cerebro para funcionar correctamente. Están producidas por un depósito de proteína anormalmente plegada a nivel cerebral que conlleva una toxicidad celular y pérdida neuronal progresiva. Dicho grupo incluye las demencias producidas por la enfermedad de Alzheimer, la demencia con cuerpos de Lewy, las demencias frontotemporales y las enfermedades priónicas.

Como norma general, las diferentes enfermedades neurodegenerativas que causan las demencias primarias poseen un perfil de lesión topográfico resultado de una vulnerabilidad selectiva de estas enfermedades a determinadas áreas cerebrales. A continuación, se mencionan las características de neuroimagen de las demencias más importantes en la práctica clínica:

3.1. Neuroimagen en enfermedad de Alzheimer

La enfermedad de Alzheimer es la causa de demencia más frecuente. Neuropatológicamente se caracteriza por el depósito extra neuronal de proteína amiloide e intraneuronal de proteína tau. La distribución de los depósitos de estas dos proteínas condiciona los hallazgos de la neuroimagen de la enfermedad de Alzheimer: por un lado, la proteína amiloide sigue una distribución y evolución centrípeta, iniciándose su depósito primero en las áreas corticales y luego descendiendo a regiones subcorticales (9). Por el otro, la proteína tau inicia su depósito núcleos del tronco encefálico, como el locus coeruleus, progresan primero a áreas corticales temporomediales como el hipocampo y finalmente se extienden al resto del córtex cerebral (10).

El hallazgo principal y más precoz en imagen estructural en la EA típica es la atrofia cerebral de predominio temporal medial (corteza entorrinal y el hipocampo). Dicha afectación suele ser simétrica, aunque ocasionalmente puede existir afectación asimétrica. Para la estimación cualitativa de la atrofia del hipocampo se utiliza la escala de atrofia temporomedial de Scheltens anteriormente mencionada (Figura 1). No obstante, cabe destacar que, si bien la atrofia del hipocampo es el hallazgo más frecuente de la EA, no es específica y también se observa en otras enfermedades e incluso en sujetos cognitivamente sanos. Otra característica de la neuroimagen en la EA es un gradiente de atrofia anteroposterior donde la pérdida de volumen es mayor en el lóbulo parietal que en el frontal, siendo más específica de la EA la atrofia del precúneo y la región posterior de la circunvolución del cíngulo.

Respecto a los estudios de neuroimagen funcional como el PET-FDG, los pacientes con EA frecuentemente muestran un patrón de hipometabolismo en la corteza temporoparietal lateral, precúneo, en la región posterior de la circunvolución del cíngulo y en región temporal medial. En fases precoces, el signo más fiable es el hipometabolismo en la región posterior de la circunvolución del cíngulo. Los lóbulos frontales no suelen verse afectados hasta fases tardías de la enfermedad, y no hay afectación de núcleos basales y corteza primaria salvo en fases muy tardías o fenotipos atípicos. Estas alteraciones funcionales pueden observarse desde los estadios precoces, por lo que, en un paciente con demencia, un estudio funcional negativo hace muy poco probable una enfermedad neurodegenerativa y deben considerarse otras causas de demencia.

Cabe destacar que los patrones de atrofia e hipometabolismo en la enfermedad de Alzheimer pueden mostrar variaciones en las formas atípicas de la enfermedad. La variante de lenguaje o afasia primaria progresiva logopénica, muestra una atrofia perisilviana en la unión temporoparietal de predominio en el lado izquierdo. La variante de atrofia cortical posterior se caracteriza por una atrofia/hipometabolismo de predominio parietooccipital, mientras que la variante frontal las alteraciones se localizan sobre todo en los lóbulos frontales (Figura 3).

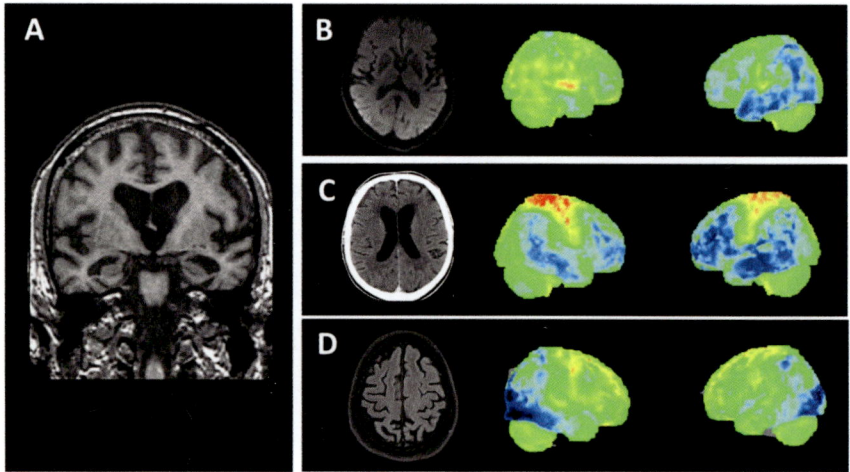

Figura 6.3: *Patrón de atrofia e hipometabolismo cerebral en la enfermedad de Alzheimer. A) atrofia hipocampal bilateral en paciente con presentación amnésica. B) Atrofia e hipometabolismo perisilviano izquierdo en paciente con presentación en forma de la variante logopénica de la afasia primaria progresiva. C) Atrofia e hipometabolismo frontal en paciente con variante frontal de la enfermedad de Alzheimer. D) Atrofia e hipometabolismo occipital en paciente con presentación en forma de atrofia cortical posterior.*

Finalmente, la neuroimagen molecular mediante PET de amiloide permite la confirmación biológica de la patología amiloide en vivo (Figura 4). Esta técnica está actualmente incorporada como biomarcador diagnóstico en los actuales criterios diagnósticos de de National Institute on Aging-Alzheimer's Association (NIA-AA) y del International Working Group for new research criteria for the diagnosis of Alzheimer Dementia (IGW-2)(11, 12). No obstante, hoy día la PET de amiloide no se utiliza de forma rutinaria para el diagnóstico de la enfermedad de Alzheimer, sino que se reserva para casos en fases tempranas o con incertidumbre diagnóstica. También se están estudiando como una herramienta para evaluar la eficacia de nuevos tratamientos para la enfermedad de Alzheimer. A pesar de su buena sensibilidad y especificidad, dicha prueba pierde rentabilidad en pacientes de edad avanzada, puesto que hasta el 50 % de los sujetos mayores de 85 años presentan una PET de amiloide positiva incluso aunque sean asintomáticos, por lo que el mayor potencial de esta prueba en edades avanzadas es el valor predictivo negativo.

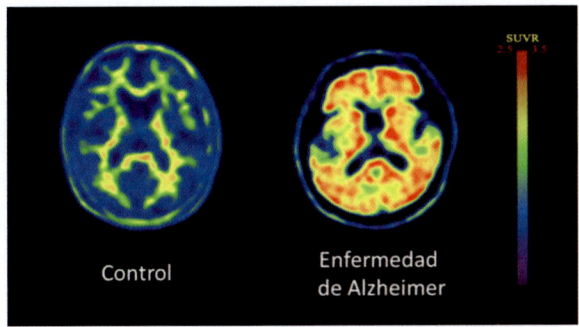

Figura 6.4: *PET de amiloide en sujeto control (izquierda) donde se aprecia captación del trazador en sustancia blanca pero no en sustancia gris y en paciente con enfermedad de Alzheimer (derecha) donde existe también captación cortical perdiéndose la diferenciación cortico-subcortical.*

3.2. Neuroimagen en las demencias frontotemporales

Las demencias frontotemporales (DFT) son un grupo heterogéneo de enfermedades que tienen en común la neurodegeneración selectiva de los lóbulos frontales y temporales del cerebro que son responsables de controlar el comportamiento, la personalidad, las emociones y el lenguaje. La neurodegeneración de estas regiones es la que condiciona los hallazgos en neuroimagen estructural.

Clínicamente son un grupo muy heterogéneo, pero hoy en día se reconocen tres síndromes clínicos: la variante conductual de la DFT, la variante semántica de la afasia primaria progresiva (APP) y la variante no fluente/agramatical de la APP. Los síntomas y déficits cognitivos de cada uno de estos síndromes se deben a la neurodegeneración selectiva de ciertas áreas corticales. Así, la variante semántica de la APP presenta una atrofia e hipometabolismo localizado en el polo temporal izquierdo, mientras que la variante no fluente/agramatical de la APP presenta una atrofia e hipometabolismo en las áreas inferioposteriores del lóbulo frontal izquierdo y la ínsula izquierda. La atrofia e hipometabolismo de la variante conductual de la DFT puede ser más variable, pero típicamente afecta los lóbulos frontales, especialmente la corteza prefrontal dorsolateral y la corteza orbitofrontal (Figura 5). Los actuales criterios diagnósticos de los diferentes síndromes de la DFT otorgan la categoría de «probable» en el grado de seguridad diagnóstica dependiendo de la presencia de la correspondiente atrofia en TC o RMN y/o hipometabolismo en el SPECT o PET-FDG (13, 14).

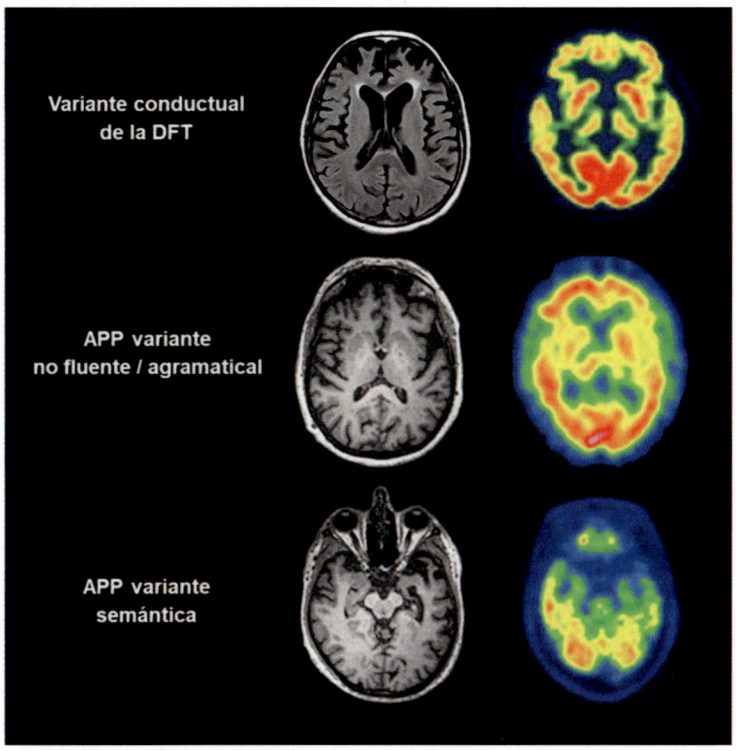

Figura 6.5. *Patrón de atrofia e hipometabolismo en los distintos síndromes de demencia frontotemporal.*

Las DFT son enfermedades con una elevada carga genética, con alrededor de un 15-30 % de los casos presentando mutaciones patogénicas de herencia autosómica dominante, siendo las mutaciones en los genes *C9orf72*, *GRN* y *MAPT* las causas más frecuentes de estos casos hereditarios (15). Dado que las mutaciones en estos genes presentan patrones de atrofia determinados, la neuroimagen puede ayudar a la identificación de algunas de estas mutaciones causantes (16). Las mutaciones en *GRN*, por ejemplo, presentan una marcada atrofia fronto-temporal-parietal con una marcada asimetría, mientras que el patrón típico de las mutaciones en *MAPT* es el de una marcada atrofia bitemporal. En cambio, las mutaciones en *C9orf72*, presentan un patrón de atrofia global inespecífico y difícil de diferenciar de otras enfermedades neurodegenerativas.

3.3. Neuroimagen en demencia con Cuerpos de Lewy

La demencia con cuerpos de Lewy (DCL) constituye la segunda demencia neurodegenerativa primaria más frecuente. A nivel histopatológico se caracteriza por la acumulación de agregados de alfasinucleína mal plegada a nivel del núcleo de las neuronas, formando los llamados cuerpos de Lewy. Los principales síntomas de la DCL incluyen el deterioro cognitivo, las alucinaciones visuales recurrentes, las fluctuaciones en su nivel de alerta y los síntomas parkinsonianos.

La imagen estructural en la DCL suele tener poca expresividad, pudiendo aparecer como normal en las primeras etapas de la enfermedad y presentar atrofia difusa e inespecífica en etapas más avanzadas. En contraste, la imagen funcional puede ser muy útil en el diagnóstico de la DCL, ya que muestra un hipometabolismo más extenso que en pacientes con enfermedad de Alzheimer, con un característico predominio occipital y preservación del cíngulo posterior, lo que se conoce como el «signo de la isla cingulada» (Figura 6).

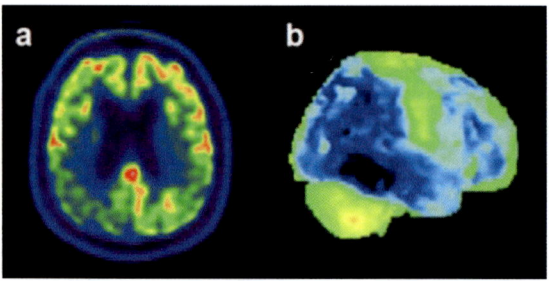

Figura 6.6. *Ejemplo de imágenes de PET-FDG en paciente con demencia con cuerpos de Lewy, en que se observa corte axial con hipometabolismo cortical parietal y del precuneus con preservación del cíngulo posterior constituyendo el signo de la isla (a), y reconstrucción con hipometabolismo cortical global con marcado hipometabolismo cortical en lóbulo parietal, temporal lateral y del córtex occipital (b).*

Otras pruebas, como el DAT-SCAN, que evalúan la función de la dopamina nigroestriatal, pueden estar alteradas en la demencia con cuerpos de Lewy (Figura 7). Sin embargo, es importante tener en cuenta que esta prueba no es específica de la DCL y también puede mostrar alteraciones en otras formas de parkinsonismo, como la enfermedad de Parkinson o la parálisis supranuclear progresiva.

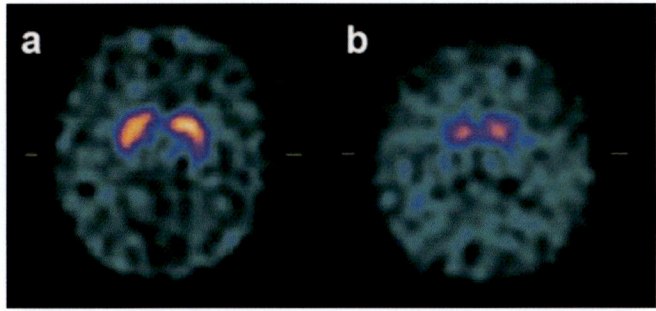

Figura 6.7: *Ejemplo de imagen de DAT-SCAN normal (a) y patológico (b) con hipocaptación global y ausencia de realce a nivel de ambos putámenes.*

3.4. Neuroimagen en enfermedad de Creutzfeldt-Jakob

La enfermedad de Creutzfeldt-Jakob (ECJ) es una enfermedad neurodegenerativa rara, progresiva y fatal, que afecta al sistema nervioso central. Es causada por una forma anormal de una proteína llamada prion. Los priones son proteínas presentes en nuestro organismo de forma normal, que sufren un cambio en su conformación tridimensional, adoptando una forma anormal y mal plegada con capacidad de inducir cambios similares en las proteínas normales con las que entran en contacto. Dichas proteínas se acumulan y causan daño neuronal, lo que resulta en la degeneración y muerte progresiva de las células cerebrales.

La neuroimagen desempeña un papel importante en el diagnóstico y la evaluación de la ECJ. La neuroimagen estructural y funcional puede mostrar una marcada atrofia e hipometabolismo, pero estos hallazgos son tardíos y dada la agresividad de la enfermedad es habitual no encontrarlos en el debut de la enfermedad. En este sentido, la característica más sensible y específica de la neuroimagen es el aumento de señal en las secuencias de difusión y FLAIR en los ganglios basales y la corteza cerebral (17) (Figura 8). Estos hallazgos de la neuroimagen tienen una sensibilidad diagnóstica de alrededor del 90 % para la ECJ (18).

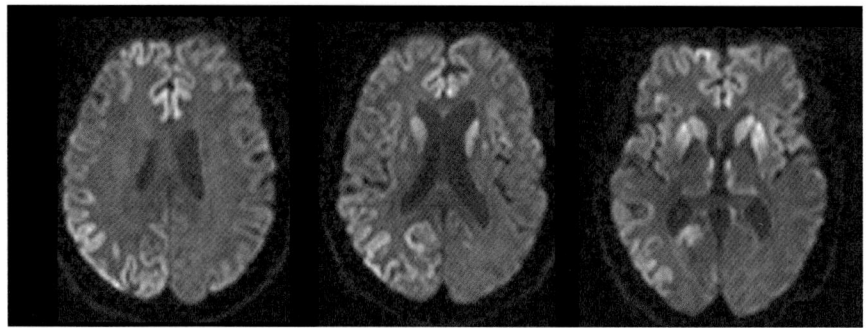

Figura 6.8. *Secuencias de difusión (DWI) en RM de paciente con enfermedad de Creutzfeldt-Jakob. Nótese las hiperintensidades en corteza cerebral y ganglios basales.*

4. Neuroimagen en demencias secundarias

Las demencias secundarias son un grupo de trastornos neurológicos que producen deterioro cognitivo y otros síntomas de demencia, pero son causados por condiciones médicas subyacentes o factores distintos a la neurodegeneración. A diferencia de las demencias primarias, las demencias secundarias pueden ser reversibles si se identifica y trata la causa subyacente. No obstante, incluso en los casos en que la demencia es irreversible, la pronta identificación y el tratamiento de la causa subyacente pueden ayudar a retrasar la progresión de la enfermedad y mejorar la calidad de vida. Algunas de las causas de demencias secundarias, tales como tumores cerebrales, lesiones vasculares o la hidrocefalia normotensiva del adulto, sin fácilmente diagnosticables con una neuroimagen estructural basal. Por este motivo, en todo paciente con deterioro cognitivo debe realizarse al menos una prueba de neuroimagen estructural en vistas a identificar o descartar causas de demencia secundaria.

4.1. Neuroimagen en deterioro cognitivo vascular

Las pruebas de neuroimagen estructural permiten identificar fácilmente lesiones cerebrovasculares. La técnica más sensible para detectar cambios cerebrovasculares es la RMN cerebral. La RMN es especialmente útil para el diagnóstico de lesiones vasculares en fase aguda y subaguda, donde otras técnicas de imagen, como la TC, pueden no ser tan sensibles. No obstante, en la práctica clínica el uso de la TC es frecuente dada su mayor accesibilidad.

Las diferentes secuencias del estudio por RMN cerebral nos informan de diferentes aspectos de las lesiones vasculares. Las secuencias de difusión (DWI), que detecta la restricción de la difusión del agua libre causada por el edema citotóxico resultante de una lesión isquémica, son las más sensibles para el diagnóstico de lesiones vasculares en fases agudas. En estas secuencias, las lesiones isquémicas son visualizadas como una hiperseñal, mientras que las mismas se muestran como hiposeñal en los mapas del coeficiente de difusión aparente (ADC). Las lesiones vasculares se visualizarán también como hiperseñales en las secuencias de T2 y FLAIR con independencia de su temporalidad. Las secuencias T2* gradiente eco, son especialmente sensibles para la detección de hemosiderina y por lo tanto para la identificación de hematomas y microsangrados.

Aunque la base del deterioro cognitivo vascular es la patología cerebrovascular, la fisiopatología puede ser diversa e implica hallazgos de neuroimagen diferentes.

- *Deterioro cognitivo multiinfarto de gran vaso:* Es el que se presenta en pacientes que experimentan un deterioro cognitivo estable después de haber sufrido varios ictus isquémicos de gran vaso o ictus hemorrágicos, hayan sido estos silentes o sintomáticos. A menos que se produzcan nuevos ictus, estos pacientes mantienen su nivel de deterioro cognitivo.

- *Deterioro cognitivo por infarto estratégico:* Se trata de un deterioro cognitivo causado por infartos en áreas específicas del cerebro que son cruciales para los procesos cognitivos. Estos infartos pueden ser de gran vaso o de pequeño vaso y incluyen los infartos lacunares en el territorio de las arterias talámicas paramedianas, los infartos en la rodilla inferior de la cápsula interna, los infartos en la cabeza del núcleo caudado y los infartos bilaterales en los núcleos pálidos.

- *Deterioro cognitivo subcortical de pequeño vaso:* Se trata de un tipo de deterioro cognitivo que se produce como resultado de lesiones isquémicas en la sustancia blanca profunda y estructuras subcorticales del cerebro. Estas lesiones son causadas por infartos lacunares y cambios isquémicos difusos, también conocidos como leucoencefalopatía isquémica subcortical. En las imágenes cerebrales, se suelen observar cambios de isquemia en las regiones periventriculares, el área de los ganglios basales y la región central de la protuberancia. El grado de deterioro cognitivo está relacionado con la extensión de estas lesiones, las cuales tienden a progresar gradualmente con el tiempo, asemejándose así a una enfermedad degenerativa.

- *Deterioro cognitivo vascular hereditario.* Hace referencia a un tipo de deterioro cognitivo asociado a trastornos hereditarios que afectan a los vasos sanguíneos cerebrales. Uno de los ejemplos más conocidos es la arteriopatía cerebral autosómica dominante con infartos subcorticales y leucoencefalopatía (CADASIL), que está relacionada con mutaciones en el gen NOTCH3. También existe una forma recesiva llamada CARASIL. Estos trastornos afectan especialmente a los vasos sanguíneos pequeños del cerebro y se asocian con un deterioro cognitivo que comienza en personas de mediana edad.

En las imágenes cerebrales, se observan hallazgos similares a los de la leucoencefalopatía isquémica subcortical de pequeño vaso, pero con la particularidad de que la CADASIL y la CARASIL suelen mostrar una afectación frecuente de la sustancia blanca en los polos temporales y la cápsula externa, áreas que generalmente no se ven afectadas en la leucoencefalopatía isquémica subcortical clásica.

- *Deterioro cognitivo vascular hemodinámico por hipoperfusión:* se refiere a un tipo de deterioro cognitivo que se produce como resultado de una disminución generalizada del flujo sanguíneo cerebral, ya sea de manera aguda o crónica. Esta hipoperfusión puede dar lugar a una serie de cambios en el cerebro, incluyendo una necrosis cortical pseudolaminar, esclerosis hipocampal o infartos en regiones fronterizas entre dos territorios vasculares, regiones especialmente vulnerables a la falta de flujo sanguíneo adecuado.

Es importante destacar que, en los pacientes con deterioro cognitivo vascular, es común encontrar la presencia de enfermedad de Alzheimer (EA). En estos casos, puede ser útil realizar estudios funcionales para identificar el patrón característico de hipofunción asociado a la EA. Por otro lado, en los casos sin enfermedad de Alzheimer concurrente, se suele observar un patrón heterogéneo que depende de las áreas isquémicas afectadas, las cuales a menudo incluyen los ganglios basales, a diferencia de lo observado en la EA.

4.2. Neuroimagen en la hidrocefalia normotensiva del adulto

La hidrocefalia normotensiva es una enfermedad producida por la acumulación de líquido cefalorraquídeo (LCR) en los ventrículos del cerebro, lo que lleva a su agrandamiento. Este agrandamiento puede causar daño al tejido cerebral provocando varios síntomas neurológicos entre ellos el deterioro cognitivo/demencia. El diagnóstico se basa en una combinación de síntomas clínicos, estudios de neuroimagen y punción lumbar para medir la presión del LCR.

A nivel de imagen se observa una prominencia de los ventrículos laterales y del tercer ventrículo, con vacío de señal en el acueducto de Silvio en las secuencias T2 debido al aumento de flujo de LCR. Para el diagnóstico de la hidrocefalia normotensiva del adulto es de utilidad el cálculo del índice de Evans, que consiste en la división entre el ancho máximo de las astas frontales de los ventrículos laterales y el diámetro interno máximo del cráneo en el mismo nivel utilizado en imágenes axiales de TC y/o resonancia magnética (Figura 9). Un índice superior a 0.30 es sugestivo de hidrocefalia normotensiva del adulto.

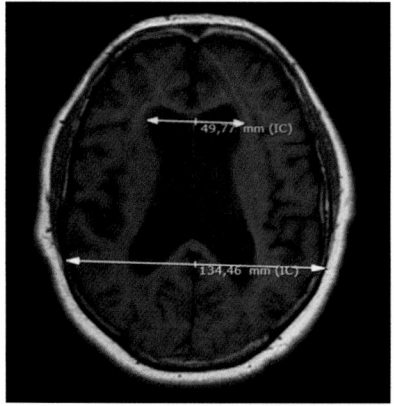

Figura 6.9. *RM en paciente con hidrocefalia normotensiva del adulto. Nótese las medidas de la distancia máxima entre las astas frontales (49mm) y el diámetro máximo craneal (134mm) que da lugar a un índice de Evans de 0.36 sugestivo de la enfermedad.*

Los estudios de la dinámica del LCR pueden facilitar la selección de los pacientes para cirugía, pero todos ellos tienen falsos positivos y negativos y su utilidad clínica es debatida. Más recientemente, se ha descrito un patrón característico en la RM, con aumento despro-porcionado del espacio subaracnoideo en regiones silvianas, asocia-do a borramiento de los surcos en la convexidad (*disproportionately enlarged subarachnoid space hydrocephalus* o DESH), que traduce una alteración en el drenaje del LCR hacia la circulación venosa mediada por acuaporinas.

5. El futuro de las técnicas de neuroimagen

Cabe pensar que el crecimiento de nuevas técnicas de neuroimagen que se ha vivido en los últimos años está lejos de llegar a su fin. En la actualidad se encuentran en desarrollo nuevas técnicas de neuroimagen y la mejora de muchas de las ya existentes. La mejora de técnicas ya existentes, como una mayor resolución de en las técnicas de resonancia magnética cerebral, permitirá evaluar con mayor exactitud la evolución longitudinal de la neurodegeneración, así como la monitorización a la respuesta a futuros tratamientos modificadores de la enfermedad. Pero será seguramente el ámbito de la neuroimagen molecular donde se verán los mayores avances. En este sentido, es probable que en los próximos años veamos una generalización de la utilización de técnicas como el PET de tau en el diagnóstico y seguimiento de la enfermedad de Alzheimer y otras taupatías como el síndrome corticobasal o la parálisis supranuclear progresiva. Así mismo es posible que en los próximos años aparezcan nuevas técnicas y trazadores capaces de dirigidos a la detección de otras proteínas como la α-sinucleína (causante de la enfermedad de Parkinson y la demencia por cuerpos de Lewy) o la TDP-43 (causante de la esclerosis lateral amiotrófica y algunas formas de demencia frontotemporal). Estos trazadores permitirán la identificación y cuantificación de los cambios moleculares, su relación con el estado cognitivo y la respuesta a tratamiento, posibilitando su uso como biomarcador subrogado de eficacia en futuros ensayos clínicos.

6. Conclusiones

La importancia de la neuroimagen en el diagnóstico y seguimiento de las demencias ha aumentado considerablemente en los últimos años. El surgimiento de nuevas técnicas de neuroimagen ha movido sus competencias de meramente ser utilizada para descartar causas secundarias de demencias, a ser un apoyo fundamental en el diagnóstico de demencias neurodegenerativas como la enfermedad de Alzheimer o las demencias frontotemporales. La neuroimagen será también parte indispensable en el seguimiento de las demencias, las complicaciones de estas o de su tratamiento. Es esperable que las posibilidades de las técnicas de neuroimagen sigan expandiéndose en los próximos. Por todo ello, el clínico debe de estar familiarizado, no solo con el conocimiento de las técnicas, sino también con la interpretación de las mismas.

7. Referencias

1. Maier A., Steidl S., Christlein V., Hornegger J., editors. Medical Imaging Systems: An Introductory Guide [Internet]. Cham: Springer International Publishing; 2018 [cited 2023 May 11]. Available from: http://link.springer.com/10.1007/978-3-319-96520-8.
2. Dale A. M., Fischl B., Sereno M. I. Cortical surface-based analysis. I. Segmentation and surface reconstruction. Neuroimage. 1999; 9(2):179-94.
3. Pasquier F., Leys D., Weerts J. G., Mounier-Vehier F., Barkhof F., Scheltens P. Inter- and intraobserver reproducibility of cerebral atrophy assessment on MRI scans with hemispheric infarcts. Eur Neurol. 1996; 36(5):268-72.
4. Scheltens P., Leys D., Barkhof F., Huglo D., Weinstein H. C., Vermersch P. et al. Atrophy of medial temporal lobes on MRI in "probable" Alzheimer's disease and normal ageing: diagnostic value and neuropsychological correlates. J Neurol Neurosurg Psychiatry. 1992; 55(10):967-72.

5. Koedam ELGE, Lehmann M., Flier W. M. van der, Scheltens P., Pijnenburg Y. A. L, Fox N. *et al.* Visual assessment of posterior atrophy development of a MRI rating scale. Eur Radiol. 2011; 21(12):2618-25.

6. Fazekas F., Chawluk J., Alavi A., Hurtig H., Zimmerman R. MR signal abnormalities at 1.5 T in Alzheimer's dementia and normal aging. American Journal of Roentgenology. American Roentgen Ray Society; 1987; 149(2):351-6.

7. Klunk W. E., Engler H., Nordberg A., Wang Y., Blomqvist G., Holt D. P. *et al.* Imaging brain amyloid in Alzheimer's disease with Pittsburgh Compound-B. Annals of Neurology. 2004; 55(3):306-19.

8. Ikonomovic M. D., Klunk W. E., Abrahamson E. E., Mathis C. A., Price J. C., Tsopelas N. D. *et al.* Post-mortem correlates of in vivo PiB-PET amyloid imaging in a typical case of Alzheimer's disease. Brain. 2008; 131(Pt 6):1630-45.

9. Thal D. R., Rüb U., Orantes M., Braak H. Phases of A beta-deposition in the human brain and its relevance for the development of AD. Neurology. 2002; 58(12):1791-800.

10. Braak H., Thal D. R., Ghebremedhin E., Del Tredici K. Stages of the pathologic process in Alzheimer disease: age categories from 1 to 100 years. J Neuropathol Exp Neurol. 2011; 70(11):960-9.

11. Dubois B., Villain N., Frisoni G. B., Rabinovici G. D., Sabbagh M., Cappa S. *et al.* Clinical diagnosis of Alzheimer's disease: recommendations of the International Working Group. Lancet Neurol. 2021; 20(6):484-96.

12. Jack C. R., Bennett D. A., Blennow K., Carrillo M. C., Dunn B., Haeberlein S. B. *et al.* NIA-AA Research Framework: Toward a biological definition of Alzheimer's disease. Alzheimer's & Dementia. 2018; 14(4):535-62.

13. Rascovsky K., Hodges J. R., Knopman D., Méndez M. F., Kramer J. H., Neuhaus J. *et al.* Sensitivity of revised diagnostic criteria for the behavioural variant of frontotemporal dementia. Brain. 2011; 134(Pt 9):2456-77.

14. Gorno-Tempini M. L., Hillis A. E., Weintraub S., Kertesz A., Méndez M., Cappa S. F. *et al.* Classification of primary progressive aphasia and its variants. Neurology. Neurology; 2011; 76(11):1006-14.

15. Rohrer J. D., Boxer A. L. The Frontotemporal Dementia Prevention Initiative: Linking Together Genetic Frontotemporal Dementia Cohort Studies. Advances in Experimental Medicine and Biology. Springer; 2021; 1281:113-21.

16. Van Mossevelde S., Engelborghs S., Van Der Zee J., Van Broeckhoven C. Genotype-phenotype links in frontotemporal lobar degeneration. Nature reviews. Neurology. Nat Rev Neurol; 2018; 14(6):363-78.

17. Zerr I., Kallenberg K., Summers D. M., Romero C., Taratuto A., Heinemann U. *et al.* Updated clinical diagnostic criteria for sporadic Creutzfeldt-Jakob disease. Brain. 2009; 132(Pt 10):2659-68.

18. Vitali P., Maccagnano E., Caverzasi E., Henry R. G., Haman A., Torres-Chae C. *et al.* Diffusion-weighted MRI hyperintensity patterns differentiate CJD from other rapid dementias. Neurology. 2011; 76(20):1711-9.

BLOQUE II.

Demencias más prevalentes

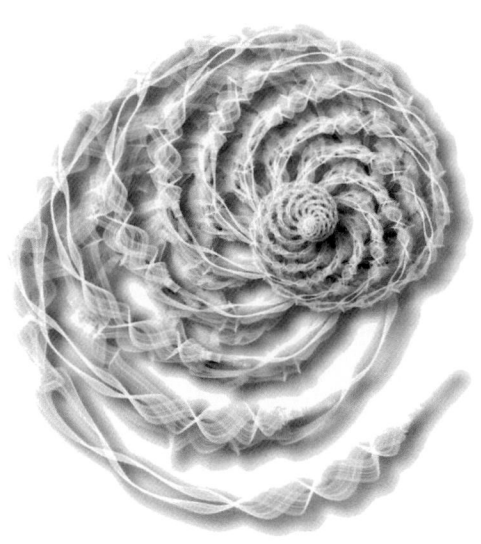

Capítulo 7

Enfermedad de Alzheimer

Marta Fernández-Matarrubia

Licenciada en Medicina. Especialista en Neurología. Doctora en Ciencias Biomédicas.

Neuróloga de la Unidad de Deterioro Cognitivo, Servicio de Neurología. Hospital Universitario Marqués de Valdecilla. Instituto de Investigación Valdecilla (IDIVAL).

Investigadora del grupo de enfermedades neurodegenerativas, IDIVAL.

Andrea Corrales Pardo

Licenciada en Biología y graduada en Psicología. Doctora en Biología Molecular y Biomedicina.

Profesora asociada, Universidad Europea del Atlántico.

Coordinadora de ensayos clínicos, Unidad de Deterioro Cognitivo, Hospital Universitario Marqués de Valdecilla. Instituto de Investigación Valdecilla (IDIVAL).

Investigadora del grupo de enfermedades neurodegenerativas, IDIVAL.

PUNTOS CLAVE

- La enfermedad de Alzheimer (EA) es una proteinopatía dual, caracterizada por la presencia de depósitos de proteína beta amiloide (Aβ) extracelular en forma de placas y ovillos neurofibrilares intraneuronales de proteína tau fosforilada (p-tau).

- Las mujeres tienen más riesgo a lo largo de la vida de desarrollar EA que los hombres.

- El factor de riesgo genético más importante de la EA es la presencia del alelo APOE ε4.

- Existen diversos factores de riesgo modificables (y potencialmente prevenibles) de EA, entre los que destacan los factores de riesgo cardiovascular, la depresión y el traumatismo craneoencefálico.

- El dominio cognitivo principalmente afectado en la EA típica es la memoria episódica.

- Los síntomas conductuales son frecuentes, incluso en fases iniciales de la EA y pueden ser muy discapacitantes.

- En pacientes con deterioro cognitivo leve, la presencia de biomarcadores de EA aumenta el riesgo de progresión a demencia.

- El patrón de biomarcadores de líquido cefalorraquídeo específico de la EA consiste en un descenso de los niveles de Aβ y un incremento de p-tau y tau total.

- A mayor edad de un individuo (especialmente a partir de la octava década), menor valor predictivo positivo y mayor valor predictivo negativo de los biomarcadores de EA; es decir, baja la probabilidad de que la EA sea la causa de la clínica si hay algún biomarcador positivo, pero aumenta la probabilidad de que no lo sea si los biomarcadores son negativos.

- Ninguno de los tratamientos sintomáticos aprobados para la EA (inhibidores de la acetilcolinesterasa y memantina) han mostrado eficacia para modificar el curso de la enfermedad.

- La trisomía 21 es la principal causa de EA de origen genético.

- Existen alrededor de 6 millones de personas con síndrome de Down a nivel mundial; el 90 % de ellos desarrollarán EA, siendo esta la causa principal de muerte en el 70 % de los adultos mayores.

1. Introducción

La enfermedad de Alzheimer (EA) es la primera causa de demencia a nivel global y supone uno de los mayores retos de salud del siglo XXI. Ocasiona un importante impacto socioeconómico que, debido al envejecimiento progresivo de la población, se estima se multiplique en los próximos años. Debido a ello, existe un interés creciente por mejorar el diagnóstico y el tratamiento de esta enfermedad.

Gracias al desarrollo de biomarcadores de las últimas tres décadas, hoy en día sabemos que la EA cursa con una larga fase preclínica y que los cambios patológicos comienzan a aparecer entre 10 y 20 años antes que las primeras manifestaciones de la enfermedad. Estos avances en su conocimiento han permitido evolucionar desde una definición clásica de la EA basada en criterios clínicos hacia una concepción biológica de la enfermedad. De aquí surge el paradigma de EA como espectro clínico continuo, desde la normalidad cognitiva con cambios moleculares (fase preclínica) a la fase de demencia. La incorporación a la práctica clínica de los biomarcadores de imagen y en fluidos ha incrementado la precisión en el diagnóstico precoz de la EA y ha mejorado el diagnóstico diferencial con otras patologías no Alzheimer. Adicionalmente, la mejor comprensión de los factores de riesgo enfatiza la importancia de desarrollar estrategias preventivas que disminuyan la probabilidad de desarrollar EA en sujetos en riesgo o enlentezcan la progresión del deterioro cognitivo en individuos sintomáticos. Por último, después de décadas de investigación fútiles, se han publicado resultados prometedores con nuevas terapias dirigidas a reducir los depósitos de proteína amiloide cerebral. Esto ofrece una nueva oportunidad de tratamiento en el futuro inmediato que, junto con otras posibles terapias, podría contribuir a modificar el curso de la enfermedad.

En este capítulo se realiza un repaso general de los aspectos más relevantes relacionados con la definición y criterios diagnósticos de la EA, neuropatología, fisiopatología, epidemiología y factores de riesgo, fenotipos clínicos (con especial énfasis en la presentación amnésica típica), pronóstico, enfoque diagnóstico y manejo terapéutico de la enfermedad.

2. Definición de demencia y deterioro cognitivo leve

2.1. ¿Qué es la demencia?

La demencia es un síndrome caracterizado por un deterioro progresivo de las funciones cognitivas adquiridas previamente que afecta a las capacidades funcionales del individuo. Se trata de un proceso de carácter orgánico, que puede deberse a una causa degenerativa (demencia primaria) o a otras causas adquiridas (demencia secundaria). Para establecer el diagnóstico de demencia es necesario que exista preservación del nivel de vigilancia o conciencia.

Según los criterios del National Institute of Aging y la Alzheimer´s Association (NIA-AA) publicados en 2011, para el diagnóstico de demencia es necesario que existan síntomas cognitivos y/o conductuales que:

- Afecten al menos a dos de los siguientes dominios: memoria, función ejecutiva, capacidad visuoespacial, lenguaje o cambios en la personalidad y el carácter.
- Interfieran en las actividades de la vida diaria.
- Representen un deterioro con respecto al nivel funcional previo.
- El deterioro cognitivo sea detectado por la historia clínica y la valoración cognitiva.

- No se expliquen por una alteración del estado mental o patología psiquiátrica.

Así mismo, la 5ª edición del manual estadounidense Diagnostic and Statistical Manual of Mental Disorders (DSM-5) publicada en el año 2013, establece que para hacer el diagnóstico de un trastorno neurocognitivo mayor (o demencia) es necesario que: a) exista evidencia de deterioro cognitivo sustancial respecto a un nivel previo de mayor desempeño en uno o más dominios cognitivos (aprendizaje y memoria, lenguaje, funciones ejecutivas, atención compleja, habilidad perceptual y visuoconstructiva y/o cognición social), percibido por el individuo, un informador o el facultativo y objetivable por medio de test; b) los déficits cognitivos supongan una interferencia en su independencia en las actividades habituales de la vida diaria; y c) no se expliquen por la existencia de un síndrome confusional agudo o un trastorno mental (como un trastorno depresivo mayor o esquizofrenia).

El manual DSM-5 sustituye el término «demencia» por el de «trastorno neurocognitivo mayor», con el propósito de eliminar la connotación negativa del primero (que proviene etimológicamente del latín «dementia» y significa «cualidad de salirse de su mente»). Por otra parte, el término «trastorno neurocognitivo mayor», hace énfasis en el origen «orgánico» o «neurológico» del trastorno, dejando atrás su relación clásica con la enfermedad mental.

A diferencia de las definiciones previas, que consideraban el déficit de memoria como criterio necesario para establecer el diagnóstico de demencia, las definiciones de la NIA-AA de 2011 y del DSM-5, consideran que la alteración cognitiva no tiene por qué limitarse únicamente a la memoria. Así, es posible realizar el diagnóstico de demencia en pacientes que tengan la función de la memoria intacta, pero presenten alteración de otros dominios cognitivos (p.e. funciones ejecutivas, lenguaje, función visoespacial y/visoperceptiva). Así mismo, incorporan las alteraciones conductuales dentro del abanico de dominios que pueden alterarse en el síndrome de la demencia.

Cabe señalar que el concepto de demencia exige que la causa sea una lesión o disfunción cerebral y excluye los déficits cognitivos debidos a otros trastornos psicológicos. Por otra parte, enfatiza que el trastorno debe suponer un deterioro de las funciones cognitivas previamente adquiridas y no debe existir una alteración del nivel de alerta. Es decir, están excluidos del concepto de demencia los defectos del neurodesarrollo en la adquisición de las funciones intelectuales y los trastornos de la vigilancia, como el síndrome confusional agudo o delirium.

Desde un punto de vista cuantitativo, el concepto de demencia establece que el deterioro cognitivo y/o conductual debe interferir en las actividades de la vida diaria, lo cual excluye a los pacientes con deterioro cognitivo leve (DCL), entidad que revisaremos a continuación.

2.2 Concepto de deterioro cognitivo leve

El DCL es un síndrome eminentemente clínico, situado entre el envejecimiento normal y la demencia. Es definido como un declive cognitivo mayor al esperado por la edad y nivel educativo del individuo, que no cumple los criterios para considerarse una demencia y que no interfiere notablemente en las actividades de la vida diaria. Fue descrito por Reisberg y colaboradores a finales de la década de 1980, desplazando a otros términos sugeridos previamente, como «olvido maligno de la senectud», «olvido en la etapa tardía de la vida» o «deterioro cognitivo no demencia».

Más adelante, la aparición de los criterios propuestos por Petersen y colaboradores en 1999, contribuyeron a una definición consensuada del DCL. Los criterios originales se centraban fundamentalmente en lo que ahora conocemos como DCL amnésico, y consideraban como criterio clave el déficit de memoria. En 2004, Petersen revisó estos criterios y enunció unos nuevos que concebían una visión más amplia del DCL, no necesariamente vinculado a la alteración de la memoria y no exclusivamente ligado a la EA, sino a una variedad de etiologías. Estos criterios establecieron cuatro subtipos de DCL en función de si existía afectación de uno o más dominios cognitivos y de si existía o no disfunción de la memoria episódica: DCL dominio único amnésico, DCL dominio único no amnésico, DCL multidominio amnésico y DCL multidominio no amnésico.

El manual DSM-5, distingue el «trastorno neurocognitivo mayor» del «trastorno neurocognitivo menor», que no produce un impacto en la funcionalidad de la persona ni le incapacita para realizar ninguna de sus actividades de la vida diaria y sería equiparable al concepto de DCL.

Desde un punto de vista científico, este concepto ha sido crucial para promover la investigación etiopatogénica y la correlación clínico-patológica de los trastornos cognitivos. Sabemos que no todos los pacientes con DCL evolucionan hacia una demencia. Algunos pacientes se estabilizan o incluso mejoran, puesto que sus déficits se debían a causas reversibles, como alteraciones metabólicas, efectos colaterales de determinados fármacos o trastornos afectivos. No obstante, está bien establecido que padecer DCL es un factor de riesgo de demencia. Aproximadamente, un 12 % de individuos con DCL progresan a demencia al año durante los 5 primeros años tras el diagnóstico, mientras que solo un 1-2 % de los sujetos control cognitivamente sanos lo hacen. Los pacientes con DCL y alteración prominente de la memoria (DCL amnésico) son los que más riesgo tienen de progresar a una EA, mientras que aquellos en los que predominan los trastornos del lenguaje, de las funciones ejecutivas o visoespaciales (DCL no amnésico), pueden evolucionar a otro tipo de demencia degenerativa, como una demencia frontotemporal (DFT), una demencia por cuerpos de Lewy (LBD) o demencia vascular. En presencia de algún biomarcador de EA, la tasa de conversión a demencia en 3 años llega hasta el 60 %.

3. Neuropatología

La EA consiste en una proteinopatía dual, caracterizada por el depósito extracelular de placas de proteína beta-amiloide (Aβ) y el depósito intraneuronal de proteína tau fosforilada (p-tau) en forma de ovillos neurofibrilares (ONF). Estas alteraciones son detectables mediante las técnicas argénticas clásicas y mediante las técnicas de inmunohistoquímica modernas.

Las placas de Aβ son depósitos anormales de forma globular y se distinguen tres tipos principales: a) placas difusas, constituidas por amiloide no fibrilar que se deposita en el neuropilo; b) placas amiloides con un centro más o menos denso; y c) placas neuríticas, en las que el core amiloide está rodeado de neuritas distróficas que contienen proteína p-tau y una corona de células astrocitarias y microgliales. Las placas que se consideran significativas para el diagnóstico histológico de la EA son únicamente las placas neuríticas.

Además, alrededor del 80 % de los casos de EA tienen depósitos de amiloide en las paredes de los pequeños vasos sanguíneos de las leptomeninges y el parénquima, lo que se denomina «angiopatía amiloide o congófila». La presencia de depósitos de Aβ debilita la pared de las arteriolas, que se vuelven más friables, y predispone a padecer hemorragias (desde microscópicas a lobares), frecuentemente observadas en pacientes con EA. Los depósitos de Aβ de 40 aminoácidos (Aβ40) predominan en las placas difusas y en la pared vascular, mientras que Aβ42 forma la mayor parte de las fibrillas de las placas neuríticas.

Las proteínas tau anormalmente fosforilada se depositan en el citoplasma neuronal inicialmente en forma difusa (pretangle) para luego formar fibrillas. Las fibrillas de los ONF están conformadas por filamentos helicoidales pareados (PHF) de proteína tau. Estos filamentos se agregan y pliegan en forma β y dan lugar a la típica estructura en forma de ovillo o madeja de los ONF, entre otras estructuras histológicas. Los ONF se pueden observar en las neuritas alrededor de las placas y de forma libre en forma de hebras en el neuropilo. En algunas regiones, como, por ejemplo, el hipocampo, pueden verse ONF libres extracelulares después de que las neuronas hayan desaparecido. En el córtex cerebral, la degeneración neurofibrilar predomina fundamentalmente en las neuronas piramidales del hipocampo.

Con la progresión de la enfermedad se produce una pérdida progresiva del volumen cerebral, especialmente en el hipocampo y el lóbulo temporal, donde las circunvoluciones corticales se vuelven más delgadas y los surcos más anchos.

Existe una afectación selectiva de determinadas vías de neurotransmisores, especialmente del sistema glutamatérgico cortical y de las proyecciones de núcleos subcorticales como el rafe dorsal (serotoninérgico), locus coeruleus (noradrenérgico) y núcleo basal de Meynert (colinérgico). Los déficits en estas vías de neurotransmisores pueden explicar algunos de los síntomas de la enfermedad, como los síntomas depresivos, los síntomas de agitación/agresividad y la disfunción de la memoria, lo que sustenta el tratamiento sintomático con fármacos que modulen estos sistemas de neurotransmisores.

En fases avanzadas de la enfermedad, puede haber gliosis y neurodegeneración extensas. Desde el punto de vista macroscópico, aparece atrofia cortical que predomina en regiones temporales y áreas asociativas frontales y parietales, con dilatación del III ventrículo y los ventrículos laterales. Sin embargo, las áreas motoras, sensoriales y visuales primarias generalmente están preservadas hasta los estadios más avanzados de la enfermedad.

Ninguna de las lesiones histológicas descritas es específica, por lo que el diagnóstico neuropatológico de la EA requiere que se cumplan una serie de criterios en cuanto al número de lesiones por campo y el número de áreas corticales afectadas. La clasificación propuesta por la NIA-AA se basa en tres ejes: A (grados de Thal modificados de patología amiloide), B (estadios de Braak para patología tau) y C (niveles CERAD para placas neuríticas) (ver tabla 7.1).

Tabla 7.1. Criterios neuropatológicos de enfermedad de Alzheimer

A: Patología amiloide	B: Degeneración neurofibrilar	C: Placas neuríticas
Grados de Thal modificados	Estadios de Braak	Nivel CERAD
A0: ausencia de amiloide	B0: ausencia de ovillos neurofibrilares	0: ausencia de placas
A1: neocórtex	B1: Braak I-II, córtex entorrinal y transentorrinal	C1: placas escasas
A2: alocórtex	B2: Braak III-IV, hipocampo, amígdala, córtex temporal medial y córtex cingulado	C2: placas moderadas
A3: diencéfalo, estriado y núcleo basal		
A4: tronco del encéfalo	B3: Braak V-VI, neocórtx temporal, parietal y frontal	C3: placas frecuentes
A5: cerebelo		

El grado de deterioro cognitivo presenta buena correlación con la patología tau según los estadios de Braak. No obstante, el deterioro cognitivo no suele ser evidente hasta estadios de Braak relativamente avanzados. Los estadios I y II de Braak (ONF restringidos a córtex transentorrinal, entorrinal y región CA1 de hipocampo) son, a menudo, subclínicos, y es bastante común observarlos en ancianos cognitivamente sanos. De hecho, un porcentaje importante de ancianos cognitivamente sanos pueden presentar patología tau en estadios III-IV de Braak e, incluso, más avanzados.

A diferencia de la patología tau, la patología amiloide no presenta buena correlación con la progresión del deterioro cognitivo. Es frecuente observar depósitos de proteína amiloide en forma de placas difusas en cerebros de personas cognitivamente sanas, aunque, hasta la fecha, no existe una explicación clara para ello. Otro hecho que no está claro todavía es por qué se produce depósito de estas dos proteínas de manera patológica en el cerebro de algunos individuos y, en otros, no.

Como se desarrollará más adelante, actualmente sabemos que la EA cursa con una larga fase preclínica y que los primeros cambios neuropatológicos ocurren al menos 5-20 años antes que la aparición de los primeros síntomas.

4. Etiopatogenia de la enfermedad de Alzheimer

A pesar de los avances acontecidos en los últimos años, la fisiopatología precisa de la EA aún no se conoce con exactitud. Desde un punto de vista didáctico, merece la pena hacer mención de las diferentes formas etiológicas de la EA: EA familiar y EA esporádica.

4.1. Enfermedad de Alzheimer familiar

La EA familiar supone <5 % de los casos. Se debe a mutaciones de herencia autosómica dominante en tres genes: gen de la proteína precursora de amiloide (APP), gen de la presenilina 1 (PSEN 1) y gen de la presenilina 2 (PSEN 2). Habitualmente, las formas familiares de EA debutan de forma precoz, a edad igual o menor de 65 años. La penetrancia en los portadores de mutaciones en los genes APP y PSEN 1 es muy elevada, cercana al 95 %. Sin embargo, las mutaciones de la PSEN 2 presentan una penetrancia más baja y el comienzo de la enfermedad se puede retrasar hasta los 85 años.

4.2. Enfermedad de Alzheimer esporádica

La EA esporádica constituye la inmensa mayoría de los casos de EA. Los factores predisponentes más importantes son la edad, el genotipo del gen de la apolipoproteína E (APOE) y la historia en primer grado de EA. Hasta la fecha, el factor genético conocido más importante de la EA es el gen APOE. Este gen presenta tres polimorfismos:

ε3 –cisteína en el codón 112, 75 % de la población caucásica; ε4 –arginina en el codón 112, 15 % de la población caucásica; y ε2 –cisteínas en los codones 112 y 158, el 10 %. La presencia de la variante APOE ε4 aumenta el riesgo de sufrir la enfermedad entre sus portadores. Si se tiene una copia del alelo APOE ε4 este riesgo se duplica o triplica con respecto al de los no portadores, mientras que, si se portan dos copias del alelo APOE ε4, el riesgo se multiplica más de 10 veces. Los portadores homocigotos de la variante APOE ε4, además de un mayor riesgo, presentan un debut más precoz de la enfermedad que los heterocigotos, pero la evolución no es más rápida o agresiva. Por el contrario, la variante APOE ε2 disminuye el riesgo de padecer EA.

5. Fisiopatología de la enfermedad de Alzheimer

Si bien el origen de la enfermedad parece diferente entre las formas familiares y esporádicas de la EA, se considera que ambas comparten aspectos fisiopatológicos comunes, resultando finalmente en el depósito ya mencionado de placas extracelulares de proteína amiloide y proteína p-tau en forma de ONF intraneuronales. La hipótesis patogénica más ampliamente aceptada es la de la «cascada amiloide», que defiende que el factor común inicial de los eventos patogénicos que conducen a la EA es el depósito de Aβ.

La proteína Aβ es un producto que resulta del metabolismo de una proteína de membrana de 695 aminoácidos denominada proteína precursora del amiloide (APP). Esta proteína tiene dos vías principales de degradación:

A. La vía no amiloidogénica es iniciada por la acción de la alfa-secretasa, que escinde el segmento Aβ en dos péptidos, un péptido soluble que es excretado al espacio extracelular y un dominio transmembrana que, seguidamente, es procesado por la gamma-secretasa, liberando un fragmento soluble de pequeño tamaño, no patogénico.

B. La vía amiloidogénica es iniciada por la beta-secretasa, que escinde la APP liberando un péptido soluble al espacio extracelular. Posteriormente, el fragmento transmembrana resultante es escindido por la gamma-secretasa, dando lugar a péptidos Aβ (de 40 y 42 aminoácidos) altamente amiloidogénicos que, cuando son liberados al espacio extracelular, forman polímeros y se agregan en fibrillas, que forman placas.

Numerosos estudios experimentales indican que el péptido Aβ es neurotóxico para la sinapsis cuando aún es soluble, antes de que se formen plegamientos en β, fibrillas amiloides y placas. En fases iniciales, la acumulación de agregados oligoméricos del péptido Aβ puede tener un papel deletéreo sobre la función sináptica, aunque la formación de polímeros Aβ40 y Aβ42 es fundamental para la aparición del resto de las lesiones.

Aunque los mecanismos patogénicos exactos se desconocen, se postula que la acumulación de péptidos Aβ puede ser resultado de un desequilibrio entre la producción y la eliminación de los mismos. En las formas familiares por mutación del gen de la PSEN1 y 2, se propone que existe una producción aumentada de péptidos Aβ, puesto que entre las acciones que desempeñan estas proteínas se encuentra la de modular la actividad de la gamma-secretasa. Las mutaciones puntuales y duplicaciones del gen que codifica la APP también conducen a un incremento en la producción de Aβ, bien por una alteración en su procesamiento o por un incremento en la producción de la proteína precursora. En el caso de la EA esporádica, se postula que la acumulación de Aβ puede deberse a una disfunción en su eliminación y aclaramiento, cuya causa no está bien establecida hoy en día. Se ha postulado que el alelo APOE ε4 disminuye el aclaramiento del péptido Aβ.

De forma general, se acepta que el depósito de proteína tau anormalmente fosforilada ocurre de forma secundaria al efecto neurotóxico de los depósitos de Aβ, por mecanismos no del todo conocidos. Modelos experimentales indican que la pérdida de función normal de tau, una proteína cuyo papel fisiológico es estabilizar los microtúbulos de las prolongaciones neuronales y facilitar el transporte axoplásmico, comienza de forma muy precoz, previamente a que se formen los filamentos helicoidales pareados de p-tau y los ONF. En último término, el depósito de p-tau en forma de ONF produce una anomalía del citoesqueleto incompatible con la supervivencia neuronal.

Hoy en día, está ampliamente aceptado que la neuroinflamación juega un papel importante en la patogenia de la EA. Como se ha mencionado, las placas neuríticas de amiloide se encuentran rodeadas de células astrocitarias y microgliales activadas. Es muy probable que esta reacción inflamatoria sea un paso intermedio importante en el daño neuronal por medio de la liberación de citocinas y radicales libres de oxígeno, que contribuyen a activar mecanismos de apoptosis.

6. Epidemiología

6.1. Incidencia, prevalencia e impacto de la enfermedad

Las demencias suponen un problema de salud de primer orden y ocasionan un gran impacto socioeconómico. La EA es la primera causa de demencia a nivel mundial, explicando alrededor del 50-70 % de todos los casos.

Según el Alzheimer Europe Report de 2020, la prevalencia de la demencia en Europa, al igual que en la mayoría de los países occidentales, ha disminuido en los últimos 10 años debido a un mejor control de los factores de riesgo cardiovascular, reducción en el consumo de alcohol y tabaco y promoción de la actividad física. A pesar de ello, debido al envejecimiento progresivo de la población, el número de personas con demencia se seguirá incrementando en las próximas décadas. El número global de personas que vivían con demencia en el año 2016 era de 43,8 millones. Se estima que esta cifra se duplique o incluso triplique en los próximos 30 años, alcanzando los 152,8 millones en 2050.

6.2. Factores de riesgo

Los factores de riesgo de la EA se pueden clasificar en no modificables y modificables. A continuación, se recogen los principales factores de riesgo identificados hasta la fecha.

6.2.1. Factores de riesgo no modificables

La EA es una enfermedad multifactorial en la que la edad es el factor de riesgo más importante. Aproximadamente el 80 % de los casos de demencia debida a EA ocurren en individuos de edad igual o mayor a 75 años. A partir de los 60 años, cada 10 años se duplica el riesgo de padecer la enfermedad.

Si no se tiene en cuenta la edad, alrededor del 80 % de la varianza del riesgo de la EA se explica por factores genéticos. El factor de riesgo genético más importante de la EA esporádica es el polimorfismo del gen APOE. Como se ha mencionado, portar un alelo APOE ε4 duplica o triplica el riesgo de desarrollar EA con respecto al de no portadores, mientras que portar dos alelos APOE ε4 multiplica el riesgo más de 10 veces. Por el contrario, la variante APOE ε2 disminuye el riesgo de padecer la enfermedad. Sin embargo, hoy en día se acepta que la contribución de los factores de riesgo genéticos en la EA esporádica es probablemente multifactorial, habiéndose descrito un total de 98 variantes genéticas de riesgo hasta la fecha. En términos generales, el hecho de tener un familiar de primer grado con EA incrementa el riesgo de padecer la enfermedad en algún momento de la vida. La incidencia de demencia entre parientes de primer grado de un paciente con EA es elevada, estimándose entre el 25 % y el 78 %.

En cuanto al género, las mujeres tienen mayor riesgo de padecer EA a lo largo de la vida. Este incremento de riesgo en mujeres se observa a partir de los de los 75 años. Más allá de por la diferente esperanza de vida entre ambos sexos, los motivos de esta diferencia de riesgos se desconocen.

6.2.2. Factores de riesgo modificables

Se ha visto una asociación entre los factores de riesgo cardiovascular y el riesgo de EA. La presencia de hipertensión arterial a edades medias de la vida (en torno a los 40-50 años) aumenta el riesgo de EA años después. También son factores de riesgo la diabetes mellitus tipo 2, la obesidad, el tabaquismo, la aterosclerosis, la enfermedad cerebrovascular microangiopática y el consumo elevado de alcohol.

Diversos estudios apuntan a que la actividad física y la dieta mediterránea podrían tener un papel protector frente al desarrollo de EA, aunque la evidencia al respecto no es concluyente.

Existe evidencia acerca de que un mayor nivel educativo confiere una protección para manifestar la EA o contribuye a que su expresión sea más tardía. Un nivel educativo bajo, especialmente si está asociado a condiciones socioeconómicas desfavorables, se ha relacionado con una mayor incidencia de demencia.

También se incluyen como factores de riesgo de EA la depresión, el aislamiento social y el déficit de audición. Por último, los traumatismos craneales moderados o graves aumentan el riesgo de desarrollar EA a largo plazo.

7. Criterios diagnósticos de enfermedad de Alzheimer

En 1984, el National Institute of Neurological and Communicative Disorders and Stroke (NINCDS) y la Alzheimer's Disease and Related Disorders Association (ADRDA), publicaron los criterios NINCDS-ADRA para el diagnóstico clínico de la demencia tipo Alzheimer. Con los avances en el conocimiento de las bases biológicas de la enfermedad las limitaciones de estos criterios se hicieron evidentes, como, por ejemplo, el hecho de que no contemplaban el DCL debido a EA, que no incorporaban la información de biomarcadores de líquido cefalorraquídeo (LCR) o tomografía por emisión de positrones (PET) o que no consideraban las presentaciones no amnésicas de la EA, entre otras.

7.1. Criterios NIA-AA, 2011

En 2011, la NIA-AA llevó a cabo una actualización de los criterios para el diagnóstico de la EA y estableció las siguientes categorías: demencia tipo Alzheimer probable, demencia tipo Alzheimer posible y demencia tipo Alzheimer probable o posible con evidencia de proceso fisiopatológico de la enfermedad. Estos criterios, por tanto, incorporan la información procedente de los biomarcadores de imagen y/o analíticos como criterio de soporte que confiere una mayor certeza diagnóstica. Además, los criterios distinguen entre el DCL y la demencia tipo EA como entidades diferenciadas. En el cuadro 7.1 se desarrollan los criterios diagnósticos para cada una de estas categorías, según esta clasificación.

Cuadro 7.1. Criterios diagnósticos de la demencia tipo Alzheimer (NIA-AA, 2011)

- **Demencia tipo Alzheimer probable**

La demencia tipo Alzheimer probable requiere cumplir el diagnóstico de demencia en general y, además, presentar:

1. Inicio insidioso.
2. Historia de empeoramiento por parte de un observador o a través de la historia clínica.
3. Como principal síntoma cognitivo uno de los siguientes:
   a. Amnésico: deterioro en la memoria reciente.
   b. No amnésico: alteración del lenguaje, de la capacidad visoespacial o dificultad en la ejecución de tareas difíciles.
4. No es posible hacer el diagnóstico de demencia tipo Alzheimer probable si existe evidencia de:
   a. Enfermedad cerebrovascular significativa (p.e. antecedente de ictus en relación temporal con el inicio de los síntomas, infartos múltiples o extensos, leucoencefalopatía grave).
   b. Rasgos centrales de demencia por cuerpos de Lewy.
   c. Rasgos prominentes que sugieran una demencia frontotemporal variante conductual.
   d. Rasgos prominentes que sugieran una demencia semántica o una afasia progresiva primaria no fluente.
   e. Otras causas concomitantes que puedan explicar los déficits cognitivos (enfermedades neurológicas activas, uso de determinados fármacos, etc.).

- **Demencia tipo Alzheimer probable con nivel de certeza incrementado**

Si además de lo anterior hay deterioro progresivo documentado, mediante test cognitivos y sucesivas evaluaciones clínicas, o en caso de presencia de una mutación genética relacionada con la EA (en los genes PSEN1, PSEN2 o APP).

- Demencia tipo Alzheimer posible
1. Debido a evolución atípica: cumple criterios centrales en cuanto a las características de la demencia tipo Alzheimer, pero tiene una evolución atípica (p.e. curso rápido, insuficiente información objetiva acerca de un deterioro progresivo).
2. Evidencia de etiología mixta: a pesar de cumplir los criterios clínicos de demencia tipo Alzheimer, existe evidencia de una patología concomitante (enfermedad cerebrovascular concomitante, hallazgos compatibles con demencia con cuerpos de Lewy o evidencia de otras enfermedades neurológicas o no neurológicas, así como medicaciones que puedan afectar la cognición).

- Demencia tipo Alzheimer probable con evidencia de proceso fisiopatológico

Cumple criterios de demencia tipo Alzheimer probable y presenta biomarcadores indicativos de patología amiloide (disminución de Aβ42 en el LCR o el depósito neocortical de Aβ en la PET amiloide) y de daño neuronal (aumento de proteína p-tau en LCR y/o t-tau en LCR, disminución de captación de fluorodesoxiglucosa (FDG) de la corteza témporo-parietal en la PET con FDG o la atrofia cerebral en la RM).

- Demencia tipo Alzheimer posible con evidencia de proceso fisiopatológico

Cumple criterios de demencia no-Alzheimer (p.e. demencia frontotemporal variante conductual o demencia por cuerpos de Lewy) y presenta biomarcadores tanto de patología amiloide (disminución de Aβ42 en el LCR o el depósito neocortical de Aβ en la PET amiloide) como de daño neuronal (aumento de proteína p-tau en LCR y/o t-tau en LCR, disminución de captación de fluorodesoxiglucosa (FDG) de la corteza témporo-parietal en la PET con FDG o la atrofia cerebral en la RM); o presenta criterios neuropatológicos de EA.

7.2 Criterios IWG-II

En el año 2014, el International Working Group (IWG) propuso unos nuevos criterios diagnósticos para la EA. Según estos criterios, para emitir el diagnóstico de EA debe existir un fenotipo clínico sugestivo (que puede ser típico o atípico) y un biomarcador fisiopatológico de la enfermedad, entre los que se incluyen la positividad en la PET amiloide, el LCR o la presencia de una mutación autosómica dominante. Estos criterios contemplan también los diagnósticos de EA preclínica, cuando a pesar de la ausencia de manifestaciones clínicas hay evidencia de positividad en la PET amiloide o alteración de los marcadores de LCR compatible con EA, y de EA mixta, cuando además de criterios de EA existe evidencia clínica y biomarcadores de otra patología (cerebrovascular o enfermedad por cuerpos de Lewy).

7.3 Nuevos criterios de la NIA-AA 2018: hacia una definición biológica de la enfermedad

En 2018, se propuso un nuevo marco conceptual para la investigación de la EA, basado en una definición eminentemente biológica de la enfermedad. Según este sistema (conocido como A/T/N), se propone la clasificación de los sujetos (independientemente del fenotipo y del estadio clínico) en función de la positividad o negatividad de los biomarcadores en tres categorías fisiopatológicas diferentes: amiloidosis cerebral (A), patología tau (T) y neurodegeneración (N). De este modo, se habla de EA cuando existe evidencia de depósito de Aβ y proteína p-tau (A+/T+), independientemente de la existencia o no de neurodegeneración (N) o de la presencia o no de síntomas. Así mismo, todos los pacientes con un biomarcador de amiloidosis cerebral positivo (es decir, A+/T-/N-; A+/T+/N+; A+/T+/N- o A+/T-/N +), independientemente de la presencia o no de patología tau (T), de neurodegeneración (N), o de la presencia o no de síntomas, se consideran dentro de lo que se denomina «el continuum de la EA».

A diferencia de los criterios de la NIA-AA 2011 e IWG, los nuevos criterios establecen una distinción entre los biomarcadores de patología tau y los de neurodegeneración, mientras que los primeros consideraban los marcadores de patología tau y de daño neurológico de forma conjunta (como indicativos de daño neuronal en general). La presencia de patología amiloide (A) se puede evidenciar mediante la disminución de la concentración de Aβ42 o el cociente Aβ42/40 en LCR y la positividad de la PET con radiotrazadores de amiloide. La patología neurofibrilar (T) se puede detectar mediante el aumento de p-tau en LCR o una PET de tau con un patrón compatible con EA y la neurodegeneración (N) se puede demostrar mediante el aumento de t-tau en LCR, la presencia de un patrón de hipometabolismo compatible en la PET con 18F-fluorodesoxiglucosa (FDG) o la presencia de atrofia cerebral en el lóbulo temporal medial en la resonancia magnética nuclear (RM) cerebral.

Se ha propuesto un modelo teórico de evolución de la clínica y los cambios moleculares de la EA a lo largo del tiempo, ampliamente aceptado hoy en día. Según este modelo, la disminución de Aβ42 en el LCR sería el primer cambio identificable en un paciente asintomático en el continuum del Alzheimer, seguido del depósito de amiloide neocortical en la PET-amiloide. A continuación, aparecería un incremento de los niveles de p-tau en LCR y un depósito anormal de radiotrazadores de tau en la PET-tau, seguido de disminución del metabolismo en determinadas regiones cerebrales en la PET-FDG. Los cambios cerebrales estructurales (atrofia temporal medial) en la RM cerebral serían posteriores y precederían a la aparición de los síntomas.

8. Cuadro clínico de la enfermedad de Alzheimer

La EA es un trastorno neurodegenerativo progresivo relacionado con la edad, que se caracteriza por presentar un deterioro de las funciones cognitivas, un abanico amplio de síntomas neuropsiquiátricos y un compromiso progresivo de las actividades de la vida diaria.

El debut de los síntomas suele ser insidioso, lo que dificulta que el paciente o los acompañantes puedan precisar una fecha exacta de inicio. Ocasionalmente, las primeras manifestaciones son precipitadas por algún proceso intercurrente (p.e. intervención quirúrgica, ingreso hospitalario, infección sistémica, inicio de algún medicamento nuevo) y se perciben como agudas y transitorias, mejorando o incluso desapareciendo cuando se resuelve dicho proceso. Otros pacientes, pueden aquejar inicialmente síntomas somáticos vagos (p.e. cefalea, mareo) o síntomas afectivos que se interpretan como un trastorno psiquiátrico. En raras ocasiones, los pacientes con EA pueden debutar con crisis focales con alteración de consciencia, lo que dificulta el diagnóstico.

La edad típica de presentación de los primeros síntomas es a partir de los 65 años, siendo infrecuente antes de los 60 años. A continuación, se describen las principales manifestaciones clínicas de la forma de presentación típica de la EA (amnésica).

8.1. Manifestaciones cognitivas

El síntoma cardinal de la EA típica es la afectación progresiva de la memoria episódica. El patrón del problema de memoria de la EA es característico y refleja la disfunción del lóbulo temporal medial. La memoria episódica es la encargada de almacenar el recuerdo de episodios de la vida (eventos ocurridos en un momento y lugar particular) y depende especialmente de la integridad del hipocampo. Típicamente, la afectación de memoria episódica es más acusada para hechos recientes (horas, días, semanas), preservándose hasta etapas más avanzadas la capacidad de recordar acontecimientos remotos (años). Por ello, es típico que una persona con EA sea capaz de relatar hechos ocurridos en su infancia o juventud con bastante lujo de detalles y, sin embargo, no sea capaz de rememorar acontecimientos que ocurrieron el día o días anteriores (p.e. lo que comió el día anterior). La memoria semántica (conocimiento de conceptos) también se puede alterar en grado variable.

Sin embargo, la memoria procedimental (recordar la realización de procedimientos específicos manuales o motores en general) y la memoria de trabajo u operativa (que permite retener un número de teléfono durante unos segundos, por ejemplo), suelen estar preservadas hasta fases más avanzadas.

El déficit de memoria se agrava de forma progresiva, afectando posteriormente a la memoria semántica, hasta terminar alterando todos los tipos de memoria.

Aunque la pérdida de memoria suele ser el síntoma inicial más prominente, se pueden observar déficits en otros dominios cognitivos desde fases iniciales de la enfermedad. Menos de un 15 % de los casos de EA presentan una alteración predominante de las funciones de los lóbulos frontal, occipital o parietal desde el inicio (ver variantes atípicas de la EA). El lenguaje es el segundo dominio cognitivo más afectado en la EA. El paciente puede presentar problemas de nominación, dificultades para seguir una conversación o para identificar objetos por su nombre. El léxico del paciente se empobrece y el discurso espontáneo se puede volver dubitativo, estereotipado y abundante en términos «comodín». La comprensión de palabras suele estar preservada inicialmente pero el paciente puede tener problemas para comprender órdenes complejas o seguir una conversación. En la exploración pueden apreciarse anomia, circunloquios y parafasias. La fluencia verbal categorial (p.e. animales en un minuto) resulta especialmente útil para evaluar los déficits del lenguaje.

El deterioro de la función ejecutiva típicamente está presente desde fases iniciales, pudiendo aparecer en grado desde sutil a grave. Los acompañantes pueden percibir que el paciente es menos organizado o está menos motivado para iniciar o planificar actividades. La capacidad de llevar a cabo múltiples tareas al mismo tiempo (multitasking) y de realizar razonamientos abstractos suele estar también disminuida. Con la evolución de la enfermedad, estos síntomas suelen hacerse más prominentes. El grado de deterioro de las funciones ejecutivas está muy relacionado con el compromiso de las actividades instrumentales complejas, tales como el manejo de finanzas, la toma de medicación o el funcionamiento social. Los déficits en la función ejecutiva también pueden acarrear dificultades en la conducción de vehículos.

Los déficits visoespaciales, que reflejan la disfunción de áreas posteriores generalmente del hemisferio no dominante, pueden ser también prominentes en el curso de la enfermedad. Esto puede expresarse como problemas de orientación espacial en lugares menos conocidos o, incluso, episodios en los que el paciente puede llegar a extraviarse fuera de su domicilio. Más tarde en el curso de la enfermedad, el paciente puede desarrollar dificultad para emplear utensilios o realizar secuencias de actos motores previamente aprendidos (apraxia). Esto puede derivar en una dificultad para utilizar los cubiertos o imposibilidad para vestirse sin ayuda. Puede haber dificultades para dibujar un reloj o copiar dos figuras geométricas entrelazadas (apraxia constructiva; ver figura 7.1).

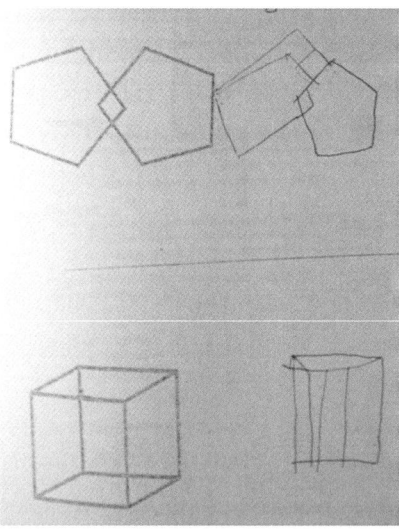

Figura 7.1. *Apraxia constructiva prominente en una paciente con EA.*

La pérdida de capacidad de *insight*, es decir, de reconocer sus propios déficits, puede estar también presente en la EA y se denomina «anosognosia». La prevalencia de esta manifestación se estima en torno al 20-80 % de los casos de EA. Es frecuente que los pacientes minimicen su deterioro y que busquen excusas o explicaciones para situaciones que evidencian su déficit cognitivo. La anosognosia se agrava con la evolución de la enfermedad y puede ser una fuente de conflicto con familiares y cuidadores. Aquellos pacientes que mantienen la capacidad de valorar sus déficits pueden presentar síntomas depresivos reactivos.

8.2. Manifestaciones neuropsiquiátricas

Las alteraciones conductuales pueden estar presentes desde fases iniciales de la enfermedad, aunque suelen ser más prominentes en fases intermedias y avanzadas. Estudios recientes indican que las manifestaciones no cognitivas pueden estar presentes incluso en fases preclínicas de la EA. Se estima que hasta un 90 % de los pacientes con EA desarrollan manifestaciones neuropsiquiátricas durante el curso de la enfermedad. Al inicio, lo más frecuente es la apatía (que aparece en alrededor de un 70 % de los pacientes), falta de interés social e irritabilidad. En ocasiones, la apatía es difícil de distinguir de la depresión, aunque esta última tiene un tratamiento mejor establecido. La apatía puede ser muy limitante a nivel funcional, por lo que es importante identificarla y tratarla mediante las estrategias adecuadas. Se ha relacionado con la disfunción del circuito frontal-cingulado anterior y sus conexiones con estructuras subcorticales. El trastorno de sueño (fragmentación del mismo) es también frecuente en el curso de la enfermedad.

La posible aparición de síntomas psicóticos (tales como alucinaciones o ideas delirantes) y conductas de agitación o agresividad suele ser tardía y puede alterar de forma significativa la convivencia con el paciente. Siempre habrá que descartar la presencia de un síndrome confusional agudo debido a una infección o al efecto adverso de un fármaco.

Otras manifestaciones neuropsiquiátricas que pueden aparecer durante el curso de la enfermedad son los cambios en la dieta/apetito, la conducta motora aberrante y el *wandering* (deambulación sin propósito).

8.3. Otros signos y síntomas

Las crisis epilépticas aparecen en más del 10 % de los pacientes en fases avanzadas, aunque en ocasiones pueden estar presentes desde el inicio de la enfermedad. Son más frecuentes en los casos familiares y de inicio temprano. Los pacientes con EA y crisis presentan un peor pronóstico, con un mayor deterioro cognitivo y una progresión más rápida. Estudios recientes indican que la presencia de anomalías epileptiformes subclínicas en fases iniciales es más frecuente de lo que se pensaba. En ocasiones, los pacientes pueden presentar crisis focales no motoras, que cursan como episodios estereotipados transitorios de dificultad del lenguaje, confusión, automatismos, amnesia y/o alteración de consciencia, y cuyos síntomas pueden pasar por alto y no identificarse como tal. Los episodios de «amnesia» de origen epiléptico pueden ocurrir desde fases precoces, como reflejo de una actividad eléctrica anormal en el lóbulo temporal medial. A menudo, el electroencefalograma (EEG) de rutina es normal, por lo que si existe una alta sospecha puede ser necesario realizar una monitorización video-EEG prolongada. En estos casos el tratamiento con fármacos antiepilépticos puede producir una mejoría desde el punto de vista cognitivo.

Alrededor del 5-10 % de pacientes pueden presentar mioclonías generalizadas, generalmente en estadios avanzados. En los pacientes con trisomía 21 que sufren EA, las mioclonías generalizadas y las crisis tónico-clónicas generalizadas pueden ocurrir desde el inicio clínico del cuadro (ver apartado 15). En fases muy avanzadas de la EA pueden aparecer signos parkinsonianos. Finalmente, el paciente desarrolla disfagia, espasticidad (con tendencia a adoptar una postura fetal), pierde la capacidad para deambular y, en último término, puede permanecer encamado en un estado vegetativo.

9. Curso evolutivo de la enfermedad de lzheimer

La EA progresa de manera inexorable. Su evolución puede evaluarse con diferentes escalas cognitivas y funcionales, como el Mini-Mental State Examination (MMSE), la Clinical Dementia Rating o la Global Deterioration Scale (GDS). En el cuadro 7.2 se recoge la clasificación funcional de la EA según la GDS, una de las escalas más usadas en la práctica clínica.

Cuadro 7.2. *Estadios clínicos de la EA*
según la Global Deterioration Scale (GDS)

GDS 1: Normal. Ausencia de síntomas cognitivos o conductuales.

GDS2: Deterioro cognitivo subjetivo. Existen quejas subjetivas de memoria o de otros dominios cognitivos, generalmente no percibidas por terceros. La exploración neuropsicológica formal no objetiva déficits.

GDS 3: Deterioro cognitivo leve. Existen síntomas cognitivos y/o conductuales, que pueden ser corroborados por los acompañantes y son objetivados en la exploración neuropsicológica. No existe repercusión significativa en las actividades de la vida diaria.

GDS 4: EA leve. Hay déficits cognitivos más evidentes, tales como problemas para recordar las citas y otros hechos recientes, dificultades de nominación o problemas de orientación. Comienza a haber problemas en las actividades instrumentales de la vida diaria, tales como el manejo de finanzas o el funcionamiento en el trabajo. El paciente puede vivir solo, pero necesita supervisión. Las alteraciones conductuales son frecuentes.

GDS 5: EA moderada. El paciente no puede permanecer solo en su domicilio sin supervisión durante tiempo prolongado. Es dependiente para el manejo de medicación, la gestión de las finanzas o la organización de las tareas domésticas. El paciente no es capaz de elegir solo su ropa. Las actividades básicas de la vida diaria como el vestido pueden comenzar a estar alteradas. Las alteraciones conductuales son muy frecuentes.

GDS 6: EA moderada-grave. Las actividades básicas de la vida diaria están alteradas (vestido, aseo, baño —control de esfínteres—, alimentación).

- 6a: es dependiente para el vestido.

- 6b: es dependiente para el aseo/ducha.

- 6c: es dependiente para ir al baño a realizar sus necesidades.

- 6d: presenta incontinencia urinaria.

- 6e: presenta doble incontinencia.

GDS 7: EA grave. Las actividades básicas de la vida diaria están alteradas y el paciente requiere asistencia continua.

- 7a: el lenguaje está muy deteriorado, emite unas seis palabras.

- 7b: solo es capaz de emitir una palabra.

- 7c: completamente mutista, necesita ayuda para caminar.

- 7d: incapaz para sentarse sin apoyo.

- 7e: pierde la capacidad de sonreír.

- 7f: incapaz de sostener erguida la cabeza; la espasticidad y las deformidades son frecuentes.

(Datos extraídos de Reisberg B., Ferris S. H., de Leon M. J. *et al.* The Global Deterioration Scale for assessment of primary degenerative dementia. Am J Psychiatry. 1982; 139:1136-9).

La velocidad de progresión es muy variable de un individuo a otro, pero se estima que los pacientes pierden cada año 3-4 puntos de media en el MMSE. La media de supervivencia desde el diagnóstico oscila entre los 3 a los 20 años, con una media alrededor de 8 a 12 años. Habitualmente el fallecimiento ocurre como consecuencia de complicaciones relacionadas con las fases más avanzadas, es decir, la deshidratación, la malnutrición, o las infecciones intercurrentes.

9.1. Fases o estadios funcionales

La EA se trata de un continuo clínico que incluye las siguientes fases: fase preclínica, fase prodrómica o de DCL y fase de demencia (leve, moderada y grave).

9.1.1 Enfermedad de Alzheimer preclínica

La EA preclínica se refiere a la etapa de la enfermedad en la que existen marcadores de EA en ausencia de síntomas de la enfermedad. El estudio de los portadores de mutaciones de EA familiar autosómica dominante ha sido de incuestionable ayuda para validar el concepto de EA preclínica. Dentro de la EA preclínica podemos distinguir dos grupos:

• Asintomáticos con riesgo de EA: se refiere a personas cognitivamente sanas con biomarcadores positivos de EA (p.e. biomarcadores alterados en LCR o PET-amiloide positivo). Se puede afirmar que existe un riesgo aumentado de EA, pero con la evidencia disponible hoy en día no es seguro que estas personas vayan a desarrollar síntomas debido a la enfermedad.

• Presintomáticos de EA: se refiere a individuos cognitivamente sanos que portan alguna mutación en los genes de EA familiar. Debido a la elevada penetrancia de estas mutaciones, estos individuos desarrollarán síntomas de EA en algún momento de su vida casi con total seguridad.

Con el avance de la tecnología y el desarrollo de técnicas más accesibles para la determinación de biomarcadores, cada vez son más los estudios dirigidos a identificar y seguir a voluntarios sanos con biomarcadores de la enfermedad, lo que seguramente brindará información valiosa en los próximos años. Hoy en día, el uso en la práctica clínica de biomarcadores en sujetos asintomáticos sin antecedentes de EA familiar no está justificado. No obstante, esto podría cambiar si llegara a demostrarse la eficacia en fases preclínicas de alguna de las terapias en investigación. En esta hipotética situación, los biomarcadores de EA en plasma podrían jugar un papel muy interesante como instrumento de cribado poblacional.

9.1.2. Enfermedad de Alzheimer prodrómica

La fase prodrómica o de DCL está a caballo entre la fase preclínica y la fase de demencia de la EA. Constituye la primera fase sintomática de la EA, pudiendo demostrarse síntomas y signos objetivos de declive cognitivo que no interfieren con las actividades de la vida diaria. Este deterioro habitualmente afectará a la memoria episódica anterógrada inicialmente, aunque por test neuropsicológicos se pueden observar alteraciones sutiles en otros dominios, como el lenguaje, la atención, la función ejecutiva o la función visoespacial. En fases predemencia suele identificarse una afectación de todos o casi todos estos dominios (deterioro cognitivo multidominio), aunque en un grado sutil. En ocasiones, la distinción entre un DCL y una demencia en fase muy inicial es complicada. El funcionamiento en las actividades de la vida diaria está preservado en términos globales, aunque se acepta que puede haber cambios sutiles con respecto al funcionamiento previo en actividades instrumentales de complejidad elevada (p.e. requerimiento de mayor tiempo del habitual para llevar a cabo una tarea en el trabajo, discreta dificultad para planificar un viaje con todos sus detalles, etc.). En esta fase, la depresión y la ansiedad son relativamente frecuentes.

Actualmente, la utilidad de detectar a los pacientes con EA en fase prodrómica radica en la instauración de cambios en el estilo de vida, estimulación cognitiva e inicio de medicación sintomática, así como en la posibilidad de participar en ensayos clínicos con nuevas terapias. La posible llegada de tratamientos basados en anticuerpos monoclonales antiamiloide, abre una nueva vía de esperanza para modificar el curso de la EA en individuos en fases precoces.

9.1.3. Enfermedad de Alzheimer en fase de demencia

La fase de demencia se alcanza en el momento en que los síntomas cognitivos comienzan a interferir en la realización de las actividades sociales y/o laborales de la vida diaria.

En fase leve de la demencia tipo Alzheimer, suele existir una alteración franca de la memoria y, generalmente, de otros dominios cognitivos. La alteración de la atención y la función ejecutiva es prácticamente universal. La alteración del lenguaje es más prominente que en la fase previa y comienza a evidenciarse una disfunción visoespacial.

En esta fase, generalmente, hay un mayor protagonismo de los síntomas neuropsiquiátricos, lo que se relaciona con una mayor afectación del lóbulo frontal. La apatía, los síntomas depresivos, la ansiedad y la irritabilidad son los síntomas más frecuentes. Puede existir también alteración en el sueño. En esta etapa, aún no es frecuente la presencia de alucinaciones. El paciente mantiene todavía la conciencia de sí mismo y sus rasgos de personalidad habitual.

En cuanto a la funcionalidad, comienzan las dificultades para el manejo de actividades financieras complejas, antes de comenzar las dificultades con los intercambios monetarios simples. Si el paciente se encuentra aun laboralmente activo, casi siempre se reporta una disminución en su capacidad para desempeñar las tareas de su trabajo y, a menudo, existe un precedente de abandono o cese de la actividad laboral. La capacidad de conducción puede verse afectada (aunque el paciente no siempre lo reconoce), así como la capacidad para usar teléfonos móviles u otros dispositivos electrónicos. Sin embargo, la mayoría de las tareas funcionales más básicas se mantienen preservadas, como comprar, cocinar, mantener su higiene, vestirse, alimentarse o mantener aficiones sencillas.

En la fase moderada de la demencia tipo Alzheimer ya existe una alteración franca en todos los dominios cognitivos. Sin embargo, especialmente la memoria episódica retrógrada remota puede preservarse moderadamente aún, por lo que actividades que dependen de esta pueden mantenerse aún funcionales.

En esta fase pueden aparecer alucinaciones o ideas delirantes, generalmente de perjuicio. Puede haber inquietud psicomotriz y comportamientos estereotipados de rascado, que conllevan heridas cutáneas y riesgo de infecciones. El comportamiento social inapropiado puede llegar a ser un problema, llevando al aislamiento del paciente y sus cuidadores. Los síntomas se hacen cada vez más complicados de tratar.

En cuanto a la actividad funcional, en este estadio se altera la capacidad de comprar, de limpiar y de realizar actividades con cualquier tipo de aparato electrónico. El paciente necesita ayuda para la toma de su medicación habitual. También es necesaria ayuda para la higiene diaria, aunque los pacientes pueden llevar a cabo esta actividad con algún grado de independencia. Suelen necesitar una ayuda parcial para el vestido. En esta fase, se alimentan de forma independiente, aunque puede que lo hagan con un solo utensilio, habiendo perdido la destreza para emplear cuchara, tenedor y cuchillo. La norma es que necesiten una supervisión las 24 horas del día, aunque aún puedan realizar algunas tareas simples de forma independiente.

En la fase grave de la demencia tipo Alzheimer, la alteración de prácticamente todas las áreas corticales conlleva una alteración grave de todos los dominios cognitivos. El paciente pierde la conciencia de sí mismo. La construcción de realidad en esta fase está completamente fragmentada. La familiaridad con cuidadores, amigos o familia está alterada. La agitación y las alucinaciones empeoran aún más, aunque progresivamente el paciente suele caer en la absoluta apatía.

El lenguaje espontáneo está muy deteriorado quedando el paciente, en último término, completamente mutista.

Así mismo, suele perder el control de los esfínteres, produciéndose incontinencia urinaria y/o fecal. Aparece disfagia, aumento del tono postural, pérdida de la capacidad para deambular, pudiendo culminar el proceso en una situación de encamamiento en un estado próximo al estado vegetativo.

10. Formas atípicas de presentación

Alrededor del 6-14 % de pacientes con EA no se presentan de la manera clásica, es decir, con clínica amnésica típica. Estas formas minoritarias de presentación se han denominado «variantes atípicas» de la EA y se producen por una distribución diferente de la patología. Cursan con relativa preservación de la memoria al inicio de los síntomas y afectación predominante de otras áreas cognitivas. En las variantes atípicas son más frecuentes los casos de inicio precoz (a edad menor de 65 años) en ausencia de mutaciones de la enfermedad.

10.1. Atrofia cortical posterior

La atrofia cortical posterior (ACP) es un síndrome clínico que ocurre como consecuencia de un proceso neurodegenerativo que afecta de forma predominante a los lóbulos parietales y occipitales. La EA es la causa más frecuente. La edad de inicio típica oscila entre los 50 y los 65 años. Se manifiesta con alteraciones visuoespaciales graves desde el inicio. No es infrecuente que al inicio los pacientes sean evaluados por un oftalmólogo por quejas visuales, especialmente problemas en la lectura o en la conducción de vehículos. En la anamnesis dirigida muchos pacientes refieren apraxia, agrafia, alexia y acalculia. Los síntomas de ansiedad y de depresión son frecuentes y, a menudo, los pacientes llegan a la primera consulta de neurología con un diagnóstico erróneo de trastorno afectivo.

Otras características de estos pacientes es que presentan agnosia visual (no reconocen objetos por vía visual), apraxia para el vestido y para la construcción o prosopagnosia. Ocasionalmente pueden presentar además alucinaciones visuales y alteraciones campimétricas en la periferia del campo visual.

La exploración neurológica puede parecer normal si no se realiza de forma cuidadosa. Es frecuente identificar una ataxia óptica (incapacidad para alcanzar de manera precisa un punto o distancia guiándose por la visión —por ejemplo, al pedir que estreche la mano del examinador—, pero puede localizar dónde se encuentra un objeto a través de estímulos auditivos —por ejemplo, localiza unas llaves tintineando con los ojos cerrados) y apraxia ocular (incapacidad para dirigir la mirada de manera precisa a un nuevo objetivo, lo que condiciona frecuentemente una dificultad en la lectura).

La exploración neuropsicológica muestra déficits visoespaciales y visoperceptivos prominentes. La agnosia aperceptiva (incapacidad para reconocer un objeto mediante la integración visual de los elementos que lo componen) es frecuente. Se puede objetivar también simultagnosia (incapacidad para integrar una escena visual a pesar de poder ver correctamente los elementos individuales por separado), lo que, junto a las manifestaciones de ataxia óptica y apraxia ocular, constituye el denominado «síndrome de Balint». El déficit visoespacial se puede manifestar en tareas que implican localizar un elemento en el espacio o como una pérdida de la tridimensionalidad. La memoria episódica suele estar preservada, aunque su evaluación puede suponer un reto. Suele aparecer una alteración en la memoria de trabajo, que se traduce en un rendimiento deficitario en test como el Digit Span y limita su capacidad para asimilar información verbal. Por tanto, aunque el recuerdo inmediato libre de material verbal pueda estar reducido, los pacientes con ACP no presentan el fenómeno de olvido acelerado característico de la presentación amnésica típica de la EA.

Los pacientes con ACP suelen presentar atrofia de los lóbulos occipitales y parietales en la RM cerebral. La tomografía por emisión de fotón único (SPECT) y la PET-FDG objtivan una hipoperfusión/hipometabolismo en regiones parietooccipitales.

La ACP plantea fundamentalmente el diagnóstico diferencial entre EA, demencia por cuerpos de Lewy (LBD) y enfermedad de Creutzfeldt-Jakob esporádica. En los casos con evolución rápidamente progresiva debería descartarse una enfermedad de Creutzfeldt-Jakob, en la que las mioclonías y la ataxia pueden ser prominentes. La presencia de alucinaciones visuales, fluctuaciones cognitivas, trastorno de conducta del sueño *rapid eye movement* (REM) y parkinsonismo sugerirían el diagnóstico de LBD.

10.2. Afasia primaria progresiva variante logopénica y variante del lenguaje de la enfermedad de Alzheimer

La variante logopénica de la afasia primaria progresiva (APPvl) es una de las formas de presentación de las afasias progresivas primarias (APP). De los tres tipos de APP (no fluente, semántica o logopénica), la variante logopénica es la que se asocia con mayor frecuencia a EA.

La APPvl se caracteriza por la dificultad para encontrar palabras (logopenia), con preservación de la estructura gramatical y semántica del lenguaje. Desde un punto de vista topográfico, este trastorno se produce por una disfunción predominante en la región parietotemporal del hemisferio dominante. Los pacientes presentan un lenguaje espontáneo fluente, que intercala periodos de disminución de la fluencia, bloqueos o pausas anómicas y circunloquios. Es frecuente el uso de términos comodín. La repetición del lenguaje suele estar alterada, lo que refleja la alteración del bucle fonológico del lenguaje. La comprensión de palabras, la gramática del lenguaje y la prosodia del habla son normales. Alrededor de un 60-90 % de casos de APPvl se corresponden a EA, mientras que una minoría se asocian a patología del espectro de las degeneraciones lobares frontotemporales. Por tanto, la APPvl no es específica de EA y la variante del lenguaje de la EA puede no cumplir estrictamente criterios de APPvl.

Los pacientes con variante del lenguaje de la EA presentan un trastorno del lenguaje que, como hemos visto, con frecuencia cumple criterios de APPvl, pero, además, pueden asociar discalculia y apraxia ideomotora leve. A menudo, presentan síntomas prominentes de ansiedad. Al igual que en la ACP, el comportamiento social y el *insight* están típicamente preservados.

La exploración neuropsicológica del lenguaje resulta fundamental para caracterizar este síndrome. La evaluación del lenguaje espontáneo muestra un discurso con pausas anómicas, circunloquios y abundante en términos ómnibus. La nominación por confrontación está alterada pero el paciente conserva el significado de conceptos y, a menudo, es capaz de describir para qué se usa o para qué sirve el objeto cuyo nombre no consigue evocar (p.e. «lo que se usa para colocar la cámara», para referirse a trípode). La repetición de frases de complejidad creciente y de palabras sin sentido (logatomos) suele estar alterada.

Aunque la afectación del lenguaje es el rasgo característico, las manifestaciones cognitivas no suelen estar restringidas exclusivamente a este dominio. Puede haber un déficit en tareas que evalúan la memoria episódica verbal, que no se traduce en realidad en un problema de la memoria episódica *per se*, sino en una alteración en la evocación de palabras y/o en la memoria de trabajo, que limita la capacidad para registrar información verbal. Nos debe hacer sospechar esto, la presencia de una disociación entre el rendimiento en memoria episódica verbal y visual (generalmente, conservado). Las funciones visoespacial y visoperceptiva suelen estar preservadas al inicio. Con la evolución, típicamente aparecen discalculia, apraxia, compromiso de la función visoespacial y amnesia.

La presencia de agramatismos o apraxia del habla debe orientarnos hacia una APP no fluente, mientras que la alteración de comprensión de palabras y los déficits semánticos del lenguaje con repetición conservada orientarían a una demencia semántica, que muy rara vez se asocian a EA.

En los estudios de imagen cuantitativos, la APPvl o la presentación del lenguaje de la EA muestran una atrofia o hipometabolismo parietotemporal izquierdo. Sin embargo, a nivel individual, la atrofia focal puede ser muy difícil de detectar.

10.3. Variante frontal de la enfermedad de Alzheimer

Un subgrupo de pacientes con EA se presenta con un déficit prominente de las funciones ejecutivas y/o alteración del comportamiento, en presencia de preservación de la memoria y de las funciones visoespaciales/visoperceptivas. Este síndrome se conoce como «variante frontal de la EA» y, de todas las variantes atípicas, es probablemente la peor caracterizada. Existen relativamente pocos casos con confirmación anatomopatológica en la literatura.

Estos pacientes suelen presentar atrofia/hipometabolismo en regiones frontotemporales en neuroimagen y parecen evolucionar más rápidamente. Como es razonable pensar, suelen ser diagnosticados de demencia frontotemporal variante conductual (DFTvc). Recientemente, se han publicado unos criterios diagnósticos de consenso de la variante frontal de la EA que requieren que se cumplan los criterios centrales de DFTvc en presencia de biomarcadores de EA (en LCR o PET-amiloide).

10.4. Síndrome corticobasal

La variedad focal parietal o frontoparietal de la EA produce un síndrome corticobasal, caracterizado por apraxia unilateral o asimétrica, mano distónica, signo de la mano ajena (mano alien), trastornos sensitivos corticales y astereognosia, entre otros. Puede ser clínicamente indistinguible del síndrome corticobasal debido a degeneración corticobasal, una taupatía que pertenece al espectro de las degeneraciones lobares frontotemporales.

La RM cerebral puede mostrar una atrofia fronto-parieto-temporal unilateral o asimétrica. Los hallazgos típicos de la PET-FDG son el hipometabolismo en regiones corticales frontales y temporoparietales, de carácter marcadamente asimétrico, en presencia o no de hipometabolismo en ganglios de la base. Los estudios de neuroimagen cuantitativos indican que en sujetos con DCB la atrofia/hipometabolismo es más marcada en región frontal mientras que en el SCB debido a EA predomina a nivel parietal, sin embargo, a nivel individual es difícil extrapolar el diagnóstico molecular por la imagen. Los biomarcadores de EA en LCR y la PET-amiloide pueden ser útiles para distinguir entre ambas entidades.

10.5. Enfermedad de Alzheimer inicio temprano

Se denomina «EA de inicio temprano o precoz» a aquella cuyos síntomas se inician a edad igual o menor a 65 años. Las variantes atípicas de la EA, como la ACP o la APPvl, son más frecuentes en la EA precoz. Si excluimos dichas variantes, el fenotipo de los pacientes con EA de inicio temprano difiere del de los casos de inicio tardío. Mientras que la EA de inicio tardío se caracteriza por una alteración prominente de la memoria episódica, la EA de inicio temprano suele presentar una combinación variable de manifestaciones corticales témporo-parietales (alteración del lenguaje, apraxia, déficits visoespaciales y alteración de la memoria de trabajo) en presencia de una preservación relativa de la memoria episódica. En cierta forma, el fenotipo puede recordar a una mezcla de los síntomas que se ven en la ACP y la variante del lenguaje de la EA. Al igual que en estas dos, suele haber síntomas de ansiedad prominentes al inicio lo que refleja, en parte, la conservación del *insight* que tienen los pacientes. En un primer momento los pacientes pueden recibir el diagnóstico de trastorno afectivo, lo que conlleva un retraso en el diagnóstico.

La RM cerebral puede ser normal o mostrar una leve atrofia cortical témporo-parietal bilateral en ausencia de atrofia temporal medial. En los casos en los que la RM cerebral es normal, la PET-FDG puede identificar cambios de forma más precoz, típicamente, hipometabolismo en regiones corticales posteriores.

10.6. Enfermedad de Alzheimer familiar

Las formas familiares de la EA suponen en torno a un 1-5 % del total y se deben a mutaciones en los genes PSEN1, PSEN 2 y APP. Las mutaciones en PSEN1 son las más frecuentes y característicamente tienen una edad de inicio muy temprana. Existe gran variabilidad fenotípica, incluso entre los miembros de la misma familia. En comparación con la EA esporádica, en la familiar son más frecuentes las manifestaciones motoras, como la paraparesia espástica, la ataxia cerebelosa y el parkinsonismo. Así mismo, existe una tendencia a presentar mioclonías generalizadas y crisis epiléptica de forma más temprana que en la EA esporádica.

11. Pronóstico

La media de supervivencia de los pacientes desde el diagnóstico de EA es de unos 5-10 años. Algunos factores que pueden afectar a la evolución, tanto en la supervivencia como en la capacidad funcional son:

- Género: el género femenino se ha asociado a un peor pronóstico.
- Edad al inicio: la edad de comienzo presenil se asocia a un peor pronóstico, mientras que el inicio en mayores de 80 años se asocia a un declive más lento.
- Síntomas neuropsiquiátricos: la aparición de manifestaciones neuropsiquiátricas como ideas delirantes, agitación y agresividad parecen predecir un declive más rápido.
- Crisis epilépticas: los pacientes con EA y crisis epilépticas tienen un peor pronóstico.
- Genotipo APOE: la presencia en homocigosis del alelo APOE ε4 produce un inicio precoz de la enfermedad, un curso más rápido y una menor supervivencia.

- Factores de riesgo vascular: La presencia de factores como la diabetes mellitus, el hipercolesterolemia, el tabaquismo o la hipertensión arterial se asocia a una peor evolución y una menor supervivencia.

12. Diagnóstico de la enfermedad de Alzheimer

El proceso diagnóstico de la EA requiere un equipo multidisciplinar y debe individualizarse en función de la presentación clínica del paciente.

Como se ha descrito en apartados anteriores, el diagnóstico definitivo de la EA es anatomopatológico. En la práctica, el diagnóstico in vivo es solo de probabilidad y se realiza a partir de los datos clínicos con la ayuda de diversas pruebas complementarias.

La estrategia diagnóstica debe perseguir: 1) confirmar y caracterizar el perfil del deterioro cognitivo, prestando especial atención a las manifestaciones típicas (alteración de la memoria episódica) y a las presentaciones clínicas atípicas de EA; 2) comprobar que se cumplen los criterios diagnósticos de EA y plantear la indicación de biomarcadores para aumentar el grado de certeza diagnóstica; y 3) realizar el diagnóstico diferencial con otras entidades que pueden cursar con deterioro cognitivo.

Algunas de las pruebas complementarias que mencionaremos se consideran biomarcadores de EA y pueden servir de ayuda para aumentar el grado de certeza del diagnóstico clínico. Hay que tener en cuenta que los biomarcadores no permiten establecer el diagnóstico *per se* y siempre han de interpretarse en conjunto con los datos clínicos. Es importante también conocer cuándo existe indicación de realizarlos, ya que su uso indiscriminado fuera de indicación puede conducir a errores importantes. No se encuentran disponibles en todos los centros y su indicación debería realizarse en unidades especializadas, por parte de personal con experiencia en demencias y en la interpretación de los mismos. En el cuadro 7.3 se resumen los principales biomarcadores analíticos y de imagen de EA. Las guías nacionales e internacionales recomiendan considerar el uso de biomarcadores en caso de DCL, para confirmar si existe un riesgo alto de evolucionar a demencia por EA, en casos de demencia de inicio temprano o presentación atípica o cuando persisten dudas diagnósticas con las pruebas de rutina.

Cuadro 7.3. Biomarcadores analíticos y de imagen de la EA

A: Biomarcadores de depósito de Aβ

- Niveles de Aβ42 o cociente Aβ42/40 disminuido en LCR.
- Imagen de PET-amiloide positiva usando trazadores de amiloide.

T: Biomarcadores de patología tau

- Aumento de niveles de proteína t-tau y tau fosforilada en LCR.
- Evidencia de depósitos de tau cerebral usando un radiotrazador PET específico.

N: Biomarcadores de neurodegeneración

- Atrofia de lóbulo temporal medial en la RM cerebral.
- Disminución del metabolismo cerebral en regiones témporo-parietales y cíngulo posterior en la PET-FDG o disminución de la perfusión cerebral en el SPECT cerebral.

En el cuadro 7.4 se recogen los procedimientos básicos y las pruebas complementarias adicionales en el proceso diagnóstico de la EA, según las recomendaciones actuales.

Cuadro 7.4. Proceso diagnóstico de la EA

Procedimientos diagnósticos básicos

Historia clínica realizada al paciente y su acompañante.
Exploración física y neurológica.
Valoración cognitiva.
Evaluación neuropsiquiátrica y funcional.
Análisis de laboratorio (hemograma, ácido fólico, vitamina B12, glucosa, función hepática y renal, hormonas tiroideas; serología de sífilis y VIH, si factores de riesgo).
Neuroimagen estructural (TAC craneal o RM cerebral).

Pruebas complementarias adicionales

PET-FDG.
PET-amiloide.
Punción lumbar: determinación en LCR de células, proteínas, glucosa, bandas oligoclonales y biomarcadores de EA (Aβ, p-tau, t-tau).
Electroencefalograma.
Estudio genético en pacientes seleccionados con historia familiar.

12.1. Historia clínica

La historia clínica es la piedra angular en el diagnóstico del paciente que consulta por deterioro cognitivo. La primera visita del paciente debe centrarse en la anamnesis, es decir, la entrevista clínica en consulta a partir de la cual el paciente y sus acompañantes describen los síntomas y la evolución de los mismos. El relato de los acompañantes —ya sea convivientes o allegados que comparten suficiente tiempo al día con el paciente para identificar los cambios en su cognición o conducta— es clave en estas entrevistas, ya que, a menudo, los pacientes con deterioro cognitivo presentan cierto grado de anosognosia o ausencia de conciencia de enfermedad. Es fundamental también indagar acerca del uso de fármacos, ya que existen muchas familias de medicamentos que pueden influir negativamente en las capacidades cognitivas (por ejemplo, algunos analgésicos, fármacos para la incontinencia urinaria, medicaciones psicotrópicas como los ansiolíticos o fármacos para el insomnio). Así mismo, es importante preguntar por antecedentes familiares de primer grado de deterioro cognitivo o trastorno psiquiátrico. Otro aspecto importante por considerar son los antecedentes médicos, ya que existe una fuerte asociación entre las comorbilidades médicas y el estado cognitivo de la EA. Sabemos que la optimización del manejo de otras enfermedades tiene un potencial efecto beneficioso sobre la cognición.

12.2. Exploración física y neurológica

Tras la historia clínica relatada por el paciente y los acompañantes, debe realizarse una exploración física del paciente, incluida una exploración neurológica. La presencia de signos motores (extrapiramidales, piramidales o cerebelosos) o mioclonías debe hacer pensar en entidades alternativas (p.e. LBD, enfermedades priónicas). En algunos trastornos que cursan con demencia, pueden detectarse alteraciones en el examen físico, tales como organomegalia (p.e. en la enfermedad de Niemann-Pick tipo C). Además, la exploración física puede revelar hallazgos sugestivos de comorbilidades potencialmente tratables.

12.3. Evaluación neuropsicológica

La valoración cognitiva es un elemento clave en la evaluación. Los test neuropsicológicos específicos son más sensibles para detectar déficits sutiles, que pueden pasar por alto en una evaluación cognitiva con test de cribado (p.e. déficits leves en las funciones ejecutivas). Sus principales funciones serán: establecer un punto de partida para monitorizar un posible empeoramiento en visitas futuras, ayudar a diferenciar entre los diferentes tipos de demencias neurodegenerativas u otras enfermedades que producen deterioro cognitivo y evaluar competencias y guiar recomendaciones sobre actividades como la conducción, las decisiones económicas y la necesidad de supervisión.

En la valoración cognitiva de un paciente con sospecha de EA resulta de especial interés la utilización de test de cribado centrados en detectar la disfunción de la memoria episódica (p.e. MMSE o Test de alteración de memoria -T@M-). En lo que respecta a la evaluación neuropsicológica formal, son particularmente útiles los test de memoria que evalúan el proceso de codificación de la memoria y el proceso de recuperación facilitada, como el Free and Cued Selective Reminding Test (FCSRT). El patrón típico de alteración de memoria episódica de la EA consiste en un rendimiento deficitario en el recuerdo diferido libre, que no mejora con pistas semánticas. Otros test de memoria que pueden resultar útiles para identificar el síndrome amnésico son la Weschler Memory Scale o el Rey Auditory Verbal Test, entre otros.

12.4. Evaluación neuropsiquiátrica y funcional

La evaluación de un paciente con deterioro cognitivo debe incluir una valoración de las manifestaciones neuropsiquiátricas. Tal y como se ha comentado en capítulos anteriores, existen instrumentos específicamente diseñados para ello (p.e. Neuropsychiatric Inventory para una evaluación global de las manifestaciones conductuales, Lille´s Apathy Rating Scale para una valoración específica de la apatía, etc.).

Así mismo, el deterioro en el desempeño de las actividades de la vida diaria es una parte esencial en los criterios diagnósticos de demencia y debe investigarse con las herramientas apropiadas. Existen escalas semiestructuradas que se administran al informador, como la Functional Activities Questionnaire (FAQ) y la Interview for Deterioration of Daily. Living in Dementia (IDDD). Otra escala ampliamente utilizada es la Clinical Dementia Rating (CDR) cuya puntuación se puede calcular a partir de la entrevista clínica al paciente y acompañante y la GDS, que ya hemos mencionado.

12.5. Análisis de laboratorio

Tras la primera visita, habitualmente se solicitará un análisis de sangre que incluya hemograma, ionograma, glucosa, pruebas de función hepática y renal, ácido fólico, vitamina B12 y hormonas tiroideas, con el fin de detectar causas metabólicas de deterioro cognitivo tratables. Se recomienda incluir también serología de sífilis (pruebas treponémicas) y de VIH, en caso de factores de riesgo.

12.6. Neuroimagen estructural

La imagen cerebral estructural, bien la tomografía axial computarizada (TAC) o la RM cerebral, está indicada en la evaluación de pacientes con sospecha de EA. La TAC es útil para descartar la presencia de lesiones de diversa naturaleza, como lesiones vasculares, hidrocefalia, neoplasias, etc. También puede detectar la atrofia regional en fases avanzadas de la enfermedad. La RM cerebral es más sensible para identificar la atrofia y las lesiones de sustancia blanca, las lesiones vasculares pequeñas subcorticales y del tronco del encéfalo. La atrofia temporal medial se considera un marcador de neurodegeneración. Existen escalas semicuantitativas que permiten medir la atrofia temporal medial, como la medial temporal *lobe atrophy score* (MTA), cuya puntuación se considera patológica en mayores de 75 años si es mayor de 2 (rango 0-4) (ver figura 7.2).

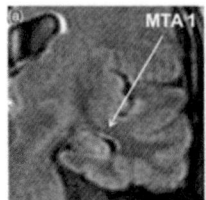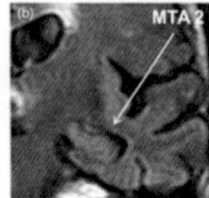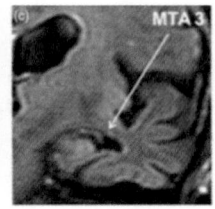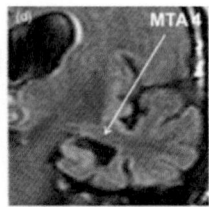

Figura 7.2. *Escala visual Medial Temporal Atrophy (MTA). (a-d)*
Cortes coronales de imágenes FLAIR de RM cerebral, donde se
representan las puntuaciones de la escala MTA desde 1 (atrofia
leve) a 4 (atrofia grave).

La detección de microhemorragias y de otros signos radiológicos de angiopatía amiloide (siderosis superficial, hemorragias corticales, focos inflamatorios) ha cobrado un interés creciente y puede tener implicaciones relevantes en caso de aprobarse nuevas terapias basadas en anticuerpos monoclonales antiamiloide, dado que estos pacientes son más susceptibles de desarrollar *amyloid-related imaging abnormalities* (ARIA) de tipo hemorrágico (ARIA-H) o edematoso (ARIA-E).

12.7. Neuroimagen funcional y molecular

El consumo de glucosa refleja la actividad sináptica neuronal. La PET-FDG es una técnica sensible para detectar la pérdida de función sináptica cerebral y se considera un buen marcador de neurodegeneración. Los pacientes con EA típicamente presentan un patrón de hipometabolismo que se inicia en región temporal medial y rápidamente se extiende a cíngulo posterior, precúneo y regiones temporoparietales laterales bilaterales. Generalmente, el metabolismo occipital está conservado y el hipometabolismo en lóbulos frontales aparece en etapas más avanzadas de la enfermedad (ver figura 7.3). En las formas atípicas de la EA, el patrón de hipometabolismo regional se correlaciona con la patología y con la expresión clínica (frontal, occipital, parietotemporal izquierda, etc.).

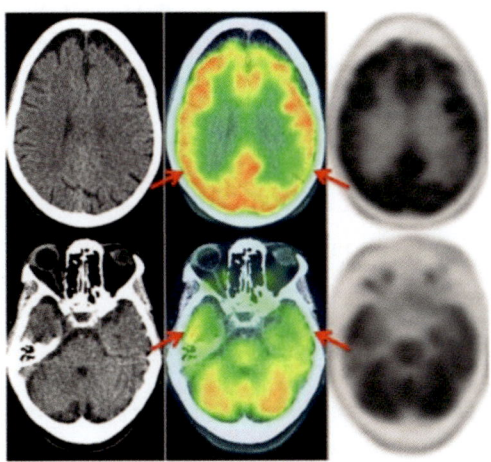

Figura 7.3. *Imagen PET-FDG fusionada con TAC craneal de un paciente con EA, donde se aprecia hipometabolismo en región parietotemporal bilateral (señalado con flechas), cíngulo posterior y ambas regiones temporales mediales.*

La PET-FDG es un marcador de neurodegeneración más precoz que la RM cerebral y puede detectar alteraciones incluso en fases asintomáticas. Una PET-FDG normal en un paciente sintomático prácticamente excluye una enfermedad neurodegenerativa cortical. En la práctica, la PET-FDG tiene su mayor utilidad en casos de deterioro cognitivo a edad temprana, casos de presentación atípica o cuando existen dudas diagnósticas.

También se pueden emplear PET con diversos trazadores de amiloide, que permite realizar un diagnóstico molecular in vivo desde fases tempranas. El primer trazador de amiloide desarrollado fue el compuesto de Pittsburg (PiB) marcado con 11C. El mayor inconveniente de este radiotrazador es que la vida media del 11C es tan solo de 20 minutos, por lo que requiere de un ciclotrón para su síntesis en las instalaciones donde se realiza la PET. Posteriormente, se desarrollaron trazadores que se unen a 18F en lugar de a 11C, que tienen una vida media mayor (110 minutos) y pueden ser sintetizados en un lugar diferente al centro donde se realiza la PET: florbetapir, flutemetamol y florbetaben. Los estudios de PET-amiloide correlacionados con autopsia muestran una elevada sensibilidad (92-96 %) y especificidad (cercana al 100 %) para la detección de placas neuríticas de amiloide. Hay que tener en cuenta que en torno a un 20-30 % de individuos cognitivamente sanos de edad avanzada pueden tener depósito de amiloide en la PET. Por ello, se desaconseja el empleo de esta prueba en personas de más de 80 años.

Por otra parte, puede darse el caso de que la patología amiloide coexista con otra enfermedad neurodegenerativa. Por tanto, la presencia de amiloide, en cualquier caso, no descarta otro tipo de demencia. Sin embargo, en una persona que padece un deterioro cognitivo claro con una PET amiloide normal, podemos afirmar con relativa seguridad que este no se debe a una EA. En la figura 7.4 se puede observar un estudio PET-amiloide positivo, con depósito elevado de placas de amiloide cortical.

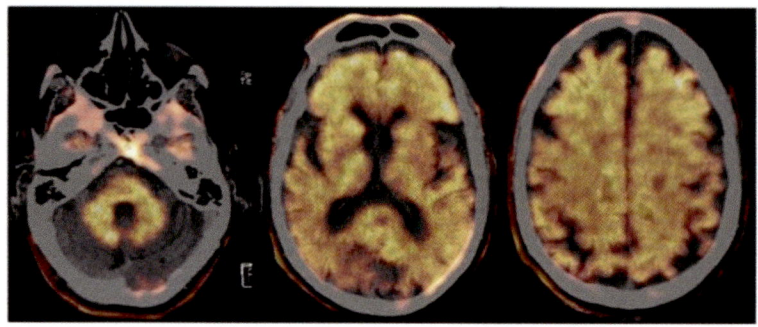

Figura 7.4. *Estudio PET/TAC con 18F-Florbetaben de un paciente con EA, positivo para una presencia elevada de placas de beta amiloide. Se observa una actividad de los pedúnculos cerebelosos bien contrastada respecto a la actividad de la sustancia gris cerebelosa. Sin embargo, el depósito en la corteza frontal, temporal, parietal y en el cíngulo posterior se encuentra aumentado en ambos hemisferios, perdiéndose el contraste con los tractos de sustancia blanca.*

El uso de la PET-amiloide se suele reservar para casos de DCL en los que se quiere establecer si se debe a EA, casos demencia de inicio temprano, de presentación atípica o dudas diagnósticas. En los últimos años, el empleo de estas técnicas de Medicina Nuclear se ha extendido bastante en la práctica clínica, aunque no todos los centros disponen de ellas y, aunque su utilidad es indudable, tienen el inconveniente de ser pruebas de coste elevado.

En resumen, en todos los pacientes con sospecha de EA está indicado realizar una prueba de neuroimagen estructural (preferiblemente RM cerebral o, si no es posible, TAC craneal) con el fin descartar otras causas estructurales de demencia que en algunos casos son tratables (como la hidrocefalia crónica del adulto o tumores cerebrales). En cuanto a técnicas de Medicina Nuclear como la PET-FDG o la PET-amiloide, su uso se limita a casos de demencia de inicio temprano, de presentación atípica o dudas diagnósticas o pacientes con DCL en los que se quiere determinar si la causa puede ser una EA.

12.8. Punción lumbar y biomarcadores de líquido cefalorraquídeo

La realización de una punción lumbar puede estar indicada en determinados casos. En los casos en los que exista sospecha de determinadas enfermedades (p.e. vasculitis, procesos hematológicos, enfermedades desmielinizantes) y casos de presentación clínica atípica es conveniente realizar un análisis de LCR que incluya recuento celular, proteínas, glucosa y bandas oligoclonales.

Por otra parte, al igual que los marcadores de imagen, los biomarcadores de EA en LCR pueden ser útiles para aumentar la certeza diagnóstica en pacientes con DCL, demencia de inicio precoz, casos con presentación clínica atípica o en situaciones en las que existen dudas diagnósticas.

Tradicionalmente, la determinación de estos biomarcadores (Aβ42, p-tau y t-tau) se realizaba mediante técnicas de enzimoinmunoanálisis (ELISA), que implicaban un análisis manual y presentaban una importante variabilidad analítica. Esto obligaba a la utilización de puntos de corte locales y, durante años, ha limitado su implementación en la práctica clínica. Recientemente, se han desarrollado plataformas de análisis automatizado basadas en electroquimioluminiscencia, que disminuyen de forma significativa la variabilidad analítica (a menos del 4 %). El desarrollo de estas plataformas permite el empleo de puntos de corte universales, siempre y cuando se aseguren una serie de consideraciones analíticas, y ha hecho posible la incorporación de los biomarcadores de EA en LCR en la rutina asistencial.

En los últimos años, se han desarrollado técnicas ultrasensibles que permiten cuantificar los niveles de los péptidos Aβ y la proteína tau fosforilada a nivel de diversos residuos en plasma. Se está investigando también la rentabilidad diagnóstica de la determinación de estos marcadores en plasma mediante plataformas de análisis automatizado basadas electroquimioluminiscencia, con resultados muy prometedores. Todo ello hace pensar que los biomarcadores de plasma serán una realidad a corto plazo en la rutina asistencial de la EA.

13. Diagnóstico diferencial con otras causas de demencia

La EA es la causa más frecuente de demencia, pero debe ser diferenciada de otras etiologías, como son por orden de frecuencia: la demencia vascular, la LBD y la demencia frontotemporal. Existen criterios de consenso para el diagnóstico de cada una de estas entidades, que se recogen en otros capítulos de este libro. No obstante, en la práctica clínica puede ser complicado realizar el diagnóstico diferencial ante un caso individual. En la tabla 7.2 se resumen los principales datos clínicos que pueden servir para orientar el diagnóstico diferencial.

Tabla 7.2. Datos clínicos más relevantes en el diagnóstico diferencial de la enfermedad de Alzheimer con otras demencias prevalentes

Enfermedad de Alzheimer	Inicio insidioso, curso progresivo. Presentación amnésica típica (déficit de codificación de memoria episódica) y anomia (baja fluencia verbal categorial). Fase intermedia con aparición de afasia, apraxia y/o agnosia. Las alteraciones conductuales graves suelen aparecer después de los síntomas cognitivos.
Demencia vascular	Curso progresivo «escalonado» (con empeoramientos bruscos que no se explican por otros factores). Alteraciones conductuales prominentes desde el inicio (labilidad emocional, apatía, desinhibición). Alteración de la memoria y de las funciones ejecutivas Trastorno de la marcha y/o síntomas de focalidad neurológica.
Demencia por cuerpos de Lewy	Síntomas precoces de desorientación espacial y alucinaciones visuales. Fluctuaciones cognitivas. Síncopes. Déficits ejecutivos y en la función visoespacial/visoperceptiva prominentes desde el inicio Parkinsonismo. Hipersensibilidad a los fármacos neurolépticos o antidopaminérgicos.
Demencia frontotemporal	Alteraciones conductuales y/o del lenguaje prominentes desde el inicio. En la variante conductual, predominio de la disfunción ejecutiva con relativa preservación de la memoria (no siempre) y función visoespacial. Posible asociación con enfermedad de la motoneurona o signos parkinsonianos. Aparición precoz de estereotipias motoras, conducta de utilización, reflejos primitivos.

En lo que respecta a la demencia vascular, salvo en casos muy evidentes de demencia multiinfarto, el diagnóstico diferencial puede ser particularmente complicado. No es raro que en la EA coexistan lesiones isquémicas, ni está claro la contribución de las mismas en la expresión clínica de la enfermedad. En los casos en los que existe evidencia de EA y una superposición importante de lesiones vasculares, en ocasiones, se emplea el término de «demencia mixta».

14. Tratamiento

El tratamiento de la EA requiere de un abordaje farmacológico y no farmacológico, dirigido a mejorar los síntomas cognitivos y no cognitivos, así como el impacto que ocasionan en la calidad de vida del paciente y sus cuidadores. Con la evolución de la enfermedad y la pérdida progresiva de autonomía en las actividades de la vida diaria, la carga que recae sobre familiares y cuidadores se incrementa. El estrés que ocasiona esta carga sobre los cuidadores principales ha de tenerse en cuenta en el abordaje general del paciente. La educación sanitaria puede mejorar el manejo no farmacológico de algunas situaciones que resulten disruptivas en la convivencia y evitar fármacos innecesarios. Otra consideración para tener en cuenta es la coexistencia de comorbilidades que puedan acelerar la progresión de la enfermedad y puedan requerir tratamiento (p.e. diabetes y otros factores de riesgo vascular, enfermedad pulmonar obstructiva crónica, etc.).

El abordaje no farmacológico de las demencias se desarrollará extensamente en otros capítulos de este libro. A continuación, abordaremos los aspectos más relevantes del tratamiento farmacológico de la EA.

14.1. Tratamiento farmacológico de los síntomas cognitivos

14.1.1 Inhibidores de la acetilcolinesterasa

Los pacientes con EA tienen una producción reducida de acetil-colin-transferasa, lo que conduce a una disminución en la síntesis de acetilcolina y a un empeoramiento en la función colinérgica cortical.

Los inhibidores de la acetilcolinesterasa (IACE) o anticolinesterásicos aumentan la transmisión colinérgica impidiendo la degradación de la acetilcolina por medio de esta enzima. Tacrina fue el primer IACE aprobado, pero se eliminó del mercado por el riesgo de toxicidad hepática. Actualmente, existen tres IACE aprobados para el tratamiento de los síntomas cognitivos de la EA y usados en la práctica clínica habitual, que son: donepezilo, rivastigmina y galantamina. Los tres han mostrado un beneficio sintomático modesto sobre los síntomas cognitivos, sin diferencias significativas entre ellos en eficacia o seguridad.

En general, la tolerabilidad suele ser buena, siendo los efectos adversos más frecuentes las náuseas, los vómitos, la diarrea y el mareo. Donepezilo puede producir, además, calambres musculares y sueños vívidos o pesadillas. Con galantamina y rivastigmina otro efecto adverso que puede verse con relativa frecuencia es la cefalea. Los efectos adversos gastrointestinales son más frecuentes con rivastigmina oral que con otros IACE y se recomienda administrarla junto con las comidas para disminuir las náuseas. La rivastigmina transdérmica suele presentar mejor tolerancia digestiva que la oral, aunque puede producir efectos locales cutáneos. También pueden favorecer bradicardias, bloqueo auriculoventricular y síncopes, por lo que debería considerarse realizar un electrocardiograma en pacientes de riesgo. La rivastigmina tiene menos interacciones que los otros IACE, dado que no se metaboliza por el citocromo P450.

Todos ellos, están aprobados con indicación en demencia tipo Alzheimer leve- moderada. No existe evidencia sólida de beneficio en pacientes con demencia tipo Alzheimer avanzada, por lo que no hay una indicación clara en este contexto, y la decisión habitualmente depende del médico y de las características individuales del paciente.

Ninguno de estos fármacos ha demostrado modificar el curso de la enfermedad, por lo que son tratamientos meramente sintomáticos. No existe evidencia de que disminuyan el riesgo de progresión de DCL a demencia y tampoco disponen de una indicación formal en pacientes con DCL.

14.1.2 Memantina

La memantina es un antagonista no competitivo del receptor glutamatérgico N-metil-D-aspartato (NMDA), que actúa reduciendo la hiperexcitabilidad neuronal. Se ha propuesto que a través de este mecanismo puede reducir la excitotoxicidad mediada por glutamato. Al igual que los IACE ha mostrado un beneficio modesto sobre los síntomas cognitivos en pacientes con EA, en este caso, en fase de demencia moderada-grave. Tampoco ha mostrado utilidad para modificar el curso de la EA y, junto con los IACE, es otro de los fármacos sintomáticos aprobados para el tratamiento de la EA en fase moderada-grave. En fases de EA moderada-grave, la adición de memantina al tratamiento con IACE proporciona un beneficio adicional a su uso de forma aislada, sin incrementar de forma significativa los efectos adversos.

La memantina es un fármaco que generalmente se tolera muy bien, presentando menor tasa de efectos adversos que los IACE. Los más frecuentes son mareo, estreñimiento, somnolencia, cefalea, hipertensión y agitación. En pacientes con insuficiencia renal grave, la dosis debe ajustarse.

En la tabla 7.3 se recogen las principales características de los fármacos sintomáticos específicos de la EA.

Tabla 7.3. Fármacos sintomáticos específicos aprobados para la enfermedad de Alzheimer

Fármaco	Mecanismo de acción	Estadio de la enfermedad	Posología	Efectos adversos frecuentes
Donepezilo	Inhibidor de la acetilcolinesterasa	Demencia leve-moderada	Iniciar a dosis de 5 mg/d durante 4-6 semanas; posteriormente aumentar a 10 mg/d (dosis habitual de mantenimiento)	Náuseas, vómitos, diarrea, mareo, calambres, pesadillas
Galantamina	Inhibidor de la acetilcolinesterasa	Demencia leve-moderada	Iniciar a dosis de 8 mg/d (en dos tomas o en una única toma si liberación retardada); máximo 16-24 mg/d (en dos tomas o en una única toma si liberación retardada)	Náuseas, vómitos, diarrea, mareo, cefalea
Rivastigmina	Inhibidor de la acetilcolinesterasa	Demencia leve-moderada	Oral: 3 mg/d en dos dosis diarias; máximo 12 mg/d en dos dosis al día Transdérmico: 4,6 mg/d 4 semanas; posteriormete, 9,5 mg/d (en fase moderada-grave se puede aumentar a 13,3 mg/d)	Náuseas, vómitos, diarrea, mareo, somnolencia, cefalea
Memantina	Antagonista del receptor NMDA	Demencia moderada-avanzada	5 mg/d; incrementos semanales a razón de 5 mg/semana hasta alcanzar 20 mg/d (mitad de dosis en caso de insuficiencia renal grave)	Estreñimiento, mareo, somnolencia, cefalea, hipertensión y agitación

14.2. Tratamiento farmacológico de las manifestaciones neuropsiquiátricas

Las manifestaciones neuropsiquiátricas son frecuentes en el curso de la EA y ocasionan una importante repercusión en la calidad de vida de pacientes y cuidadores. Algunas de estas manifestaciones pueden ser difíciles de tratar, aunque hay que tener en cuenta que un importante porcentaje de ellas pueden mejorar en 3 meses en ausencia de intervención. La aproximación terapéutica debería ir dirigida a 1) descartar causas secundarias que puedan precipitar los síntomas (p.e. infección del tracto urinario, dolor, efecto secundario de alguna medicación); 2) educar a los familiares sobre cómo afrontar el manejo de los pacientes con estas alteraciones; y 3) garantizar un entorno que minimice los estresores externos y favorezca actividades que alivien el estrés (p.e. actividad física, música, etc.). Si, a pesar de todo, las alteraciones no se consiguen controlar, se debe considerar iniciar tratamiento farmacológico. Los IACE, fundamentalmente el donepezilo y la memantina, han mostrado un efecto modesto para mejorar los síntomas conductuales de la demencia tipo Alzheimer en fase leve a moderada, por lo que deben ser considerados como terapias farmacológicas de primera línea.

El siguiente grupo de fármacos a considerar son los inhibidores selectivos de la recaptación de serotonina (ISRS). Citalopram (a dosis de hasta 30 mg/d) es el fármaco con mayor evidencia disponible basada en ensayos clínicos para el manejo de la agitación. La dosis de citalopram de 40 mg/d se ha asociado a un incremento de las anomalías electrocardiográficas (prolongación del intervalo QT), por lo que, si la dosis de 30 mg/d no es efectiva, no se recomienda incrementar más la misma. Existe gran variabilidad individual en la respuesta a los diferentes ISRS, por lo que, en caso de no haber respuesta, a uno de ellos debe considerarse el cambio a otro del mismo grupo en función de las comorbilidades y las características del paciente (p.e. se podría considerar trazodona en un paciente con EA que tenga insomnio, además de otras alteraciones neuropsiquiátricas). Fluoxetina produce muchas interacciones con otros fármacos, así que es poco recomendable en ancianos polimedicados. Paroxetina es el ISRS que tiene mayor efecto anticolinérgico, por lo que *a priori* es preferible evitarlo en pacientes con EA.

El uso de antipsicóticos debe restringirse a aquellos casos que no han respondido a nada de lo anterior. En caso de usarse, debe emplearse la mínima dosis necesaria y reevaluarse de forma periódica su indicación. El tratamiento se debe mantener solo en caso de que los beneficios sean evidentes, teniendo en cuenta el balance riesgo/beneficio. Los antipsicóticos se han asociado con un riesgo incrementado de muerte súbita, infarto agudo de miocardio e ictus cuando se utilizan en pacientes ancianos con demencia. Adicionalmente, pueden producir manifestaciones extrapiramidales, sedación, caídas, neumonía y aumento del riesgo de hospitalización. La risperidona (máximo 1 mg/d) es el fármaco con mayor evidencia basada en ensayos clínicos para el tratamiento de las manifestaciones neuropsiquiátricas en pacientes con demencia. Existe también algo de evidencia con aripirazol (5-10 mg/d), mientras que la evidencia disponible de otros antipsicóticos atípicos es escasa. El tratamiento con benzodiacepinas debe ser evitado por el riesgo de síndrome confusional, caídas y otros efectos colaterales. Los fármacos antiepilépticos (ácido valproico, carbamazepina, lamotrigina y gabapentina) se utilizan ocasionalmente, aunque con poca evidencia. Metilfenidato se ha evaluado para el tratamiento de la apatía, aunque parece que puede desencadenar agitación. Tiene poca evidencia y se debe utilizar con cuidado.

14.3. Otros tratamientos

En Europa está disponible el principio activo Fortasyn Connect, comercializado con el nombre de Souvenaid®, un alimento compuesto por múltiples nutrientes de uso médico específico, para pacientes con DCL y EA leve. En un ensayo clínico fase III a 36 meses, Fortasyn Connect mostró beneficio sobre la cognición global y la función de la memoria, sobre la actividad funcional y una menor atrofia hipocampal respecto a los tratados con placebo. Tiene una buena tolerabilidad y no interacciona con anticolinesterásicos ni con la memantina.

La eficacia del Ginkgo biloba en la demencia sigue siendo controvertida. Diversos estudios realizados, en su mayoría con poblaciones heterogéneas, muestran resultados inconsistentes. Metaanálisis recientes concluyen que en pacientes tratados con extracto de Ginkgo biloba a dosis de 240 mg/día pueden verse mejorías en las funciones cognitivas, en las actividades de la vida diaria y en la impresión clínica global, especialmente en aquellos con síntomas conductuales. En España, solo se ha aprobado su uso en «deterioro cognitivo asociado a la edad», aunque la Agencia Europea del Medicamento también incluye su uso para mejorar la calidad de vida de los pacientes adultos con demencia leve.

14.4. Tratamientos modificadores de la enfermedad de Alzheimer

En la fecha de publicación de esta obra, existen dos fármacos con potencial modificador de la EA aprobados por la Food and Drugs Administration (FDA) a través de una vía de aprobación acelerada, aducanumab y lecanemab.

El primero en autorizarse fue aducanumab, un anticuerpo monoclonal dirigido frente a la proteína amiloide, comercializado bajo el nombre de Aduhelm®. La aprobación por la FDA de aducanumab en junio de 2021 supuso un hito, ya que fue el primer fármaco para la EA en autorizarse por una agencia reguladora de medicamentos desde el año 2003 y el primero aprobado en la historia con potencial efecto modificador de la enfermedad. Sin embargo, su aprobación suscitó expectación y controversia a partes iguales, ya que la evidencia que respaldaba la eficacia de este fármaco provenía de dos ensayos clínicos fase III que habían sido interrumpidos prematuramente debido a una presunta futilidad del tratamiento en análisis interinos (EMERGE y ENGAGE). En análisis posteriores con los datos obtenidos a fecha de cierre, sin embargo, se observó que aducanumab producía una reducción de la carga de amiloide cortical dependiente de la dosis en la PET-amiloide en ambos ensayos y una respuesta clínica en el ensayo clínico EMERGE. El ensayo ENGAGE fue negativo, aunque mostró un enlentecimiento en la progresión clínica en aquellos pacientes expuestos a una dosis de 10 mg/kg durante 14 meses. La Agencia Europea del Medicamento (EMA) desestimó la aprobación de aducanumab en Europa en diciembre de 2021. Debido a la polémica suscitada, finalmente, aducanumab fue retirado del mercado en mayo de 2022.

Recientemente, se han comunicado los resultados de lecanemab y donanemab, otros dos anticuerpos monoclonales antiamiloide que han demostrado beneficio clínico en pacientes con EA leve y DCL debido a EA sobre los objetivos clínicos primarios (en alrededor de un 27 % lecanemab y de un 35 % donanemab) y todos los objetivos secundarios en sendos ensayos clínicos en fase III. En el ensayo clínico fase III Clarity AD con lecanemab alrededor de dos tercios de los pacientes tratados negativizaron la PET-amiloide a los 18 meses. En el estudio fase III con donanemab (Trailblazer-Alz2), pendiente de publicación en la fecha de redacción de este capítulo, los resultados sobre la PET-amiloide fueron todavía más contundentes. Alrededor de un tercio de los pacientes negativizaron la PET-amiloide en los primeros seis meses y un 71 % al cabo de un año. Lecanemab (Leqembi®) ha sido aprobado por la FDA para su uso en la EA a través de una vía de aprobación acelerada y se ha solicitado la aprobación por la EMA, pendiente de resolución. A pesar de la incertidumbre generada tras la experiencia con aducanumab, estos resultados demuestran un efecto de clase y la importancia de la proteína amiloide como diana terapéutica, con una correlación directa entre beneficio clínico y la capacidad de eliminación de los depósitos de amiloide cerebral. El mayor inconveniente de estos tratamientos es el riesgo de ARIAs edematosos y hemorrágicos, más frecuentes en portadores del alelo APOE ε4. Aunque en la mayoría de los casos estas alteraciones son hallazgos radiológicos asintomáticos, se han reportado síntomas en una minoría e incluso se ha documentado el fallecimiento de algunos pacientes tratados. Por ejemplo, con lecanemab se ha descrito una frecuencia de ARIA-E del 12,6 % y ARIA-H del 17,3 %.

En definitiva, después de dos décadas de investigación en múltiples terapias para la EA con resultados desafortunados, puede que estemos a las puertas de presenciar un cambio en el paradigma del tratamiento de la enfermedad. De acuerdo con la evidencia disponible, existen razones para pensar que la reducción de los depósitos de amiloide mediante estos anticuerpos pueda ser, junto con otras dianas, una estrategia que modifique el curso de la EA.

En la actualidad, existen más de una treintena de ensayos clínicos en fase III en EA, la mayoría de ellos, con terapias modificadoras de la enfermedad dirigidas a diferentes dianas moleculares y de diversos mecanismos (amiloide, tau, plasticidad sináptica, proteostasis, metabolismo, inflamación, estrés oxidativo, etc.).

15. Enfermedad de Alzheimer en el Síndrome de Down

El síndrome de Down (SD) es la causa más común de discapacidad intelectual de origen genético y afecta a 1 de cada 850-1000 nacimientos. Este síndrome se manifiesta a través de un conjunto de rasgos fenotípicos comunes debido a que las células del recién nacido poseen en su núcleo un cromosoma 21 extra, es decir, 47 cromosomas en lugar de 46, de ahí que también se le denomine «trisomía 21».

En la década de 1980, los investigadores descubrieron en las autopsias cerebrales de adultos con SD placas amiloides idénticas a las de los ancianos. Esto los llevó a descubrir la APP, que provoca una sobreproducción de Aβ en el cerebro. Los científicos buscaron el gen que codifica la APP y descubrieron que se encontraba en el cromosoma 21: el cromosoma que las personas con SD tienen triplicado.

Durante la etapa adulta, las personas con SD muestran un envejecimiento acelerado del cerebro y presentan una neuropatología similar a la encontrada en la EA que se manifiesta en el 100 % de los cerebros postmortem a partir de los 40 años de edad. El riesgo de padecer EA en las personas con SD se ha convertido en una preocupación importante debido a que su esperanza de vida se ha duplicado en las últimas tres décadas. De hecho, se estima que el 90 % de ellos desarrollarán EA, siendo esta la causa principal de muerte en el 70 % de los adultos mayores. Son la mayor población de pacientes con EA de origen genético del mundo, con alrededor de 6 millones de personas.

De manera similar a lo que ocurre en la EA, en el SD se produce una atrofia en el hipocampo y determinadas regiones corticales, que suele preceder a la aparición de la demencia. Además, también son frecuentes las alteraciones histopatológicas que van progresando con la edad, como la formación de placas extracelulares de Aβ y los ONF intraneuronales de proteína tau hiperfosforilada.

Respecto a la fisiopatología, en la EA de los pacientes con SD se cree que existe una sobreproducción de Aβ, a diferencia de en la EA esporádica en la que se piensa que existe una inadecuada eliminación de la misma. La sobreexpresión de otros genes presentes en el cromosoma 21 (incluidos SOD1, ETS-2, DYRK1A y S100β) parece ser un factor determinante para que las personas con SD desarrollen EA, dado que contribuye a un exceso de estrés oxidativo y a un incremento de los procesos neuroinflamatorios.

En relación con los biomarcadores en LCR cabe destacar que hay menos estudios en el SD, pero todos han demostrado un perfil bioquímico similar al de la EA esporádica, con una reducción del 50 % en la relación Aβ42/40 y un aumento del doble en las concentraciones de t-tau y p-tau en los pacientes sintomáticos. Algunos estudios sugieren que también pueden ser útiles biomarcadores sinápticos como la neurogranina o la pentraxina-2 neuronal, una proteína implicada en la función del circuito inhibitorio, o biomarcadores de la vía del factor de crecimiento nervioso.

Por su parte, los biomarcadores en plasma están en constante desarrollo y son una potencial herramienta diagnóstica y pronóstica. Un estudio reciente ha demostrado que la concentración de p-tau-181 en plasma empieza a aumentar a partir de los 30 años en personas con SD y es una medición muy precisa para el diagnóstico de la EA sintomática. Este biomarcador junto con la medición de las concentraciones plasmáticas de los neurofilamentos de cadena ligera se postulan como dos biomarcadores plasmáticos prometedores en la práctica y los ensayos clínicos en el SD.

Los biomarcadores de neuroimagen también nos ofrecen información valiosa para definir las características propias de la EA en el SD. Los estudios de RM cerebral revelan un patrón de atrofia similar al que se observa en la EA esporádica. Algunos estudios con PET-amiloide muestran un incremento precoz de la captación de radiotrazador en el estriado, un hallazgo que también se ha descrito en algunos casos de EA familiar. La PET-FDG muestra un patrón de hipometabolismo cerebral similar al que se encuentra en la EA esporádica. Algunos estudios describen un hipermetabolismo regional en individuos jóvenes con EA y SD como consecuencia de una posible actividad compensatoria y/o una glucólisis deficiente. En relación con la angiopatía amiloide cerebral, es más frecuente que en aquellas personas que desarrollan EA esporádica, pero similar a los casos autosómicos dominantes.

El diagnóstico de demencia tipo Alzheimer en personas con SD resulta difícil por diversos motivos: en primer lugar, la discapacidad intelectual que presentan los pacientes conlleva ya un funcionamiento intelectual significativamente por debajo de la media poblacional incluso antes de desarrollar una demencia, lo que influye en la realización de las tareas cognitivas. En segundo lugar, es especialmente común que las personas con SD presenten una amplia variedad de alteraciones físicas y sensoriales que deben considerarse a la hora de evaluar el cambio cognitivo y conductual. En tercer lugar, los clínicos pueden depender en gran medida de los informes de las personas próximas (cuidadores, familiares), ya que a veces resulta muy difícil para las personas con SD valorar y comunicar sus propios estados emocionales. En este aspecto, los informantes pueden proporcionar información sesgada, ya que pueden evaluar los síntomas de una forma más exagerada o centrar su atención en aquellos comportamientos que impactan de manera directa en sus vidas.

Por último, a la hora de realizar su diagnóstico debe tenerse en cuenta la tendencia a obtener peores resultados cuando están institucionalizados, en comparación con aquellos que viven en la comunidad y la importancia de tener en cuenta los cambios en la personalidad, el comportamiento y las actividades de la vida diaria, además de los cambios cognitivos.

En relación con los cambios cognitivos que se dan, ese deterioro cognitivo debe entenderse en el contexto del fenotipo cognitivo existente y del riesgo individual, incluido el genotipo APOE, ya que la presencia del alelo APOE ε4 parece aumentar el riesgo de deterioro cognitivo precoz debido a la EA y de mortalidad en personas con SD.

Los déficits de memoria y atención se producen precozmente, al igual que en los individuos con EA esporádica, pero a menudo pasan desapercibidos hasta que aparecen cambios de comportamiento. Está ampliamente documentado que la actividad prefrontal es uno de los puntos débiles en las personas con SD y, en ese sentido, la temprana deficiencia prefrontal se convierte en la característica más específica de la demencia tipo Alzheimer en estos sujetos. Algunas personas con SD pueden presentar convulsiones y, en aquellos que desarrollan demencia es más frecuente el desarrollo de síntomas neurológicos, como mioclonías.

Para ayudar al seguimiento y diagnóstico futuros se requiere de una valoración de su funcionamiento cognitivo y adaptativo y, en este aspecto, se recomienda una evaluación basal a los 30 años de edad en todos los individuos con SD. Para ello es necesario utilizar test diagnósticos adaptados a su capacidad mental para evitar el efecto suelo. Entre ellos destaca la adaptación de Hon *et al.* (1999) del Cambridge Cognitive Examination (CAMCOG-R) y la versión de Ball *et al.* (2004, 2006) del Cambridge Examination for Mental Disorders of the Elderly para personas con SD y otras discapacidades intelectuales (CAMDEX-DS).

El tratamiento debe centrarse en la detección precoz y las medidas de apoyo. Se puede obtener un beneficio positivo del uso de IACE, aunque algunos individuos pueden desarrollar bradicardia y otros efectos adversos. Además, los individuos con SD y demencia deben tener acceso a un apoyo adecuado, ya que sus necesidades aumentarán a medida que progresa la enfermedad. Debe procurarse que las personas permanezcan en su domicilio familiar y el traslado a otros centros debe basarse en las circunstancias y necesidades individuales.

Hace treinta años, la comunidad con SD ayudó a los científicos a descubrir conocimientos fundamentales sobre la base genética de la EA. Ahora, en 2023, estamos a punto de comercializar nuevos tratamientos y, sin embargo, esta población nunca ha sido incluida en la investigación clínica que ha sustentado la aprobación de estos medicamentos. Por ello, los ensayos clínicos aleatorizados son la necesidad clínica más urgente para las personas con SD. Estos ensayos requerirán medidas clínicas fiables, válidas y sensibles para aumentar el conocimiento y el seguimiento de la progresión de la enfermedad.

16. Conclusiones

En los últimos cinco años, se han realizado grandes progresos en el conocimiento de la fisiopatología y las bases genéticas de la EA. La hipótesis de la cascada del amiloide se ha modificado y enriquecido, incorporando los aspectos celulares y moleculares de la fase preclínica de la EA. En la actualidad, la EA es considerada una enfermedad multifactorial de la que conocemos un amplio abanico de genes de susceptibilidad y de factores modificables, sobre los que se puede actuar con estrategias preventivas para modular su riesgo de aparición. El notable desarrollo de biomarcadores que permiten detectar los cambios moleculares de la EA in vivo ha conducido a replantear el concepto de la enfermedad, desde un punto de vista exclusivamente clínico a una concepción biológica, en la que tienen cabida los aspectos moleculares que la definen en fases en las que los síntomas no están presentes. Tras décadas de ausencia de progreso en el campo terapéutico, es posible que pronto dispongamos de tratamientos eficaces para modificar el curso de la enfermedad. Por todo ello, estamos presenciando un cambio en el paradigma de la EA, en el que puede que el diagnóstico precoz y el tratamiento multimodal de los pacientes sea una realidad tangible a corto plazo.

17. Referencias

2023 Alzheimer's disease facts and figures. Alzheimers Dement;19(4):1598-695.

Alcolea D., Delaby C., Muñoz L. *et al.* Use of plasma biomarkers for AT(N) classification of neurodegenerative dementias. J Neurol Neurosurg Psychiatry. 2021;92(11):1206-14.

Antonarakis S. E., Skotko B. G., Rafii M. S. *et al.* Down syndrome. Nat Rev Dis Primers. 2020;6(1):9.

Armstrong A. Alzheimer's meds are here. But for the Down syndrome community, it's still the 1980s. Fierce Biotech. 2023. Disponible en: https://www.fiercebiotech.com/biotech/down-syndrome-and-alzheimers-pharma-clinical-trials-safety-lecanemab?utm_medium=email&utm_source=nl&utm_campaign=LS-NL-FierceBiotech&oly_enc_id=4013D5537789D1Y

Corrales A. Estudio de los efectos protectores del tratamiento crónico con melatonina sobre los déficits cognitivos del ratón Ts65Dn: un modelo de síndrome de Down. Tesis doctoral. Universidad de Cantabria; 2015.

Cummings J., Lee G., Nahed P. *et al.* Alzheimer's disease drug development pipeline: 2022. A&D Transl Res & Clin Interv;8(1):e12295.

Chételat G., Arbizu J., Barthel H. *et al.* Amyloid-PET and 18F-FDG-PET in the diagnostic investigation of Alzheimer's disease and other dementias. The Lancet Neurology. 2020;19(11):951-62.

Delaby C., Alcolea D., Hirtz C. *et al.* Blood amyloid and tau biomarkers as predictors of cerebrospinal fluid profiles. J Neural Transm;129(2):231-7.

Díaz, E. *et al.* (2016): Síndrome de Down y enfermedad de Alzheimer: factores de riesgo, evaluación e intervención, *Revista Española de Discapacidad*, 4 (I): 27-51.

Dubois B., Feldman H. H., Jacova C. *et al.* Advancing research diagnostic criteria for Alzheimer's disease: the IWG-2 criteria. Lancet Neurol 2014;13(6):614-29.

Florez J. Enfermedad de Alzheimer y síndrome de Down. Fundación Iberoamericana Down21. DownCiclopedia. [citado 16/05/2023]. Disponible en: https://www.downciclopedia.org/envejecimiento1/enfermedad-de-alzheimer-y-sindrome-de-down.html

Fortea J., Zaman S. H., Hartley S. *et al.* Alzheimer's disease associated with Down syndrome: a genetic form of dementia. Lancet Neurol. 2021;20(11):930-942.

GBD 2019. Dementia Forecasting Collaborators. Estimation of the global prevalence of dementia in 2019 and forecasted prevalence in 2050: an analysis for the Global Burden of Disease Study 2019. Lancet Public Health. 2022;7(2):e105-25.

Hansson O., Seibyl J., Stomrud E. *et al.* CSF biomarkers of Alzheimer's disease concord with amyloid-β PET and predict clinical progression: A study of fully automated immunoassays in BioFINDER and ADNI cohorts. Alzheimers Dement. 2018;14(11):1470-81.

Jack C. R., Bennett D. A., Blennow K. *et al.* NIA-AA Research Framework: Toward a biological definition of Alzheimer's disease. Alzheimer's & Dementia. 2018;14(4):535-62.

Livingston G., Huntley J., Sommerlad A. *et al.* Dementia prevention, intervention, and care: 2020 report of the Lancet Commission. Lancet. 2020;396(10248):413-46.

Lott I. T., Head E. Dementia in Down syndrome: unique insights for Alzheimer disease research. Nat Rev Neurol. 2019;15(3):135-147.

McDade E. M. Alzheimer Disease. Continuum (Minneap Minn). 2022;28(3):648-75.

McKhann G. M., Knopman D. S., Chertkow H. *et al.* The diagnosis of dementia due to Alzheimer's disease: Recommendations from the National Institute on Aging-Alzheimer's Association workgroups on diagnostic guidelines for Alzheimer's disease. Alzheimers Dement. 2011;7(3):263-9.

Molinuevo J. L., Ayton S., Batrla R. *et al.* Current state of Alzheimer's fluid biomarkers. Acta Neuropathol;136(6):821-53.

Petersen R. C. Mild cognitive impairment as a diagnostic entity. Journal of Internal Medicine. 2004;256(3):183-94.

Polsinelli A. J., Apostolova L. G. Atypical Alzheimer Disease Variants. Continuum (Minneap Minn). 2022;28(3):676-701.

Rafii M. S., Kleschevnikov A. M., Sawa M. *et al.* Down syndrome. Handb Clin Neurol. 2019;167:321-336.

Reisberg B., Ferris S. H., de Leon M. J. *et al.* The Global Deterioration Scale for assessment of primary degenerative dementia. Am J Psychiatry. 1982; 139:1136-9.

Scheltens P., De Strooper B., Kivipelto M. *et al.* Alzheimer's disease. The Lancet. 2021;397(10284):1577-90.

Snyder H. M., Bain L. J., Brickman A. M. *et al.* Further understanding the connection between Alzheimer's disease and Down syndrome. Alzheimers Dement. 2020;16(7):1065-1077.

Sperling R. A., Aisen P. S., Beckett L. A. *et al.* Toward defining the preclinical stages of Alzheimer's disease: recommendations from the National Institute on Aging-Alzheimer's Association workgroups on diagnostic guidelines for Alzheimer's disease. Alzheimers Dement. 2011;7(3):280-92.

van Dyck C. H., Swanson C. J., Aisen P. *et al.* Lecanemab in Early Alzheimer's Disease. N Engl J Med. 2023;388(1):9-21.

Capítulo 8

Deterioro cognitivo vascular

Raquel Gutiérrez Zúñiga. M.D.; Ph.D.

Médico especialista en Neurología. Hospital Universitario Sanitas La Moraleja, Madrid.

Global Atlantic Fellow for Equity in Brain Health. Global Brain Health Institute, Dublin (Irlanda).

Doctora en Medicina Universidad Autónoma de Madrid.

Doctora in Medicine Trinity College Dublin.

RESUMEN

El deterioro cognitivo vascular hace referencia a los síntomas cognitivos causados por la enfermedad de pequeño vaso cerebral, por la presencia de un ictus o múltiples ictus. Puede ser clasificado en función de la etiología, en función de los dominios cognitivos y también puede aparecer asociado a otras enfermedades degenerativas. Se estima que el deterioro cognitivo vascular es una causa frecuente de deterioro cognitivo (entre un 15 y 20 % de las causas de demencia en Europa y aparece en torno al 30 % de los pacientes que han sufrido un ictus). Las estrategias de prevención primaria que han demostrado mayor eficacia en reducir los casos incidentes de deterioro cognitivo vascular son aquellas orientadas a tratar no solo los factores de riesgo vasculares, sino también el estilo de vida y que fomentan la estimulación cognitiva, física y social. Para el tratamiento del deterioro cognitivo vascular, la rehabilitación cognitiva sigue siendo fundamental, con alguna evidencia de eficacia modesta para los inhibidores de la acetilcolinesterasa y citicolina; y recientemente evidencia más a favor del uso del EGB761, aunque son necesarios más estudios clínicos y en práctica clínica real para recomendar su uso de forma sistémica e incluirlos en las guías de práctica clínica oficiales.

1. Introducción
2. Definición de deterioro cognitivo vascular: clasificación actual
3. Fisiopatología del deterioro cognitivo vascular
    1. 3.1 Enfermedad de pequeño vaso cerebral
    2. 3.2 Deterioro cognitivo postictus
4. Epidemiología
    1. 4.1. Epidemiología del deterioro cognitivo vascular
    2. 4.2 Epidemiología de los trastornos neuropsiquiátricos en la enfermedad cerebrovascular
5. Herramientas de diagnóstico de deterioro cognitivo post ictus
6. Prevención primaria del deterioro cognitivo vascular
7. Prevención secundaria del deterioro cognitivo vascular
8. Discusión y consideraciones finales
9. Bibliografía

1. Introducción

El deterioro cognitivo de causa vascular representa un problema importante en una sociedad cada vez más envejecida. Su importancia radica en que se trata de un problema potencialmente prevenible, en algunos casos como única causa de deterioro cognitivo y en otros, como una parte que puede agravar el daño cerebral asociado a enfermedades neurodegenerativas.

Los ictus, tanto isquémicos como hemorrágicos, o la enfermedad de pequeño vaso cerebral, son solo la parte visible del deterioro cognitivo vascular. Antes de que el daño vascular clínico suceda en el cerebro con el tiempo se van acumulando diferentes factores de riesgo de la enfermedad que podemos prevenir, pues la mayoría son factores de riesgo modificables. Además, cuando el daño vascular cerebral ocurre, existen tratamientos tanto farmacológicos como de rehabilitación que se pueden implementar para recuperar la función cerebral perdida en algunos casos y en otros, para aminorar o evitar el impacto del daño vascular cerebral en la cognición.

En este capítulo vamos a abordar los diferentes tipos de deterioro cognitivo vascular, su fisiopatología, y las principales estrategias de prevención primaria y secundaria.

2. Definición de deterioro cognitivo vascular: clasificación actual

Desde las primeras descripciones de la existencia de deterioro cognitivo asociado a la enfermedad cerebrovascular en 1974 por Hashinsky, a lo largo de los años se han dado diferentes definiciones para el deterioro cognitivo vascular, no muchas de ellas intercambiables entre sí y con referencia a diferentes etiologías y síntomas.

No fue hasta el año 2017 donde un grupo de expertos del Estudio de Consenso de la Clasificación de la Cognición se reunió para proponer una clasificación internacional hoy vigente, que fuera capaz de abordar todo el espectro del deterioro cognitivo vascular y en línea con la definición del Manual de Enfermedades Mentales (DSM-V), basada en la severidad de los síntomas del deterioro cognitivo y de la causa subyacente al deterioro cognitivo. Así, el deterioro cognitivo vascular puede ser clasificado en moderado o mayor (o demencia vascular) en función de los dominios cognitivos afectados y del grado de dependencia del paciente. Para esta definición, se consideran claves la función ejecutiva, la atención, la memoria, el lenguaje y las funciones visuoespaciales. El deterioro cognitivo ligero se considera si hay al menos un dominio cognitivo afectado con leve o ninguna repercusión en la ejecución de las actividades básicas de la vida. El deterioro cognitivo mayor o grave se considera si hay un déficit grave en al menos un dominio cognitivo (con la presencia de otros déficits en múltiples dominios) y una alteración grave para la ejecución de las actividades de la vida diaria, todo ello de forma independiente a las secuelas motoras o sensitivas. [1]

Con respecto a la etiología del deterioro cognitivo, se reconocen la demencia postictus (aquel deterioro cognitivo que ocurre tras un infarto o hemorragia cerebral en los primeros 6 meses tras el evento), demencia subcortical isquémica vascular (deterioro cognitivo debido a enfermedad de pequeño vaso cerebral), demencia multiinfarto (debida a la presencia de diferentes infartos cerebrales) y demencia mixta en el caso de que coexista el daño vascular con la presencia de otra enfermedad neurodegenerativa. En la figura 1 se expone de forma esquemática la clasificación.

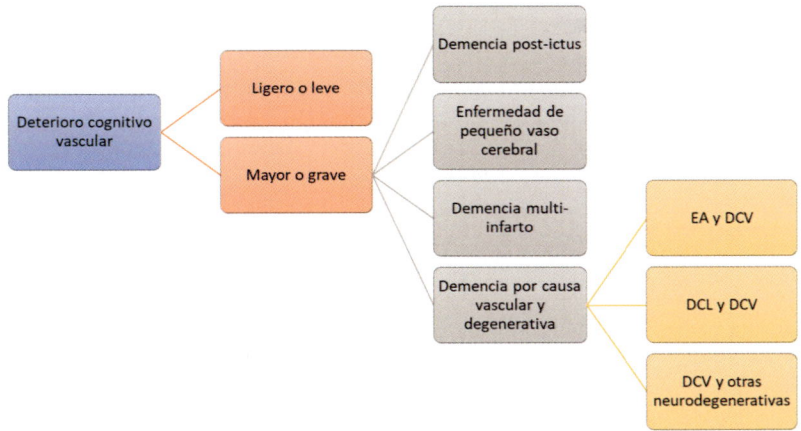

Figura 1. *Esquema para la clasificación del deterioro cognitivo vascular. Adaptado de O.A. Skrobot et al./Alzheimer's & Dementia 14 (2018) 280-292.*
EA: Enfermedad de Alzheimer, DCL: demencia por cuerpos de Lewy, DCV: deterioro cognitivo vascular.

3. Fisiopatología del deterioro cognitivo vascular

3.1. Enfermedad de pequeño vaso cerebral

La enfermedad de pequeño vaso cerebral es una enfermedad compleja que afecta a las pequeñas arteriolas perforantes, capilares y vénulas cerebrales. Esta condición causa lesiones en el parénquima cerebral (más frecuentemente en la sustancia blanca, pero también en la sustancia gris) que se pueden ver en la anatomía patológica o en las técnicas de neuroimagen [2]. Las lesiones más típicas de esta entidad son los infartos lacunares (infartos en territorio cerebral profundo de menos de 15mm), hiperintensidades de sustancia blanca o leucoaraiosis, microinfartos y microhemorragias, espacios perivasculares ensanchados y siderosis superficial. El hallazgo anatomopatológico fundamental es la arterioesclerosis, lipohialinosis y necrosis fibrinoide de la pared de los vasos con disrupción de la barrera hematoencefálica. Este daño vascular puede ser silente, pero acumulativo a lo largo del tiempo produciendo con mayor frecuencia deterioro cognitivo con afectación predominante de las funciones ejecutivas, velocidad de procesamiento y atencionales [3].

La afectación de los pequeños vasos cerebrales puede ser esporádica (idiopática con la presencia de factores de riesgo vasculares y con genes de predisposición en estudios GWAS), por una angiopatía amiloide cerebral (esporádica o familiar) o debido a angiopatías genéticas (CADASIL, CARASIL, mutaciones en el gen del colágeno 4 . . .). La causa más frecuente en la práctica clínica es la enfermedad de pequeño vaso cerebral esporádica, cuyos principales factores de riesgo son la edad, la presencia de hipertensión arterial o el tabaquismo, aunque no son los únicos y cada vez más se concede importancia a la predisposición genética de los pacientes como parte importante de la predisposición al daño vascular [4]. En esta línea, un estudio de GWAS reciente encontró 27 loci de riesgo para el desarrollo de la enfermedad de pequeño vaso cerebral (medida mediante la presencia de lesiones hiperintensas de sustancia blanca en pruebas de neuroimagen). De estos 27 loci, 20 estaban asociados, además, con al menos un factor de riesgo vascular, siendo la hipertensión arterial el mayoritario en las asociaciones encontradas. Sin embargo, encontraron que algunas de estas asociaciones podían ser protectoras para el desarrollo de la enfermedad de pequeño vaso cerebral [5]. Este es solo un ejemplo más de la complejidad de la interacción entre el riesgo vascular y el daño cerebral.

La causa del daño al parénquima cerebral, sea cual sea la etiología de la enfermedad del vaso subyacente, comprende un daño primario y un daño secundario. El daño primario hace referencia a la presencia de la isquemia del tejido por la afectación del vaso que lo irriga y el daño secundario se debe a la degeneración axonal distal a la lesión. Recientemente, Gutiérrez-Zúñiga *et al.* propusieron un modelo de daño cerebral en función de la presencia de lesiones de sustancia blanca basado en la conectividad estructural y teoría de grafos. Así, el daño vascular primario se produciría en el parénquima cerebral irrigado por las ramas perforantes en los territorios vasculares frontera entre la arteria cerebral media y la arteria cerebral anterior con mayor frecuencia y desde ahí, la afectación de la sustancia blanca de los fascículos de asociación causaría una degeneración secundaria en el córtex temporal, cingular anterior, ínsula y orbitofrontal [6]. Además, demostraron que no solo el daño en la sustancia blanca, sino la correcta conexión de la sustancia blanca y la sustancia gris sobre todo en los lóbulos frontales y temporales mesiales se asociaba con un buen rendimiento en test cognitivos para las funciones ejecutivas.

En conclusión, la aparición del deterioro cognitivo debido a la enfermedad de pequeño vaso cerebral es progresiva y compleja, con factores que pueden afectar desde la aparición del daño primario del vaso hasta la aparición final del daño en el parénquima cerebral. Aunque clásicamente solo se les ha atribuido peso en su génesis a los factores de riesgo vascular, también los factores genéticos juegan un papel importante. Y, lo que es más importante, no solo se trata del daño a la sustancia blanca, sino a la corteza y a la correcta conexión sustancia gris-sustancia blanca, lo que determina el impacto de esta enfermedad en la cognición.

3.2. Deterioro cognitivo postictus

Al igual que describíamos en el apartado anterior, los síntomas cognitivos y conductuales después de un ictus pueden estar causados tanto por el daño en el parénquima cerebral directo como por la desconexión estructural, funcional y metabólica de las neuronas afectadas del resto del parénquima cerebral.

Sabemos que la presencia de infartos estratégicos en los lóbulos frontales o temporales pueden causar síntomas cognitivos. Recientemente se han clasificado las lesiones que con más probabilidad producen deterioro cognitivo tras un ictus en una gran cohorte de casi 3000 pacientes refutándose este conocimiento. Aquellas lesiones localizadas en la zona frontotemporal izquierda, el tálamo izquierdo y el lóbulo parietal derecho tenían más riesgo de causar al paciente síntomas de deterioro cognitivo en el primer año tras el ictus [7].

Sin embargo, como apuntábamos antes, también lesiones en una determinada parte del cerebro pueden causar un fenómeno de degeneración axonal secundaria y alterar la conectividad cerebral para acabar produciendo síntomas cognitivos. Esto es, una desconexión estructural ocasionada por un daño en el parénquima cerebral (sustancia blanca) altera la conectividad cerebral global [8]. Recientemente, Siegel *et al.* describieron cómo determinados síntomas cognitivos como la memoria visual o verbal se explican mejor por la disrupción de las conexiones cerebrales debidas al daño cerebral que por el daño cerebral en sí; mientras que otras funciones como el lenguaje o la atención se explican de igual manera por el daño primario que por la alteración de la conectividad cerebral global. Los síntomas relacionados con funciones motoras y sensitivas sí se explicaron mejor por el daño en las áreas corticales primarias correspondientes [9].

4. Epidemiología

4.1. Epidemiología del deterioro cognitivo vascular

El deterioro cognitivo vascular se ha considerado la segunda causa más frecuente de demencia después de la Enfermedad de Alzheimer, estimándose que entre un 15 y un 20 % de los casos de demencia en Europa. Sin embargo, en la mayoría de los estudios se ha usado el término demencia vascular de forma genérica, con poca distinción entre los diferentes subtipos como los descritos en el apartado previo. Se estima que los factores de riesgo vascular, así como la presencia de daño vascular (arterioloesclerosis, microinfartos, angiopatía amiloide, lesiones hiperintensas de sustancia blanca) tienen una clara influencia en el deterioro cognitivo asociado a la edad, así como en le evolución de los pacientes con enfermedades neurodegenerativas [10].

En el caso del deterioro cognitivo postictus, sí se disponen de datos más objetivos para estimar su prevalencia. Por ejemplo, el estudio StrokeKog analizó la presencia de deterioro cognitivo en pacientes que habían sufrido un ictus mediante test cognitivos realizados a escala mundial, con representación de 13 países, estimó que la prevalencia para el deterioro cognitivo monodominio fue del 40 % y del 30 % para multidominio [11]. Esta prevalencia estimada se espera que crezca alrededor del 126 % para el año 2035 [12], debido fundamentalmente al envejecimiento de la población y de que cada vez más la mortalidad tras el ictus se ha reducido por la mejora en el tratamiento en fase aguda.

4.2. Epidemiología de los trastornos neuropsiquiátricos en la enfermedad cerebrovascular

La valoración de los síntomas neuropsiquiátricos en los pacientes con ictus es una parte clave de la evaluación cognitiva. La prevalencia de síntomas anímicos como comorbilidad en los pacientes con ictus es importante: el 33 % de los pacientes padecen depresión, el 20 % ansiedad, el 23 % síndrome postraumático y el 35 % apatía [13]. Se ha demostrado que la depresión y la ansiedad afectan a la cognición [14], por lo que es importante saber diagnosticarlos y analizar su influencia en un posible diagnóstico de deterioro cognitivo postictus.

También la apatía es parte importante en el deterioro cognitivo vascular asociado a la enfermedad de pequeño vaso cerebral. Aunque la teoría más extendida para explicar la apatía en estos pacientes era la presencia de lesiones de sustancia blanca, sobre todo en los lóbulos frontales; recientemente se ha visto que está más en relación con la alteración de la conectividad cerebral global [15]. Tal como veíamos en el apartado previo, la enfermedad de pequeño vaso cerebral no es solo la presencia de leucoaraiosis si no el daño en todo el parénquima cerebral con la alteración de la conectividad cerebral global.

5. Herramientas de diagnóstico de deterioro cognitivo postictus

Dada la importancia del deterioro cognitivo en la vida de los pacientes y sus familias, algunos países como Reino Unido incluyen en sus guías de práctica clínica la evaluación de la cognición en pacientes con ictus [16] y, recientemente, la Academia Europea de Neurología (European Academy of Neurology, EAN) y la Organización Europea del Ictus (European Stroke Organization, ESO) han establecido una recomendación para la evaluación de la cognición en todos los pacientes afectados con un ictus [17]. En este último documento, se recoge la necesidad de la evaluación de los pacientes con diversas escalas clínicas ampliamente disponibles sin recomendar unas frente a otras. Sin embargo, la mayoría de estas escalas solo han sido validadas en enfermedades neurodegenerativas, limitando la utilidad de estas.

En 2006, el National Institute of Neurological Disorders and Stroke-Canadian (NIND-SC) Stroke Network publicó un documento de consenso con el objetivo de armonizar las evaluaciones cognitivas para el deterioro cognitivo vascular, teniendo en cuenta la heterogeneidad de los síntomas cognitivos y la coexistencia de trastornos neuropsiquiátricos y del estado de ánimo en la población con ictus [18]. Estas recomendaciones no solo hacen referencia a los dominios cognitivos que se deben incluir, también incluye la exploración de los trastornos neuropsiquiátricos y el estado premórbido del paciente; así como las principales características que la batería debe tener. Estas se recogen en la Tabla 1.

Tabla 1. Recomendaciones para una batería cognitiva para vealuar el deterioro cogntivo postictus. Extraída de Hachinski *et al.*, Stroke, 2006

Características de la batería cognitiva	Dominios cognitivos propuestos
Calidad de la estandarización	Ejecutivas/atención
Calidad de las medidas psicométricas	Visuoespaciales
Portabilidad	Memoria/aprendizaje
Brevedad	Lenguaje
Coste	Síntomas neuropsiquiátricos
Facilidad de uso	Estado premórbido
Especificidad de los dominios cognitivos	
Disponible en varios formatos	
Validez intercultural	
Sin efecto techo o suelo	
Previamente testada en poblaciones con ictus	

La Oxford Cognitive Screen (OCS) es la única herramienta especialmente diseñada para evaluar el deterioro cognitivo en pacientes con ictus. La OCS fue diseñada especialmente para pacientes con ictus [19,20]the Oxford Cognitive Screen (OCS apta para evaluar la cognición en presencia de afasia, hemiplejía y negligencia. La escala demostró tener una mayor sensibilidad para detectar el deterioro cognitivo en pacientes con ictus en comparación con otras herramientas cognitivas como el test de cognición de Montreal (Montreal Cognitive Assessment, MoCA) [21]the Montreal Cognitive Assessment (MoCA o el MiniMental State Examination (MMSE) [19]the Oxford Cognitive Screen (OCS.

Por último, mención aparte merece la escala de Schmahmann, siendo la única escala validada para el diagnóstico del síndrome cognitivo afectivo asociado a las lesiones cerebelosas, siendo una de las causas más frecuentes el ictus [22,23].

6. Prevención Primaria del deterioro cognitivo vascular

Para poder hacer una buena prevención primaria del daño vascular cerebral debemos hacer una aproximación holística del paciente, dada la complejidad y la interrelación entre los factores de riesgo, factores sociales y genética que engloban a los diferentes tipos de enfermedad cerebral vascular. En estudios epidemiológicos clásicos solo se ha apuntado a los factores de riesgo vascular como causa, pero hoy en día sabemos que la genética, el estilo de vida, el nivel social y económico juegan también un papel en el desarrollo del daño vascular cerebral y, por tanto, en el deterioro cognitivo vascular. El punto de vista de años anteriores en el que solo se trataba un factor de riesgo está siendo abandonado por una visión en la que todos los factores se influyen y se conectan entre sí. Por tanto, no solo son importantes las intervenciones farmacológicas sobre la hipertensión o la diabetes, sino que también son necesarias intervenciones no farmacológicas a nivel personal y a nivel social.

El estudio INTERSTROKE fue uno de los más importantes con respecto al estudio de los factores de riesgo vasculares en la incidencia de ictus [24]. Este estudio en el que participaron 32 países encontró que la hipertensión y el tabaquismo se asociaron con entre 2 y 5 veces más de riesgo de sufrir un ictus, tanto isquémico como hemorrágico. Pero, además, en este mismo estudio los factores psicosociales aumentaron dos veces la probabilidad de sufrir un ictus, similar a los factores de riesgo vasculares clásicos. Además, encontraron que una alimentación basada en la dieta mediterránea y la práctica de ejercicio físico de forma regular son factores protectores para el ictus.

Siguiendo en esta línea, en 2021 Malik *et al.* estudiaron si estos factores relacionados con la incidencia de enfermedad cerebrovascular podían asociarse con el deterioro cognitivo sin la presencia de un ictus clínico. Usando la cohorte del biobanco de Reino Unido que incluyó a casi 230 000 participantes, analizaron la presencia de factores de riesgo vasculares (presión arterial, colesterol, glucemia) y de estilo de vida (tabaco, índice de masa corporal, actividad física y dieta) en la incidencia de deterioro cognitivo tras 12 años de seguimiento. Concluyeron que la incidencia de demencia fue más elevada en aquellos participantes con una salud cerebrovascular pobre medida por la presencia de estos factores de riesgo, siendo la hipertensión arterial el principal factor relacionado con la presencia de demencia [25].

En este punto, y desgranando aquellos factores vasculares modificables que contribuyen al deterioro cognitivo, podemos entender que una de las principales estrategias de prevención primaria del deterioro cognitivo sea el tratar la hipertensión arterial. Durante los primeros 20 años del siglo XXI, se han publicado una serie de ensayos clínicos en los que el objetivo principal era abordar un único factor de riesgo para la prevención primaria del deterioro cognitivo vascular.

En el caso de la hipertensión arterial, se hicieron ensayos clínicos en los que en el grupo de intervención los objetivos de presión arterial eran menores de 120mmHg de presión arterial sistólica y el grupo control unos objetivos más laxos. Los ensayos clínicos SCOPE, HYVET-COG, PRoFESS, TRASCEND, ON TARGET y HOPE-3 no consiguieron demostrar que la reducción de la presión arterial reducía la incidencia de deterioro cognitivo y demencia. Solo los ensayos clínicos PROGRESS y SPRINT-MIND demostraron una reducción leve del riesgo de deterioro cognitivo. EN un reciente metaanálisis publicado en JAMA donde se analizan los resultados de todos estos ensayos clínicos, encontraron que tratar de forma intensiva la presión arterial solo reducía el riesgo de deterioro cognitivo en un 0,7 % [26].

Resultados similares se encontraron para los objetivos de control intensivo de la glucemia en pacientes con Diabetes Mellitus tipo 2. Los estudios ADVANCE, ACCORD MIND, ADDITION y ORIGIN no consiguieron demostrar que la reducción de glucemia para un objetivo de hemoglobina glicada menor de 6 % o menor de 7 % fuera eficaz en la reducción del deterioro cognitivo. Únicamente el ensayo IDEATel en el que los pacientes consiguieron unos objetivos de hemoglobina glicada media de 7,09 % sí consiguió una reducción moderada de la incidencia de deterioro cognitivo. Este efecto se diluye al analizar todos los ensayos clínicos en un metaanálisis, en el que se concluye que la reducción intensiva de glucosa no es eficaz para la reducción del riesgo de deterioro cognitivo en pacientes con diabetes mellitus tipo 2 [27].

Las nuevas aproximaciones que se están haciendo para la prevención del deterioro cognitivo y que realmente han demostrado tener éxito van en la línea de la salud cerebral global y el abordaje multidisciplinar en las edades medias de la vida. Así, el estudio FINGER desarrollado en Finlandia en 2015 consiguió demostrar que con una intervención multidisciplinar abordando la dieta, el ejercicio, la estimulación cognitiva, las actividades sociales y los cambios en el estilo de vida relacionados con la salud vascular los participantes tenían un mejor rendimiento cognitivo global y, además, aquellos dominios relacionados con el deterioro cognitivo vascular como las funciones ejecutivas y la velocidad de procesamiento [28]. Esta aproximación incluyó recomendaciones dietéticas con visitas periódicas con un nutricionista para una alimentación personalizada, sesiones de formación para el cambio en los hábitos de vida, ejercicio guiado por fisioterapeutas tanto para el entrenamiento de fuerza como aeróbico, ejercicios cognitivos guiados por psicólogos y actividades grupales para potenciar la actividad social.

Finalmente, George *et al.* demostraron la importancia del ambiente en la cognición: el lugar de nacimiento y los factores socioeconómicos condicionan la presencia de factores de riesgo vascular y el desarrollo de deterioro cognitivo, este último incluso de forma independiente a la presencia de factores de riesgo vasculares [29].

En conclusión, el abordaje de la prevención primaria en el deterioro cognitivo vascular debe de seguir una aproximación holística, entendiendo que los factores de riesgo vasculares son parte importante de la fisiopatología del deterioro cognitivo vascular, pero no los únicos factores.

7. Prevención secundaria del deterioro cognitivo vascular

Una vez que el daño cerebral vascular se ha producido, podemos implementar estrategias para tratar el deterioro cognitivo asociado a la enfermedad.

Por ejemplo, las recomendaciones de prevención primaria también son aplicables a la prevención secundaria en cuanto al tratamiento farmacológico de los factores de riesgo vascular como la hipertensión arterial, el hipercolesterolemia, la diabetes mellitus y la obesidad, la deshabituación tabáquica y los cambios en el estilo de vida en cuanto a dieta y ejercicio.

En el caso del ictus isquémico, la evolución de los tratamientos en fase aguda como son la trombólisis intravenosa y la trombectomía mecánica han demostrado la reducción de la discapacidad a largo plazo, así como el ingreso de todo paciente con ictus agudo en una unidad de ictus especializada. Además, el tratamiento en prevención secundaria de la recurrencia de ictus con fármacos antiagregantes, anticoagulantes o tratamientos endovasculares reducirá el riesgo de nuevos eventos isquémicos protegiendo así al parénquima cerebral.

Para la prevención secundaria también es importante la intervención sobre los estilos de vida con una visión holística del paciente y de la enfermedad. Así, hace ya más de 10 años, el ensayo clínico SAMMPRIS demostró que la deshabituación tabáquica, el ejercicio físico, el control del peso, de la presión arterial, la diabetes mellitus y el colesterol junto con la antiagregación eran más eficaces en la prevención de nuevos ictus asociados a estenosis de arteria intracraneal que el tratamiento endovascular de la propia arteria [30].

Una vez que se ha producido un ictus, podemos intentar reducir el riesgo de desarrollo de deterioro cognitivo con estrategias parecidas al enriquecimiento del ambiente como vimos en el apartado de la prevención primaria: mantener la actividad social, la estimulación cognitiva y el ejercicio. Aunque no hay mucha información a este respecto en la literatura, sí que modelos animales han demostrado que los ratones que permanecen en un ambiente enriquecido tras un ictus tienen un mayor crecimiento de las dendritas y de los procesos de neuroplasticidad y reparación cerebral que aquellos que permanecen en un ambiente sin estímulos [31].

El tratamiento rehabilitador tras haber sufrido un ictus es el tratamiento estandarizado para las secuelas del ictus. De la misma forma que las secuelas motoras o del lenguaje reciben tratamiento con fisioterapia y logopedia, también los síntomas cognitivos pueden ser tratados con estrategias de rehabilitación cognitiva. Existen ensayos clínicos (aunque de un tamaño muestral modesto) que demuestran la mejoría de la cognición en los pacientes con deterioro cognitivo postictus que reciben rehabilitación cognitiva, no solo en la cognición global si no en subdominios como la atención e incluso, en síntomas neuropsiquiátricos como la depresión [32].

Con respecto al tratamiento farmacológico del deterioro cognitivo vascular, no existe ninguna recomendación al respecto. El estudio IDEALE ensayó la eficacia de la citicolina para el tratamiento del deterioro cognitivo vascular, observando que aquellos pacientes a los que se les trataba con citicolina se mantenían estables en cuanto a la cognición global a lo largo del tiempo mientras que sí se observaba un leve declive cognitivo en el grupo control [33]. También la molécula GB 761 (extracto de Ginkgo biloba) se ha ensayado en el deterioro cognitivo de causa vascular, con evidencia a favor de su uso en este grupo de pacientes con respecto a la mejoría de la cognición global y los síntomas neuropsiquiátricos, tal y como ha demostrado un metaanálisis de los ensayos clínicos publicados a este respecto [34]. Por último, un reciente meta análisis de la Cochrane evidenció que existe un beneficio modesto para el uso de donepezilo y galantamina en los pacientes con deterioro cognitivo vascular [35].

También es importante explorar y tratar los síntomas depresivos, de ansiedad o de apatía, que tan frecuentemente se ven afectados en los pacientes con deterioro cognitivo vascular. Sin embargo, no existe ninguna recomendación farmacológica específica para estos pacientes, los antidepresivos tricíclicos y los inhibidores de la recaptación de la serotonina son seguros en estos pacientes y en algunos estudios han demostrado su beneficio, tal como apuntan las guías de práctica clínica internacionales [36]. Sin embargo, no hay evidencia para recomendar uno frente a otro.

8. Discusión y consideraciones finales

En este capítulo hemos abordado el deterioro cognitivo de etiología vascular desde una vertiente amplia, intentando explicar los diferentes tipos de deterioro cognitivo vascular según los últimos consensos, el cambio de paradigma desde una versión puramente vascular hasta la integración entre la vascularización, el parénquima cerebral y cómo su alteración también alteran el funcionamiento de la conectividad cerebral global dando lugar a los diferentes síntomas cognitivos; para terminar hablando de la aproximación holística de la enfermedad y del paciente para poder implementar con éxito estrategias de prevención y tratamiento.

Es importante conocer la evolución de estos conceptos para así evitar caer en los errores del pasado, en los que la enfermedad cerebrovascular era entendida como un cajón de sastre donde se incluían desde leucoaraisis y el infarto cerebral hasta enfermedades neurodegenerativas. Gracias a la evolución en el conocimiento de las bases moleculares de la enfermedad cerebrovascular y las enfermedades neurodegenerativas y de la disponibilidad tanto para la práctica clínica como para investigación y biomarcadores biológicos y de neuroimagen, los diagnósticos etiológicos de las enfermedades que afectan a la cognición cada vez son más certeros. Y gracias a que cada vez se puede clasificar mejor a los pacientes, los estudios observacionales y los ensayos clínicos pueden arrojar conclusiones más robustas.

En el caso del deterioro cognitivo vascular, es importante conocer la enfermedad cerebrovascular en sus diferentes vertientes para poder entender los mecanismos de producción del deterioro cognitivo vascular. Esto es, entender que el daño vascular en el parénquima cerebral (ya sea por un ictus clínico, un infarto silente o la enfermedad de pequeño vaso cerebral) afecta a toda la organización de la función cerebral y esos cambios no son inmediatos. Si bien en el caso del deterioro cognitivo postictus por consenso se establecen no más de 6 meses desde el ictus para la aparición de los síntomas, esto es solo un consenso de expertos. La enfermedad cerebrovascular se comporta como un continuum desde la aparición del daño hasta la aparición de los síntomas a lo largo de la vida de los pacientes y cuya trayectoria podría ser modificada dependiendo de las estrategias farmacológicas y no farmacológicas que seamos capaces de implementar en cada momento.

En estas estrategias de prevención primaria y secundaria, las que han demostrado mayor eficacia son aquellas que engloban un enfoque multidimensional y no centradas solo en un factor de riesgo. Estos hechos apoyan los estudios epidemiológicos en los que efectivamente, la presencia de deterioro cognitivo como consecuencia del daño vascular al parénquima cerebral no depende solo de un factor (al igual que el daño vascular cerebral no está causado solo por un factor). La tendencia de la medicina actual es a entender a la persona en su versión holística para poder realizar una buena educación sanitaria. En esta línea, los cuidados y las recomendaciones dirigidas a reducir el exceso de riesgo para deterioro cognitivo deben centrarse en todos aquellos factores que sean modificables y no incluir exclusivamente fármacos para los factores de riesgo vascular.

Por último, hacer mención del tratamiento farmacológico del deterioro cognitivo vascular. Si bien el documento de la Cochrane hace una recomendación a favor de algunos de los inhibidores de la acetilcolinesterasa, también el mismo documento menciona que este beneficio es modesto y no exento de efectos secundarios. La citicolina es un componente endógeno que inhibe la apoptosis relacionada con la isquemia cerebral, cuyo uso ha demostrado ser seguro. Sin embargo, el ensayo clínico IDEALE en el que se demostraba su eficacia fue un ensayo de brazo abierto, con pocos pacientes y desbalanceados en los grupos de tratamiento y que no se ha replicado en el futuro, por lo que no está incluida su recomendación en las guías de práctica clínica.

9. Bibliografía

1. Skrobot O. A., Black S. E., Chen C. *et al.* Progress toward standardized diagnosis of vascular cognitive impairment: Guidelines from the Vascular Impairment of Cognition Classification Consensus Study. *Alzheimer's Dement* 2018; 14: 280-92.
2. Wardlaw J. M., Smith C., Dichgans M. Small vessel disease: mechanisms and clinical implications. *Lancet Neurol* 2019; 18: 684-96.
3. O'Brien J. T., Thomas A. Vascular dementia. *Lancet* 2015; 386: 1698-706.
4. Costantino Iadecola M. The pathobiology of vascular dementia. *Neuron* 2013; 80: 844-66.
5. Sargurupremraj M., Suzuki H., Jian X. *et al.* Cerebral small vessel disease genomics and its implications across the lifespan. *Nat Commun* 2020; 11.
6. Gutiérrez-Zúñiga R., Diez I., Bueichekú E. *et al.* Connectomic-genetic signatures in the cerebral small vessel disease. *Neurobiol Dis* 2022; 167.
7. Weaver N. A., Kuijf H. J., Aben H. P. *et al.* Strategic infarct locations for post-stroke cognitive impairment: a pooled analysis of individual patient data from 12 acute ischaemic stroke cohorts. *Lancet Neurol* 2021; 20: 448-59.
8. Griffis J. C., Metcalf N. V., Corbetta M., Shulman G. L. Structural Disconnections Explain Brain Network Dysfunction after Stroke. *Cell Rep* 2019; 28: 2527-2540.e9.
9. Siegel J. S., Ramsey L. E., Snyder A. Z. *et al.* Disruptions of network connectivity predict impairment in multiple behavioral domains after stroke. *Proc Natl Acad Sci* 2016; 113: E4367-76.
10. Wolters F. J., Arfan Ikram M. Epidemiology of Vascular Dementia: Nosology in a Time of Epiomics. *Arterioscler Thromb Vasc Biol* 2019; 39: 1542-9.
11. Lo J. W., Crawford J. D., Desmond D. W. *et al.* Profile of and risk factors for poststroke cognitive impairment in diverse ethnoregional groups. *Neurology* 2019; 93: E2257-71.

12. Sexton E., Donnelly N. A., Merriman N. A. *et al.* StrokeCog Markov Model: Projected Prevalent and Incident Cases of Stroke and Poststroke Cognitive Impairment to 2035 in Ireland. *Stroke* 2021: 1-9.

13. Nemani K., Gurin L. Neuropsychiatric Complications after Stroke. *Semin Neurol* 2021; 41: 85-100.

14. Reidy H. Royal College of Physicians National clinical guideline for Stroke. *Keele Univ* 2012: 23.

15. Tay J., Tuladhar A. M., Hollocks M. J. *et al.* Apathy is associated with large-scale white matter network disruption in small vessel disease. *Neurology* 2019; 92: E1157-67.

16. National Institute for Health and Care Excellence. Stroke rehabilitation in adults: NICE clinical guidelines. *Stroke Rehabil audlts* 2013: 2-39.

17. Quinn T. J., Richard E., Teuschl Y. *et al.* European Stroke Organisation and European Academy of Neurology joint guidelines on post-stroke cognitive impairment. *Eur J Neurol* 2021; 28: 3883-920.

18. Hachinski V., Iadecola C., Petersen R. C. *et al.* National Institute of Neurological Disorders and Stroke-Canadian Stroke Network vascular cognitive impairment harmonization standards. *Stroke* 2006; 37: 2220-41.

19. Demeyere N., Riddoch M. J., Slavkova E. D., Bickerton W. L., Humphreys G. W. The Oxford Cognitive Screen (OCS): validation of a stroke-specific short cognitive screening tool. *Psychol Assess* 2015; 27: 883-94.

20. Mancuso M., Demeyere N., Abbruzzese L. *et al.* Using the Oxford cognitive screen to detect cognitive impairment in stroke patients: A comparison with the Mini-Mental State Examination. *Front Neurol* 2018; 9: 1-9.

21. Robotham R. J., Riis J. O., Demeyere N. A Danish version of the Oxford cognitive screen: a stroke-specific screening test as an alternative to the MoCA. *Neuropsychol Dev Cogn Sect B, Aging, Neuropsychol Cogn* 2020; 27: 52-65.

22. Hoche F., Guell X., Vangel M. G., Sherman J. C., Schmahmann J. D. The cerebellar cognitive affective/Schmahmann syndrome scale. *Brain* 2018; 141: 248-70.

23. Schmahmann J. D., Sherman J. C. The cerebellar cognitive affective syndrome. *Brain* 1998; 121 (Pt 4): 561-79.

24. O'Donnell M. J., Chin S. L., Rangarajan S. *et al.* Global and regional effects of potentially modifiable risk factors associated with acute stroke in 32 countries (INTERSTROKE): a case-control study. *Lancet* 2016; 388: 761-75.

25. Malik R., Georgakis M. K., Neitzel J. *et al.* Midlife vascular risk factors and risk of incident dementia: Longitudinal cohort and Mendelian randomization analyses in the UK Biobank. *Alzheimer's Dement* 2021; 17: 1422-31.

26. Hughes D., Judge C., Murphy R. *et al.* Association of Blood Pressure Lowering with Incident Dementia or Cognitive Impairment: A Systematic Review and Meta-analysis. *JAMA - J Am Med Assoc* 2020; 323: 1934-44.

27. Tuligenga R. H. Intensive glycaemic control and cognitive decline in patients with type 2 diabetes: A meta-analysis. *Endocr Connect* 2015; 4: R16-24.

28. Ngandu T., Lehtisalo J., Solomon A. *et al.* A 2 year multidomain intervention of diet, exercise, cognitive training, and vascular risk monitoring versus control to prevent cognitive decline in at-risk elderly people (FINGER): A randomised controlled trial. *Lancet* 2015; 385: 2255-63.

29. George K. M., Peterson R. L., Gilsanz P. *et al.* Stroke Belt birth state and late-life cognition in the Study of Healthy Aging in African Americans (STAR). *Ann Epidemiol* 2021; 64: 26-32.

30. Chimowitz M. I., Lynn M. J., Derdeyn C. P. *et al.* Stenting versus Aggressive Medical Therapy for Intracranial Arterial Stenosis. *N Engl J Med* 2011; 365: 993-1003.

31. Zhao L. R., Willing A. Enhancing endogenous capacity to repair a stroke-damaged brain: An evolving field for stroke research. *Prog Neurobiol* 2018; 163-164: 5-26.

32. Maier M., Ballester B. R., Leiva Bañuelos N., Duarte Oller E., Verschure PFMJ. Adaptive conjunctive cognitive training (ACCT) in virtual reality for chronic stroke patients: A randomized controlled pilot trial. *J Neuroeng Rehabil* 2020; 17: 1-20.

33. Cotroneo A. M., Castagna A., Putignano S. *et al.* Effectiveness and safety of citicoline in mild vascular cognitive impairment: The IDEALE study. *Clin Interv Aging* 2013; 8: 131-7.

34. von Gunten A., Schlaefke S., Überla K. Efficacy of Ginkgo biloba extract EGb 761® in dementia with behavioural and psychological symptoms: A systematic review. *World J Biol Psychiatry* 2016; 17: 622-33.

35. Battle C. E., Abdul-Rahim A. H., Shenkin S. D., Hewitt J., Quinn T. J. Cholinesterase inhibitors for vascular dementia and other vascular cognitive impairments: a network meta-analysis. *Cochrane Database Syst Rev* 2021; 2021.

36. Winstein C. J., Stein J., Arena R. *et al. Guidelines for Adult Stroke Rehabilitation and Recovery: A Guideline for Healthcare Professionals from the American Heart Association/American Stroke Association,* 2016.

Capítulo 9

Demencia frontotemporal

Carmen Lage Martínez

Médico especialista en Neurología. Unidad de
Deterioro Cognitivo, Servicio de Neurología, Hospital
Universitario Marqués de Valdecilla - Grupo de
Enfermedades Neurodegenerativas, IDIVAL, Santander.

Sara López García

Médico especialista en Neurología. Unidad de
Deterioro Cognitivo, Servicio de Neurología, Hospital
Universitario Marqués de Valdecilla - Grupo de
Enfermedades Neurodegenerativas, IDIVAL, Santander.

Francisco Martínez Dubarbie

Médico especialista en Neurología. Unidad de
Deterioro Cognitivo, Servicio de Neurología, Hospital
Universitario Marqués de Valdecilla - Grupo de
Enfermedades Neurodegenerativas, IDIVAL, Santander.

Marta Fernández Matarrubia

Médico especialista en Neurología. Unidad de
Deterioro Cognitivo, Servicio de Neurología, Hospital
Universitario Marqués de Valdecilla - Grupo de
Enfermedades Neurodegenerativas, IDIVAL, Santander.

HEADINGS

- La degeneración lobar frontotemporal (DLFT) es un término neuropatológico que designa un conjunto de enfermedades neurodegenerativas, mientras que la demencia frontotemporal (DFT) es un término clínico que engloba los síndromes resultantes de estas enfermedades.
- La DFT variante conductual es el síndrome de DLFT más frecuente, constituyendo más del 50 % de los casos, y su sintomatología, consistente en el deterioro de la prosocialidad y los cambios de comportamiento, pone de manifiesto la relevancia de los lóbulos frontales y temporales anteriores en la regulación de nuestras emociones y funcionamiento social.
- La afasia progresiva primaria (APP) no fluente aparece como consecuencia de la afectación de estructurales corticales frontales inferiores izquierdas, lo que da lugar a un trastorno de la producción del lenguaje con habla trabajosa y fallos gramaticales.
- La APP semántica y la DFT semántico-conductual se consideran los dos extremos anatómicos, izquierdo y derecho respectivamente, de un mismo continuo de la enfermedad neurodegenerativa caracterizada por depósitos de DLFT-TDP tipo C que afecta de forma predominante al lóbulo temporal anterior, con pérdida progresiva de conceptos verbales cuando el inicio es en el hemisferio dominante, y no verbales (personales y emocionales) cuando es en el no dominante.
- La DLFT es causada en un 5-20 % de los casos por mutaciones genéticas que se heredan con un patrón autosómico dominante y típicamente se asocian a gran heterogeneidad clínica, planteando con frecuencia el diagnóstico diferencial con trastornos psiquiátricos primarios, lo que obliga a mantener un elevado índice de sospecha.
- Actualmente no existen biomarcadores específicos de los subtipos neuropatológicos de DLFT, pero la atención cuidadosa a los detalles clínicos y la neuroimagen puede ayudar a realizar un

diagnóstico preciso que facilite la selección de pacientes para ensayos de terapias modificadoras de la enfermedad.

RESUMEN

La degeneración lobar frontotemporal (DLFT) engloba a un grupo de enfermedades neurodegenerativas que afectan de forma predominante a los lóbulos frontales y temporales anteriores y se manifiestan como distintos síndromes agrupados bajo el término genérico de demencias frontotemporales (DFT). Los tres síndromes clásicos de DFT son la demencia frontotemporal variante conductual (DFTvc), la afasia progresiva primaria (APP) no fluente o agramatical y la APP semántica. La DFTvc es el síndrome más frecuente y se caracteriza por un deterioro de la cognición social, con llamativos cambios de comportamiento y personalidad como desinhibición, apatía, pérdida de empatía, conductas ritualísticas o hiperfagia. En la APP no fluente o agramatical, predomina la afectación de la producción del lenguaje, con presencia de habla lenta, laboriosa, con distorsiones de sonidos y fallos gramaticales. Por otro lado, en la APP semántica se produce un profundo deterioro del conocimiento semántico con pérdida progresiva de conceptos, por lo que la persona presenta tiene dificultad para reconocer objetos y comprender palabras. Recientemente se han establecido los criterios diagnósticos de la DFT variante semántico-conductual, una entidad relacionada con la APP semántica a nivel patológico, pero caracterizada por dificultad para reconocer personas y cambios conductuales, principalmente pérdida de empatía. La DLFT también puede manifestarse como cuadros de parkinsonismo atípico, como el síndrome corticobasal o la parálisis supranuclear progresiva, o acompañarse de enfermedad de motoneurona. En la actualidad, no existen biomarcadores que permitan identificar los subtipos patológicos específicos de DLFT, por lo que el diagnóstico sigue siendo clínico. Aunque no existen tratamientos modificadores de la enfermedad, un adecuado abordaje clínico, basado en un diagnóstico precoz y preciso y el manejo de las alteraciones conductuales con medidas tanto farmacológicas como no farmacológicas, puede mejorar significativamente la calidad de vida de estos pacientes y sus familiares.

ÍNDICE

1. Introducción

2. Epidemiología

3. Neuropatología

4. Genética

5. Síndromes clínicos

   5.1. Demencia frontotemporal variante conductual

   5.2. Afasias progresivas primarias
      5.2.1. Afasia progresiva primaria variante no fluente o gramatical
      5.2.1. Afasia progresiva primaria variante semántica

   5.3. Demencia frontotemporal variante semánticoconductual

   5.4. Síndromes relacionados con la DFT

6. Diagnóstico:

   6.1. Proceso diagnóstico

   6.2. Diagnóstico diferencial
      6.2.1. Enfermedad de Alzheimer
      6.2.2. Entidades no neurodegenerativas

7. Tratamiento

   7.1. Educación del cuidador y medidas no farmacológicas

   7.1. Terapias farmacológicas

8. Conclusiones

Bibliografía

1. Introducción

La degeneración lobar frontotemporal (DLFT) constituye una familia de enfermedades neurodegenerativas que afectan de forma preferencial a los lóbulos frontales y temporales anteriores. Dado que estas regiones cerebrales ejercen un papel fundamental en la regulación de la conducta y la producción y comprensión del lenguaje, estas enfermedades dan lugar a una sintomatología característica en la que predominan las alteraciones conductuales y del lenguaje. Por otra parte, se reserva el término demencia frontotemporal (DFT) para el grupo de síndromes clínicos causados por la patología DLFT. Por lo tanto, DFT constituye un térmico clínico, mientras que DLFT es un término neuropatológico.

La DLFT se manifiesta principalmente como tres síndromes clínicos clásicos: la DFT variante conductual (DFTvc), en la que predominan los cambios del comportamiento; y dos variantes del lenguaje o afasias progresivas primarias (APP), la variante no fluente o agramatical y la variante semántica (tabla 1). Recientemente, se han publicado los criterios diagnósticos de una entidad relacionada con la APP semántica que se ha denominado variante semánticoconductual. Además de estos síndromes principales, en ocasiones la DLFT se presenta como un parkinsonismo atípico, tipo síndrome corticobasal (SCB) o parálisis supranuclear progresiva (PSP), o bien se acompaña de enfermedad de motoneurona, por lo que estos cuadros se consideran síndromes relacionados con la DLFT.

La etiopatogenia de la DLFT permanece en gran parte desconocida, aunque se asocia a un componente genético importante en un porcentaje significativo de casos. El diagnóstico se ve dificultado por la existencia de una gran diversidad clínica y patológica y por una baja correlación entre los síndromes clínicos y la neuropatología subyacente, de manera que un mismo síndrome puede ser producido por múltiples enfermedades diferentes y una misma enfermedad puede producir distintos síndromes. A pesar de estas dificultades, mantener la perspectiva de la DLFT como una enfermedad de tipo neurodegenerativo tiene importantes implicaciones. Por una parte, como se vio en el caso de la enfermedad de Alzheimer, actualmente sabemos que las enfermedades neurodegenerativas comienzan a desarrollarse en el cerebro muchos años antes del debut clínico, lo que conlleva la existencia de un largo periodo preclínico en el que podrían ponerse en marcha estrategias que retrasen o eviten el inicio de los síntomas. Por otro lado, subraya la importancia de un diagnóstico de precisión, puesto que los tratamientos modificadores del curso de la enfermedad que se encuentran en desarrollo van dirigidos al proceso neurodegenerativo específico subyacente y, por tanto, deberemos ser capaces de identificar estos procesos en vida para poder realizar un tratamiento dirigido. Por todo ello, es fundamental conocer las particularidades clínicas de los síndromes de DFT para poder llegar a un diagnóstico lo más precoz y preciso posible que permita tanto aliviar la incertidumbre de pacientes y familiares como llevar a cabo un abordaje temprano y apropiado.

2. Epidemiología

La DLFT es la tercera causa de demencia de origen neurodegenerativo, por detrás de la enfermedad de Alzheimer y la demencia por cuerpos de Lewy. La presentación clínica más frecuente es la DFTvc, que constituye más del 50 % de los casos de DFT. La DLFT es una enfermedad de inicio clásicamente presenil, de forma que, en menores de 60 años, constituye la causa de demencia neurodegenerativa más frecuente (1), e iguala en frecuencia a la enfermedad de Alzheimer cuando el inicio clínico se encuentra por debajo de los 65 años (2). Estudios epidemiológicos han mostrado diversas cifras de prevalencia, oscilando entre 2,7 y 15 por 100 000 habitantes (2, 3). Uno de los pocos estudios realizados en España ha reportado tasas de incidencia de 3,87 por 100 000 personas-año (4). Sin embargo, debe tenerse en cuenta que todos estos estudios probablemente infraestiman la prevalencia real debido a las carencias diagnósticas que existen, en parte asociadas a la dificultad para diferenciar la DLFT de otras enfermedades degenerativas y de trastornos psiquiátricos.

Globalmente, mujeres y hombres se afectan por igual (5), aunque algunos estudios indican que la DFTvc y la APP semántica se dan con mayor frecuencia en hombres y, la APP no fluente, en mujeres. La edad media de inicio de los síntomas se encuentra en la sexta década de la vida. El hecho de que afecte particularmente a personas en edad laboral agrava las repercusiones socioeconómicas, y algunos estudios han estimado que el coste asociado es el doble en la DFT que para pacientes con enfermedad de Alzheimer (6). A pesar de esta predominancia en las edades medias, hasta un 25 % de los casos se inician en mayores de 65 años y existen casos documentados entre los 30 y los 90 años (7), lo que añade dificultad al diagnóstico. Las variantes del lenguaje, APP no fluente y APP semántica, tienden a aparecer a edades más avanzadas que la DFTvc. Por tanto, la DLFT es una entidad que debe considerarse siempre en cuadros de inicio presenil, pero sin olvidar que también puede aparecer en pacientes de edad avanzada.

La duración de la enfermedad es variable entre subtipos. La APP semántica presenta típicamente el curso más largo, con 11,9 años de media desde el inicio hasta la muerte (8). El curso más rápido se da cuando existe enfermedad de motoneurona, lo que acorta significativamente la supervivencia. Trabajos como el de Robertson *et al.* han mostrado duraciones medias de 8,7 años para la DFTvc, 9,4 para la APP no fluente, y tan solo 2 años para aquellos casos con enfermedad de motoneurona (8).

Los factores de riesgo no genéticos no son bien conocidos en la actualidad. Se ha propuesto un papel de los traumatismos craneoencefálicos, aunque la encefalopatía traumática crónica, una entidad relacionada con los traumatismos craneales repetitivos durante la vida, presenta características difíciles de diferenciar de la DFTvc. Asimismo, se ha descrito una mayor frecuencia de zurdería en sujetos con APP semántica, lo que podría orientar a factores relacionados con el neurodesarrollo (9).

3. Neuropatología

Una enfermedad neurodegenerativa se caracteriza por la existencia de pérdida celular (neuronas y/o glía) junto con la acumulación progresiva de depósitos anormales, formados normalmente por agregados proteicos. La descripción de estos depósitos proteicos mediante el examen anatomopatológico es un factor clave para la identificación de estas enfermedades. En la DLFT, la composición de los depósitos neuronales y gliales permite diferenciar tres clases moleculares principales: DLFT-tau, que constituye en torno a un 40 % de los casos; DLFT-TDP (*transactive response DNA-binding protein of 43 kDA* o TDP-43), en el 50 % de casos; y DLFT-FET en menos del 10 % de los casos. Adicionalmente, en ciertos casos de DLFT, los depósitos anormales observados no se corresponden con tau, TDP43 ni FET y no pueden identificarse con los medios existentes en la actualidad, por lo que se agrupan en una cuarta clase molecular denominada DLFT-UPS (debido a la implicación del sistema ubiquitina-proteasoma).

Dependiendo de la morfología y distribución de los depósitos proteicos, dentro de cada clase molecular se diferencian distintos subtipos histopatológicos (tabla 1). Los subtipos más frecuentes de la DLFT-tau son la degeneración corticobasal, la parálisis supranuclear progresiva y la enfermedad de Pick, aunque existen muchos otros. En el caso de DLFT-TDP, se distinguen los subtipos TDP tipo A, tipo B, tipo C y, con mucha menor frecuencia, tipo D. Nuevamente, es importante no confundir entidades neuropatológicas con síndromes clínicos. Por ejemplo, la degeneración corticobasal es una enfermedad neurodegenerativa que puede producir un síndrome corticobasal, pero este puede ser causado también por otras enfermedades.

Tabla 1. Clases de degeneración lobar frontotemporal (DLFT) y demencia frontotemporal (DFT)	
Degeneración lobar frontotemporal *Enfermedades neurodegenerativas*	**Demencia frontotemporal** *Síndromes clínicos*
DLFT-tau Enfermedad de Pick Degeneración corticobasal Parálisis supranuclear progresiva Otras: enfermedad de granos argiró-filos, taupatía globular glial, etc. **DLFT-TDP** Tipo A Tipo B Tipo C Tipo D **DLFT-FET** **DLFT-UPS**	**DFT variante conductual** **APP variante no fluente/agramatical** **APP semántica** **DFT variante semántico conductual** **Síndromes relacionados con la DFT** Síndrome corticobasal Síndrome de parálisis supranuclear progresiva Enfermedad de motoneurona
DLFT-FET engloba patologías por depósito de inclusiones proteicas tipo FUS, sarcoma de Ewing y TAF15. Abreviaturas: TDP, transactive response DNA-binding protein of 43 kDA o TDP-43; UPS, Ubiquitin-proteasome system.	

Es interesante destacar que estos subtipos histopatológicos puedan dar lugar a un patrón de extensión cerebral y, secundariamente, a unas características clínicas, muy diferentes incluso dentro de una misma clase molecular. Así, dentro de la DLFT-TDP, podemos encontrar pacientes con un perfil de afectación clínica, cognitiva y neuroanatómica completamente diferente dependiendo de si la patología subyacente es TDP tipo A o tipo C. Esto es debido a otra característica fundamental de las enfermedades neurodegenerativas que está cobrando cada vez mayor interés científico: la vulnerabilidad de red selectiva. En las últimas décadas se han descrito distintas redes funcionales cerebrales a gran escala. Una red funcional puede definirse de forma sencilla como un conjunto de regiones cerebrales que, sin estar necesariamente conectadas a nivel estructural, funcionan de forma coordinada para ejercer una función concreta. De esta forma, se ha propuesto que las enfermedades neurodegenerativas tienden a afectar a estas redes funcionales de forma selectiva, de manera que la patología presenta una preferencia para iniciarse en una región cerebral concreta y extenderse por el cerebro siguiendo el patrón de una red funcional (10). Así, mientras que las variantes del lenguaje aparecen cuando se da una afectación de las redes funcionales implicadas bien en la producción del lenguaje (en la APP no fluente) o bien en la memoria semántica (en la APP semántica), en la DTFvc la patología afecta típicamente a la red de saliencia, encargada de representar la importancia que otorgamos a estímulos tanto internos como externos y, por tanto, fundamental en la regulación de la conducta y las interacciones sociales. La afectación de estas redes funcionales por la neuropatología es lo que da lugar a síndromes clínicos característicos. Sin embargo, la selectividad de red es solo parcial y también se ve influida por factores genéticos y del neurodesarrollo no bien conocidos en la actualidad, por lo que la correlación entre clínica y neuropatología puede ser muy variable. De esta manera, un cuadro clínico compatible con APP semántica es altamente sugestivo de DLFT-TDP tipo C, puesto que esta enfermedad tiene una gran preferencia por esa localización. En el extremo opuesto se encuentra la DFTvc, que constituye el síndrome más heterogéneo patológicamente debido a la vulnerabilidad de la red de saliencia a ser afectada por cualquier forma de DLFT.

4. Genética

En el abordaje diagnóstico de pacientes con posible DFT, es fundamental recoger en detalle la historia familiar, dado que en torno a un 40 % de los casos presentan antecedentes familiares de demencia o enfermedad de motoneurona. Además, es frecuente que se refieran antecedentes en la familia de trastornos psiquiátricos mal definidos que, en retrospectiva, resultan ser casos de DFT no diagnosticados. El patrón de herencia autosómico dominante es común, alcanzando un porcentaje del 10-20 % de los casos de DFTvc (11). Las mutaciones en 3 genes explican más del 80 % de los casos con herencia autosómica dominante: *C9orf72*, el gen de la proteína tau asociada a los microtúbulos (*MAPT*) y el gen de programulina (*GRN*) (12).

La mutación de *C9orf72* consiste en una expansión de la repetición de hexanucleótidos GGGGCC en la región no codificante del gen *C9orf72* (*chromosome 9 open reading frame 72*). Constituye la causa genética más frecuente de DLFT, aunque no se descubrió hasta 2011, cuando ya se conocían las mutaciones de *MAPT* y *GRN*. Aunque el patrón de herencia es autosómico dominante, pueden darse casos sin historia familiar, debido a que la penetrancia es variable y, posiblemente, a fenómenos de anticipación, por los que la expansión de hexanucleótidos se alarga de una generación a la siguiente. Las mutaciones de *C9orf72* suelen presentarse como DFTvc, como enfermedad de motoneurona pura o combinar ambos cuadros. Sin embargo, existe una gran heterogeneidad tanto en la presentación clínica como de afectación neuroanatómica. Así, el diagnóstico diferencial con trastornos psiquiátricos primarios es muchas veces dificultoso, ya que puede presentarse en edades jóvenes y con síntomas psiquiátricos prominentes, como delirios, alucinaciones, fuga disociativa, etc., que no son habituales en los cuadros de DFTvc esporádicos. Además, la evolución es en ocasiones muy lentamente progresiva, lo que, en pacientes aún no diagnosticados, puede plantear dudas sobre si realmente existe un proceso degenerativo. Por tanto, en pacientes con cuadros psiquiátricos atípicos y especialmente con historia familiar, el estudio genético de *C9orf72* puede resultar diagnóstico. El patrón de atrofia cerebral es el típico de la DFTvc, pero, en aquellos casos de evolución lenta, la atrofia puede ser muy sutil y pasar inadvertida. Algunos datos característicos son la atrofia del tálamo medial, especialmente del núcleo pulvinar, o la atrofia cerebelosa, aunque esta es menos consistente. La neuropatología asociada a las expansiones en *C9orf72* es normalmente DLFT-TDP tipo B.

Las mutaciones de *MAPT* (*microtubule-associated protein tau*) suelen asociarse a un inicio en edades más tempranas que las otras mutaciones, habitualmente en la década de los 50 años. La presentación más frecuente es la DFTvc, aunque existen distintos fenotipos que pueden variar dentro de la misma familia. Suele predominar un patrón de atrofia cerebral ventral de inicio en amígdala, hipocampo, córtex entorrinal y polo temporal, por lo que es frecuente que exista pérdida de memoria y fallos semánticos, además de los cambios conductuales. La neuropatología característica es una taupatía específica de esta mutación.

Por último, en el caso de las mutaciones de *GRN*, también se observa una gran variabilidad de presentaciones clínicas, incluyendo la DFTvc, la APP no fluente, el SCB o incluso un síndrome amnésico superponible a la enfermedad de Alzheimer (13). La edad de inicio es muy variable incluso dentro de una misma familia. Un rasgo característico de las mutaciones de *GRN* es una afectación cerebral asimétrica, que puede observarse en las pruebas de neuroimagen y justifica la aparición de síndromes focales como la APP o el SCB. La atrofia cerebral con frecuencia se extiende a áreas posteriores, como el córtex cingulado posterior, precúneo y parietal lateral. La neuropatología típica es TDP tipo A.

5. Síndromes clínicos

5.1. Demencia frontotemporal variante conductual

La variante conductual es el síndrome de DFT más frecuente, constituyendo más del 50 % de los casos, y se caracteriza por un deterioro de las funciones sociales y emocionales. Aunque en la gran mayoría de las demencias aparecen síntomas conductuales, la DFTvc se acompaña de cambios del comportamiento característicos, en los que destaca el deterioro de la cognición social. Además, los familiares suelen referir cambios en la personalidad del paciente, en cuanto cambio de preferencias o modo de interactuar, que no se observan en otras enfermedades degenerativas, como la enfermedad de Alzheimer, incluso aunque existan problemas conductuales como agitación o delirios.

Como se comentó previamente, la DFTvc es el síndrome de DLFT que se asocia a una mayor heterogeneidad neuropatológica. De hecho, puede ser la forma de presentación de cualquiera de los subtipos neuropatológicos de DLFT, siendo los más frecuentes las taupatías (enfermedad de Pick en especial y, más raramente, DCB o PSP) y DLFT-TDP tipo B y A, ya sean esporádicas o genéticas. Estos procesos neurodegenerativos tienen en común que las regiones a las que más precozmente afectan son la ínsula anterior, el córtex cingulado anterior y orbitofrontal, el cuerpo estriado, la amígdala, el hipotálamo y el tálamo. Estas regiones interconectadas forman la red de saliencia, que representa la relevancia homeostática de estímulos internos y externos y está implicada en regular la puesta en marcha de respuestas víscero-autonómico-emocionales, conductuales y cognitivas apropiadas a cada situación. Para tener éxito en una interacción social, estos recursos cerebrales tienen que movilizarse de forma dinámica y ágil, ajustada a las circunstancias del momento. En pacientes con DFTvc, incluso desde estadios muy precoces, evaluaciones específicas ponen de manifiesto déficits en aspectos clave para las funciones socioemocionales, como la reactividad emocional y la regulación del procesamiento autonómico, nociceptivo, de recompensa y del error. Estos déficits hacen que estos pacientes pierdan múltiples habilidades que son necesarias para interactuar en sociedad, como la capacidad para interpretar emociones faciales, microgestos y modulación de la voz o para reaccionar apropiadamente a las respuestas del interlocutor. Por lo tanto, la afectación de la cognición social constituye el núcleo de la sintomatología de la DFTvc.

Como en cualquier enfermedad neurodegenerativa, el cuadro se inicia de forma insidiosa y progresa lentamente. Habitualmente los primeros síntomas consisten en una pérdida de motivación o prosocialidad (delicadeza de trato, déficits de inhibición o de empatía, etc.), que puede derivar en problemas laborales o matrimoniales, pérdida de empleo recurrente, divorcio, etc. Estos cambios en la esfera psicosocial pueden hacer que el cuadro se interprete como un trastorno afectivo y el paciente sea remitido al servicio de Psiquiatría, derivando en retrasos diagnósticos. Los cambios sutiles de comportamiento también pueden ser difíciles de reconocer debido a la amplia variabilidad en el funcionamiento socioemocional entre personas. En este sentido, el dato que debe orientar hacia un proceso degenerativo subyacente sería que estos déficits supongan un cambio con respecto a la personalidad basal del individuo.

Con el objetivo de facilitar la identificación de la DFTvc, el Consorcio Internacional para los criterios de la DFTvc (*International Behavioural Variant FTD Criteria Consortium* o *FTDC*) propuso en 2011 una serie de criterios diagnósticos que se basan en datos clínicos y son reforzados por resultados de pruebas complementarias (14). Los criterios establecen, en primer lugar, que el cuadro debe ser sugestivo de un origen degenerativo con base en la existencia de un deterioro progresivo de la conducta y/o la cognición documentado por la historia clínica o por la anamnesis a través de un observador fiable. A continuación, establecen tres niveles de probabilidad: posible, probable y definitivo (tabla 2).

Tabla 2. Criterios diagnósticos de la DFT variante conductual (DFTvc) (Rascovsky *et al.*, 2011)

I. Cuadro de origen degenerativo sobre la base de la existencia de un deterioro progresivo de la conducta y/o la cognición documentado por la historia clínica o por la anamnesis a través de un observador fiable

II. DFTvc posible
A. Desinhibición conductual precoz
B. Apatía o inercia
C. Pérdida de empatía o compasión
D. Conductas perseverativas, estereotipadas o ritualísticas/compulsivas
E. Hiperoralidad y cambios alimentarios, incluyendo cambios en las preferencias dietéticas, alimentación compulsiva y exploración oral o consumo de objetos no comestibles
F. Perfil neuropsicológico: Déficits ejecutivos o para la iniciación con una preservación relativa de la memoria episódica y las funciones visuoespaciales

---

III. DFTvc probable
A. Se cumplen criterios de DFTvc posible
B. Existe un deterioro funcional significativo, reportado por el cuidador o a través de escalas funcionales
C. Los estudios de neuroimagen son consistentes con DFTvc:
-Atrofia frontal y/o temporal anterior en RM o TAC
-Hipoperfusión o hipometabolismo frontal y/o temporal anterior en PET o SPECT

IV. DFTvc con patología DLFT definitiva
A. Se cumplen criterios de DFTvc posible o probable
B. Evidencia histopatológica de DLFT en biopsia o estudio necrópsico
C. Presencia de una mutación patogénica conocida

Para el diagnóstico de DFT posible, deben cumplirse al menos 3 de los siguientes 6 síntomas clínicos. Para considerarlos como presentes, los síntomas deben ser persistentes o recurrentes, más que episodios aislados, y se requiere que aparezcan precozmente en el curso de la enfermedad, entendiendo por ello durante los tres primeros años del curso clínico.

A. *Desinhibición conductual precoz,* incluyendo una conducta socialmente inapropiada, pérdida de la educación o el decoro, y acciones impulsivas, temerarias o descuidadas. Estos son los déficits que dan lugar a los comportamientos más fácilmente reconocibles de la DFTvc, en los que el paciente «ha olvidado» las normas sociales y habla con extraños, invade el espacio personal, hace comentarios ofensivos sobre otras personas en voz alta, abandona su higiene o adopta una estética estrafalaria, roba o come con las manos. La indiferencia por las normas sociales puede llevarlos a cometer actos delictivos, de forma que se ha descrito que los pacientes con DFTvc presentan problemas legales con mayor frecuencia que otros trastornos cognitivos (15). También puede darse una pérdida de la sensación de asco, dando lugar a conductas como recoger basura, comer comida del suelo, jugar con las heces, etc. (16).

B. *Apatía o inercia.* Aunque menos llamativa que otros síntomas, la apatía es en realidad el síntoma más frecuente (hasta en un 84 % de los casos), y se manifiesta como pérdida de motivación e intereses previos, con abandono de aficiones o tareas de las que antes se encargaba. Típicamente, el paciente no es consciente de esta apatía, al contrario de lo que ocurre en pacientes con trastornos afectivos.

C. *Pérdida de empatía o compasión,* con una respuesta reducida a las necesidades y sentimientos de otras personas, disminución del interés social, del afecto interpersonal o de la conexión con otras personas. Los pacientes con DFTvc pueden ignorar o trivializar la enfermedad o muerte de un ser querido o la pérdida del trabajo. Aunque frecuentemente los familiares tienen dificultad para poner ejemplos concretos de pérdida de empatía, pueden describir que la persona se ha vuelto más fría o que no tiene remordimientos.

D. *Conductas perseverativas, estereotipadas o ritualísticas/compulsivas.* Pueden variar desde actos motores simples repetitivos (como dar golpecitos con los dedos, realizar un determinado gesto o estirarse la ropa) hasta conductas más complejas o compulsivas, incluyendo un lenguaje estereotipado. Conductas rituales pueden incluir comprobaciones repetidas, ordenar en una determinada disposición, tareas de limpieza, etc.

E. *Hiperoralidad y cambios alimentarios,* incluyendo cambios en las preferencias dietéticas, alimentación compulsiva y exploración oral o consumo de objetos no comestibles. Frecuentemente aparece un interés incrementado por los dulces o comidas ricas en carbohidratos, lo que conduce a un aumento de peso. Esto en ocasiones se combina con la tendencia ritualística para dar lugar a comportamientos más abigarrados (por ejemplo, comer siempre un determinado tipo de tarta a una hora, un número concreto de bombones, etc.). También en este apartado se incluye el consumo incrementado de alcohol o cigarrillos. En este sentido, la aparición de una adicción a sustancias de novo más allá de las edades medias debería alertar sobre un posible debut de DLFT (17).

F. *Perfil neuropsicológico* con predominio de los déficits ejecutivos o para la iniciación y preservación relativa de la memoria episódica y las funciones visoespaciales. Clínicamente, la disfunción ejecutiva puede manifestarse como distraibilidad, desorganización, dificultad para la resolución de problemas o incluso rigidez mental e inflexibilidad, y se relaciona con atrofia del córtex prefrontal dorsolateral. Por otro lado, es frecuente que, en estadios iniciales, el rendimiento en las exploraciones neuropsicológicas sea normal, puesto que la afectación típica de la DFTvc es en regiones ventrales y frontales mediales, encargadas del procesamiento social y emocional y no tanto de las funciones ejecutivas. Por ello, los test más expresivos en la DFTvc son los de cognición social, revelando déficits para entender la perspectiva mental de otros (teoría de la mente) o el reconocimiento de emociones (18).

Para el diagnóstico de DFTvc probable, deben cumplirse los criterios de DFTvc posible y otras dos condiciones: que exista un deterioro funcional significativo, reportado por el cuidador o a través de escalas funcionales; y que al menos un estudio de neuroimagen sea sugestivo de DFTvc, ya sea la existencia de atrofia frontal y/o temporal anterior en neuroimagen estructural (RM o TAC cerebral), o hipoperfusión o hipometabolismo frontal y/o temporal anterior en pruebas de neuroimagen funcional (SPECT o PET).

Por último, el diagnóstico de DFTvc con patología DLFT definitiva se estable cuando se cumplen criterios de DFTvc posible o probable y existe una confirmación histopatológica (ya sea mediante una biopsia o, más habitualmente, el estudio necrópsico) o se ha identificado una mutación patogénica conocida.

Los criterios de exclusión recogen que el cuadro clínico sea explicado por otro trastorno médico o neurológico no degenerativo, o bien que existan biomarcadores sugestivos de enfermedad de Alzheimer o de otro proceso neurodegenerativo. Sin embargo, este último dato debe tomarse con precaución, dado que la existencia de copatología es un fenómeno frecuente y cada vez más reconocido, y no es inusual que en el cerebro de estos pacientes existan, además de la DLFT, otras patologías neurodegenerativas al mismo tiempo como la enfermedad de Alzheimer, que puede justificar la positividad para biomarcadores sin ser la principal causa de los síntomas.

Aunque estos criterios suponen una mejora significativa de la sensibilidad diagnóstica con respecto a criterios previos, es necesario tener en cuenta que su precisión diagnóstica sigue siendo imperfecta. En muestras de pacientes con un diagnóstico anatomopatológico *postmortem* de DLFT, estudios de validación muestran que el 86 % de los individuos cumplían criterios de DFTvc posible y que el 76 % cumplían criterios de probable (14). Esto indica que, en práctica clínica, cierto porcentaje de pacientes con DLFT no llegan a cumplir en vida un diagnóstico de DFTvc. Estos estudios han observado que, mientras que los criterios fueron más sensibles para identificar casos de inicio presenil, los pacientes que no llegaron a cumplir criterios presentaban una edad media significativamente mayor y cuadros clínicos atípicos con afectación de memoria importante. Así, aunque el último rasgo clínico establece una predominancia en el estudio neuropsicológico de la disfunción ejecutiva sobre la memoria, este no es un patrón universal. De hecho, se ha documentado una amnesia severa hasta en un 10 % de casos de DFTvc con confirmación patológica. Una edad mayor también se ha relacionado con un patrón de atrofia menos definido, con series de casos con confirmación patológica en los que el 40 % de los casos mayores de 65 años no presentaban atrofia frontotemporal severa, lo que dificulta que se cumplan criterios de DFTvc probable. Adicionalmente, el descubrimiento de las mutaciones genéticas causantes de DLFT puso de manifiesto que los casos genéticos pueden asociarse a presentaciones clínicas atípicas o menos definidas. Por tanto, en líneas generales, es necesario considerar que es menos probable que un paciente con DLFT llegue a cumplir criterios de DFTvc cuando es más mayor o portador de una mutación, por lo que es necesario mantener un elevado índice de sospecha clínica.

5.2. Afasias progresivas primarias

La afasia progresiva primaria (APP) se define como un síndrome clínico caracterizado por el deterioro de las funciones del lenguaje en ausencia de una afectación relevante de otros dominios cognitivos durante las etapas iniciales del cuadro. Las APP son causadas por enfermedades neurodegenerativas, por lo que estos cuadros presentan un inicio insidioso y un carácter lentamente progresivo. Las pruebas de neuroimagen muestran una afectación focal en distintas regiones fronto-témporo-parietales del hemisferio izquierdo, que habitualmente constituye el lado dominante y, por tanto, controla el lenguaje, aunque en personas con lateralidad cambiada puede observarse un patrón de atrofia de predominio derecho o bilateral.

Aunque inicialmente el síndrome de APP se conceptualizó como una DFT (19), posteriormente se describió la APP logopénica, que en la inmensa mayoría de casos es una manifestación no amnésica de la enfermedad de Alzheimer y no es debida a DLFT (ver capítulo correspondiente). Por el contrario, las otras dos variantes de APP, no fluente y semántica, se consideran síndromes asociados a la DLFT.

La clasificación diagnóstica de las APP que se maneja en la actualidad fue publicada en 2011 (20). Cada variante se define por rasgos clínicos característicos y, a continuación, puede especificarse si el diagnóstico se acompaña de *apoyo de neuroimagen* cuando se observa el patrón de atrofia esperado, o bien de *patología definitiva* cuando existe un diagnóstico patológico o genético. Constituyen criterios de exclusión una afectación inicial de memoria o visuoespacial prominentes o lesiones estructurales cerebrales que puedan causar afasia, como lesiones isquémicas o tumorales.

5.2.1. Afasia progresiva primaria variante no fluente o agramatical

La APP no fluente se caracteriza por un trastorno en la producción del lenguaje. Este trastorno se basa en dos aspectos clave: por una parte, un deterioro progresivo de la gramática; y, por otra, un habla trabajosa y entrecortada, con errores fonémicos y distorsiones, lo que convierte el discurso espontáneo de las APP no fluentes en el más lento de todas las variantes de APP (tabla 3). El agramatismo consiste en la producción de frases cortas y simples con omisión de morfemas gramaticales y palabras funcionales (pronombres reflexivos, etc.). Los pacientes pueden cometer errores de concordancia sintáctica u omitir palabras de contenido sintáctico clave para dar sentido a las frases, tanto en el lenguaje hablado como escrito, lo que en fases avanzadas puede dar lugar a un lenguaje telegráfico. Cuando el agramatismo no es evidente en el discurso espontáneo, puede ponerse de manifiesto mediante una tarea de escritura libre. Asimismo, estos pacientes presentan dificultad para comprender frases sintácticamente complejas (El perro está siendo seguido por la niña. ¿Es la niña a la que sigue el perro?). Sin embargo, a diferencia de lo que ocurre en la APP semántica, en la APP no fluente se conserva el conocimiento semántico de los objetos, por lo que no tienen problemas para comprender palabras aisladas. En comparación con la APP logopénica, en la que se da una mayor dificultad para nombrar sustantivos, en la APP no fluente hay una mayor omisión de verbos. Por otra parte, la apraxia del habla consiste en un déficit en la planificación motora de la articulación del habla y se manifiesta como distorsiones de sonidos o sustituciones de fonemas (parafasias fonémicas) que son inconsistentes (al contrario de lo que sucede en la disartria, en la que los intentos repetidos para articular un sonido suelen resultar en fallos similares). Aunque no es universal, la apraxia del habla puede ser el signo inicial de la enfermedad, o, incluso en algunos casos, permanecer como síntoma aislado del cuadro durante muchos años. Un signo característico de la APP no fluente es la alteración de la prosodia, que implica una pérdida de las fluctuaciones de la entonación durante el discurso, por lo que los pacientes se expresan con un tono monocorde, «como un robot». Mientras que la memoria episódica y la función visuoespacial suelen estar preservadas, puede aparecer un rendimiento bajo en la función ejecutiva. Clínicamente, los cambios conductuales son mucho menores que en las otras variantes de DFT, especialmente aquellos relacionados con la conducta social. Con la evolución de la enfermedad y la extensión de la patología a otras regiones cerebrales, es típico que aparezca apraxia tanto orofacial como de extremidades y parkinsonismo de predominio derecho, contralateral al lado más afectado por la enfermedad.

Tabla 3. Criterios diagnósticos de la afasia progresiva primaria (APP) variante no fluente/agramatical (Gorno-Tempini _et al._, 2011)

I. Diagnóstico clínico de la APP variante no fluente/agramatical
Al menos uno de los siguientes criterios nucleares debe estar presente:
1. Agramatismo en la producción del lenguaje
2. Habla laboriosa y entrecortada con errores fonémicos inconsistentes y distorsiones (apraxia del habla)

Al menos 2 de los 3 siguientes rasgos deben estar presentes:
1. Alteración en la comprensión de frases sintácticamente complejas
2. Comprensión de palabras aisladas preservada
3. Conocimiento sobre objetos preservada

II. Diagnóstico de la APP variante no fluente/agramatical con apoyo de neuroimagen
Ambos criterios deben cumplirse:
1. Diagnóstico clínico de la APP variante no fluente/agramatical
2. La neuroimagen debe mostrar al menos uno de los siguientes resultados:
-Atrofia de predominio frontoinsular posterior izquierda en RM
-Hipoperfusión o hipometabolismo en SPECT o PET de predominio frontoinsular posterior izquierdo

III. APP variante no fluente/agramatical con patología definitiva
El diagnóstico clínico (criterio 1) y alguno de los criterios 2 o 3 deben cumplirse:
1. Diagnóstico clínico de la APP variante no fluente/agramatical
2. Evidencia histopatológica de una patología neurodegenerativa específica (como DLFT-tau, DLFT-TDP, enfermedad de Alzheimer, etc.)
3. Presencia de una mutación patogénica conocida

La neuroimagen característica muestra atrofia frontoinsular posterior izquierda, incluyendo la circunvolución frontal inferior, la ínsula y las áreas premotora y motora suplementaria. La afectación del córtex prefrontal dorsolateral justifica que aparezca disfunción ejecutiva precozmente. La neuropatología más frecuente es DLFT-tau, principalmente degeneración corticobasal o parálisis supranuclear progresiva. Debido a esto, muchos pacientes con APP no fluente progresan con el tiempo a un síndrome corticobasal o tipo parálisis supranuclear progresiva, o viceversa, pacientes con estos síndromes pueden desarrollar una APP no fluente. Aunque menos frecuentemente, la APP no fluente también puede deberse a DLFT-TDP, especialmente tipo A.

5.2.2. Afasia progresiva primaria variante semántica

La APP semántica se define por un profundo deterioro de la memoria semántica que hace que estos pacientes olviden progresivamente el significado de las cosas. Clínicamente, este empobrecimiento semántico se manifiesta como dificultad para encontrar palabras y, en la exploración cognitiva, como déficits para nominar objetos que se muestran y para comprender palabras concretas (tabla 4). Los familiares pueden referir que, ante palabras sencillas, el paciente pregunta «¿qué es eso?». Sin embargo, no existe solo un defecto del conocimiento de las palabras, sino también de objetos y conceptos. Por tanto, estos déficits van más allá de lo puramente lingüístico. Así, el paciente no podrá nominar un objeto, pero tampoco sabrá a qué categoría pertenece o para qué sirve; por ejemplo, no podrá nombrar un elefante que se le muestre en una fotografía, pero tampoco sabrá decir que es un animal ni que es grande, gris o que tiene trompa. Característicamente, existe un gradiente de familiaridad, lo que significa que, en estadios iniciales, se produce una pérdida del conocimiento sobre objetos menos familiares o conceptos más específicos, mientras que, según progresa la enfermedad y se agrava la pérdida semántica, llega a afectar a ítems comunes (por ejemplo, en la categoría de animales, puede existir una dificultad inicial para reconocer a un canguro, pero será más tardía para reconocer a una vaca). En la exploración, los pacientes con APP semántica presentan un discurso más o menos fluido, sin alteraciones en la producción del habla ni fallos gramaticales o motores, pero progresivamente vacío de contenido. Puede aparecer dislexia superficial, consistente en una lectura de palabras anómala debido a que desconocen su significado, lo que los lleva a una lectura basada exclusivamente en fonemas (aunque es más frecuente en lenguas diferentes al castellano, un ejemplo sería leer /k/-/g/ en lugar de «kilo» al leer «kg»). Un rasgo que ayuda a diferenciar la APP semántica de la APP logopénica, en la que también existen problemas para nominar, es que en la APP semántica está conservada la repetición de frases largas. Una estrategia que ayuda a poner de manifiesto la pérdida del conocimiento semántico es pedir al paciente que defina conceptos o incluso que los dibuje, lo que evita la interferencia en la exploración de las dificultades para encontrar palabras (21). En este sentido, las tareas de dibujo pueden revelar el característico gradiente de familiaridad, de manera que ítems menos familiares de una categoría van perdiendo sus rasgos distintivos y pueden ser llegar a ser dibujados como el prototipo de esa categoría semántica; por ejemplo, un pato puede carecer de alas o patas palmeadas y ser dibujado de forma similar a un perro, que es el prototipo de la categoría de animales, con una cabeza, un cuerpo y cuatro patas.

Tabla 4. Criterios diagnósticos de la afasia progresiva primaria (APP) variante semántica (Gorno-Tempini *et al.*, 2011)

I. Diagnóstico clínico de la APP variante semántica
Ambos criterios nucleares deben estar presentes:
1. Alteración de la nominación por confrontación
2. Alteración en la comprensión de palabras aisladas
Al menos 3 de los 4 siguientes rasgos deben estar presentes:
1. Alteración en el conocimiento de objetos, especialmente para ítems de menor frecuencia o familiaridad
2. Dislexia o disgrafia superficial
3. Repetición preservada
4. Producción del habla preservada (gramática y aspectos motores)

II. Diagnóstico de la APP variante semántica con apoyo de neuroimagen
Ambos criterios deben cumplirse:
1. Diagnóstico clínico de la APP variante semántica
2. La neuroimagen debe mostrar al menos uno de los siguientes resultados:
-Atrofia de predominio en lóbulo temporal anterior
-Hipoperfusión o hipometabolismo en SPECT o PET de predominio en lóbulo temporal anterior

III. APP variante semántica con patología definitiva
El diagnóstico clínico (criterio 1) y alguno de los criterios 2 o 3 deben cumplirse:
1. Diagnóstico clínico de la APP variante semántica
2. Evidencia histopatológica de una patología neurodegenerativa específica (como DLFT-tau, DLFT-TDP, enfermedad de Alzheimer, etc.)
3. Presencia de una mutación patogénica conocida

La APP semántica es la variante de DFT más homogénea tanto desde el punto de vista patológico como neuroanatómico. En más del 90 % de los casos se asocia a patología DLFT-TDP tipo C y afecta de forma selectiva y asimétrica al lóbulo temporal anterior izquierdo. Aunque la enfermedad puede permanecer durante más o menos tiempo restringido a esta región, es frecuente que tras 3-4 años se extienda al lóbulo anterior contralateral y, posteriormente, a otras regiones frontales ventrales (22). Debido a este patrón de afectación, es frecuente que los síntomas del lenguaje se acompañen de cambios conductuales, como pérdida de empatía y distanciamiento emocional por la afectación temporal derecha inicialmente, y después, a los 5-7 años del inicio, que aparezcan desinhibición, compulsiones y cambios dietéticos. La afectación en los sistemas de regulación sensorio-autonómica producen en ocasiones anomalías en la percepción de las sensaciones corporales. Sin embargo, mientras que en la DFTvc se ha descrito principalmente una pérdida de la sensación del dolor y la temperatura, con pacientes que no son conscientes de haber sufrido una fractura o una quemadura, en la APP semántica es más característico que aparezca una hipersensibilidad a las sensaciones corporales. Esto, al combinarse con la tendencia al pensamiento obsesivo, conduce con frecuencia a obsesiones hipocondriacas (23). Las conductas compulsivas también se relacionan frecuentemente con aspectos visuales, como pintar o coleccionar objetos de colores, lo que se ha puesto en relación con una hiperconectividad de las regiones del procesamiento visual parietales derechas secundaria a la atrofia temporal izquierda. Esto en ocasiones deriva incluso en la emergencia de creatividad visual y los pacientes pueden referir que han desarrollado una nueva afición por el arte y, especialmente, por la pintura (24).

Figura 1. Exploración de la memoria semántica a través de dibujos en pacientes con APP variante semántica

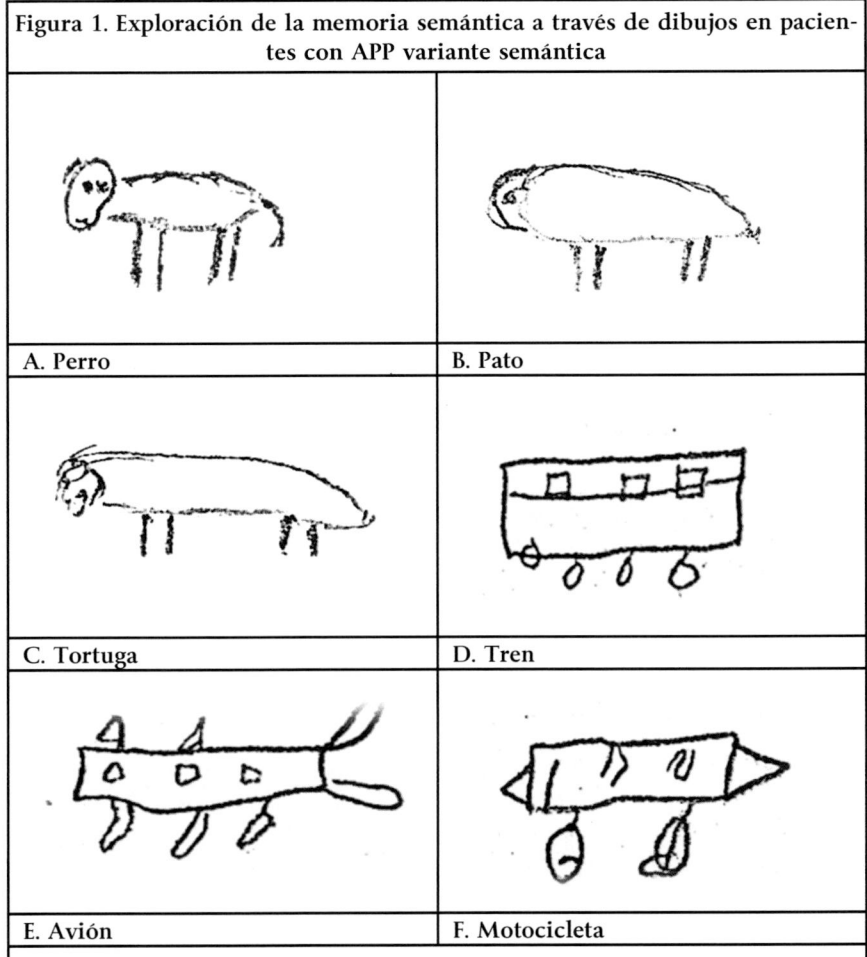

A. Perro	B. Pato
C. Tortuga	D. Tren
E. Avión	F. Motocicleta

Dibujos de animales (paneles A, B y C) y medios de transporte (paneles D, E y F) realizados por pacientes con APP semántica (tomado con permiso de Pozueta *et al.*, 2019). Puede observarse la pérdida de los rasgos distintivos de cada elemento (pato sin alas ni pico, tortuga sin caparazón) con tendencia al prototipo (todos los dibujos de cada categoría resultan similares) y presencia de intrusiones (pato con cuatro patas, motocicleta con ventanas).

5.3. Demencia frontotemporal variante semanticoconductual

Como se ha comentado, la APP semántica constituye la presentación clínica de la afectación del lóbulo temporal anterior izquierdo por un proceso neurodegenerativo caracterizado por inclusiones de TDP-43 tipo C. Tradicionalmente, se consideró que la APP semántica presentaba una predominancia izquierda en la gran mayoría de los casos, mientras que solo en un pequeño porcentaje de individuos el proceso neurodegenerativo se iniciaba en el temporal derecho. Sin embargo, estudios posteriores han descrito porcentajes entre izquierda y derecha mucho más igualados (25). La dificultad en la identificación de la variante derecha radica en que las manifestaciones clínicas no son superponibles a las de la izquierda, de manera que, con frecuencia, los pacientes con afectación inicial derecha no cumplen durante años criterios de APP semántica; además, suelen presentar trastornos conductuales sin una afectación del lenguaje evidente, por lo que es probable que muchos de estos casos sean etiquetados como DFTvc.

Estas diferencias clínicas entre las variantes izquierda y derecha son debidas al distinto papel que juegan en la memoria semántica los lóbulos temporales anteriores. Por una parte, ambos constituyen estaciones clave de memoria semántica en los que se integra la información del córtex primario y asociativo. En ellos se representan todas las categorías de conocimiento semántico, es decir, el conocimiento que atribuimos a palabras, pero también a olores, estímulos táctiles, sonidos, caras, voces, etc. Aunque ambos temporales contribuyen a esta representación semántica, parece existir, al menos parcialmente, cierta lateralidad dependiente del input que cada uno recibe. Es decir, el temporal anterior izquierdo presenta sobre todo conexiones con redes lingüísticas, por lo que integra información verbal para formar conocimiento semántico. Sin embargo, el temporal anterior derecho tiene conexiones prominentes con las redes visuales y socioemocionales derechas, por lo que ejerce un papel más importante en la integración de información no verbal (incluyendo aspectos visuales, actividad sensoriomotora, cambios viscerales o experiencias subjetivas) para formar conceptos multimodales relevantes a nivel socioemocional.

Por lo tanto, aunque se entiende que el proceso neurodegenerativo que afecta al temporal anterior derecho es el mismo que en la APP semántica, su tipificación diagnóstica ha supuesto tradicionalmente un dilema, ya que no existían criterios dirigidos a capturar esta presentación clínica. Con el objetivo de tratar de resolver este problema, en 2022 se publicaron unos criterios diagnósticos de la variante temporal de inicio en el lado no dominante, habitualmente el derecho (26) (tabla 5). Así, se entiende que esta entidad, a la que se ha denominado DFT semanticoconductual, y la APP semántica constituyen los dos extremos clinicoanatómicos de un mismo continuo de la enfermedad neurodegenerativa causada por TDP-43 tipo C que afecta de forma preferencial a los lóbulos temporales anteriores.

Tabla 5. Criterios diagnósticos de la DFT variante semántico-conductual (DFTvsc) (Younes *et al.*, 2022)
I. Existencia de deterioro progresivo sobre la base de la historia y/o las exploraciones
II. Diagnóstico clínico de la DFTvsc Deben cumplirse al menos dos criterios nucleares (A-C) y dos criterios de apoyo (D-F): Criterios nucleares: A. Pérdida de empatía (dificultad para comprender emociones) B. Dificultad para nombrar e identificar personas conocidas C. Compulsiones complejas y pensamiento rígido Criterios de apoyo: D. Dificultades para nominar objetos E. Función visuoespacial preservada, incluyendo emparejamiento perceptual y reproducción de dibujos F. Aspectos motores del habla y fonología preservados
III. DFTvsc con apoyo de neuroimagen Todos los criterios siguientes deben cumplirse: A. Cumple criterios de DFTvsc B. Resultados de imagen consistentes con DFTvsc: lateralidad derecha en diestros, pero puede ser izquierda en individuos no diestros -Atrofia temporal anterior con relativa preservación de córtex frontal en RM o TAC -Hipometabolismo temporal anterior con relativa preservación de córtex frontal en PET FDG

> **IV. DFTvsc con patología definitiva**
> Todos los criterios siguientes deben cumplirse:
> A. Diagnóstico clínico de DFTvsc
> B. Evidencia histopatológica o genética:
> -Histopatología de una patología neurodegenerativa específica (como DLFT-TDP, DLFT-tau, etc.)
> -Presencia de una mutación patogénica conocida

Por lo tanto, la sintomatología de los pacientes con DFT semanticoconductual se caracteriza, en primer lugar, por la pérdida del conocimiento semántico específico de las personas, lo que implica dificultad para reconocer personas conocidas. Es frecuente que la principal queja del paciente consista en tener dificultad para encontrar nombres propios, tanto de personas como de lugares conocidos. Este síntoma es debido al deterioro de los mencionados conceptos multimodales compuestos por la asociación de caras, hechos biográficos, lazos interpersonales, etc. que permiten el reconocimiento de personas.

En segundo lugar, en la DFT semanticoconductual son típicos ciertos cambios conductuales que son secundarios al deterioro del conocimiento semántico de tipo socioemocional. Test específicos muestran desde estadios precoces déficits en el reconocimiento de emociones faciales y en la teoría de la mente, lo que implica dificultad para inferir la perspectiva de otras personas. Clínicamente, esto se traslada en que el síntoma conductual más precoz y prominente es la pérdida de empatía. Posteriormente, es frecuente que aparezca pensamiento rígido y compulsiones complejas. Es típico que el paciente adquiera rutinas con horarios fijos que no modifica por ninguna razón, como, por ejemplo, no asistir a un evento familiar por ver su programa de televisión favorito. Una de las obsesiones habituales son las ideas hipocondriacas y, en muchos casos, la historia clínica del paciente revela que ha consultado a múltiples especialistas por quejas somáticas para las que no se ha hallado ninguna explicación. La hiperreligiosidad es característica y los familiares pueden relatar que el paciente participa en ceremonias religiosas de forma mucho más frecuente o intensa, centra conversaciones en estos temas o acumula ítems de tipo religioso. Según progresa la enfermedad y la neurode-generación se extiende a otras áreas, el cuadro puede acompañarse de otros cambios conductuales que comparte con la DFTvc, como la desinhibición o una conducta social inapropiada, la hiperfagia o los cambios en los gustos por los alimentos y la apatía (27).

A nivel neuropsicológico, es frecuente observar un rendimiento deficitario de la memoria episódica, y las quejas de memoria pueden incluso ser el síntoma de presentación en un porcentaje significativo de casos, así como las dificultades de navegación espacial. Con el tiempo, la enfermedad tiende a extenderse al lado contralateral y aparecen déficits en el lenguaje característicos de la APP semántica, con dificultades para la nominación y comprensión de conceptos, mostrando la convergencia entre ambos síndromes.

5.4. Síndromes relacionados con la DFT

Además de los síndromes principales descritos, en ocasiones, la DLFT se presenta como un trastorno motor, tipo síndrome cortico-basal o síndrome de parálisis supranuclear progresiva, por lo que se consideran cuadros dentro del espectro de la DLFT. El síndrome corticobasal se caracteriza clásicamente por la presencia de parkin-sonismo y apraxia asimétricos. El parkinsonismo es de predominio rígido-acinético y en extremidades y puede acompañarse de distonía y mioclonías, así como de trastorno de la marcha y caídas. Otros datos corticales típicos son la apraxia orofacial, los déficits sensoriales corticales, como la astereognosia o la agrafestesia, o el fenómeno de mano alien, consistente en movimientos involuntarios de la mano de los que la persona no es consciente y que pueden variar desde una simple levitación hasta actos motores mucho más complejos y que interfieren con la actividad habitual. Aunque en ocasiones es menos aparente por lo llamativo de los síntomas motores, suele coexistir un trastorno cognitivo de predominio no amnésico, con disfunción ejecutiva principalmente, junto con afectación del lenguaje cuando la lateralidad del síndrome es izquierda. El síndrome corticobasal es uno de los más heterogéneos a nivel patológico que existen, dado que puede ser debido a múltiples enfermedades, además de la degeneración corticobasal (28). Aunque la mayor parte de casos son producidos por taupatías (degeneración corticobasal o parálisis supranuclear progresiva), también pueden darse otras patologías del espectro de DLFT, como TDP tipo A, o no relacionadas con la DLFT, como la enfermedad de Creutzfeldt-Jakob. De hecho, la enfermedad de Alzheimer es una de las causas más frecuentes de síndrome corticobasal, pudiendo ser clínicamente indistinguible del síndrome causado por DLFT. Aunque existe una serie de criterios dirigidos a la identificación del síndrome corticobasal debido a degeneración corticobasal (29), han mostrado una especificidad subóptima (30). En este sentido, aunque no se dispone actualmente de biomarcadores validados para las taupatías, el empleo de biomarcadores de Alzheimer puede ayudar a descartar esta patología como causa del síndrome corticobasal.

Por otra parte, el síndrome clásico de parálisis nuclear progresiva (PSP) incluye las alteraciones oculomotoras, la inestabilidad postural con caídas precoces y un parkinsonismo rígido-acinético simétrico y de predominio axial. La alteración oculomotora típica es la parálisis supranuclear de la mirada, pero este es un rasgo normalmente tardío, de forma que lo más frecuente es observar una disminución en la velocidad ocular, especialmente en el plano vertical y en la infraversión de la mirada, que con el tiempo progresa a una dificultad para iniciar los movimientos oculares e incluso una mirada congelada. Son característicos los síntomas de afectación bulbar, como la disartria y la disfagia, que puede acompañarse de atragantamientos desde estadios precoces. La presentación clásica consistente en alteraciones oculomotoras e inestabilidad postural se denomina «síndrome de Richardson», pero los criterios diagnósticos actuales describen otros subsíndromes, como la PSP asociada a congelación de la marcha progresiva, la PSP con predominio de parkinsonismo o la PSP con presentación frontal, en la que predomina un cuadro de disfunción ejecutiva, apatía e impulsividad y perseveración (31). El síndrome de PSP es producido casi en la totalidad de los casos por DLFT-tau, mayoritariamente por patología PSP, pero también por degeneración corticobasal y, más raramente, por enfermedad de Pick. Los datos que son altamente sugestivos de patología PSP son la presencia de atrofia del mesencéfalo dorsal en la RM craneal, junto con la disminución en la velocidad del movimiento ocular, que es secundaria a la afectación mesencefálica.

Finalmente, la DLFT puede acompañarse de enfermedad de motoneurona hasta en un 15 % de los casos (32). Aunque habitualmente se produce en casos esporádicos, las causas genéticas son frecuentes, especialmente si existe una mutación de *C9orf72*. El cuadro clínico es similar al de la esclerosis lateral amiotrófica, con signos de afectación tanto de motoneurona inferior (debilidad y atrofia muscular, calambres, fasciculaciones) como de motoneurona superior (hiperreflexia, signo de Babinsky, espasticidad). El síndrome más frecuente al que se asocia la enfermedad de motoneurona es la DFTvc, pero también puede aparecer en las APP (33). El hecho de que el cuadro clínico se asocie a enfermedad de motoneurona es altamente sugestivo de que la neuropatología subyacente sea DLFT-TDP, especialmente la tipo B, aunque también puede darse en la DLFT-TDP tipo A o inclasificable.

6. Diagnóstico

6.1. Proceso diagnóstico

El diagnóstico en la DFT se basa una caracterización clínica cuidadosa a través de la anamnesis tanto al paciente como a un informador fiable que pueda relatar los cambios cognitivos y conductuales con respecto a la situación basal de la persona. Lo más habitual en pacientes con DFT es que la exploración neurológica sea normal, aunque en determinados casos puede revelar datos de parkinsonismo o de afectación de motoneuronora, como se describió previamente. Los signos regresivos o de liberación frontal (palmomentoniano, hociqueo, etc.) pueden estar presentes, pero no se consideran sensibles ni específicos. Una exploración neuropsicológica que aborde los distintos aspectos del lenguaje es fundamental en el estudio de las APP. En el caso de la DFTvc, el estudio neuropsicológico es con frecuencia normal o muestra leves alteraciones en función ejecutiva, pero, debido a la heterogeneidad de este síndrome, pueden observarse patrones muy diversos, incluyendo una afectación de memoria o, más raramente, de función visoespacial.

El estudio mediante neuroimagen (TAC o, preferiblemente, RM craneal) es mandatorio en el proceso diagnóstico de pacientes con deterioro cognitivo para excluir causas de demencia secundaria. La lectura de la neuroimagen puede sistematizarse de forma práctica en tres pasos (34). El primer paso consiste en descartar alteraciones estructurales que justifiquen el cuadro clínico, como lesiones vasculares, tumorales o incluso desmielinizantes. En segundo lugar, trataremos de identificar la presencia de atrofia cerebral que apoye la existencia de un proceso neurodegenerativo. En este sentido, la RM permite una mejor diferenciación entre los distintos tejidos y estructuras cerebrales que la TAC. La atrofia cortical puede observarse mediante un adelgazamiento cortical o un aumento en el tamaño de los surcos, pero también es importante prestar atención a la atrofia de estructuras subcorticales que, cuando es difusa, puede mostrarse como un aumento en el tamaño ventricular. Por último, investigaremos el patrón de atrofia cerebral para determinar si existe un predominio anterior, posterior o si es global, o bien si afecta específicamente a estructuras que puedan sugerir un proceso neurodegenerativo concreto, como la atrofia mesencefálica en el caso de la PSP. Para optimizar la lectura de la neuroimagen, es de gran ayuda analizar las regiones cerebrales clave de forma sistemática y seleccionando las proyecciones tomográficas que mejor ponen de manifiesto la atrofia de cada región (por ejemplo, cortes coronales para la atrofia temporal anterior), como se describe en el trabajo de Harper *et al.* (35). De forma adicional a la neuroimagen estructural, las pruebas de neuroimagen funcional pueden mostrar una afectación selectiva de los lóbulos frontales o temporales, como un hipometabolismo mediante el PET FDG[18] o una hipoperfusión mediante el SPECT.

En la actualidad, no existen biomarcadores de fluidos específicos de DLFT disponibles para práctica clínica. Estudios de investigación han mostrado de forma consistente una elevación del neurofilamento de cadenas ligeras (NfL) tanto en líquido cefalorraquídeo como en plasma de pacientes con DLFT (36), lo que permite una buena discriminación frente a la enfermedad de Alzheimer, especialmente en líquido cefalorraquídeo (37, 38). Sin embargo, la elevación de NfL constituye un marcador de daño axonal, por lo que también está presente en otros procesos como la esclerosis lateral amiotrófica o la esclerosis múltiple (37). Además, el grado de elevación de NfL se encuentra muy relacionado con la velocidad de progresión de la enfermedad, por lo que niveles normales en cuadros de muy lenta progresión no excluirían la presencia de DLFT (39). Por tanto, es necesario el desarrollo de biomarcadores específicos de la neuropatología DLFT, lo que además supondría un gran avance para la selección de pacientes para ensayos clínicos. Hasta ahora, los trabajos en la detección de DLFT-tau han obtenido resultados dispares (40). Por otra parte, un ensayo reciente para la detección de TDP-43 en líquido cefalorraquídeo mostró un 94 % de sensibilidad y un 85 % de especificidad para discriminar pacientes con DLFT y ELA frente a controles (41). En cualquier caso, estos resultados aún deben replicarse en muestras clínicas de mayor tamaño.

Por lo tanto, en la práctica clínica actual, emplearemos la información reunida mediante la anamnesis, la exploración neurológica y cognitiva y las pruebas de neuroimagen para formular un diagnóstico sindrómico siguiendo los criterios diagnósticos expuestos previamente. Además, será necesario realizar un diagnóstico diferencial con otras entidades que pueden imitar la DLFT, como se verá a continuación.

6.2. Diagnóstico diferencial

6.2.1. Enfermedad de Alzheimer

Como se vio en el capítulo correspondiente, la presentación más frecuente de la enfermedad de Alzheimer es la de tipo amnésico. Sin embargo, en ocasiones puede manifestarse con una afectación predominante de la conducta, las funciones ejecutivas o el lenguaje y, por tanto, adoptar un síndrome de tipo DFTvc o APP.

Cuando el síntoma principal de la enfermedad de Alzheimer es el lenguaje, lo habitual es que adopte la forma de una APP logopénica, que presenta características clínicas y neuroanatómicas definidas y dispone de criterios diagnósticos específicos (20). De forma mucho menos habitual, se han descrito casos de APP no fluente o, muy raramente, de APP semántica debidos a enfermedad de Alzheimer.

En el caso de la DFTvc, se ha identificado la enfermedad de Alzheimer como la patología subyacente en entre un 2 y un 20 % de los casos (42). Diversos estudios de correlación clinicopatológica han tratado de identificar perfiles de afectación en la DFTvc que sean más sugestivos de patología DLFT o de enfermedad de Alzheimer. Se ha descrito que todos los síntomas criterio de DFTvc son frecuentes en casos debidos a enfermedad de Alzheimer (40-73 %), y un porcentaje elevado de pacientes llega a cumplir criterios de DFTvc posible (60 %) e incluso probable (47 %) (42). Sin embargo, algunos perfiles clínicos pueden ser más sugestivos de una u otra patología. Síntomas que se relacionan más con la afectación de estructuras frontales ventrales, como la desinhibición, las conductas compulsivas, los cambios de conducta alimentaria y, especialmente, la frialdad emocional, tienden a ser más comunes en la DLFT que en la enfermedad de Alzheimer. Por el contrario, un predominio de la apatía o la disfunción ejecutiva puede ser más sugestivo de la enfermedad de Alzheimer. En este sentido, aunque la disfunción ejecutiva puede ser importante en la DLFT, no es universal; mientras que sí es muy frecuente y significativa en los casos debidos a enfermedad de Alzheimer. Por tanto, pacientes con síndromes conductuales en los que la función ejecutiva esté preservada, presentan mayor probabilidad de DLFT como patología subyacente al cuadro clínico. Finalmente, datos característicos de los trastornos motores del espectro DLFT, como caídas de repetición en fases precoces, disartria, disfagia, alteraciones oculomotoras o datos de afectación de motoneurona, serían también muy sugestivos de DLFT como patología subyacente.

La existencia de biomarcadores de Alzheimer facilita en gran medida el diagnóstico diferencial entre la DLFT y la enfermedad de Alzheimer, tanto mediante niveles en líquido cefalorraquídeo de β-amiloide y tau hiperfosforilada como mediante PET de amiloide o PET de tau. Sin embargo, es necesario tener en cuenta que la prevalencia de depósitos de amiloide se incrementa con la edad, habiéndose descrito porcentajes de positividad en sujetos cognitivamente sanos superiores al 25 % a partir de los 70 años. Por lo tanto, el estudio de biomarcadores será especialmente útil en pacientes jóvenes, mientras que, en aquellos de edad más avanzada, los resultados positivos deberán tomarse con cautela y ponerse en contexto del cuadro clínico.

6.2.2. Diagnóstico diferencial con entidades no neurodegenerativas

Lesiones vasculares en áreas cerebrales implicadas en el lenguaje pueden producir un cuadro de afasia que plantee el diagnóstico diferencial con una APP, si no se acompaña de otros síntomas neurológicos deficitarios. El síndrome de DFTvc también puede resultar de infartos estratégicos que afecten a la ínsula, el estriado o el tálamo medial. Sin embargo, en todos estos casos el curso suele ser diferente al de un origen degenerativo, con un inicio agudo y sin progresión a lo largo del tiempo. Cuando se produce un acúmulo gradual de lesiones isquémicas de pequeño vaso a nivel frontal subcortical, el cuadro clínico puede adoptar un curso más progresivo o, al menos, escalonado, e imitar una DFTvc. En estos casos, lo habitual es que predomine la disfunción ejecutiva, principalmente con enlentecimiento cognitivo, sobre las alteraciones conductuales. Asimismo, como cambios de comportamiento son típicas la apatía, la depresión o la labilidad emocional, siendo raro que aparezca la característica pérdida de prosocialidad de la DFTvc.

Por otro lado, el diagnóstico diferencial entre la DFTvc y un trastorno psiquiátrico primario supone con frecuencia un reto. No es raro que pacientes con trastornos psiquiátricos sean erróneamente diagnosticados de DFTvc, y hasta un 50 % de los pacientes con DFTvc reciben inicialmente un diagnóstico de trastorno psiquiátrico (43). Un dato de la historia clínica que debe orientar hacia un origen psiquiátrico es que exista una historia de larga evolución de un trastorno psiquiátrico que ha precisado tratamiento farmacológico. Por el contrario, el debut de cuadros con síntomas psicóticos o de tipo maniaco más allá de los 50-60 años debe alertar sobre el posible inicio de un proceso neurodegenerativo, ya sea del espectro de la DLFT u otros, como la enfermedad por cuerpos de Lewy o incluso la enfermedad de Alzheimer. Por otra parte, la sintomatología de los trastornos psiquiátricos puede agravarse o cambiar con la edad, por lo que, en estos casos, es importante llevar a cabo los ajustes de tratamiento farmacológico necesarios y observar la evolución antes de realizar un diagnóstico precipitado de DFTvc. Las recomendaciones actuales para el diagnóstico diferencial entre la DFTvc y los trastornos psiquiátricos primarios, establecidas por un consorcio internacional de expertos, incluyen la valoración del paciente por un equipo multidisciplinar en el que se realice una evaluación sistemática de los síntomas conductuales mediante escalas específicas y una exploración neuropsicológica que incluya un test de cognición social (43). Las pruebas complementarias recomendadas son las comentadas previamente, con un especial énfasis en que sean revisados por especialistas con experiencia en enfermedades neurodegenerativas y en que se apliquen escalas visuales de atrofia estandarizadas. Dado que en estadios iniciales de una DFTvc las pruebas de neuroimagen pueden ser menos expresivas, puede ser de gran utilidad la determinación de

NfL en líquido cefalorraquídeo, que debería ser normal en trastornos psiquiátricos primarios. Finalmente, en estos casos se recomienda especialmente el estudio genético de mutaciones causantes de DLFT, en particular de *C9orf72*, que puede debutar como trastorno bipolar, esquizofrenia o trastorno obsesivo-compulsivo hasta una década antes del inicio del cuadro característico de DFTvc (44). Así, el estudio genético puede ser la clave diagnóstica en casos de trastorno psiquiátrico de inicio a edades medias o con datos atípicos.

Finalmente, en ocasiones la DFTvc plantea el diagnóstico diferencial con lo que se ha denominado la fenocopia de DFTvc. Este término se usa para describir a pacientes que reciben un diagnóstico inicial de DFTvc, pero que a lo largo del tiempo no presentan progresión clínica ni desarrollan repercusión funcional, lo que pone en duda el origen neurodegenerativo (45). Muchos de estos pacientes muestran, además, un rendimiento en las pruebas neuropsicológicas y una neuroimagen normales. Tras descubrirse la expansión de *C9orf72*, que puede acompañarse de un curso clínico muy lento y clínicamente atípico, se identificó que un porcentaje elevado de casos de fenocopia era debido a esta mutación (46). Por otra parte, se ha descrito que muchos individuos con un diagnóstico de fenocopia presentan en realidad rasgos de conducta social anómalos de larga evolución, en relación con un trastorno de personalidad, un trastorno del espectro autista de alto funcionamiento no diagnosticado o simplemente variaciones individuales en nuestras habilidades sociales. Sin embargo, la ausencia de un informador que conozca al individuo de toda la vida puede llevar a pensar a personas nuevas en su entorno que estos rasgos antisociales son de inicio reciente.

7. Tratamiento

7.1. Educación del cuidador y medidas no farmacológicas

El primer paso para un adecuado manejo de la DFT es un diagnóstico precoz que permita informar adecuadamente al paciente y a la familia. La información permite a los familiares comprender la naturaleza de la enfermedad y sus síntomas, conducirse con ella en el día a día y realizar una planificación de los cuidados a largo plazo. En este sentido, la existencia de equipos multidisciplinares, formados por personal médico, de enfermería, neuropsicología, e incluso genetistas y trabajadores sociales, facilita enormemente el abordaje con las familias.

El tratamiento de los síntomas conductuales debe ser siempre en primer lugar de tipo no farmacológico. Es fundamental que los cuidadores reciban entrenamiento en pautas conductuales, además de ser dirigidos a asociaciones de familiares de pacientes y trabajo social para búsqueda de soporte adicional. Los centros de día ofrecen estimulación cognitiva al paciente, contribuyen a regular los trastornos conductuales y proporcionan tiempo de respiro al cuidador. En el caso de las afasias progresivas, la logoterapia ha mostrado múltiples beneficios, por lo que debería ofrecerse a todo paciente, al menos en fases tempranas (47).

Como en todo paciente con trastornos cognitivos, es importante prevenir situaciones de riesgo para el paciente o para otros, lo que incluye medidas como limitar la conducción o el uso de armas de fuego. La supervisión estrecha puede ser necesaria para prevenir problemas de tipo económico derivados de compras compulsivas o contratación de servicios innecesarios, así como para evitar problemas legales debidos a la desinhibición y dificultad para entender y seguir las normas sociales propias de la enfermedad. Por otra parte, es característico de la DFT que se afecten las vías de regulación autonómica, dando lugar a una disminución de la sensibilidad termoalgésica. Cuando esta afectación es más intensa, puede conducir a que pacientes con fracturas u otros problemas de salud no se quejen proporcionalmente y no busquen atención médica, o bien, al no notar el calor, sufran quemaduras que, en casos reportados, han sido tan graves como para incluso llevar al fallecimiento (48).

En fases avanzadas, es frecuente en todos los síndromes de DFT que aparezcan trastornos motores como el parkinsonismo y, más raramente, enfermedad de motoneurona. En esta situación, la disfagia es un síntoma universal que conlleva riesgo de infecciones respiratorias por broncoaspiración y constituye la causa más frecuente de fallecimiento, por lo que es recomendable que los cuidadores reciban pautas sobre el manejo de la disfagia y se valore la necesidad de derivación a unidades de nutrición.

7.2. Terapias farmacológicas

En la actualidad, no existen tratamientos farmacológicos específicos de la DLFT. Los fármacos aprobados para la enfermedad de Alzheimer, inhibidores de la acetilcolinesterasa y memantina, no resultaron eficaces en ensayos clínicos llevados a cabo en pacientes con DFT (49, 50). De hecho, uno de los ensayos con donepezilo mostró un agravamiento de los síntomas conductuales (49), lo que subraya la importancia del diagnóstico diferencial entre la DFT y la enfermedad de Alzheimer, evitando el tratamiento indiscriminado con inhibidores de la acetilcolinesterasa en pacientes con deterioro cognitivo de causa no aclarada. Por otra parte, se encuentran en marcha diversos estudios para el desarrollo de fármacos que tratan de modificar la evolución de la enfermedad. Puesto que la DFT engloba un gran conjunto de enfermedades neurodegenerativas distintas, estos fármacos deben ir dirigidos a las proteinopatías características de cada enfermedad. Sin embargo, un requisito fundamental para ello es la puesta a punto de biomarcadores que permitan identificar de forma precisa la neuropatología subyacente, situación en la que todavía no nos encontramos. En este sentido, los portadores de mutaciones causantes de DFT son la población ideal para estos ensayos clínicos, dado que existe una buena correspondencia entre cada mutación y la neuropatología asociada. Además, identificar a familiares de pacientes que también son portadores de la mutación permite diseñar ensayos que incluyan personas asintomáticas o en estadios muy tempranos de la enfermedad, lo que se considera una pieza clave para el éxito de potenciales tratamientos modificadores del curso de la enfermedad.

A pesar de la ausencia de tratamientos modificadores, existen tratamientos farmacológicos que han demostrado ser útiles en el manejo de los síntomas conductuales. El tratamiento de primera línea se considera los antidepresivos inhibidores de la recaptación de serotonina (ISRS), como el citalopram, el escitalopram, la sertralina o la fluvoxamina (51), así como la trazodona, que pueden mejorar síntomas como las conductas compulsivas, la hiperfagia y la irritabilidad, además de la depresión, la ansiedad o los trastornos del sueño. Pacientes en los que predomina la apatía pueden beneficiarse más de otros antidepresivos como la venlafaxina o el bupropion, gracias a un perfil más activador. Los fármacos antipsicóticos deben reservarse como tratamientos de segunda línea y usarse solo cuando el manejo conductual y los antidepresivos no son suficientes para el control de las alteraciones conductuales, puesto que presentan un mayor riesgo de efectos secundarios importantes como el parkinsonismo y el aumento del riesgo cardiovascular, especialmente en personas mayores o con trastornos neurológicos. En caso de necesidad, es preferible el uso de antipsicóticos atípicos, como quetiapina, olanzapina, aripripazol o risperidona, que presentan un menor riesgo de parkinsonismo.

8. Conclusiones

En conclusión, la DLFT es un grupo de enfermedades con graves repercusiones tanto a nivel personal y familiar, por la grave disrupción que sus síntomas producen, como a nivel socioeconómico, debido a que predomina en edades preseniles, cuando la persona aún se encuentra en edad laboral. Realizar un diagnóstico lo más preciso y precoz posible en casos de DFT es fundamental por varios motivos: permite informar a paciente y familiares sobre el pronóstico y ahorrar pruebas innecesarias, puede guiar el estudio y consejo genético a los familiares, y ayuda a decidir sobre el tratamiento farmacológico y manejo mediante pautas conductuales. Asimismo, posibilita referir a los pacientes a ensayos clínicos cuando aún se encuentran en estadios precoces, lo que constituye un requisito imprescindible para que las intervenciones puedan ser efectivas.

Los tratamientos modificadores de la enfermedad que se encuentran en desarrollo van dirigidos a las clases moleculares principales, por lo que cada vez se es más consciente de la importancia de intentar predecir clínicamente el proceso neuropatológico subyacente en pacientes con DFT. La dificultad para hacerlo radica en que existe un gran número de posibles etiologías sin claros rasgos distintivos y actualmente no existen biomarcadores moleculares de DLFT. A pesar de esto, algunos escenarios permiten predecir la patología con confianza, como son la existencia de mutaciones genéticas, de enfermedad de motoneurona, el síndrome clásico de PSP y la atrofia temporal anterior. Por tanto, la exploración neurológica para buscar datos específicos, el estudio genético y la inspección cuidadosa de la neuroimagen juegan un papel importante en la evaluación clínica de pacientes con DFT y ayudan no solo a establecer el diagnóstico sino a predecir la neuropatología.

9. Referencias

1. Knopman D. S., Petersen R. C., Edland S. D., Cha R. H., Rocca W. A. The incidence of frontotemporal lobar degeneration in Rochester, Minnesota, 1990 through 1994. Neurology. 2004 Feb 10;62(3):506-8.
2. Ratnavalli E., Brayne C., Dawson K., Hodges J. R. The prevalence of frontotemporal dementia. Neurology. 2002 Jun 11;58(11):1615-21.
3. Rosso S. M., Donker Kaat L., Baks T., Joosse M., de Koning I., Pijnenburg Y., de Jong D., Dooijes D., Kamphorst W., Ravid R., Niermeijer M. F., Verheij

E., Kremer H. P., Scheltens P., van Duijn C. M., Heutink P., van Swieten J. C. Frontotemporal dementia in The Netherlands: patient characteristics and prevalence estimates from a population-based study. Brain. 2003 Sep;126(Pt 9):2016-22.

4. Logroscino G., Piccininni M., Graff C., Hardiman O., Ludolph A. C., Moreno F., Otto M., Remes A. M., Rowe J. B., Seelaar H., Solje E., Stefanova E., Traykov L., Jelic V., Rydell M. T., Pender N., Anderl-Straub S., Barandiaran M., Gabilondo A., Krüger J., Murley A. G., Rittman T., van der Ende E. L., van Swieten J. C., Hartikainen P., Stojmenovic G. M., Mehrabian S., Benussi L., Alberici A., Dell'Abate M. T., Zecca C., Borroni B.; FRONTIERS group. Incidence of Syndromes Associated with Frontotemporal Lobar Degeneration in 9 European Countries. JAMA Neurol. 2023 Jan 30;80(3):279-86.

5. Hogan D. B., Jetté N., Fiest K. M., Roberts J. I., Pearson D., Smith E. E., Roach P., Kirk A., Pringsheim T., Maxwell C. J. The Prevalence and Incidence of Frontotemporal Dementia: a Systematic Review. Can J Neurol Sci. 2016 Apr;43 Suppl 1:S96-S109.

6. Galvin J. E., Howard D. H., Denny S. S., Dickinson S., Tatton N. The social and economic burden of frontotemporal degeneration. Neurology. 2017 Nov 14;89(20):2049-2056.

7. Mercy L., Hodges J. R., Dawson K., Barker R. A., Brayne C. Incidence of early-onset dementias in Cambridgeshire, United Kingdom. Neurology. 2008 Nov 4;71(19):1496-9.

8. Roberson E. D., Hesse J. H., Rose K. D., Slama H., Johnson J. K., Yaffe K., Forman M. S., Miller C. A., Trojanowski J. Q., Kramer J. H., Miller B. L. Frontotemporal dementia progresses to death faster than Alzheimer disease. Neurology. 2005 Sep 13;65(5):719-25.

9. Miller Z. A., Mandelli M. L., Rankin K. P., Henry M. L., Babiak M. C., Frazier D. T., Lobach I. V., Bettcher B. M., Wu T. Q., Rabinovici G. D., Graff-Radford N. R., Miller B. L., Gorno-Tempini M. L. Handedness, and language learning disability differentially distribute in progressive aphasia variants. Brain. 2013 Nov;136(Pt 11):3461-73.

10. Seeley W. W., Crawford R. K., Zhou J., Miller B. L., Greicius M. D. Neurodegenerative diseases target large-scale human brain networks. Neuron. 2009 Apr 16;62(1):42-52.

11. Goldman J. S., Farmer J. M., Wood E. M., Johnson J. K., Boxer A., Neuhaus J., Lomen-Hoerth C., Wilhelmsen K. C., Lee V. M., Grossman M., Miller B. L. Comparison of family histories in FTLD subtypes and related tauopathies. Neurology. 2005 Dec 13;65(11):1817-9.

12. Greaves C. V., Rohrer J. D. An update on genetic frontotemporal dementia. J Neurol. 2019 Aug;266(8):2075-2086.

13. Le Ber I., Camuzat A., Hannequin D., Pasquier F., Guedj E., Rovelet-Lecrux A., Hahn-Barma V., van der Zee J., Clot F., Bakchine S., Puel M., Ghanim M., Lacomblez L, Mikol J., Deramecourt V., Lejeune P., de la Sayette V., Belliard S., Vercelletto M., Meyrignac C., Van Broeckhoven C., Lambert J. C., Verpillat P., Campion D., Habert M. O., Dubois B., Brice A.; French research network on FTD/FTD-MND. Phenotype variability in progranulin mutation carriers: a clinical, neuropsychological, imaging, and genetic study. Brain. 2008 Mar;131(Pt 3):732-46.

14. Rascovsky K., Hodges J. R., Knopman D., Méndez M. F., Kramer J. H., Neuhaus J., van Swieten J. C., Seelaar H., Dopper E. G., Onyike C. U., Hillis A. E., Josephs K. A., Boeve B. F., Kertesz A., Seeley W. W., Rankin K. P., Johnson J. K., Gorno-Tempini M. L., Rosen H., Prioleau-Latham C. E., Lee A., Kipps C. M., Lillo P., Piguet O., Rohrer J. D., Rossor M. N., Warren J. D., Fox N. C., Galasko D., Salmon D. P., Black S. E., Mesulam M., Weintraub S., Dickerson B. C., Diehl-Schmid J., Pasquier F., Deramecourt V., Lebert F., Pijnenburg Y., Chow T. W., Manes F., Grafman J., Cappa S. F., Freedman M., Grossman M., Miller B. L. Sensitivity of revised diagnostic criteria for the behavioural variant of frontotemporal dementia. Brain. 2011 Sep;134(Pt 9):2456-77.

15. Méndez M. F. Behavioral Variant Frontotemporal Dementia and Social and Criminal Transgressions. J Neuropsychiatry Clin Neurosci. 2022 Fall;34(4):328-340.

16. Woolley J. D., Strobl E. V., Sturm V. E., Shany-Ur T., Poorzand P., Grossman S., Nguyen L., Eckart J. A., Levenson R. W., Seeley W. W., Miller B. L., Rankin K. P. Impaired Recognition and Regulation of Disgust Is Associated with Distinct but Partially Overlapping Patterns of Decreased Gray Matter Volume in the Ventroanterior Insula. Biol Psychiatry. 2015 Oct 1;78(7):505-14.

17. Perry D. C., Sturm V. E., Seeley W. W., Miller B. L., Kramer J. H., Rosen H. J. Anatomical correlates of reward-seeking behaviours in behavioural variant frontotemporal dementia. Brain. 2014 Jun;137(Pt 6):1621-6.

18. Hua A. Y., Sible I. J., Perry D. C., Rankin K. P., Kramer J. H., Miller B. L., Rosen H. J., Sturm V. E. Enhanced Positive Emotional Reactivity Undermines Empathy in Behavioral Variant Frontotemporal Dementia. Front Neurol. 2018 Jun 4;9:402.

19. Mesulam M. M. Primary progressive aphasia. Ann Neurol. 2001 Apr;49(4):425-32.

20. Gorno-Tempini M. L., Hillis A. E., Weintraub S., Kertesz A., Méndez M., Cappa S. F., Ogar J. M., Rohrer J. D., Black S., Boeve B. F., Manes F., Dronkers N. F., Vandenberghe R., Rascovsky K., Patterson K., Miller B. L., Knopman D. S., Hodges J. R., Mesulam M. M., Grossman M. Classification of primary progressive aphasia and its variants. Neurology. 2011 Mar 15;76(11):1006-14.

21. Pozueta A., Lage C., Martínez M. G., Kazimierczak M., Bravo M., López-García S., Riancho J., González-Suarez A., Vázquez-Higuera J. L., de Arcocha-Torres M., Banzo I., Bonilla J. J., Berciano J., Rodríguez-Rodríguez E., Sánchez-Juan P. A Brief Drawing Task for the Differential Diagnosis of Semantic Dementia. J Alzheimers Dis. 2019;72(1):151-160.

22. Seeley W. W., Bauer A. M., Miller B. L., Gorno-Tempini M. L., Kramer J. H., Weiner M., Rosen H. J. The natural history of temporal variant frontotemporal dementia. Neurology. 2005 Apr 26;64(8):1384-90.

23. Snowden J. S., Bathgate D., Varma A., Blackshaw A., Gibbons Z. C., Neary D. Distinct behavioural profiles in frontotemporal dementia and semantic dementia. J Neurol Neurosurg Psychiatry. 2001 Mar;70(3):323-32.

24. Friedberg A., Pasquini L., Diggs R., Glaubitz E. A., López L., Illán-Gala I., Iaccarino L., La Joie R., Mundada N., Knudtson M., Neylan K., Brown J., Allen I. E., Rankin K.P., Bonham L. W., Yokoyama J. S., Ramos E. M., Geschwind D. H., Spina S., Grinberg L. T., Miller Z. A., Kramer J. H., Rosen H., Gorno-Tempini M. L., Rabinovici G., Seeley W. W., Miller B. L. Prevalence, Timing, and Network Localization of Emergent Visual Creativity in Frontotemporal Dementia. JAMA Neurol. 2023 Apr 1;80(4):377-387.

25. Pozueta A., Lage C., García-Martínez M., Kazimierczak M., Bravo M., López-García S., Riancho J., González-Suarez A., Vázquez-Higuera J. L., de

Arcocha-Torres M., Banzo I., Jiménez-Bonilla J., Berciano J., Rodríguez-Rodríguez E., Sánchez-Juan P. Cognitive and Behavioral Profiles of Left and Right Semantic Dementia: Differential Diagnosis with Behavioral Variant Frontotemporal Dementia and Alzheimer's Disease. J Alzheimers Dis. 2019;72(4):1129-1144.

26. Younes K., Borghesani V., Montembeault M., Spina S., Mandelli M. L., Welch A. E., Weis E., Callahan P., Elahi F. M., Hua A. Y., Perry D. C., Karydas A., Geschwind D., Huang E., Grinberg L. T., Kramer J. H., Boxer A. L., Rabinovici G. D., Rosen H. J., Seeley W. W., Miller Z. A., Miller B. L., Sturm V. E., Rankin K. P., Gorno-Tempini M. L. Right temporal degeneration and socioemotional semantics: semantic behavioural variant frontotemporal dementia. Brain. 2022 Nov 21;145(11):4080-4096.

27. Chan D., Anderson V., Pijnenburg Y., Whitwell J., Barnes J., Scahill R., Stevens J. M., Barkhof F., Scheltens P., Rossor M. N., Fox N. C. The clinical profile of right temporal lobe atrophy. Brain. 2009 May;132(Pt 5):1287-98.

28. Lee S. E., Rabinovici G. D., Mayo M. C., Wilson S. M., Seeley W. W., DeArmond S. J., Huang E. J., Trojanowski J. Q., Growdon M. E., Jang J. Y., Sidhu M., See T. M., Karydas A. M., Gorno-Tempini M. L., Boxer A. L., Weiner M. W., Geschwind M. D., Rankin K. P., Miller B. L. Clinicopathological correlations in corticobasal degeneration. Ann Neurol. 2011 Aug;70(2):327-40.

29. Armstrong M. J., Litvan I., Lang A. E., Bak T. H., Bhatia K. P., Borroni B., Boxer A. L., Dickson D. W., Grossman M., Hallett M., Josephs K. A., Kertesz A., Lee S. E., Miller B. L., Reich S. G., Riley D. E., Tolosa E., Tröster A. I., Vidailhet M., Weiner W. J. Criteria for the diagnosis of corticobasal degeneration. Neurology. 2013 Jan 29;80(5):496-503.

30. Alexander S. K., Rittman T., Xuereb J. H., Bak T. H., Hodges J. R., Rowe J. B. Validation of the new consensus criteria for the diagnosis of corticobasal degeneration. J Neurol Neurosurg Psychiatry. 2014 Aug;85(8):925-9.

31. Höglinger G. U., Respondek G., Stamelou M., Kurz C., Josephs K. A., Lang A. E., Mollenhauer B., Müller U., Nilsson C., Whitwell J. L., Arzberger T., Englund E., Gelpi E., Giese A., Irwin D. J., Meissner W. G., Pantelyat A., Rajput A., van Swieten J. C., Troakes C., Antonini A., Bhatia K., Bordelon Y., Compta Y., Corvol J. C., Colosimo C., Dickson D. W., Dodel R., Ferguson L., Grossman M., Kassubek J., Krismer F., Levin J., Lorenzl S., Morris H. R.,

Nestor P., Oertel W. H., Poewe W., Rabinovici G., Rowe J. B., Schellenberg G. D., Seppi K., van Eimeren T., Wenning G. K., Boxer A. L., Golbe L. I., Litvan I.; Movement Disorder Society-endorsed PSP Study Group. Clinical diagnosis of progressive supranuclear palsy: The movement disorder society criteria. Mov Disord. 2017 Jun;32(6):853-864.

32. Lomen-Hoerth C., Anderson T., Miller B. The overlap of amyotrophic lateral sclerosis and frontotemporal dementia. Neurology. 2002 Oct 8;59(7):1077-9.

33. Aiello E. N., Feroldi S., De Luca G., Guidotti L., Arrigoni E., Appollonio I., Solca F., Carelli L., Poletti B., Verde F., Silani V., Ticozzi N. Primary progressive aphasia and motor neuron disease: A review. Front Aging Neurosci. 2022 Sep 8;14:1003792.

34. Seeley W. W. Behavioral Variant Frontotemporal Dementia. Continuum (Minneap Minn). 2019 Feb;25(1):76-100.

35. Harper L., Fumagalli G. G., Barkhof F., Scheltens P., O'Brien J. T., Bouwman F., Burton E.J., Rohrer J. D., Fox N. C., Ridgway G. R., Schott J. M. MRI visual rating scales in the diagnosis of dementia: evaluation in 184 post-mortem confirmed cases. Brain. 2016 Apr;139(Pt 4):1211-25.

36. Benussi A., Karikari T. K., Ashton N., Gazzina S., Premi E., Benussi L., Ghidoni R., Rodriguez J. L., Emeršič A., Simrén J., Binetti G., Fostinelli S., Giunta M., Gasparotti R., Zetterberg H., Blennow K., Borroni B. Diagnostic, and prognostic value of serum NfL and p-Tau181 in frontotemporal lobar degeneration. J Neurol Neurosurg Psychiatry. 2020 Sep;91(9):960-967.

37. Forgrave L. M., Ma M., Best J. R., DeMarco M. L. The diagnostic performance of neurofilament light chain in CSF and blood for Alzheimer's disease, frontotemporal dementia, and amyotrophic lateral sclerosis: A systematic review and meta-analysis. Alzheimers Dement (Amst). 2019 Nov 4;11:730-743.

38. Illán-Gala I., Lleo A., Karydas A., Staffaroni A. M., Zetterberg H., Sivasankaran R., Grinberg L. T., Spina S., Kramer J. H., Ramos E. M., Coppola G., La Joie R., Rabinovici G. D., Perry D. C., Gorno-Tempini M. L., Seeley W. W., Miller B. L., Rosen H. J., Blennow K., Boxer A. L., Rojas J. C. Plasma Tau and Neurofilament Light in Frontotemporal Lobar Degeneration and Alzheimer Disease. Neurology. 2021 Feb 2;96(5):e671-e683.

39. Del Campo M., Zetterberg H., Gandy S., Onyike C. U., Oliveira F., Udeh-Momoh C., Lleó A., Teunissen C. E., Pijnenburg Y. New developments of biofluid-based biomarkers for routine diagnosis and disease trajectories in frontotemporal dementia. Alzheimers Dement. 2022 Nov;18(11):2292-2307.

40. Lleó A., Irwin D. J., Illán-Gala I., McMillan C. T., Wolk D. A., Lee E. B., Van Deerlin V.M., Shaw L. M., Trojanowski J. Q., Grossman M. A 2-Step Cerebrospinal Algorithm for the Selection of Frontotemporal Lobar Degeneration Subtypes. JAMA Neurol. 2018 Jun 1;75(6):738-745.

41. Scialò C., Tran T. H., Salzano G., Novi G., Caponnetto C., Chiò A., Calvo A., Canosa A., Moda F., Caroppo P., Silani V., Ticozzi N., Ratti A., Borroni B., Benussi L., Ghidoni R., Furlanis G., Manganotti P., Senigagliesi B., Parisse P., Brasselet R., Buratti E., Legname G. TDP-43 real-time quaking induced conversion reaction optimization and detection of seeding activity in CSF of amyotrophic lateral sclerosis and frontotemporal dementia patients. Brain Commun. 2020 Sep 14:2(2):fcaa142.

42. Perry D. C., Brown J. A., Possin K. L., Datta S., Trujillo A., Radke A., Karydas A., Kornak J., Sias A. C., Rabinovici G. D., Gorno-Tempini M. L., Boxer A. L., De May M., Rankin K. P., Sturm V. E., Lee S. E., Matthews B. R., Kao A. W., Vossel K. A., Tartaglia M. C., Miller Z. A., Seo S. W., Sidhu M., Gaus S. E., Nana A. L., Vargas J. N. S., Hwang J. L., Ossenkoppele R., Brown A. B., Huang E. J., Coppola G., Rosen H. J., Geschwind D., Trojanowski J. Q., Grinberg L. T., Kramer J. H., Miller B. L., Seeley W. W. Clinicopathological correlations in behavioural variant frontotemporal dementia. Brain. 2017 Dec 1;140(12):3329-3345.

43. Ducharme S., Dols A., Laforce R., Devenney E., Kumfor F., van den Stock J., Dallaire-Théroux C., Seelaar H., Gossink F., Vijverberg E., Huey E., Vandenbulcke M., Masellis M., Trieu C., Onyike C., Caramelli P., de Souza L. C., Santillo A., Waldö M. L., Landin-Romero R., Piguet O., Kelso W., Eratne D., Velakoulis D., Ikeda M., Perry D., Pressman P., Boeve B., Vandenberghe R., Méndez M., Azuar C., Levy R., Le Ber I., Baez S., Lerner A., Ellajosyula R., Pasquier F., Galimberti D., Scarpini E., van Swieten J., Hornberger M., Rosen H., Hodges J., Diehl-Schmid J., Pijnenburg Y. Recommendations to distinguish behavioural variant frontotemporal dementia from psychiatric disorders. Brain. 2020 Jun 1;143(6):1632-1650.

44. Ducharme S., Bajestan S., Dickerson B. C., Voon V. Psychiatric Presentations of C9orf72 Mutation: What Are the Diagnostic Implications for Clinicians? J Neuropsychiatry Clin Neurosci. 2017 Summer;29(3):195-205.

45. Kipps C. M., Nestor P. J., Fryer T. D., Hodges J. R. Behavioural variant frontotemporal dementia: not all it seems? Neurocase. 2007 Aug;13(4):237-47.

46. Khan B. K., Yokoyama J. S., Takada L. T., Sha S. J., Rutherford N. J., Fong J. C., Karydas A. M., Wu T., Ketelle R. S., Baker M. C., Hernandez M. D., Coppola G., Geschwind D. H., Rademakers R., Lee S. E., Rosen H. J., Rabinovici G. D., Seeley W. W., Rankin K. P., Boxer A. L., Miller B. L. Atypical, slowly progressive behavioural variant frontotemporal dementia associated with C9ORF72 hexanucleotide expansion. J Neurol Neurosurg Psychiatry. 2012 Apr;83(4):358-64.

47. Robinaugh G., Henry M. L. Behavioral interventions for primary progressive aphasia. Handb Clin Neurol. 2022;185:221-240. doi: 10.1016/B978-0-12-823384-9.00011-6. PMID: 35078600

48. Martínez Dubarbie F., López-García S., Andrés-Gómez M., Lage C., Pozueta A., García-Martínez M., Kazimierczak M., Bravo M., Jiménez-Bonilla J., Banzo I., Rodríguez-Rodríguez E., Sánchez-Juan P. Fatal consequences of decreased sensitivity to pain and temperature in a frontotemporal dementia patient. Neurocase. 2020 Dec;26(6):364-367.

49. Méndez M. F., Shapira J. S., McMurtray A., Licht E. Preliminary findings: behavioral worsening on donepezil in patients with frontotemporal dementia. Am J Geriatr Psychiatry. 2007 Jan;15(1):84-7.

50. Vercelletto M., Boutoleau-Bretonnière C., Volteau C., Puel M., Auriacombe S., Sarazin M., Michel B. F., Couratier P., Thomas-Antérion C., Verpillat P., Gabelle A., Golfier V., Cerato E., Lacomblez L.; French research network on Frontotemporal dementia. Memantine in behavioral variant frontotemporal dementia: negative results. J Alzheimers Dis. 2011;23(4):749-59.

51. Herrmann N., Black S. E., Chow T., Cappell J., Tang-Wai D. F., Lanctôt K. L. Serotonergic function, and treatment of behavioral and psychological symptoms of frontotemporal dementia. Am J Geriatr Psychiatry. 2012 Sep;20(9):789-97.

Capítulo 10

Demencia con cuerpos de Lewy

Francisco Martínez Dubarbie,

Sara López García.

Facultativos especialistas en Neurología.
Unidad de deterioro cognitivo.

Hospital Universitario Marqués de Valdecilla, Santander.

HEADINGS

1. La demencia con cuerpos de Lewy es una de las causas más frecuentes de demencia después de la Enfermedad de Alzheimer y la demencia vascular.

2. El hallazgo anatomopatológico es la presencia de cuerpos de Lewy (depósitos de α-sinucleína) límbicos, corticales y en el tronco-encéfalo.

3. Produce un deterioro cognitivo multidominio que afecta principalmente a las funciones atencionales, visuoespaciales y ejecutivas.

4. Clínicamente, son frecuentes las fluctuaciones, el trastorno de conducta del sueño REM, las alucinaciones visuales, el parkinsonismo, la hipersensibilidad a neurolépticos y la disfunción autonómica.

5. El diagnóstico se basa en criterios clínicos, pero a la hora de realizarlo, son útiles la resonancia magnética craneal, el DaTSCAN, la escintigrafía miocárdica y el EEG.

6. Los inhibidores de la acetilcolinesterasa han demostrado beneficios cognitivos y conductuales. También es fundamental la terapia no farmacológica.

RESUMEN

La demencia con cuerpos de Lewy constituye la tercera causa de demencia tras la enfermedad de Alzheimer y la demencia vascular. Su incidencia aumenta con la edad y, a pesar de que se ha sugerido la influencia de distintos genes, aún no se conoce cuáles son sus factores predisponentes. Históricamente ha sido una entidad muy debatida porque comparte hallazgos anatomopatológicos típicos (la presencia de cuerpos de Lewy formados por α-sinucleína) con la demencia debida a la enfermedad de Parkinson. Por lo tanto, su diagnóstico se basa en criterios clínicos que se apoyan en pruebas complementarias como la resonancia magnética craneal, el SPECT con [123I]ioflupano, o el electroencefalograma. Por otra parte, el manejo de la demencia con cuerpos de Lewy supone un reto debido a las importantes fluctuaciones que presenta y a una clínica psiquiátrica prominente. Sumado a esto, las manifestaciones debidas a un *disbalance* dopaminérgico (el parkinsonismo y alucinaciones visuales) hacen que el margen terapéutico sea muy estrecho. En este sentido, son útiles los inhibidores de la acetilcolinesterasa como la rivastigmina y las medidas no farmacológicas. Se trata, por lo tanto, de una enfermedad con un diagnóstico y manejo complejos, para la que aún es necesario avanzar en la detección de biomarcadores que permitan comprender su fisiopatología y ayuden en el diseño de tratamientos específicos.

ÍNDICE

1. Introducción

    1.1. Neuropatología

    1.2. Incidencia y prevalencia

    1.3. Factores de riesgo

2. Manifestaciones clínicas

3. ruebas complementarias

    3.1. Pruebas de imagen

    3.2. Electroencefalografía

    3.3. Otras

4. Diagnóstico

    4.1. Criterios diagnósticos

    4.2. Demencia con cuerpos de Lewy prodrómica

        4.2.1. Deterioro cognitivo leve con cuerpos de Lewy

        4.2.2. DCLw prodrómica que inicia como delirium

        4.2.3. DCLw de inicio psiquiátrico

5. Tratamiento

    5.1. Tratamiento farmacológico

    5.2. Tratamiento no farmacológico

6. Pronóstico

7. Conclusiones

1. Introducción

La demencia con cuerpos de Lewy (DCLw) es una de las causas más frecuentes de demencia y en ocasiones suele plantear un reto diagnóstico dada su heterogeneidad clínica y el solapamiento con otras enfermedades neurodegenerativas.

1.1. Neuropatología

La DCLw es un diagnóstico clínico que sigue en discusión hoy en día. Anatomopatologicamente, se caracteriza por la presencia de cuerpos de Lewy (inclusiones de α-sinucleína en el citoplasma de las neuronas, redondas y eosinofílicas) (Figura 1), la visualización de neuritas de Lewy con técnicas de inmunohistoquímica (principalmente en el hipocampo, el núcleo basal de Meynert, la corteza transentorrinal, la amígdala y el núcleo dorsal del vago), y la microvacuolización cortical. Estos hallazgos patológicos son los que definen el término de enfermedad con cuerpos de Lewy [1]. El origen del debate es que no solo se encuentran en la DCLw, sino también en la enfermedad de Parkinson (EP). La diferencia clásica entre estas dos entidades clínicas (DCLw y EP) ha sido la evolución temporal de los síntomas y, además, existen estudios que sugieren un origen genético diferente. Todos estos matices terminológicos han generado mucha confusión y debate entre los clínicos e investigadores, pero también en los pacientes y sus familiares. En cualquier caso, la DCLw puede presentar distintos perfiles patológicos que se asocian con cargas crecientes de α-sinucleína, entre los que destacan las formas predominantes en el tronco encefálico, las transicionales (límbicas) y difusas (neocorticales). También es importante señalar que hasta el 80 % de los pacientes presentan copatología con la enfermedad de Alzheimer (EA).

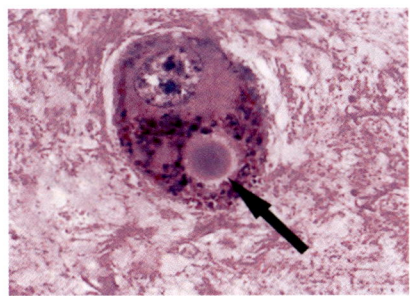

Figura 10.1. Cuerpo de Lewy. En la figura se observa un corte histológico que muestra un cuerpo neuronal en cuyo citoplasma hay un depósito de α-sinucleína o Cuerpo de Lewy (punta de flecha).

1.2. Incidencia y prevalencia

A pesar de que estos cambios patológicos dan lugar a una clínica de difícil manejo y con manifestaciones psiquiátricas pronunciadas, se cree que la DCLw está infradiagnosticada. Sin embargo, se estima que afecta al 5 % de la población general y que representa hasta el 30 % de los casos de demencia, superada únicamente por la EA y la demencia vascular [2]. Su prevalencia aumenta con la edad, siendo 75 años la edad media al diagnóstico. Tiene una incidencia aproximada del 0,1 % al año en la población general, pero su diagnóstico constituye el 3,2 % de los nuevos casos de demencia y es mucho más frecuente en varones, con una ratio hombre-mujer aproximado de 4:1.

1.3. Factores de riesgo

En cuanto a los factores predisponentes, no se ha identificado ningún elemento que se asocie significativamente con la DCLw. Sin embargo, la presencia de familias con una mayor agregación de la enfermedad ha motivado el estudio genético y se ha visto que mutaciones en distintos genes como el GBA, SNCA, MAPT, PSEN1/2 o APP pueden constituir hasta el 60 % de la susceptibilidad a la enfermedad [3]. Algunas de estas mutaciones parecen desempeñar un papel causal en la patogénesis de la DCLw, mientras que otras modulan el riesgo de enfermedad. Sin embargo, estos genes tienen una mayor asociación con otras enfermedades neurodegenerativas y aún no se han identificado genes específicos de la DCLw.

Dichos estudios también han observado discordancias entre gemelos monocigotos, lo cual sugiere una importante influencia de otros factores epigenéticos o ambientales. A este respecto hay poca bibliografía, tan solo un estudio poblacional ha señalado que los traumatismos craneoencefálicos con pérdida de consciencia pueden ser uno de estos factores.

2. Manifestaciones clínicas

El principal reto en el diagnóstico de la DCLw es el diagnóstico precoz y la diferenciación de la enfermedad de Alzheimer. Existen una serie de manifestaciones clínicas bastante características, entre las que destacan:

2.1. Síntomas cognitivos

La demencia es esencial para el diagnóstico de la DCLw, es decir, un deterioro cognitivo progresivo que interfiere con las funciones sociales y laborales normales o con las actividades cotidianas habituales. A diferencia de la EA, en la que la afectación de la memoria suele ser el primer y más prominente déficit cognitivo, la DCLw se caracteriza por alteraciones llamativas y tempranas de la atención, la función ejecutiva y la función visuoespacial, viéndose afectada la memoria más tardíamente en el curso de la enfermedad. En caso de verse alterada en fases más iniciales, suele mejorar en las tareas de recuerdo facilitado, diferenciándose del síndrome amnésico hipocampal típico de la EA. No obstante, es frecuente la coexistencia de patología Alzheimer, especialmente en enfermos de edad avanzada, por lo que no es extraño que algunos casos puedan asociar una marcada alteración de memoria desde el inicio.

Las pruebas de cribado clásicas como el Mini-Mental State Examination (MMSE) o la Evaluación Cognitiva de Montreal (MoCA) pueden ser útiles para caracterizar el deterioro global en la DCLw, sin embargo, se debería realizar una evaluación neuropsicológica más amplia y dirigida a aquellos dominios cognitivos potencialmente afectados. Lo típico es un déficit desproporcionado en atención, función ejecutiva y procesamiento visual en relación con la memoria y la denominación verbal. A pesar de que no se han desarrollado baterías de evaluación específicas para la DCLw, se han hecho recomendaciones sobre la selección de pruebas cognitivas entre las ya existentes [4].

2.2. Alucinaciones visuales

Las alucinaciones visuales aparecen hasta en el 80 % de los pacientes y son una de las manifestaciones más características, y en muchas ocasiones precoz, de la DCLw. En cambio, las alucinaciones visuales son relativamente raras en la EA, por lo que puede ser una característica clínica útil para distinguir la DCLw de la EA. Suelen estar bien formadas y ser detalladas, con personas, niños o animales, y a veces van acompañadas de fenómenos relacionados, como alucinaciones de paso (breve visión de una persona que pasa), sensación de presencia (sensación de que hay alguien cerca cuando no hay nadie) e ilusiones visuales o percepciones erróneas (p. ej., confundir un árbol con una persona). Tienden a aparecer por la noche, al atardecer, o en relación con el despertar y, a menudo, son bien toleradas por el paciente.

2.3. Fluctuaciones

Son otro de los síntomas cardinales de la DCLw, aparecen en el 60-80 % de los casos, incluso al principio del curso de la enfermedad. La gravedad, duración y el tipo de síntomas implicados en las fluctuaciones son muy variados, incluso en un mismo paciente. Se presentan como alteraciones espontáneas de la cognición, la atención o el nivel de alerta. Los pacientes alternan episodios de lucidez con otros de somnolencia prolongada, confusión o inatención marcada, comportamientos extraños, habla incoherente, o alteraciones de la conciencia que pueden durar horas o días. A diferencia de las fluctuaciones en la EA que suelen describirse vagamente como «días buenos y días malos» y a menudo se explican por factores estresantes externos, las fluctuaciones en la DCLw son más a menudo espontáneas y episódicas.

Esta característica de la DCLw se ha considerado una de las más difíciles a la hora de ser evaluada por los clínicos; además, es posible que los familiares no refieran espontáneamente estos episodios. Al mismo tiempo, si las preguntas dirigidas para obtener esta información son demasiado generales, podremos obtener respuestas falsamente positivas en pacientes con otros tipos de demencia. Por ello se han diseñado cuestionarios estructurados (Dementia Cognitive Fluctuation Scale[5], Clinician Assessment of Fluctuation, One Day Fluctuation Assessment Scale[6], entre otros) que parecen reflejar de forma más específica los síntomas de estas fluctuaciones, aunque aún requieren de estudios de estandarización y validación en nuestro medio.

2.4. Parkinsonismo

Los síntomas parkinsonianos, es decir, bradicinesia, temblor de reposo, rigidez y/o trastorno de la marcha, se observan en aproximadamente el 70-90 % de los pacientes con DCLw y tienden a aparecer de forma simultánea o tras el inicio de la clínica cognitiva.

Clásicamente, se ha empleado la «regla del año» para distinguir la DCLw de la demencia asociada a la enfermedad de Parkinson (PDD): si los síntomas cognitivos están presentes al inicio o en el primer año tras la aparición del parkinsonismo, hablaremos de DCLw; si por el contrario aparecen tras al menos un año de la clínica típica parkinsoniana, hablaremos de PDD.

Ninguna característica permite distinguir de forma fiable el parkinsonismo de la EP del de la DCLw, pero, respecto a la EP clásica, el temblor de reposo es menos frecuente y grave, el parkinsonismo es más simétrico y la respuesta a la medicación dopaminérgica peor.

2.5. Trastorno de conducta del sueño REM (TCSREM)

El TCSREM es una parasomnia que se manifiesta por vocalizaciones y movimientos frecuentes durante el sueño y que se asocia a una ausencia de la atonía característica del sueño REM. Se da hasta en el 90 % de los casos, pero no es específico de la DCLw y puede aparecer con frecuencia en pacientes con EP y otras sinucleinopatías. El TCSREM aislado se considera un síntoma prodrómico pudiendo aparecer entre 6 y 10 años, e incluso 20 años, antes del diagnóstico clínico de una DCLw.

Las personas con TCSREM presentan vocalizaciones recurrentes relacionadas con el sueño y/o comportamientos motores complejos durante el sueño REM, desde gestos con las manos hasta golpes violentos, puñetazos o patadas; incluso pueden caerse de la cama, o golpear al compañero de cama.

Existen otros fenómenos que imitan un TCSREM y son comunes en pacientes con demencia, como despertares confusos, apnea obstructiva del sueño o movimientos periódicos de las extremidades, los cuales deben ser excluidos mediante una cuidadosa anamnesis para evitar un diagnóstico falso positivo. En caso de duda o para realizar el diagnóstico diferencial se puede realizar una polisomnografía para confirmar el diagnóstico.

2.6. Sensibilidad a los neurolépticos

Alrededor del 30-50 % de los pacientes con DCLw presentan una marcada sensibilidad a los fármacos antipsicóticos. Las reacciones incluyen parkinsonismo grave, alteraciones de la conciencia con somnolencia o confusión, incluso en los casos más graves, un síndrome neuroléptico maligno. Las reacciones adversas son más frecuentes con los antipsicóticos típicos (p. ej., haloperidol), pero también se han descrito reacciones con antipsicóticos atípicos como la risperidona. Puede ocurrir en individuos sin parkinsonismo de base y el fenómeno no es dosis-dependiente. Como regla general, en los pacientes con DCLw conviene manejar los psicofármacos con cautela, por el mayor riesgo de efectos secundarios o reacciones paradójicas.

2.7. Disfunción autonómica

La disfunción autonómica es una manifestación común en las sinucleinopatías, incluida la DCLw, y se da en aproximadamente el 60 % de los pacientes. Son frecuentes el estreñimiento y la hipotensión ortostática. También puede aparecer disfunción eréctil (en varones) u otros síntomas gastrointestinales; la incontinencia o retención urinaria es rara hasta las fases moderadas o graves de la enfermedad. Los síntomas autonómicos son más prevalentes y graves en la DCLw que en la EP, pero menos que en la atrofia multisistémica. En todo caso, también pueden ser prodrómicos y aparecer antes del deterioro cognitivo.

2.8. Inestabilidad postural y caídas

Las caídas de repetición pueden producirse hasta en un tercio de los pacientes con DCLw y pueden ser uno de los primeros síntomas. En ocasiones están relacionadas con el parkinsonismo, las fluctuaciones cognitivas o la hipotensión ortostática, pero otras veces serán no provocadas.

2.9. Síncope o pérdida transitoria de conciencia

En la DCLw se describen con frecuencia episodios de alteración o pérdida de conciencia. Los pacientes pueden perder el conocimiento de forma transitoria, o pueden estar despiertos pero mudos y con la mirada perdida. Los episodios pueden incluso parecerse a la cataplejía, en la que los pacientes desarrollan una atonía repentina y caen al suelo. Estos episodios pueden producirse como resultado de la hipotensión ortostática comentada previamente, pueden representar una fluctuación cognitiva extrema o pueden ser análogos a la «congelación» motora observada en la EP idiopática. En cualquier caso, se deberán descartar otras etiologías como convulsiones, ataque isquémico transitorio/ictus o arritmias cardiacas.

2.10. Hipersomnia

La hipersomnia o somnolencia diurna excesiva es frecuente en pacientes con DCLw y suele ser multifactorial. Además del TCSREM, otros trastornos del sueño pueden contribuir como el insomnio, la apnea del sueño (obstructiva o central), los movimientos periódicos de las extremidades durante el sueño o el síndrome de piernas inquietas.

2.11. Hiposmia

La disminución de la función olfativa es común en pacientes con DCLw, aunque también aparece en otras enfermedades neurodegenerativas, incluidas la EA y la EP, por lo que no es muy útil para distinguir dichas entidades.

2.12. Alucinaciones en otras modalidades

Además de las alucinaciones visuales, aunque de manera mucho menos frecuente, los pacientes con DCLw también pueden experimentar alucinaciones en otras modalidades:

• Las alucinaciones auditivas pueden estar bien formadas, como oír un discurso o música identificables, o pueden ser menos nítidas, como tener la impresión de oír una televisión, una voz o un teléfono sonando en otra habitación.

- Las alucinaciones olfativas pueden ser agradables (por ejemplo, flores o comida) o desagradables (por ejemplo, goma quemada).
- Los pacientes también han descrito alucinaciones táctiles, como la sensación de insectos en la piel o de un gato rozándoles la pierna.

2.13. Delirios sistematizados

Los delirios (creencias falsas y fijas) son frecuentes en la DCLw (hasta en el 75 % de los casos), aunque en general aparecen en fases algo más avanzadas de la enfermedad. A menudo tienen su origen en las alucinaciones o percepciones visuales erróneas que el paciente ha experimentado. Las ideas delirantes suelen tener rasgos paranoides, como infidelidad, robo o presencia de intrusos en el domicilio. El síndrome de Capgras (el cónyuge o cuidador es un impostor idéntico a esa persona) es más frecuente en la DCLw que en otros tipos de demencia.

2.14. Apatía, ansiedad y depresión

La mayoría de los pacientes con DCLw experimentan síntomas depresivos en algún momento de su enfermedad, y hasta el 40 % sufre un episodio depresivo mayor. La apatía, que se manifiesta como falta de motivación, energía o interés, se da en casi el 55 % de los pacientes y puede presentarse con o sin depresión. La ansiedad también es frecuente y afecta al 50 % o más de los pacientes en todos los estadios de la DCLw.

3. Pruebas complementarias

Un biomarcador es cualquier característica que pueda ser medida de manera objetiva y que constituya un indicador de un proceso fisiológico, patológico o de la respuesta a un tratamiento. Si bien en otro tipo de demencias como la EA, los biomarcadores se encuentran más desarrollados, en la DCLw su identificación sigue constituyendo un reto y aún no están disponibles en la práctica clínica. Sin embargo, las distintas pruebas complementarias existentes proporcionan datos indirectos que apoyan el diagnóstico de esta patología en un contexto clínico adecuado.

3.1. Pruebas de imagen

Dentro de las pruebas de imagen estructural, la que más información aporta en la DCLw es la resonancia magnética nuclear (RMN). Se utiliza como parte de la evaluación habitual en demencias para descartar causas estructurales (accidentes cerebrovasculares o lesiones ocupantes de espacio), y también para valorar la presencia de hallazgos compatibles con copatología EA. Aunque ningún hallazgo estructural es específico de la DCLw, la RMN puede proporcionar información valiosa sobre distintos patrones de atrofia que sugieran un tipo de demencia u otra. Los estudios realizados con RMN estructural en fases prodrómicas de la enfermedad muestran que se produce de manera precoz un adelgazamiento cortical insular bilateral que afecta, sobre todo, al cíngulo anterior[7]. Este patrón permite diferenciar a los pacientes con DCLw de los pacientes con EA, en los que la atrofia cortical predomina en regiones mediales del lóbulo temporal y parietales. Sin embargo, estos hallazgos precoces, aunque pueden medirse con técnicas de volumetría cerebral, no son detectables en la práctica clínica. En fases más avanzadas, sin embargo, los pacientes con DCLw tienden a presentar una pérdida de volumen cortical de predominio posterior, más concretamente en las regiones posteriores de los lóbulos parietales[8] (Figura 2). Además, suelen tener relativamente respetada la corteza temporal medial y los lóbulos frontales (afectados típicamente en la EA y la demencia frontotemporal -DFT-).

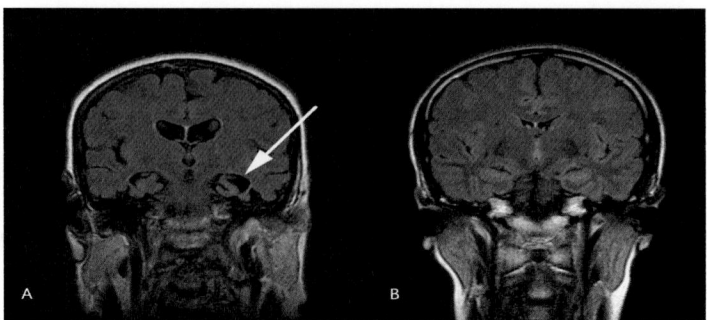

Figura 10.2. RMN craneal en la DCLw. Cortes coronales de dos RMN craneales. La imagen A corresponde con un paciente con Enfermedad de Alzheimer en la que se puede apreciar una atrofia temporal medial, de predominio izquierdo (flecha blanca). En la imagen B se muestra la RMN de un paciente con Demencia por Cuerpos de Lewy sin la atrofia temporal característica de la Enfermedad de Alzheimer.

Las técnicas de medicina nuclear también proporcionan información útil a la hora de realizar el diagnóstico diferencial en esta patología. Tanto el SPECT cerebral de perfusión con ^{99m}Tc-HMPAO como la ^{19}FDG-PET aportan datos que reflejan el funcionamiento cerebral y tienen un patrón similar al descrito para la RMN. En los pacientes con DCLw puede detectarse una hipoperfusión/hipometabolismo en las regiones posteriores del cerebro, en concreto, en las áreas occipitales y parietooccipitales [8](Figura 3). También hay casos de DCLw en los que este hipometabolismo es difuso y global, pero es característico que se respete el cíngulo posterior (signo de la isla del cíngulo), afectado más típicamente en la EA.

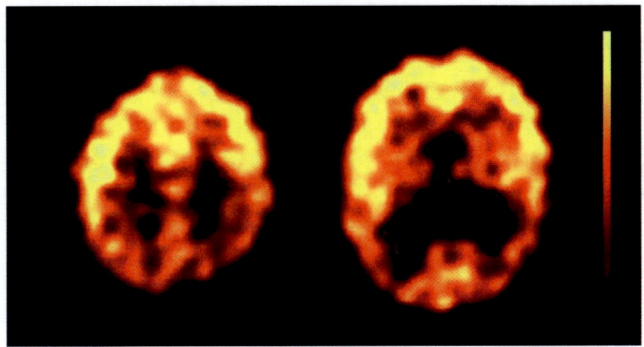

Figura 10.3. SPECT cerebral de perfusión con 99mTc-HMPAO. En la imagen se muestran dos cortes axiales de un SPECT cerebral de perfusión donde se aprecia un hipometabolismo en regiones parietales y occipitales. Como señala la escala de la derecha, los colores blanco-amarillo representan una mayor perfusión cerebral y el naranja-rojo corresponde con las zonas hipoperfundidas.

Otra técnica ampliamente empleada es el SPECT con [123I]Ioflupano o DaTSCAN. Utiliza un ligando específico de los transportadores de dopamina y en pacientes con DCLw habitualmente demuestra una disminución de la actividad dopaminérgica a nivel del cuerpo estriado (Figura 4). Esta prueba es útil en el diagnóstico diferencial con la EA en la que no son esperables resultados patológicos, sobre todo cuando el paciente presenta un deterioro cognitivo y los datos de parkinsonismo son poco evidentes. Sin embargo, hay que tener precaución. Un DaTSCAN normal no excluye el diagnóstico de DCLw; un 3-9 % de los pacientes tienen patología cortical y límbica sin patología nigroestriatal y dan un resultado negativo. Por otro lado, aproximadamente un tercio de los pacientes con demencia frontotemporal tienen un DaTSCAN alterado y, por lo tanto, podría confundirse con una DCLw. En estos casos, una buena historia clínica es la clave para el diagnóstico.

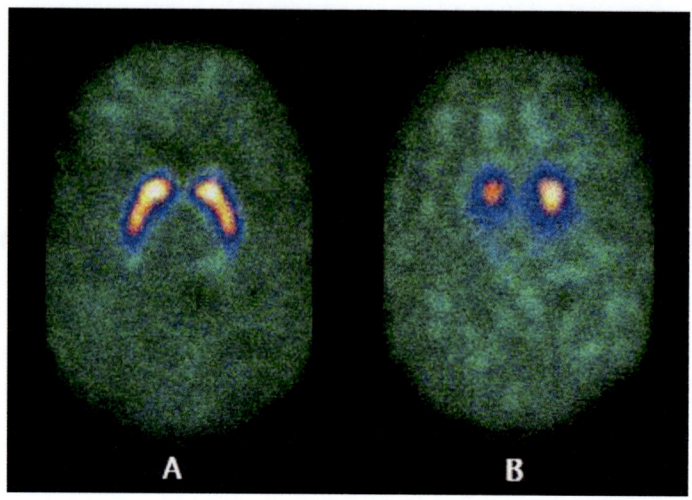

Figura 10.4. DaTSCAN. En la figura se muestran dos SPECT cerebrales con 123Iloflupano o DaTSCAN. La figura A corresponde con un DaTSCAN normal, donde se aprecia una captación simétrica y en «forma de coma» del cuerpo estriado. La imagen B corresponde con el DaTSCAN de un paciente con DCLw, en el que se aprecia una disminución de la captación de manera bilateral y asimétrica.

La gammagrafía miocárdica con ^{123I}MIBG o escintigrafía miocárdica cuantifica la inervación simpática postganglionar del miocardio, que habitualmente se encuentra alterada en los pacientes con DCLw. Sin embargo, los resultados deben interpretarse con cautela en pacientes con condiciones que puedan interferir en ellos, como la toma de antidepresivos tricíclicos, neuropatías periféricas, diabetes mellitus de larga evolución o distintas cardiopatías.

3.2. Electroencefalografía

El hallazgo típico en el electroencefalograma de pacientes con DCLw es un enlentecimiento de la actividad cerebral basal (<8 Hz) con fluctuaciones en el rango pre-alfa/theta o incluso actividad theta/delta en patrones pseudoperiódicos que suelen predominar en las derivaciones posteriores del cerebro. Los estudios realizados con EEG cuantitativo sugieren que estos patrones se correlacionan con la gravedad de las fluctuaciones cognitivas y que las alteraciones pueden observarse incluso en fase de deterioro cognitivo leve. De hecho, cuando se ha seguido a sujetos con deterioro cognitivo leve a lo largo de tres años, el 83 % de los que presentaban una frecuencia dominante menor de 8 Hz con una variabilidad mayor de 1-5 Hz, evolucionaron a DCLw[7]. Por lo tanto, si se extiende el uso del EEG cuantitativo, podría ser una buena herramienta predictiva en los pacientes con deterioro cognitivo leve.

La polisomnografía, por su parte, es sugestiva de sinucleinopatía cuando demuestra la presencia de fases de sueño REM sin atonía. Por lo tanto, en un contexto clínico adecuado, puede ayudar a establecer el diagnóstico y a diferenciar de otro tipo de demencias.

3.3. Otros

A pesar de que los biomarcadores en LCR aún no están disponibles en la clínica, existen estudios que investigan el papel de la RT-QuIC (Real-Time Quaking-Induced Conversión) en la detección de α-sinucleína con resultados prometedores[9]. En la actualidad también se está investigando la posibilidad de detectar α-sinucleína en muestras de tejido cutáneo mediante técnicas de inmunofluorescencia y RT-QuIC. Hay indicios de que, en la DCLw, incluidas sus fases prodrómicas, se produce un depósito de α-sinucleína fosforilada en los nervios cutáneos (tanto proximales como distales) que no está presente en otros tipos de demencias ni en individuos sanos.

4. Diagnóstico

4.1. Criterios diagnósticos

El grupo de trabajo denominado *Dementia with Lewy Bodies Consortium* (DLB Consortium) estableció en 2017 los criterios diagnósticos que permanecen vigentes hasta la fecha[1]. Es obligatorio un diagnóstico de demencia, y el resto de los criterios se dividen entre características clínicas y biomarcadores. Las características clínicas se dividen a su vez en centrales (fluctuaciones cognitivas, alucinaciones visuales, TCSREM, parkinsonismo espontáneo), y de apoyo. Estas últimas no son necesarias para el diagnóstico, pero refuerzan la sospecha clínica. Los biomarcadores se clasifican en indicativos, que se pueden utilizar para el diagnóstico, y de apoyo, que son aquellos para los que aún no se dispone de suficiente evidencia (Tabla 10.1).

Tabla 10.1: Criterios diagnósticos de la demencia con cuerpos de Lewy (DLB Consortium, 2017)

CARACTERÍSTICA ESENCIAL (INDISPENSABLE PARA EL DIAGNÓSTICO): Demencia definida como declive cognitivo progresivo, de magnitud suficiente como para interferir con las funciones laborales o sociales. La alteración de la memoria no tiene por qué ocurrir en las fases iniciales, pero es habitual en la evolución. Los déficits en las pruebas de atención, funciones ejecutivas y tareas visuoespaciales suelen ser llamativos y precoces.
CARACTERÍSTICAS CLÍNICAS CENTRALES: • Fluctuaciones cognitivas, con variación pronunciada en atención y nivel de alerta. • Alucinaciones visuales recurrentes, que son típicamente complejas y detalladas. • Trastorno de conducta asociado al sueño REM, que puede preceder el deterioro cognitivo. • Parkinsonismo espontáneo.
CARACTERÍSTICAS CLÍNICAS DE APOYO: Sensibilidad a los neurolépticos grave; inestabilidad postural; caídas de repetición, síncope o periodos transitorios de arreactividad; disfunción autonómica grave (por ejemplo: estreñimiento, hipotensión ortostática, incontinencia urinaria); hipersomnia; hiposmia; alucinaciones en otras modalidades sensoriales; delirios sistematizados; apatía, ansiedad y depresión.
BIOMARCADORES INDICATIVOS: • Disminución de la captación del transportador de la dopamina en el estriado, demostrada mediante SPECT o PET cerebral. • Baja captación de MIBG en la gammagrafía de inervación miocárdica. • Sueño REM sin atonía confirmado en polisomnografía.

BIOMARCADORES DE APOYO:
• Preservación relativa del lóbulo temporal medial en TC/RM craneal.
• Disminución generalizada de la perfusión/metabolismo en SPECT/PET cerebral, con actividad occipital disminuida +/- la presencia del signo de la isla en el cingulado en el PET-FDG.
• EEG con actividad prominente de ondas lentas en regiones posteriores, con fluctuaciones periódicas en el rango pre-alpha/theta.

DIAGNÓSTICO DE DCLw PROBABLE SI:
• Están presentes dos o más de las características clínicas centrales, con o sin la presencia de biomarcadores indicativos.
• Solo una característica clínica central está presente, pero con uno o más biomarcadores indicativos.
El diagnóstico de DCLw probable no debe realizarse basándose solo en biomarcadores.

DIAGNÓSTICO DE DCLw POSIBLE SI:
• Solo una característica clínica central está presente, pero sin apoyo de biomarcadores indicativos.
• Presencia de uno o más biomarcadores indicativos, pero sin características clínicas centrales.

EL DIAGNÓSTICO DE DCLw ES MENOS PROBABLE SI:
• Existen otros trastornos sistémicos o cerebrales, incluyendo la enfermedad cerebrovascular, que puedan explicar el cuadro clínico de forma total o en parte, aunque esto no excluye el diagnóstico de DCLw por poder existir patologías mixtas o múltiples que contribuyan a la clínica.
• El parkinsonismo es la única característica clínica central, y aparece en el estadio de demencia avanzada.
El diagnóstico de DCLw debe realizarse si la demencia aparece antes o de forma simultánea al parkinsonismo. Cuando la demencia aparece en pacientes con enfermedad de Parkinson establecida, hablaremos de enfermedad de Parkinson con demencia (PDD). En estudios de investigación que requieran distinguir la DCLw de la PDD, se sigue recomendando la «regla del año»: separación temporal mayor de un año entre el inicio del parkinsonismo y de la demencia para los casos de PDD.

SPECT: tomografía computarizada por emisión de fotón único, PET: tomografía por emisión de positrones, MIBG: metayodobencilguanidina, TC/RM: tomografía computarizada/ resonancia magnética, FDG: fluorodesoxiglucosa, EEG: electroencefalograma, DCLw: demencia con cuerpos de Lewy, PDD: demencia asociada a la enfermedad de Parkinson.

El diagnóstico de DCLw es probable cuando están presentes al menos dos de las cuatro características clínicas centrales, o una central y al menos un biomarcador indicativo; sin embargo, será posible si está presente una de las características centrales o uno de los biomarcadores indicativos.

4.2. Demencia con cuerpos de Lewy prodrómica

Al igual que actualmente disponemos de criterios para otros trastornos neurodegenerativos prodrómicos como la enfermedad de Alzheimer[10] y la enfermedad de Parkinson[11], en la DCLw también existe una fase prodrómica que incluye: [1] un deterioro cognitivo leve (DCL), [2] un inicio en forma de delirio y [3] una presentación psiquiátrica[7].

La agregación de α-sinucleína comienza muchos años antes de que aparezca la clínica típica de la DCLw. La DCLw prodrómica es la fase previa a la demencia con signos o síntomas que indican que posteriormente se desarrollará una DCLw, y abarca, además de los déficits cognitivos, un conjunto variable de características clínicas no cognitivas, como síntomas y signos motores, trastornos del sueño, disfunción autonómica y alteraciones neuropsiquiátricas. Dado que estas primeras manifestaciones pueden producirse 15 años o más antes de la aparición de la demencia, el diagnóstico precoz y preciso de la DCLw puede plantear dificultades a la hora de distinguirla de las primeras manifestaciones de la EP o la atrofia multisistémica (AMS), que también son síndromes relacionados con la α-sinucleína, o de otras demencias, en particular la EA.

Se han propuesto unos criterios para el diagnóstico de deterioro cognitivo leve, probable y posible, con cuerpos de Lewy, para su uso en investigación a la espera de su validación en la práctica clínica. Para la presentación en forma de delirio o psiquiátrica aún no hay pruebas suficientes para proponer criterios formales, pero es importante caracterizarlas para aumentar el índice de sospecha diagnóstica y hacer posible una mayor investigación.

4.2.1. Deterioro cognitivo leve con cuerpos de Lewy (DCL-CLw)

El criterio propuesto se basa en el del *National Institute on Aging y la Alzheimer's Association* para el deterioro cognitivo leve. Se precisa una queja cognitiva del paciente, de un informador fiable, o de un clínico que lo conozca y que haya observado un deterioro. También se requiere que los déficits, en uno o más dominios cognitivos, sean mayores de lo esperable por el envejecimiento normal, y no estén asociados a trastornos médicos o neurológicos agudos. Aunque debido a ese menor rendimiento cognitivo los pacientes pueden ser menos eficientes a la hora de realizar tareas que previamente realizaban, sus déficits cognitivos no deberían ser suficientes para interferir con su funcionamiento diario normal. Por tanto, deben mantener su nivel previo de independencia con una interferencia mínima en las capacidades funcionales cotidianas.

El patrón cognitivo será similar al de la DCLw, por tanto, incluirá déficits desproporcionados de atención/función ejecutiva y procesamiento visual con una memoria verbal y denominación de objetos relativamente preservadas. A pesar de todo, tanto los pacientes como sus cuidadores suelen referir problemas de memoria como síntoma de presentación (como ya se comentó anteriormente, es frecuente la copatología Alzheimer, por lo que la DCLw prodrómica debe seguir considerándose una parte importante del diagnóstico diferencial en sujetos amnésicos).

La tabla 10.2 recoge los criterios propuestos para el diagnóstico de deterioro cognitivo leve con cuerpos de Lewy posible o probable, basado en el número de características clínicas centrales o biomarcadores que cumplan los requisitos.

Tabla 10.2: Criterios de investigación para el diagnóstico clínico de deterioro cognitivo leve con cuerpos de lewy probable y posible

CARACTERÍSTICA ESENCIAL (INDISPENSABLE PARA EL DIAGNÓSTICO):   • Deterioro cognitivo evidenciado por parte del paciente, informante o clínico.   • Evidencia objetiva de deterioro en uno o más dominios cognitivos. El deterioro cognitivo puede incluir cualquier dominio, pero es más probable que se asocie con déficits de atención-ejecución y/o procesamiento visual.   • Rendimiento conservado o mínimamente afectado de las capacidades funcionales, sin cumplir los criterios de demencia.
CARACTERÍSTICAS CLÍNICAS CENTRALES: • Fluctuación cognitiva con variaciones en la atención y el nivel de alerta.   • Alucinaciones visuales recurrentes.   • Trastorno de conducta del sueño REM.   • Uno o más de los rasgos cardinales espontáneos de parkinsonismo: bradicinesia (definida como lentitud de movimiento y disminución de la amplitud o la velocidad), temblor en reposo o rigidez.
BIOMARCADORES PROPUESTOS: • Disminución de la captación del transportador de la dopamina en el estriado, demostrada mediante SPECT o PET cerebral.   • Baja captación de MIBG en la gammagrafía de inervación miocárdica.   • Sueño REM sin atonía confirmado en polisomnografía.
DIAGNÓSTICO DE DETERIORO COGNITIVO LEVE CON CUERPOS DE LEWY PROBABLE SI: • Están presentes dos o más de las características clínicas centrales, con o sin la presencia de un biomarcador propuesto   • Solo una característica clínica central está presente, pero con uno o más biomarcadores propuestos.   No debe diagnosticarse basándose únicamente en biomarcadores.
DIAGNÓSTICO DE DETERIORO COGNITIVO LEVE CON CUERPOS DE LEWY POSIBLE SI: • Solo una característica clínica central está presente, pero sin apoyo de biomarcadores propuestos.   • Presencia de uno o más biomarcadores propuestos, pero sin características clínicas centrales.
CARACTERÍSTICAS CLÍNICAS DE APOYO: Sensibilidad grave a los neurolépticos; inestabilidad postural; caídas de repetición; síncope o periodos transitorios de arreactividad; delirio prolongado o recurrente; disfunción autonómica (por ejemplo: estreñimiento, hipotensión ortostática, incontinencia urinaria); hipersomnia; hiposmia, alucinaciones en otras modalidades sensoriales, incluyendo alucinaciones de paso y sensación de presencia; delirios sistematizados; apatía, ansiedad y depresión.

BIOMARCADORES POTENCIALES:
• Preservación relativa de las estructuras del lóbulo temporal medial en las imágenes estructurales.
• Adelgazamiento insular y pérdida de volumen de sustancia gris en la RM.
• EEG cuantitativo que muestra enlentecimiento y variabilidad de la frecuencia dominante.
• Baja captación occipital en la perfusión/metabolismo en SPECT/PET cerebral.

Un deterioro cognitivo leve más las características clínicas de apoyo o los biomarcadores potenciales son insuficientes para diagnosticar DCL-CLw, pero pueden hacer sospechar su existencia, incitar a la investigación de biomarcadores y pueden añadir peso a un diagnóstico existente de DCL-CLw.
Un DCL-CLw es menos probable en presencia de cualquier otra enfermedad sistémica o cerebral, incluida la enfermedad cerebrovascular, que sea suficiente para explicar total o parcialmente el cuadro clínico, aunque esto no excluye el diagnóstico de DCL-CLw y, por tanto, pueden existir patologías mixtas que expliquen el cuadro clínico.

SPECT: tomografía computarizada por emisión de fotón único, *PET:* tomografía por emisión de positrones, *MIBG: metayodobencilguanidina, RM: resonancia magnética, EEG: electroencefalograma, DCL-CLw: deterioro cognitivo leve con cuerpos de lewy.*

4.2.2. DCLw prodrómica que inicia como delirium

El delirio (o también denominado en ocasiones cuadro confusional agudo) como forma de presentación temprana de la DCLw se ha descrito tanto de forma aislada como en series de casos, incluso en personas sin antecedentes aparentes de deterioro cognitivo [12]. El delirio fue notificado por el 43 % de los cuidadores antes del diagnóstico de DCLw[13], y es mucho más frecuente en pacientes con DCLw en comparación con pacientes con EA (25 % vs. 7 %), con delirios de repetición en uno de cada cuatro pacientes con DCLw[14]. Las similitudes entre las fluctuaciones de la DCLw y las alteraciones de la atención y consciencia del delirio han sido estudiadas[12], pero todavía no se sabe mucho de una posible base neurobiológica común.

Por tanto, una DCLw prodrómica debe sospecharse en aquellos pacientes en los que no se encuentren los factores desencadenantes típicos de delirio, en delirios prolongados o recurrentes y en los que posteriormente desarrollen un deterioro cognitivo progresivo. Sin embargo, las características clínicas centrales de la DCLw tienen un peso diagnóstico más limitado en un paciente con delirio porque:

- La fluctuación cognitiva con variaciones en la atención y el nivel de alerta también pueden darse en el delirio no Lewy, es decir, no son específicas de la DCLw.
- También pueden producirse alucinaciones visuales en el delirio por otra causa, especialmente el inducido por fármacos o por abstinencia de alcohol.
- El parkinsonismo puede deberse al tratamiento antipsicótico utilizado para tratar el delirio.
- En lo relativo al TCSREM, aún no se ha establecido la importancia diagnóstica de dicho antecedente en una persona con delirio.

4.2.3. DCLw prodrómica de inicio psiquiátrico

Al igual que en el caso anterior, los casos de DCLw de inicio psiquiátrico, bien en forma de trastorno depresivo mayor de inicio tardío o de psicosis tardía, no se diferencian fácilmente de los casos de inicio tardío «puros» con base en la clínica psiquiátrica o el perfil neuropsicológico por varios motivos:

- La lentitud psicomotora, del habla, del pensamiento o los movimientos corporales, pueden parecerse a la bradicinesia del parkinsonismo; sin embargo, la aparición de temblor de reposo o rigidez son más útiles para sospechar una DCLw prodrómica en pacientes con depresión, aunque el parkinsonismo farmacológico también puede complicar el diagnóstico.
- Las alucinaciones visuales o de otras modalidades y los delirios sistematizados, incluido el síndrome de Capgras son frecuentes en ambas entidades, pero la presencia de alucinaciones visuales recurrentes en ausencia de deterioro cognitivo puede ser un indicador de α-sinucleinopatía subyacente.

- Como en todas las α-sinucleinopatías, el TCSREM puede ser un marcador útil, aunque la relación entre el uso de antidepresivos y la posterior aparición de TCSREM es un factor potencial de confusión.
- Dado que los trastornos psiquiátricos primarios suelen ir acompañados de déficits cognitivos leves, la evaluación cognitiva y su interpretación pueden resultar difíciles cuando los síntomas psiquiátricos son prominentes.

Se ha sugerido que la gammagrafía con [123I]MIBG puede ser útil en casos de DCLw de inicio psiquiátrico[15,16]. Por otro lado, en un grupo de 35 pacientes mayores de 50 años con un primer episodio depresivo mayor y con bradicinesia, 18 de ellos desarrollaron un diagnóstico clínico de DCLw tras 6 años de seguimiento[17]. Los 18 presentaban una respuesta ventilatoria a la hipercapnia indicativa de una disfunción autonómica grave, mientras que ninguno de los 17 con resultado normal convirtió a DCLw durante el seguimiento. La frecuencia de hipersensibilidad a antipsicóticos, antidepresivos y ansiolíticos fue mayor en los pacientes convertidores que en los no convertidores. Esto indica que es necesario realizar más estudios y determinar el valor de otros biomarcadores de DCLw en casos de casos de inicio psiquiátrico.

Por tanto, un reconocimiento apropiado de la DCLw prodrómica permitiría una intervención temprana. Ayudaría a los médicos a mejorar la atención de este perfil de pacientes y anticipar aquellas opciones de tratamiento más adecuadas evitando o minimizando efectos adversos iatrogénicos, con el objetivo de reducir las visitas a la consulta y a urgencias. El diagnóstico precoz también ayudaría a pacientes y familiares a planificar y poner en práctica intervenciones no farmacológicas (por ejemplo, ejercicio y estrategias conductuales). Y también facilitaría la selección de candidatos para participar en ensayos clínicos en cuanto los tengamos disponibles.

5. Tratamiento

Aunque hay varios ensayos clínicos en marcha, actualmente no existe un tratamiento modificador de la enfermedad y el manejo sigue siendo sintomático. En este apartado abordaremos tanto las estrategias farmacológicas como las no farmacológicas para el tratamiento de las distintas esferas de la DCLw.

5.1. Tratamiento farmacológico

En cuanto al deterioro cognitivo, al igual que en la EA, existe un defecto colinérgico debido a la afectación del núcleo basal de Meynert. Por este motivo, la rivastigmina, un inhibidor de la acetilcolinesterasa, ha demostrado producir mejoría cognitiva y de algunos síntomas neuropsiquiátricos como las alucinaciones visuales[18]. Las distintas vías de administración de la rivastigmina, como los parches transdérmicos, pueden ser útiles para evitar efectos adversos gastrointestinales, frecuentes en este tipo de pacientes. Se recomienda aumentar la dosis progresivamente hasta 9,5 mg/día, con posibilidad de subir a los 13,3 mg/día a medida que la enfermedad evolucione. Por otra parte, ni la galantamina ni el donepezilo han presentado evidencia suficiente y no tienen indicación para esta patología. La utilización de la memantina está discutida, tanto en cuanto a su eficacia como si debe utilizarse en monoterapia o junto con la rivastigmina. En cualquier caso, su uso en la práctica clínica está relegado a una segunda línea.

Los síntomas conductuales y neuropsiquiátricos son típicos de la DCLw y en función de su perfil, existen varios fármacos disponibles. El tratamiento de la clínica psicótica supone un reto, ya que los pacientes presentan hipersensibilidad a los antipsicóticos y se puede producir o empeorar un síndrome parkinsoniano. Por lo tanto, se recomienda iniciar tratamiento cuando la clínica sea grave y genere angustia, siempre y cuando se hayan descartado primero factores precipitantes como las infecciones.

Como hemos comentado previamente, la rivastigmina puede mejorar este aspecto y su uso puede ser de primera elección. Sin embargo, con frecuencia, es necesario administrar fármacos antipsicóticos como la quetiapina o la clozapina a las dosis mínimas eficaces, ya que son los que menos empeoran la clínica parkinsoniana[19]. El inconveniente de la clozapina es el riesgo de agranulocitosis y la necesidad de realizar hemogramas frecuentes. Por lo tanto, la quetiapina es una de las mejores opciones, ya que, aunque tiene un menor efecto neuroléptico, no requiere controles hematológicos. Por su parte, la utilización de antipsicóticos típicos como el haloperidol o la clorpromacina está desaconsejada en estos pacientes.

Para el manejo de la ansiedad y la depresión son útiles los inhibidores selectivos de la recaptación de serotonina y los inhibidores duales de serotonina y noradrenalina. Se recomienda utilizar aquellos con un menor perfil sedante como la venlafaxina o la duloxetina. Los fármacos con efecto anticolinérgico como los antidepresivos tricíclicos (p.ej. amitriptilina) no están recomendados, ya que pueden agravar la clínica cognitiva.

El síndrome parkinsoniano suele responder a la levodopa combinada con inhibidores de la dopa-descarboxilasa (carbidopa, benserazida). Al igual que se ha comentado con el tratamiento neuroléptico, las dosis deben ser las mínimas eficaces, ya que, a dosis altas, existe riesgo de empeoramiento de la clínica alucinatoria. En este punto hay que tener en cuenta que los pacientes con DCLw responden peor al tratamiento que los que tienen una EP, y aspectos como la inestabilidad de la marcha no suelen mejorar[20]. Los agonistas dopaminérgicos no están recomendados como primera opción, ya que son menos efectivos que la levodopa y producen más efectos adversos.

Además de los síntomas cardinales, existe una multitud de manifestaciones asociadas a la DCLw que pueden mejorar con un abordaje farmacológico. El manejo del TCSREM se basa en dosis bajas de clonazepam, pero, salvo para esta indicación, las benzodiacepinas están contraindicadas y no se recomienda su uso a largo plazo. En algunos casos, el TCSREM puede mejorar con melatonina. Para la hipotensión ortostática, que puede ser limitante, se utiliza frecuentemente la fludrocortisona, pero únicamente debe iniciarse si las medidas no farmacológicas han fracasado. La sialorrea, por su parte, mejora con la inyección de toxina botulínica o con gotas sublinguales de atropina. Si el paciente presenta gastroparesia y esta requiere de tratamiento farmacológico, se recomienda la domperidona. Las manifestaciones urinarias como la urgencia, la incontinencia y el aumento de la frecuencia miccional no son raras en los pacientes con DCLw. Sin embargo, su manejo es diferente al de otros pacientes, ya que fármacos como la solifenacina o la oxibutinina poseen acción anticolinérgica y pueden empeorar los síntomas cognitivos. Por este motivo, se recomienda utilizar mirabegron, un agonista beta-3 adrenérgico que tiene muchos menos efectos adversos en estos pacientes.

5.2. Tratamiento no farmacológico

Muchos de los síntomas asociados a la DCLw pueden mejorar sustancialmente con medidas no farmacológicas, que, además, son de primera elección antes de comenzar otro tipo de tratamientos.

Uno de los síntomas más incapacitantes es la hipotensión ortostática, para la que se recomienda que el paciente se incorpore lentamente, utilizar medias de compresión o aumentar la ingesta de sal y líquidos.

Otro problema habitual en estos pacientes son los síntomas gastrointestinales. Si existe estreñimiento, en primer lugar, deben retirarse medicaciones que lo precipiten, como los anticolinérgicos. Posteriormente, y antes de utilizar laxantes, es recomendable realizar cambios dietéticos a alimentos con más contenido en fibra, incrementar la ingesta hídrica y promover el ejercicio físico. Para la gastroparesia es útil ingerir líquidos durante las comidas y reducir la cantidad de grasas, que ralentizan el vaciado gástrico. Otro síntoma frecuente y de difícil manejo es la hipersomnia diurna. Para su manejo es imprescindible identificar y modificar tratamientos que la empeoren y establecer una higiene del sueño adecuada.

Al margen de estos síntomas específicos, en los pacientes con DCLw se recomienda adoptar las medidas generales que requieren los pacientes con deterioro cognitivo y problemas de movilidad con el fin de evitar accidentes y complicaciones (ver capítulo 13). La calidad de vida de estos pacientes puede mejorar con la realización de ejercicio diario, terapia ocupacional y fisioterapia encaminada a mejorar la disartria y la disfagia. Para la disfagia también son útiles las gelatinas y espesantes para los líquidos. Y si el paciente lo requiere, es recomendable que tenga apoyos para la marcha y mejorar el entorno con el fin de evitar caídas (retirar alfombras, instalar barras en la ducha y barreras en la cama . . .).

6. Pronóstico

Una vez diagnosticada la enfermedad, la esperanza de vida media es de aproximadamente 6 años, una cifra sensiblemente menor que la de los pacientes con EA. Sin embargo, esta cifra es muy variable y depende tanto de las comorbilidades del paciente como del perfil de la enfermedad. Se han identificado como factores de mal pronóstico las fluctuaciones cognitivas, las alucinaciones visuales precoces, los trastornos de la marcha y los síntomas psiquiátricos prominentes, especialmente si requieren tratamiento neuroléptico.

Por lo general, la enfermedad se desarrolla con un deterioro cognitivo progresivo con un plazo aproximado de cinco años desde que el paciente comienza con deterioro cognitivo leve hasta que llega a la fase de demencia severa. Al igual que la esperanza de vida es menor que en los pacientes con EA, el deterioro cognitivo también es más rápido, con una disminución anual de 4.4 puntos en el *Mini-Mental State Examination* (MMSE). La copatología Alzheimer se ha correlacionado también con puntuaciones en el MMSE más bajas y con un deterioro cognitivo más rápido en pacientes con DCLw. Por su parte, la presencia de un alelo APOE e4 también se ha asociado con un deterioro cognitivo más rápido en la DCLw.

7. Conclusiones

A pesar de ser la tercera causa de demencia, la DCLw sigue siendo una entidad pobremente definida. La línea divisoria con la PDD muchas veces no está clara y tampoco existen marcadores específicos para su diagnóstico. Por otra parte, aún falta mucho camino por recorrer a la hora de definir sus factores causales. Si bien se ha sugerido la influencia de genes como el SNCA, APP o MAPT, estos tienen una mayor influencia en otras patologías y están lejos de explicar toda la variabilidad fenotípica de los pacientes con DCLw. En la EA, por ejemplo, se están haciendo grandes avances en la detección de biomarcadores, tanto de imagen como en LCR y plasma, que están ayudando a comprender mejor las características biológicas de la enfermedad y a diseñar terapias modificadoras de la enfermedad. Este podría ser el camino que seguir en la DCLw, ya que, como hemos visto a lo largo del capítulo, su manejo es complicado y se basa en tratamientos sintomáticos.

Dicho esto, son muchos los logros que se han conseguido y se están consiguiendo. Las fases prodrómicas de la enfermedad están clínicamente mejor definidas y los biomarcadores en LCR y biopsia de piel están dando sus primeros pasos en el ámbito de la investigación. Además, en los últimos cinco años ha aumentado de manera notable el número de ensayos clínicos en fase II para fármacos tanto sintomáticos como modificadores de la enfermedad.

Todo ello hace que, aunque el reto sea importante, existan perspectivas favorables para el diagnóstico y manejo de la DCLw y, por lo tanto, para la calidad de vida de los pacientes y sus familiares.

8. Referencias

1. McKeith I. G., Boeve B. F., Dickson D. W., Halliday G., Taylor J. P., Weintraub D. *et al.* Diagnosis and management of dementia with Lewy bodies: Fourth consensus report of the DLB Consortium. Neurology. 2017;89(1):88-100.

2. Vann Jones S. A., O'Brien J. T. The prevalence and incidence of dementia with Lewy bodies: a systematic review of population and clinical studies. Psychol Med. 2014;44(4):673-83.

3. Guerreiro R., Ross O. A., Kun-Rodrigues C., Hernández D. G., Orme T., Eicher J. D. *et al.* Investigating the genetic architecture of dementia with Lewy bodies: a two-stage genome-wide association study. Lancet Neurol. 2018;17(1):64-74.

4. Walker Z., Possin K. L., Boeve B. F., Aarsland D. Lewy body dementias. Lancet. 2015;386(10004):1683-97.

5. Lee D. R., McKeith I., Mosimann U., Ghosh-Nodial A., Grayson L., Wilson B. *et al.* The dementia cognitive fluctuation scale, a new psychometric test for clinicians to identify cognitive fluctuations in people with dementia. Am J Geriatr Psychiatry. 2014;22(9):926-35

6. Walker M. P., Ayre G. A., Cummings J. L. The clinician assessment of fluctuation and the one-day fluctuation assessment scale: two methods to assess fluctuating confusion in dementia. Br J Psychiatry. 2000;177:252-6.

7. McKeith I. G., Ferman T. J., Thomas A. J., Blanc F., Boeve B. F., Fujishiro H. *et al.* Research criteria for the diagnosis of prodromal dementia with Lewy bodies. Neurology. 2020;94(17):743-55.

8. Yousaf T., Dervenoulas G., Valkimadi P. E., Politis M. Neuroimaging in Lewy body dementia. J Neurol. 2019;266(1):1-26.

9. Scott G. D., Arnold M. R., Beach T. G., Gibbons C. H., Kanthasamy A. G., Lebovitz R. M. *et al.* Fluid and tissue biomarkers of Lewy body dementia: Report of an LBDA symposium. Front Neurol. 2022;12.

10. McKhann G. M., Knopman D. S., Chertkow H., Hyman B. T., Jack C. R. Jr., Kawas C. H. *et al.* The diagnosis of dementia due to Alzheimer's disease: recommendations from the National Institute of Aging and the Alzheimer's Association workgroup. Alzheimers Dement 2011; 7: 263-9

11. Postuma R. B., Berg D., Stern M., Poewe W., Olanow C. W., Oertel W. *et al.* MDS clinical diagnostic criteria for Parkinson's disease: MDS-PD Clinical Diagnostic Criteria. Mov Disord. 2015;30(12):1591-601.

12. Gore R. L., Vardy E. R. L. C., O'Brien J. T. Delirium and dementia with Lewy bodies: distinct diagnoses or part of the same spectrum? J Neurol Neurosurg Psychiatry. 2015;86(1):50-9.

13. Rognve A., Auning E., Fladby T., Ballard C., Aarsland D. P4 129: The pre dementia stage of dementia with Lewy bodies. Alzheimers Dement. 2011;7(4S_Part_21):S749-50.

14. Vardy E., Holt R., Gerhard A., Richardson A., Snowden J., Neary D. History of a suspected delirium is more common in dementia with Lewy bodies than Alzheimer's disease: a retrospective study: Delirium and dementia: a retrospective study. Int J Geriatr Psychiatry. 2014;29(2):178-81.

15. Kobayashi K., Nakano H., Akiyama N., Maeda T., Yamamori S. Pure psychiatric presentation of the Lewy body disease is depression-an analysis of 60 cases verified with myocardial meta-iodobenzylguanidine study. Int J Geriatr Psychiatry. 2015;30:663-8.

16. Fujishiro H., Okuda M., Iwamoto K. Early diagnosis of Lewy body disease in patients with late-onset psychiatric disorders using clinical history of rapid eye movement sleep behavior disorder and I-123 -metaiodobenzyl-guanidine cardiac scintigraphy. Psychiatry Clin Neurosci. 2018;72:423-34.

17. Takahashi S., Mizukami K., Arai T., Ogawa R., Kikuchi N., Hattori S. *et al.* Ventilatory response to hypercapnia predicts dementia with Lewy bodies in late-onset major depressive disorder. J Alzheimers Dis. 2016;50(3):751-8.

18. Rolinski M., Fox C., Maidment I., McShane R. Cholinesterase inhibitors for dementia with Lewy bodies, Parkinson's disease dementia and cognitive impairment in Parkinson's disease. Cochrane Libr. 2012;2014(7).

19. Walker Z., Grace J., Overshot R., Satarasinghe S., Swan A., Katona C. L. *et al.* Olanzapine in dementia with Lewy bodies: a clinical study. Int J Geriatr Psychiatry. 1999;14(6):459-66.

20. Molloy S. The role of levodopa in the management of dementia with Lewy bodies. J Neurol Neurosurg Psychiatry. 2005;76(9):1200-3.

BLOQUE III.

Abordaje: tratamiento y cuidados

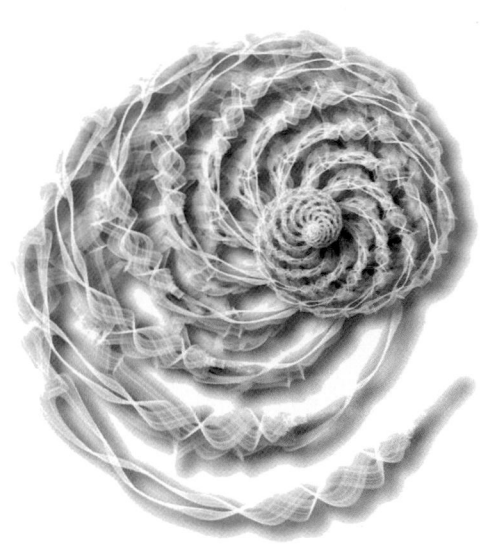

Capítulo 13

Tratamiento no farmacológico de las demencias

Julia González-Vaca

Enfermera especialista en Geriatría, Phd.

Investigadora Postdoctoral Margarita Salas
de la Universidad de Barcelona.

- *Los Tratamientos no Farmacológicos son de fácil implementación y grandes ganancias de resultado.*
- *Para el tratamiento de los síntomas conductuales y psicológicos de las personas con demencia los tratamientos de no farmacológicos son de primera elección.*
- *Cada vez hay más evidencia científica del tema auqnue es un campo que explotará en los próximos años.*

RESUMEN

La demencia y los síntomas psicológicos y conductuales son un problema sanitario, social y económico en aumento en la actualidad. Dada la variabilidad de los mismos junto con el perfil de una persona con demencia, que suele tener otras enfermedades crónicas y seguramente toma ya abundante medicación, no es aconsejable el uso de fármacos psicoactivos. Por todo ello, se ha ido trabajando cada vez más en el estudio e implantación de tratamiento no farmacológicos entorno a las personas con demencia. Estos tratamientos son aconsejados ampliamente por las guías de buena práctica clínica y las sociedades científicas por los resultados multiobjetivo que se obtienen, así como por la casi ausencia de efectos adversos. Se describen terapias más dirigidas a la ganancia cognitiva como el entrenamiento cognitivo o la terapia de reminiscencia hasta las terapias multicomponente como las llamadas «salas de Snoezelen». Otras dirigidas a trabajar áreas funcionales como el mismo ejercicio que de forma directa tienen un efecto sobre el insomnio, el estreñimiento o la agresividad. Una vez conocidas las terapias farmacológicas es deber de cada centro adaptarlas y los profesionales formados llevarlas a cabo previa valoración geriátrica integral. Es de vital importancia que se establezcan objetivos o resultados esperados razonables y medibles.

PALABRAS CLAVE

Demencia, Tratamiento No farmacológico (TNF), Intervención No Farmacológica (INF), estimulación cognitiva, Síntomas conductuales y psicológicos de la demencia (SCPD).

1. Introducción

El tratamiento no farmacológico (TNF) se definió como: «una intervención no química, teóricamente sustentada, focalizada y replicable, realizada sobre la persona enferma o la persona cuidadora y potencialmente capaz de obtener un beneficio relevante». Partiendo de esta base, podría ser sinónimo de cuidado, por lo que el profesional más idóneo para proporcionar lo sería una enfermera. Pero el término TNF es mucho más amplio, y engloba terapias y técnicas que en los últimos años han evolucionado y mucho, sobre todo en lo que a evidencia científica se refiere. Por tanto, dependiendo del tipo de TNF al que nos refiramos habrá unos profesionales más adecuados que otras para implementarlas.

Otra cuestión interesante es que, siendo una intervención sin fármacos, los efectos adversos se entienden que son mínimos o nulos, además, el coste de la intervención es menor. Aunque esta frase ya resulta una generalización que no se ajusta a la realidad de todas las TNF, sí se entiende como ventaja de las mismas.

En el caso de las demencias habría dos enfoques para implementar TNF: frenar el avance de la enfermedad, aliviar síntomas conductuales y psicológicos (SPCD) de la demencia. Como se habrá visto en anteriores capítulos, la demencia conlleva una pérdida de memoria progresiva lo que con el tiempo se traduce apraxias, es ahí donde la estimulación cognitiva está demostrada que retrasa esa pérdida. En el segundo caso, SPCD tan comunes como la ansiedad, la depresión o a la agresividad también pueden ser tratados con TNFs con buenos resultados. Cabe destacar que en los últimos estudios sobre los trastornos del sueño en personas con demencia también tiene un efecto positivo.

Las personas mayores con demencia, especialmente aquellas que se encuentran institucionalizadas, están sometidas a una privación sensorial o, por el contrario, a una estimulación sensorial excesiva. Estos desequilibrios sensoriales, originan la aparición de alteraciones del comportamiento y la reducción de las capacidades funcionales y sociales de las personas con demencia.

Por último, en este capítulo nos tomaremos un espacio para analizar el control del dolor en personas con demencia y como las TNF nos pueden ayudar.

1. Tratamiento no farmacológico para la demencia

1.1 Entrenamiento cognitivo

El entrenamiento cognitivo (EC) implica el entrenamiento formal de la cognición global o habilidades específicas usando tareas estandarizadas. La hipótesis que sustenta la efectividad de EC es que los procesos cognitivos pueden entrenarse para mejorar o mantenerse. Se ha visto en población infantil o también se realiza EC en deportistas profesionales. Existe ya evidencia científica de alta calidad que sustenta que el EC conduce a mejoras moderadas en la cognición global en personas con deterioro cognitivo leve o con demencia.

La práctica de EC puede enfocarse en un solo dominio o en múltiples, se trata de repetir tareas estandarizadas diseñadas para trabajar uno o varios dominios cognitivos. Puede ser individual o realizarse como trabajo en grupos pequeños, a su vez puede ser también supervisada o no supervisada. Las áreas que más interesan trabajar en personas con demencia son las siguientes:

- Memoria.
- Velocidad de procesamiento.
- Control ejecutivo.
- Orientación.

A veces se confunden y se utilizan como sinónimos la estimulación y la rehabilitación cognitivas. La rehabilitación cognitiva es un proceso orientado a la resolución de problemas y suelen ser los profesionales de terapia ocupacional los que la llevan a cabo. Está dirigida a optimizar la capacidad de funcionar en la vida cotidiana. En ambos casos los estudian y sobre todo las revisiones de los ensayos clínicos realizados señalan que la EC debe realizarse un mínimo de 12 semanas para ver resultados de ganancia cognitiva. También se explicita, además, la ganancia del bienestar de los cuidadores y, por tanto, la prevención de la claudicación del cuidador.

1.2. La terapia de estimulación cognitiva

La terapia de estimulación cognitiva es una intervención manual breve, basada en la teoría de que la estimulación mental adecuada y dirigida puede conducir al desarrollo de nuevas vías neuronales. Esta terapia tiene como objetivo mejorar la función cognitiva, así como la calidad de vida y el estado de ánimo, a través de actividades grupales temáticas, como discutir temas de actualidad, que implícitamente estimulan la memoria, el funcionamiento ejecutivo y el lenguaje habilidades. Hay una gran base de evidencia internacional demostrando un efecto beneficioso significativo sobre la cognición y la calidad de vida en las personas con demencia.

1.3. Tratamientos nutricionales

Aunque puede parecer que nos salimos del tema de las TNF, la nutrición está siendo evaluada para mantener o mejorar los procesos cognitivos en personas con deterioro cognitivo y/o demencia. Estos tienen como objetivo modificar la ingesta dietética de micronutrientes (vitaminas y minerales) y/o macronutrientes (proteínas, grasas, hidratos de carbono) a través de suplementos específicos o en combinación.

La nutrición adecuada es esencial para la salud del cerebro debido a su implicación en vías biológicas que reducen el estrés oxidativo e inflamación, promover la salud vascular, así como mejorar las células neuronales. A pesar de la evidencia limitada sobre el efecto de los tratamientos nutricionales en los resultados cognitivos y desafíos metodológicos significativos, los datos son prometedores. Los ensayos han demostrado un efecto beneficioso de la suplementación con vitamina B sobre el rendimiento de la memoria en pacientes con DCL con homocisteína elevada, así como mejoras en el rendimiento cognitivo a través de la suplementación de ácido docosahexaenoico y ácido eicosapentaenoico, y flavonoles. Grandes ensayos de suplementos de vitamina E demostraron una progresión retrasada en el deterioro funcional en personas con Enfermedad de Alzheimer.

La nutrición además está asociada con el acto social de «comer», es decir, en nuestra cultura proporciona un bienestar, por ello se recomienda cuidar no solo el sabor, sino también la presentación de la comida para las personas con demencia. Se pueden mantener tradiciones que no son más que rutinas que sabemos son beneficiosas para llevar la demencia. En ocasiones, la hora de la comida en un momento que provoca conflicto con el cuidador principal, por ello, es importante entrenar a los y las cuidadores para buscar estrategias para mejorar estos momentos, como son: si no quiere comer, no discutir por ello; reservar la comida y proponerle pasado un tiempo comer como si no hubiéramos dicho nada antes; estrategias de comportamiento o distracción, al fin y al cabo.

1.4. Ejercicio físico

El ejercicio físico es en geriatría llamada la «pastilla mágica» porque son todo beneficios, está muy demostrado que el ejercicio físico basado en el trabajo de masa muscular es beneficioso para disminuir sarcopenia, aumenta el equilibrio, previene artrosis. Además de los beneficios físicos se asocia a mejoras psicosociales como la disminución de ansiedad, depresión y trastornos del sueño.

El ejercicio debe estar adaptado a cada una de las personas y puede cumplir varios objetivos terapéuticos, como, por ejemplo, si conseguimos que el/la cuidador/a principal vaya a caminar todos los días 1 hora, estaremos mejorando la salud de la persona enferma de demencia, así como la calidad d vida de este cuidador/a. A la vez le estamos dando herramientas al cuidador/a para ser «útil», dado que la tarea del cuidado no profesional conlleva un grado elevado de frustración por el proceso de la propia enfermedad neurodegenerativa.

Otra ventaja es que puede ser una intervención con ningún o casi ningún coste; aunque también se puede invertir en actividades en grupo con profesionales.

En este apartado debemos mencionar actividades como el Tai Chi o el Chi-kung que son cada vez más utilizados, los resultados se han de esperar a medio largo plazo, a partir de 4-8 semanas.

1.5. Meditación

La meditación es un tipo de entrenamiento que ayuda a la regulación de las emociones y procesos cognitivos como la atención. Los programas requieren de un instructor en sesiones semanales y la práctica diaria en casa. La evidencia científica es limitada y se requieren de más ensayos clínicos aleatorios y estudios longitudinales que incluyan marcadores biológicos. Aun así, la teoría que sustenta la práctica de la meditación incluye efectos sobre la inflamación, el estrés y la regulación de las emociones; así como la regulación de la glucosa y la conectividad cerebrales. Sin haberse demostrado estos mecanismos con una fuerte evidencia queda claro que mejoran la cognición, el bienestar y la salud en la vejez y pueden contribuir a retrasar la aparición de demencia.

No es una técnica particularmente costosa, pero requiere cierta inversión, además, por las características de la actividad, se requiere cierta participación de la persona por lo que en fases moderadas y severas no parece posible realizarlo.

1.6. Reminiscencia

La terapia de reminiscencia es el recuerdo y el intercambio de experiencias personales, habitualmente se realiza esta técnica evocando los recuerdos del pasado lejano con fotos. Su objetivo es provocar la memoria a largo plazo, la comunicación, la propia identidad, mejorar el estado de ánimo, la conexión social, el bienestar y la calidad de las relaciones. Se puede realizar de forma individual o en grupo, por un profesional o por la familia y cuidadores.

A pesar de que es una técnica muy utilizada, la evidencia científica mostró pequeños efectos positivos sobre la calidad de vida, el estado de ánimo y la cognición y aún se precisan de más estudios con información detallada sobre el protocolo de intervención (duración, forma, objetivos . . .).

Esta técnica tiene ventajas claras para el cuidador porque, con una pequeña explicación por parte del profesional, se puede realizar en el hogar si ningún coste (otra ventaja). El cuidador se siente útil, mejora la comunicación con la persona enferma y a largo plazo tendría que ver resultados en la línea de mantener las capacidades que se conservan.

1.7. Tratamientos multisensoriales

Los tratamientos multisensoriales estimulan los sentidos (vista, oído, gusto, tacto, olfato) para compensar la privación sensorial o para restaurar un desequilibrio. Estos tratamientos tienen como objetivo principal mejorar el comportamiento, aumentar calidad de vida y bienestar, aumentar la sociabilidad, a su vez, se pueden trabajar la funcionalidad. Se utilizan más habitualmente en fase moderada de la demencia desde el punto de vista cognitivo, pero se puede trabajar en cualquier fase de la enfermedad teniendo claro el objetivo que se propone en cada persona.

LA estimulación multisensorial o Snoezelen se basa en la premisa de que el mundo en donde vivimos también lo componen todos los estímulos sensoriales que recibimos, a menudo, las personas con demencia, sobre todo en fases de moderadas a severas, se encuentran recibiendo estímulos limitados o disruptivos. Las salas de Snoezelen están diseñadas para proporcionar estímulos sensoriales agradables y, por tanto, la experiencia es relajante y placentera.

Este tipo de terapia puede ser aplicada por diferentes profesionales: psicólogos, terapeutas ocupacionales y enfermeras; pero siempre han de haberse formado para ello. Para la enfermería sería un avance estudiar esta técnica e incorporarla mediante protocolos. En general, se han investigado parcialmente, con pocos ensayos clínicos aleatorios, con mucha variabilidad entre las intervenciones realizadas y las muestras de estudio aún son pequeñas. Por lo que es necesario más evidencia científica para cuantificar el efecto y relacionar el tipo de intervención con el tipo de mejoría.

De forma general, las revisiones bibliográficas sugieren que las salas de estimulación multisensorial se obtienen beneficios entre los que se destacan:

- Promover un ambiente que favorezca el bienestar emocional y la relajación.
- Reducir los comportamientos agresivos y los estados de agitación.
- Estimular la exploración de entorno sensorial y la creatividad.
- Reducir el estrés.
- Acrecentar la atención y la concentración hacia el entorno que les rodea.
- Promover la comunicación del paciente con los cuidadores y las interacciones sociales.
- Trabajar la motricidad fina y gruesa para favorecer el movimiento, la coordinación y la lateralidad.

En la literatura se sugiere **introducir la estimulación multisensorial en momentos cotidianos como el aseo o en las comidas**, que en personas con demencia se conoce que suelen ser conflictivos o al menos disruptivos para la persona quizá por la falta de comprensión de la situación, porque hay dolor en articulaciones y al movimiento del aseo se exacerban, seguramente por la mezcla de estos y otros factores. En un estudio se introdujo en el momento del aseo y los resultados mostraron una reducción significativa de la apatía, la agresividad y la depresión.

Para ampliar esta información les recomiendo leer el Trabajo de fin de Grado de Nuria Calderón Gutiérrez, publicado en 2022. En este trabajo nos proponen una Tabla 1.1. un tipo de terapia y qué resultados podemos esperar según la fase de la demencia en la que se encuentre la persona:

Tabla 1.1. Tipos de estimulación según fase de la demencia

FASE DE DEMENCIA	TIPO DE TERAPIA	EJEMPLO	RESULTADOS
Fase inicial	Actividades que se centran en la totalidad de la tarea. Musicoterapia para recordar experiencias y recuerdos.	Seguir una receta. Plantar flores.	Mejorar el estado anímico. Aumentar la autoestima. Disminuir el estrés. Reducir la ansiedad.
Fase intermedia	Actividades que se enfocan en cada paso de la tarea. Estimulación a través de sonidos, luces y sabores.	Amasar la masa, batir los huevos. Llenar la maceta de tierra, enterrar las semillas.	Mejorar las conductas disruptivas. Potenciar la atención.
Fase severa	Actividades enfocadas en la parte sensorial de la tarea. Estimulación sensorial.	Oler y probar el postre. Enterrar las manos en la tierra, agrupar las semillas en montones.	Paliar el dolor. Potenciar la relajación. Incrementar la esperanza de vida.

Fuente: Calderón Gutiérrez N. El uso de las salas multisensoriales o Snoezelen en personas mayores con demencia moderada y avanzada. 2022 Apr 23; Available from: https://repositorio.unican.es/xmlui/handle/10902/25032

2. Tratamiento no farmacológico para los síntomas psicológicos y conductuales de la demencia

2.1. Musicoterapia

Los tratamientos basados en la música se clasifican como en activos o receptivos. Las actividades tienen por objetivo abordar múltiples resultados: cognitivos, psicosociales, de comunicación y físicos, a menudo simultáneamente. Los tratamientos activos incluyen tocar instrumentos, cantar, escribir canciones y moverse al ritmo de la música. Los tratamientos receptivos implican escuchar música grabada o en vivo.

Existe baja calidad de evidencia científica sobre el efecto de la musicoterapia en la cognición, pero sí se demuestra como una técnica útil para disminuir la depresión y problemas generales de comportamiento, pero sin efecto sobre la agitación, aunque sobre este punto hay otros estudios que sí muestran eficacia sobre la agitación. Hay desacuerdo también sobre si los tratamientos más efectivos son los activos o los receptivos. También depende del objetivo planteado con dicha terapia.

La investigación en este campo en un futuro de be estudiar estas controversias y ampliar la evidencia sobre el efecto y el objetivo de la terapia en personas con demencia.

2.2. Tratamientos de comunicación

Los tratamientos de comunicación tienen como objetivo mantener o mejorar la calidad y cantidad de interacciones comunicativas significativas. Estos tratamientos se pueden dividir en tratamientos directos e indirectos. Tratamientos directos son principalmente tareas y actividades de estimulación del lenguaje, individualmente o en grupos. Los tratamientos indirectos incluyen entrenar a la familia y cuidadores profesionales y no profesionales en estrategias de comunicación efectiva, modificando ambientes para facilitar la comunicación y desarrollando rutinas y actividades terapéuticas que favorezcan la comunicación.

La evidencia científica es limitada y se precisan de más ensayos clínicos aleatorios que demuestren la eficacia. A pesar de ello, es recomendable la formación de todos los profesionales en relación con la comunicación y la interacción con las personas con demencia. Por ejemplo, cuando vamos a despertar a una persona con demencia por la mañana es interesante dar datos precisos que orienten en espacio y tiempo a estas personas, aún más importante si la persona está ingresada o fuera de su hogar. Utilizar frases como «Buenos días, ya ha salido el sol, ¿qué tal has dormido?», siempre esperar el tiempo necesario para obtener una respuesta, también podemos ubicar en espacio e incluso presentarnos si la persona no es la cuidadora habitual. **Hay que recordar siempre que la comunicación ha de ser suave tranquila y cariñosa pero sin infantilizar.**

2.3. Intervenciones con muñecas

Las Terapias con Muñecas (TM) son una técnica de estimulación psicoafectiva dirigida a personas con demencia moderada-severa. La interacción que se produce de la persona con demencia con la muñeca activa instintos innatos relacionados con el cuidado, basados en la historia de vida y que promueve la comunicación afectiva. Se fundamenta en la Teoría del apego de Bowlby (1969) y la Teoría del objeto de transición de Winnicott (1953).

Existe poca evidencia científica con publicación en muchas ocasiones de casos, o sino muestras muy pequeñas. Pero la literatura al respecto describe los siguientes beneficios:

- Mejoría de SPCDs: en especial reducción de la agitación, la agresividad y el vagabundeo.
- Mantenimiento y/o estimulación de las capacidades cognitivas.
- Mantener o conectar con el entorno.
- Mejorías en la comunicación.
- Mejora del bienestar.

- Promoción de la autonomía.
- Trabajo de motricidad fina y gruesa.
- Aumenta la autoestima.

La TM se puede realizar de forma individual o grupal. A nivel individual se puede trabajar de manera dirigida en sesiones programadas e introducir la muñeca en su entorno habitual, para que tenga acceso a lo largo de su día. Se puede también utilizar para momentos de agresividad o cualquier comportamiento disruptivo ofrecer o poner a mano a la muñeca para distraer la actividad y la atención al TM. A nivel grupal, además de lo ya mencionado a nivel personal, se puede trabajar la comunicación entre distintas personas, fomentando así la interacción social.

2.4. Estrategias de promoción, ambientales y de distracción

El mejor tratamiento siempre es el preventivo, también de los SPCDs. Desde el punto de vista de la enfermería, es básico para el cuidado de las personas la atención al ambiente que rodea a la persona, así como trabajar de manera de preventiva promocionando la salud.

Está muy descrito la influencia de la luz, la actividad diaria con la calidad del sueño, por ello, implementando TNF se puede trabajar la promoción del sueño. Otras estrategias que cabe mencionar son algunas como: regulación de horarios de sueño y vigilia, disminución de la excitación, aumento de la actividad diurna.

En este sentido la Teoría de la Atención Centrada en la Persona refuerza todo lo anterior, mucho más cuando trabajamos en entornos sociosanitarios donde podemos llegar a conocer de manera exhaustiva la historia de vida de las personas y escoger TNF ligadas a la persona.

2.5. Miscelánea

Como hemos intentado explicar, existen múltiples TNF, y muchas de ellas puede implementarse para distintos objetivos y esperar distintos resultados. Se ha mencionado en varias ocasiones como aún falta evidencia de alta calidad sobre las mismas, pero las guías y recomendaciones prácticas aconsejan utilizarlas en primer lugar antes que las terapias farmacológicas salvo que hay algún supuesto de daño para la persona, por ejemplo, una reacción explosiva agresiva.

Esto último quiere decir que aún nos queda mucho por discutir al respecto de este tema, incluso su nomenclatura, existe cierta polisemia en cuanto al nombre de las terapias. Por ello **RECOMIENDO el siguiente recurso electrónico como aglutinador de estas intervenciones en España:** Videoteca - CRE ALZHEIMER - Instituto de Mayores y Servicios Sociales (imserso.es)

No cabe repetir la información del apartado anterior, pero que quede constancia que para tratar los SPCDs de la demencia también se utiliza:

- Tratamientos nutricionales (apartado 1.3.).
- Ejercicio físico (apartado 1.4.).
- Meditación (apartado 1.5.).
- Reminiscencia (apartado 1.6.).
- Estimulación multisensorial (apartado 1.7.).

3. Tratamiento no Farmacológico para el dolor en personas con demencia

De primeras deberíamos preguntarnos si las personas con demencia tienen por su enfermedad cambios en la percepción del dolor. Por todos es sabido que las enfermedades que provocan dificultades en la comunicación se pierde la posibilidad de saber exactamente qué siente la persona.

En lo que se refiere a la percepción del dolor en personas que padecen demencia no se aprecian cambios en el umbral de respuesta al dolor, pero sí en la tolerancia al mismo. El componente sensorial está indemne, mientras que el componente afectivo del dolor se encuentra modificado.

Revisando los diferentes componentes del dolor en relación con el tipo de demencia, se puede apreciar diferencias teóricas, aunque en realidad es probable que confluyan de forma heterogénea por la alta variabilidad individual. En la demencia vascular el componente emocional del dolor podría estar incrementado, ya que las lesiones de sustancia blanca incrementan la sensibilidad, estando relacionado con la presencia de dolor central. En la demencia frontotemporal podría existir una reducción del procesamiento y del componente emocional, presentando una mayor tolerancia al mismo. En la demencia de los cuerpos de Lewy se produciría una reducción de la percepción del dolor y del sufrimiento, siendo las lesiones de la sustancia blanca similares a las de la EA. **Pero en la práctica debemos suponer que las personas con demencia pueden sufrir el mismo dolor ante los mismos estímulos dolorosos que las personas cognitivamente intactas.**

Sin embargo, está demostrado que las personas mayores con demencia reciben menos analgesia que los que no tienen deterioro cognitivo. Un estudio cifra la prevalencia en España del dolor crónico en personas con demencia que viven en residencias del 61 %.

No se puede dejar de mencionar el hecho de que el dolor no es detectado en su totalidad en el grupo etario de mayores de 65 años, en ocasiones, por creencias culturales tanto del personal sanitario como de los propios mayores. En otras, por tratarse de un paciente geriátrico, es decir, con pluripatología, en muchas ocasiones crónica y de difícil manejo. Esto provoca también que en los casos diagnosticados de dolor crónico este se haya infratratado. En concreto las personas añosas con demencia moderada, además de lo antes descrito, se les añade la dificultad de comunicación propia de la enfermedad, lo cual dificulta el diagnóstico y el tratamiento del dolor.

La demencia en sí misma no es dolorosa, sin embargo, se asocia con un mayor riesgo de situaciones que causan dolor, como infecciones del tracto urinario, úlceras por presión y fracturas inducidas por caídas. Se estima que el 30 % - 50 % de las personas que tienen demencia experimentan dolor crónico. Este dolor puede contribuir en los síntomas conductuales de la demencia: agresión, agitación, aislamiento, confusión y empeorar el deterioro cognitivo; así como empeorar las dificultades de la deambulación y los problemas en la conciliación del sueño.

La evaluación de la persona con dolor ha de ser multicontextual, ha de contemplar además del nivel físico, el nivel cognitivo, afectivo y conductual. Como se ve en el modelo conceptual de Loeser (1982) que integra los cuatro componentes del dolor: nocicepción, dolor, sufrimiento y conducta del dolor.

Para la evaluación apropiada del dolor se usan una serie de herramientas validadas, que están basadas en el constructo multidimensional del dolor y agilizan la valoración sistemática. Ello permite poder tratar y manejar de la mejor manera el dolor. Melzack *et al.* elaboraron metodologías para la observación y valoración del dolor. Crearon el *McGill Pain Questionnaire* (MPQ), actualmente uno de los instrumentos psicométricos de mayor relevancia para la valoración del dolor.

La evaluación del dolor de las escalas observacionales se basa en los síntomas neuropsiquiátricos de la demencia, algunos más estudiados que otros que se resumen en la Tabla 1.2.

Tabla 1.2.: Relación de los síntomas neuropsiquiátricos de la demencia y los síntomas relacionados con el dolor

Síntoma	Evidencia científica
Delirios, alucinaciones, euforia, desinhibición	Síntomas todavía no investigados en ensayos de intervención aleatorizados.
Agitación, agresión, depresión, disforia, apatía, indiferencia, trastornos del sueño y del comportamiento nocturno, apetito y cambios alimenticios	Grupo de síntomas que figuran en los instrumentos de evaluación del dolor. Síntomas que se han relacionado con el dolor.

Ansiedad irritabilidad, labilidad	Grupo de síntomas que figuran en los instrumentos de evaluación del dolor. Síntomas que no se han relacionado con el dolor.
Conducta motora aberrante	Síntomas todavía no investigados en ensayos de intervención aleatorizados. Grupo de síntomas que figuran en los instrumentos de evaluación del dolor.

Fuente: González Vaca J. Valoración y manejo del dolor en personas con demencia moderada-severa en centros sociosanitarios. TDX (Tesis Dr en Xarxa) [Internet]. 2019 Dec 3; Available from: https://diposit.ub.edu/dspace/handle/2445/149558

Las escalas observacionales más analizadas y utilizadas en la práctica y en la investigación son las siguientes:

- Escala PACSLAC Pain Assessment Checklist for Senior with Limited Ability to Communicate, es considerada el *gold standard* para la evaluación del dolor en este grupo de pacientes, está formada por 60 ítems agrupados en 4 categorías: expresión facial, movimientos del cuerpo, indicadores fisiológicos e indicadores psicosociales. Cada uno de los ítems puntúa en una escala dicotómica (presencia o ausencia). Se utiliza en trabajos de investigación, pero no en la práctica, porque es muy larga y no está validada en español.

- La *Abbey Pain Scale* (Abbey) es una herramienta australiana desarrollada para medir la intensidad del dolor en personas con demencia en estadios avanzados. Está formada por 6 ítems: vocalización, expresión facial, cambios en el lenguaje corporal, cambios conductuales, cambios fisiológicos y cambios físicos. Cada uno se evalúa en una escala de intensidad de 4 puntos (de 0 ausencia de dolor a 3 dolor severo). Validada en español en el año 2013 con buenos resultados.

- PAINAD, La *Pain Assessment in Advanced Dementia Scale* (PAINAD) fue diseñada con el fin de proporcionar una herramienta de valoración sencilla y relevante clínicamente para personas con demencia en estadios avanzados. Incluye 5 ítems:

respiración, vocalizaciones, expresión facial, lenguaje corporal y consolabilidad. Cubre tres de los seis criterios de conductas del dolor. Validada en español en 2014, y tal vez la más utilizada por la rapidez de aplicación y sencillez.

- La escala *Pain Assessment Checklist for Seniors with Limited Ability to Comunicate* (PACSLAC) está formada por 60 ítems agrupados en 4 categorías: expresión facial, movimientos del cuerpo, indicadores fisiológicos e indicadores psicosociales. Cada uno de los ítems se puntúa en una escala dicotómica (presencia o ausencia). Es considerada un instrumento muy útil y comprensible, puesto que engloba todos los criterios conductuales. Sin embargo, son necesarios estudios de validez y fiabilidad.

Además, nunca se puede menospreciar el autoinforme de dolor, incluso gemidos o quejidos, pese al deterioro cognitivo que pueda tener la persona que atendemos.

Las TNF para disminuir el dolor en personas con demencia, se pueden emplear todas las descritas anteriormente, solo hay que discernir las causas de cada uno de los componentes del dolor. Por ejemplo, podemos detectar como una persona tiene quejas de dolor en un momento concreto del día porque no quiere realizar una actividad concreta o porque ese día no ha visto a su familia, deberemos por tanto realizar intervenciones dirigidas más al componente social y psicológico del dolor.

Es más complicado pensar en TNF para personas con demencia severa, y por ello propongo unas posibles intervenciones:

- **Calor:** disminuye el dolor, el espasmo muscular; aumenta la inflamación, aumenta el flujo sanguíneo, aumenta la hemorragia y el edema.
- **Frío:** disminuye el dolor y el espasmo muscular, también la inflamación, el flujo sanguíneo, la hemorragia y el edema.
- **Masaje:** manipulación de los tejidos del organismo, enfermería históricamente ha utilizado el masaje para aliviar la ansiedad y/o disminuir el dolor o relajar la musculatura; aunque la in-

vestigación clínica es escasa. Es una forma instintiva, segura y económica. Además, ofrece la ventaja de poder establecer una relación terapéutica con el paciente y comunicarse con él.

- **Distracción:** se dice de todo aquello que aleje la concentración de la sensación dolorosa. Esto ayuda a alterar la percepción en el mismo momento del proceso de la técnica. Usado por enfermería también históricamente, por ejemplo, cuando se realizan venopunciones. Se entiende que el efecto desaparece una vez finalizada la técnica de distracción y el dolor vuelve y a veces aumenta. No obstante, algunas personas (sanitarios) pueden pensar erróneamente «No puede dolerle porque se estaba riendo hace un minuto con . . . ».
- **Relajación:** son técnicas que precisan de la colaboración del paciente pero que ayudan a disminuir el dolor y potencian otros tratamientos.

4. Recomendaciones para futuras investigaciones, así como limitaciones del tema

Las TNF se han de incorporar a la práctica habitual con objetivos claros y medibles, aún queda mucho por demostrar. Hay evidencias de ganancias sostenidas en la cognición global, pero suelen ser estudios pequeños o con alto riesgo de sesgo.

La investigación futura ha de centrarse en mejorar la comprensión de los mecanismos subyacentes y predictores de ganancia en receptores individuales. Otra de las líneas propuestas en la de discernir entre tipos de demencia, tipo de intervención y resultado.

Las limitaciones van es esta línea de la evidencia científica actual, es un tema que se prevé que tenga un gran crecimiento en los próximos años.

Ciertas intervenciones propuestas requieren de una inversión de material más o menos costosas, pero las hay que son adaptables a distintos niveles asistenciales como el hospital o la atención domiciliaria; sin olvidarnos de toda la atención que se realiza en las residencias y centros de día.

5. Conclusiones

La demencia, y a su vez los síntomas psicológicos y conductuales de la demencia, son un grave problema sanitario, social y económico, en el que no solo está implicada la persona que sufre la enfermedad sino todo su entorno y cuidadores.

Las TNF es un campo muy amplio en el que pueden intervenir distintas disciplinas: enfermería, terapia ocupacional, psicología, entre otras.

El uso de las salas multisensoriales logra proporcionarles un nivel adecuado de estimulación sensorial, que consigue disminuir su apatía y aumentar su relajación y bienestar.

- Las salas multisensoriales son espacios donde se disfruta de una gran variedad de experiencias sensoriales de forma controlada mediante la estimulación de los sentidos. Están equipadas para proporcionar una gran variedad de actividades, que alcanzarán un efecto estimulante o calmante en función de las preferencias y necesidades terapéuticas de cada participante.
- Aunque todavía existe poca información sobre cómo funcionan las salas Snoezelen, múltiples estudios han demostrado sus efectos positivos en el estado de ánimo y la relajación. Además, tras una sesión en la sala multisensorial, los participantes en las fases más avanzadas de la demencia muestran una reducción de las conductas disruptivas, una comunicación más espontánea, una mayor interacción y atención al entorno y un mejor estado de ánimo.

6. Referencias

Calderón Gutiérrez N. El uso de las salas multisensoriales o Snoezelen en personas mayores con demencia moderada y avanzada [Internet]. 2022 Apr. Available from: https://repositorio.unican.es/xmlui/handle/10902/25032

González Vaca J. Valoración y manejo del dolor en personas con demencia moderada-severa en centros sociosanitarios [Internet]. TDX (Tesis Doctorals en Xarxa). Universitat de Barcelona; 2019. Available from: https://diposit.ub.edu/dspace/handle/2445/149558

Instituto de Mayores y Servicios Sociales. Terapias No Farmacológicas - CRE ALZHEIMER - [Internet]. Available from: https://crealzheimer.imserso.es/cre-alzheimer/terapias-no-farmacologicas

Liao, Yo-Jen *et al.* Non-pharmacological interventions for pain in people with dementia: A systematic review. International journal of nursing studies vol. 124 (2021): 104082. doi: 10.1016/j.ijnurstu.2021.104082

Meyer C., O'Keefe F. Non-pharmacological interventions for people with dementia: A review of reviews. https://doi.org/101177/1471301218813234 [Internet]. 2018 Dec 7;19(6):1927-54. Available from: https://journals.sagepub.com/doi/10.1177/1471301218813234?url_ver=Z39.88-2003&rfr_id=ori%3Arid%3Acrossref.org&rfr_dat=cr_pub++0pubmed

Ministerio de Sanidad C. y B. S. Plan Integral de Alzheimer y otras Demencias (2019-2023) [Internet]. Sanidad 2019. 2019. 13-91 p. Available from: https://www.mscbs.gob.es/profesionales/saludPublica/docs/Plan_Integral_Alhzeimer_Octubre_2019.pdf%0Awww.mscbs.gob.es

Pérez V., Menéndez-Crispín E. J., Sarabia-Cobo C., de Lorena P., Fernández-Rodríguez A., González-Vaca J. Mindfulness-Based Intervention for the Reduction of Compassion Fatigue and Burnout in Nurse Caregivers of Institutionalized Older Persons with Dementia: A Randomized Controlled Trial. Int J Environ Res Public Heal 2022, Vol 19, Page 11441 [Internet]. 2022 Sep 11;19(18):11441. Available from: https://www.mdpi.com/1660-4601/19/18/11441/htm

Saragih I. D., Suarilah I., Son N. T., Lee B. O. Efficacy of non-pharmacological interventions to reduce pain in people with dementia: A systematic review and meta-analysis. J Clin Nurs [Internet].

2022; Available from: https://cercabib.ub.edu/discovery/fulldisplay/
cdi_proquest_miscellaneous_2694959814/34CSUC_UB:VU1

Sikkes S. A. M., Tang Y., Jutten R. J., Wesselman L. M. P., Turkstra L. S., Brodaty
H. *et al.* Toward a theory-based specification of non-pharmacological
treatments in aging and dementia: Focused reviews and methodological
recommendations. Alzheimers Dement [Internet]. 2021 Feb 1;17(2):255.

Sun Y., Ji M., Leng M., Li X., Zhang X., Wang Z. Comparative efficacy of
11 non-pharmacological interventions on depression, anxiety, quality
of life, and caregiver burden for informal caregivers of people with
dementia: A systematic review and network meta-analysis. Int J Nurs
Stud [Internet]. 2022;129:104204. Available from: https://doi.org/10.1016/j.
ijnurstu.2022.104204

Wang G., Albayrak A., Van Der Cammen T. J. M. A systematic review of
non-pharmacological interventions for BPSD in nursing home residents
with dementia: from a perspective of ergonomics. Int psychogeriatrics
[Internet]. 2019 Aug 1;31(8):1137-49. Available from: https://pubmed.ncbi.
nlm.nih.gov/30334500/

Capítulo 12

Cuidados en fases inicial y media de la demencia

Noemí Aja Lavin

Diplomada Universitaria Enfermería (DUE)

Centro de Salud Medio Cudeyo

Gerencia de Atención Primaria (GAP)

Servicio Cántabro de Salud

María Bravo González

Diplomada Universitaria Enfermería (DUE)

Enfermera Unidad de Deterioro Cognitivo

Hospital Universitario Marqués de Valdecilla (HUMV)

Servicio Cántabro de Salud

Susana Díez Rueda

Grado en Enfermería

Equipo de Soporte de Atención Domiciliaria

Gerencia de Atención Primaria (GAP)

Servicio Cántabro de Salud

RESUMEN

La demencia en todas sus formas y tipos son la pandemia silenciosa del siglo XXI. Según la Organización Mundial de la Salud (OMS), actualmente afecta a 47 millones de personas en todo el mundo, pero se preveé un crecimiento exponencial de esta cifra, llegando a superar los 132 millones en el 2050. Si tomamos los datos del Instituto Nacional de Estadística (INE), el número de afectados en España por demencia supera las 700 000 personas mayores de 40 años.

El coste no solo es físico, sino también psicológico, social y económico, suponiendo 31.890 euros por persona y año según la OMS. Esto convierte a la demencia en una prioridad de Salud Pública y en un problema social y sanitario de primer nivel.

Nuestro objetivo es buscar abordajes que mantengan y mejoren la autonomía de los pacientes con el fin de aumentar su calidad de vida y la de sus cuidadores.

La demencia es una de las principales causas de discapacidad y dependencia de las personas afectadas, viéndose comprometidas funciones imprescindibles como la memoria, el pensamiento, la orientación, la comprensión, el cálculo, la capacidad de aprendizaje, el lenguaje y el juicio.

En su etapa inicial a menudo la demencia pasa desapercibida por el inicio paulatino de sus signos y síntomas, a medida que avanza estos se van haciendo más evidentes. El diagnóstico temprano para la adopción de medidas y cuidados en estas etapas resultan de vital importancia porque eso permitiría mantener la autonomía de la persona durante el mayor tiempo posible.

Para la elaboración de este capítulo se han revisado guías de práctica clínica, artículos y trabajos fin de grado publicados en los últimos años, además de la experiencia personal en el cuidado de estos pacientes.

PALABRAS CLAVES

Demencia, Alzheimer, cuidados, fase inicial, fase media, dependencia.

1. Introducción

La demencia definida en el Manual diagnóstico y estadístico de las enfermedades mentales (DSM) de la American Psychiatric Association (APA) en su quinta edición, como un síndrome que incluye la pérdida de funciones cognitivas con compromiso de la funcionalidad, es decir, pérdida de las actividades de vida diaria para el funcionamiento laboral, social y familiar. Es progresiva y el cuidado y abordaje va cambiando a medida que esta avanza. Podemos clasificarla en fase inicial, media y avanzada según su grado de deterioro cognitivo y su afectación funcional.

Dado el curso continuo y lentamente progresivo de la enfermedad, los límites de cada etapa no están claramente definidos, pero permiten una graduación orientativa para su seguimiento.

En este capítulo trabajaremos sobre las dos primeras fases, inicial y media. Existen diferentes escalas que sirven como guía para determinar la fase en la que se encuentra el paciente, siendo la más usada la Global Deterioration Scale/Funcional Assessment Staging (GDS/FAST). Esta escala contempla siete fases, que desde la normalidad (GDS1) a la etapa más grave (GDS7) define el continuo progreso de la evolución de la enfermedad.

Nuestro objetivo será planificar intervenciones para proporcionar cuidados integrales que permitan mantener las capacidades cognitivas y funcionales del paciente el mayor tiempo posible, así como conseguir su mayor autonomía e independencia. Abordaremos actuaciones necesarias a realizar sobre el paciente y su entorno familiar.

En primer lugar se realizará una valoración, para tener una visión integral centrándonos en las esferas más importantes que se ven afectadas en la demencia, tales como la funcional, emocional, cognitiva y social.

2 Abordaje y cuidados en la fase inicial

Nos centraremos en evaluar cómo el déficit cognitivo afecta al desempeño de las tareas ocupacionales, familiares, sociales, etc.

En esta etapa, los déficits cognitivos son leves, por ejemplo, en la enfermedad de Alzheimer (EA) se deteriora la memoria a corto plazo, la capacidad de aprendizaje y de realizar tareas complejas; en ocasiones aparecen dificultades con el lenguaje e incluso aparecen cambios en la personalidad. Es en este momento es cuando se ven afectadas principalmente las actividades instrumentales de la vida diaria (AIVD), conservando las básicas.

Una valoración inicial completa es importante para poder planificar los cuidados de la forma más adecuada. Se necesitará de una visita más larga que sucesivas revisiones posteriores. Se hará un seguimiento, alrededor de los 6 meses siguientes a su primera visita y se revaluarán los cuidados ajustándolos a medida que la evolución de la enfermedad modifique sus capacidades.

Es imprescindible que un familiar cercano o allegado le acompañe a la visita e informe de los cambios observados en el paciente a nivel funcional, y en la realización de las tareas diarias básicas y complejas. Además, el acompañante cumplirá la tarea de recordar al paciente lo que se le dice.

Tabla 12.1 Actividades básicas y complejas de la vida diaria

Básicas	Complejas
Orientadas al cuidado del propio cuerpo y de la persona	Orientadas hacia la interacción con el medio
Baño y aseo	Manejo de finanzas
Vestido	Uso de medios de comunicación
Alimentación	Preparación de comida

Sueño y descanso	Movilidad fuera del entorno conocido
Eliminación	Limpieza y cuidado del hogar
Movilidad	Realizar compras
Cuidado de ayudas técnicas personales	Seguridad dentro y fuera del hogar y respuesta ante emergencias
	Cuidado de otras personas y de mascotas

Las quejas o fallos de memoria pueden ser referidas por el propio paciente, familiares, personas de su entorno o bien, observadas por los profesionales sanitarios, aunque la mayoría de los pacientes con demencia no suelen referir pérdida de memoria, sino que es normalmente un familiar quien lo observa y solicita atención médica.

Estas quejas no tienen por qué estar asociadas a pérdidas en la funcionalidad, sino manifestarse con alteraciones en otras esferas, tal y como se muestra en la tabla 12.2.

Tabla 12.2 Motivos de atención y derivación
en consulta de demencia

Alteraciones cognitivas	• Dificultad para aprender o retener información. • Problemas para la realización de tareas complejas. • Desorientación espacial y temporal.
Alteraciones del lenguaje	• Disminución o pérdida de la fluencia en la conversación. • Dificultad para encontrar la palabra adecuada. • Dificultad para la comprensión.
Alteraciones conductuales	• Irritabilidad. • Cambios de personalidad. • Pasividad. • Falta de empatía. • Ideas delirantes. • Malinterpretación de estímulos sensoriales.

El estudio y seguimiento de las demencias es complejo y no se realizan en las consultas habituales, precisa una dedicación importante de tiempo y conocimientos específicos en la materia.

Para ello existen unidades específicas del deterioro cognitivo formados por un grupo de profesionales de diferentes disciplinas sanitarias que incluyen neurólogos, neuropsicólogos y enfermeras especialistas en neurología y demencias.

El concepto de Unidad de Deterioro Cognitivo (UDC) es relativamente joven, se establecieron en España alrededor de los 90.

Existen dos vías de acceso:

* A través de Atención Primaria (AP).
* A través de Atención Especializada (AE).

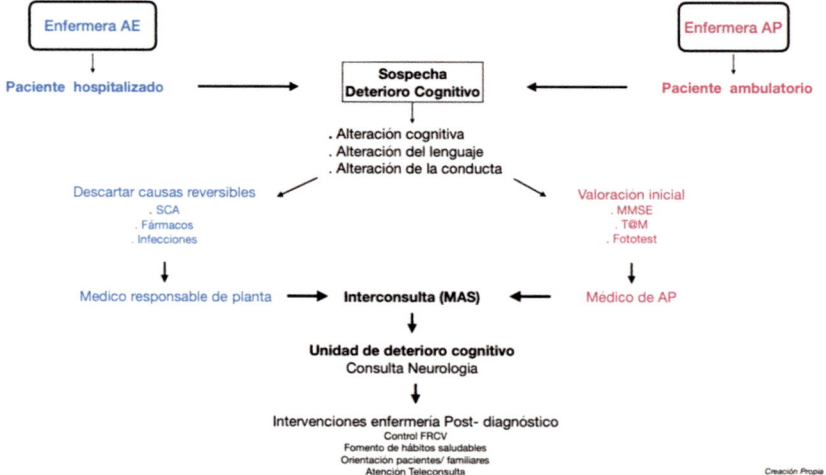

Figura 12.1. Derivación a la unidad/consulta de deterioro cognitivo. Fuente: elaboración propia.

2.1. Valoración

Estamos ante un paciente ya diagnosticado y que conserva las capacidades para realizar las actividades básicas de la vida diaria (ABVD) y algunas de las AIVD.

Entre los objetivos de la valoración se encuentran:

* Detectar déficits.

- Evaluar la repercusión funcional de la enfermedad.
- Conocer la situación basal del paciente.
- Detectar las necesidades sociales.
- Ofrecer los cuidados más apropiados.
- Mejorar el uso de los servicios sanitarios y sociales.

La valoración inicial constará de tres partes: entrevista clínica, exploración y escalas de valoración.

2.1.1. Entrevista clínica (semiestructurada)

Una buena entrevista comienza con un buen dominio del entorno y la lectura previa del historial del paciente. Obtener toda la información disponible es ya la mitad del camino.

La entrevista (semiestructurada) es un recurso flexible y dinámico, de mucha utilidad. De ella puede obtenerse una cantidad de información mediante preguntas abiertas preparadas con anterioridad por la enfermera. Al haber libertad en el desarrollo de la misma, deberemos orientar estas preguntas de tal manera que obtengamos la información ajustada a la situación real del paciente. Los datos resultantes son de gran calidad al existir un contacto directo con paciente y familiar.

La actitud general de la enfermera debe ser receptiva, sensible y mostrar asertividad, atenta tanto al lenguaje verbal como al corporal.

La entrevista se debe iniciar con una presentación, saludando de forma cordial a paciente y familiar, para establecer así un clima cálido que favorezca la confianza, y en la que todos nos sintamos cómodos. Es el momento más importante porque se inicia la relación terapéutica. Lo que se diga o haga en este primer momento, marcará la dirección de toda la entrevista. La duración de esta primera etapa (inicio) se encuentra alrededor de 10 minutos.

Podemos iniciar con preguntas del tipo:

¿Qué tal está?

¿Cómo se encuentra?

Otra técnica útil es animar al paciente a que nos cuente lo que ya sabemos sobre él, por ejemplo:

> ¿Sabe qué problemas tratamos en esta consulta y por qué está usted aquí?
> ¿Cree que tiene problemas de memoria que le limitan y afectan en su día a día?

Después de presentarnos y establecer un primer contacto, pasamos a la segunda parte de la entrevista (cuerpo). El objetivo es obtener toda la información relacionada con el paciente que consideramos relevante.

Comenzamos con preguntas fáciles y que los pacientes son capaces de contestar sin dificultad, que irán de lo general a lo específico, evitando preguntas que no sepa contestar para prevenir que se ponga nervioso, siendo estas abordadas más adelante cuando tratemos cuestiones más específicas.

Ejemplos de este tipo de preguntas son:

- ¿Dónde vive?
- ¿Con quién vive?
- ¿Tiene hijos?
- ¿Cuál es su fecha de nacimiento?
- ¿Cuál es/fue su profesión?
- ¿Tiene alguna enfermedad importante o crónica, tipo HTA, Diabetes, Hipercolesterolemia?
- ¿Fuma? ¿Consume alcohol? ¿Cuánto? Y ¿desde cuándo?
- ¿Toma algún tipo de tratamiento? ¿Cuál?

> A partir de aquí se van integrando otros datos más específicos, que son el eje central de la entrevista, y lo que va a motivar nuestro plan de actuación.

> Para obtener información relevante, podemos utilizar una batería de preguntas que nos ayuden a organizar la recogida y nos den una idea de la situación real en cuanto a pérdidas y capacidades conservadas.

Como, por ejemplo:

- ¿Qué hace un día normal?
- ¿Cuáles son sus rutinas?
- ¿Realiza algún tipo de actividad física de forma habitual? ¿Cuál?
- ¿Realiza alguna actividad de ocio fuera de casa tipo *hobbie*? ¿Cuál?
- ¿Realiza actividades sociales con amigos o grupos? ¿Cuáles?
- ¿Qué tipo de alimentación sigue?
- ¿Tiene un buen descanso nocturno? ¿Cuántas horas?¿Duerme siesta diaria?
- ¿Realiza tareas domésticas? ¿Cuáles? ¿Tiene ayuda para ellas?
- ¿Maneja usted cuestiones financieras?
- ¿Maneja electrodomésticos y/o dispositivos electrónicos?
- ¿Tiene preocupaciones? ¿Cuáles?

Al ser preguntas abiertas, en muchos casos, el paciente nos contará detalles sin necesidad de preguntar de forma directa.

Para corroborar la información dada por el paciente, deberemos contrastar con el familiar (cuidador) si lo relatado es así, o, por el contrario, hay información que no se ajusta a la verdad. En este punto hay que ser cuidadosos, recordar que se trata de pacientes que olvidan hechos, y en la mayoría de los casos no son conscientes de ello (anosognosia) y cuando escuchan de un familiar quejas o fallos se sienten mal o se enfadan rebatiendo lo que este dice. Si sospechamos que esto puede suceder, la mejor solución será entrevistas separadas de familiar y paciente.

Para finalizar la entrevista, podemos ir preparando al paciente con una ligera indicación, como, por ejemplo, «acabaremos en unos minutos», intentando no alargarla sacando nuevos temas. Este es el momento de proponer una nueva cita. La entrevista se termina con el despido formal.

Es necesario hacer un registro de toda información y datos obtenidos de forma ordenada, clara, exacta, completa y sistematizada. El registro de datos es imprescindible, ya que son necesarios para garantizar la continuidad en el cuidado y son fuente de comunicación e información entre profesionales. Son imprescindibles para realizar estudios de investigación y docencia, auditar y evaluar, entre otras utilidades.

2.1.2. Exploración física

El examen físico es la exploración que se practica con el fin de reconocer las alteraciones o signos producidos por la enfermedad. Para ello nos valemos de los sentidos y de pequeños aparatos o instrumentos (termómetro, aparato de tensión arterial . . .). Realizaremos una exploración física que incluya:

Talla (cm).
Peso (Kg).
Temperatura (ºC)
Presión arterial (mmHg)
Frecuencia cardiaca (l.p.m)

2.1.3. Escalas de valoración

Son pruebas que permiten realizar una evaluación graduada de una conducta o característica concreta, permitiendo valorar frecuencia e intensidad de aquello que queremos evaluar.

Tabla 12.3 Escalas más utilizadas en consulta de enfermería

ABVD	Índice de Katz	Índice de Barthel		
AIVD	Escala de Lawton y Brody			
Estado Cognitivo	Mini-mental State Examination (MMSE)	Short Portable Mental State Questionnaire (SPMSQ)	Test de Alteración de Memoria (T@M)	Fototest
Depresión	Test Yessavage			
Estado nutricional	Mini Nutritional Assessment (MNA)			
Sobrecarga cuidador	Test de Zarit			

ABVD

Índice de Katz: Evalúa el grado de dependencia/independencia de la persona. Su concordancia con otros test de ABVD básica es alta. Evalúa seis funciones básicas:

- Baño (esponja, ducha o bañera).
- Vestido.
- Uso del retrete.
- Movilidad.
- Continencia.
- Alimentación.

La puntuación final clasifica al enfermo en tres grados de incapacidad:

- Grado A,B o 0-1 ausencia de incapacidad o incapacidad leve.
- Grado C,D o 2-3 puntos incapacidad moderada.
- Grado E-G o 4-6 puntos incapacidad severa.

La valoración tiene carácter jerárquico, es decir, la capacidad de realizar una función implica la capacidad de hacer otras de menor rango jerárquico.

Es un índice con buena consistencia interna y validez.

Índice de Barthel: Valora la capacidad de la persona para realizar de forma dependiente o independiente 10 actividades básicas de la vida diaria. Estas son:

- La capacidad de comer.
- Moverse de la silla a la cama.
- Realizar el aseo personal.
- Ir al retrete.
- Bañarse.
- Desplazarse.
- Subir y bajar escaleras.
- Vestirse y desvestirse.
- Mantener el control intestinal.
- Mantener el control urinario.

Su puntuación oscila entre 0 (totalmente dependiente) y 100 (totalmente independiente).

Los puntos de corte:

- 0-24 dependencia total.
- 25-49 dependencia severa.
- 50-74 dependencia moderada.
- 75-90 dependencia media.
- 91-99 dependencia mínima.

AIVD

Escala de Lawton y Brody: Evalúa la autonomía física y AIVD en población anciana, institucionalizada o no. Es uno de los instrumentos de medición de AIVD más utilizado internacionalmente. Ha demostrado su utilidad como método objetivo y breve. Es muy sensible para detectar las primeras señales de deterioro en el anciano.

Mide la capacidad funcional mediante 8 ítems:

- Capacidad para utilizar el teléfono.
- Hacer compras.
- Preparar la comida.
- Realizar el cuidado de la casa.
- Lavado de la ropa.
- Utilización de los medios de transporte.
- Responsabilidad respecto a la medicación.
- Administración de su economía.

La puntación final es la suma del valor de todas las respuestas y oscila entre 0 (dependencia máxima) y 8 (independencia).

El tiempo medio requerido para su realización es de 4 minutos.

Deterioro cognitivo

MMSE: Prueba sencilla, breve y estructurada que evalúa:

- Orientación.
- Memoria.
- Cálculo.
- Capacidad constructiva.
- Uso del lenguaje.

Tiene alta sensibilidad y especificidad.

Su puntuación máxima de 30, un resultado por debajo de 24 sugiere Deterioro Cognitivo Leve (DCL). Hay que ajustar según edad y educación. Se tarda unos 10 minutos en administrar.

SPMSQ (C. Pfeiffer): Cuestionario breve y fiable que detecta la existencia y el grado de deterioro cognitivo. Explora la memoria a corto y largo plazo, la orientación, la información sobre los hechos cotidianos y la capacidad de cálculo.

Consta de 10 preguntas breves.

Tiene puntuación máxima de 10.

- Por debajo de 7, para quien sabe leer y escribir sugiere DCL.
- Por debajo de 6 para analfabetos sugiere DCL.

T@M: Test cognitivo de cribado para el deterioro cognitivo leve de tipo amnésico y para la enfermedad de Alzheimer leve. Es breve, fácil de administrar y puntuar.

Consta de seis apartados:

- Memoria inmediata.
- Orientación temporal.
- Memoria remota.
- Memoria semántica.
- Memoria libre de evocación.
- Memoria libre de evocación con pistas.

La puntuación máxima es de 50 puntos. Punto de corte:

- DCL entre 37-32.
- EA por debajo de 31.
- El tiempo de aplicación entre 5-10 minutos.

Fototest: Test cognitivo breve, evalúa memoria (libre y facilitada), fluidez verbal y lenguaje.

Se utiliza en sujetos analfabetos, con bajo nivel educativo o en aquellos que apenas conocen el idioma.

Puntuación máxima 34. Puntos de corte:

- 28-29 para DCL.
- 26-27 para demencia.

Test de depresión

Test de Yesavage: Cuestionario para cribado de la depresión en personas mayores de 65 años.

Hay varias versiones: de 5, 10, 15 y 30 ítems. Se asigna 1 punto por respuesta coincidente con la plantilla.

En la versión de 30 ítems. La valoración es:

- 0-10 Normal.
- Por encima de 10 riesgo depresión.

Tiempo de administración entre 10-15 minutos.

Escala nutricional

Mini Nutritional Assessment (MNA): Es una herramienta de cribado que ayuda a identificar a pacientes con desnutrición o en riesgo de desnutrición. Existe una versión reducida,Mini Nutricional Assessment-Short Form(MNA-SF).

- 24-30 puntos, estado nutricional normal.
- 17-23 riesgo de desnutrición.
- < 17 desnutrición.

. MNA- SF

- 12-14 estado nutricional normal.
- 8-11 riesgo de malnutrición.
- 0-7 malnutrición.

Tiempo de administración 5 minutos (conserva igual precisión y validez que la MNA).

Escala de sobrecarga del cuidador

Test de Zarit: Cuestionario que mide el impacto sobre el cuidador. Es un cuestionario autoadministrado que evalúa la percepción subjetiva de la sobrecarga. Es la escala más utilizada en el ámbito asistencial y de investigación.

Consta de 22 preguntas, se puntúa del 1 al 5, tipo escala de Likert, con una puntuación máxima 110 puntos.

Puntos de corte:

- < 46 No sobrecarga.
- 46-56 sobrecarga leve.
- > 56 sobrecarga intensa.

2.1.4. Cuidados de enfermería

En esta primera fase, el paciente es capaz de mantener una vida independiente y llevar a cabo de forma autónoma algunas tareas complejas o instrumentales, por tanto, hay posibilidad de que realice una amplia variedad de actividades, cuyo objetivo será mantener las capacidades existentes.

En este momento, la conversación será directa con el paciente y todas las intervenciones irán dirigidas hacia él. El cuidador solo tendrá el papel de supervisar aquellas tareas más complejas para asegurarse que se hagan de la forma correcta y recordar al paciente las pautas que se le han dado en la consulta.

Esto va a suponer un esfuerzo a realizar por el propio paciente, así se lo tenemos que hacer entender porque formará parte de su tratamiento.

La información debe ser clara, precisa y adaptada las capacidades de cada persona. Consideramos que hay una serie de aspectos relevantes para tener en cuenta en esta fase, sobre los que intervenir resulta especialmente beneficioso para mantener autonomía y calidad de vida. Son sobre lo que vamos a trabajar:

- Estimulación cognitiva.
- Alimentación.
- Actividad física.
- Información sobres recursos sociales.
- Derecho a la autonomía.

2.1.5. Estimulación cognitiva

Ante la ausencia de un tratamiento farmacológico para curar o frenar las demencias, la estimulación cognitiva es una intervención no farmacológica que ayuda a preservar las capacidades cognitivas durante más tiempo, potenciando el crecimiento neuronal y la plasticidad cerebral. Aporta beneficios que mejoran la calidad de vida de la persona, cuidadores y familiares.

Existe un gran abanico de actividades a las que se puede recurrir para promover la estimulación cognitiva. Se pueden realizar en centros especializados, en el domicilio, en centros lúdicos.

Tabla 12.4 Actividades estimulación cognitiva

Lugar		Actividades
Domicilio		Puzles y rompecabezas. Leer libros o revistas, hacer diario. Escuchar música. Sopas letras y sudoku. Realizar tareas manuales como jardinería, pintura o artesanía.
Centros lúdicos	Asociaciones vecinales. Centros cívicos. Centros culturales. Centros regionales.	Baile. Yoga/pilates/gimnasia. Espectáculos, charlas y coloquios. Manualidades. Música.
Centros especializados	Centros de rehabilitación cognitiva. Centros de día. Asociaciones de enfermos y familiares.	Terapia reminiscencia. Orientación a la realidad. Memoria. Lenguaje. Terapia ocupacional.

La estimulación cognitiva, aunque se puede realizar de forma individual, es mejor realizarla de forma colectiva dentro de un grupo dirigido por un terapeuta entrenado para ello, favoreciendo al mismo tiempo las relaciones sociales, de esta forma resulta más amena y motivadora.

Las nuevas tecnologías son una herramienta que actualmente puede favorecer y ayudar a realizar actividades de estimulación de forma fácil, a través de dispositivos sencillos de usar, ofreciendo multitud de posibilidades que se adaptan a las capacidades y nivel educativo que posea el paciente. Trabajan sobre todas las áreas que se deben estimular, por ejemplo, memoria, cálculo, lenguaje, gnosias . . .

Existen numerosas aplicaciones (apps), páginas web y programas que de forma gratuita ofrecen este tipo de terapia.

Es interesante proponer actividades ajustadas, teniendo en cuenta el estado del paciente, preferencias, capacidades y recursos.

Como ejemplos de estas actividades tenemos:

1. Realizar un diario estructurado es útil, estimula memoria, lenguaje, orientación, entre otras capacidades. Se recomienda elegir un momento del día tranquilo, sentarse a realizarlo de manera relajada. Puede hacerlo:

   - Al principio del día, plasmando las actividades que tenemos planificado realizar.

   - Al final del mismo, relatando lo realizado.

   - Emplearan aproximadamente de 20-25 minutos, y una extensión entre 15 y 20 líneas.

   - Encabezando cada relato con día de la semana, día del mes, mes y año, favoreciendo con ello la orientación temporal, que se pierde en primeras etapas.

2. Cuadernos con actividades de estimulación cognitiva. Su objetivo es trabajar distintas áreas (memoria, lenguaje, atención, calculo, razonamiento) a través de ejercicios breves con diferentes niveles de dificultad en funciónn de las capacidades del paciente. https://blogcrea.imserso.es/ejercicios-estimulacion-cognitiva https://www.ecognitiva.com/

3. Asistir a cursos de manualidades, baile, música, jardinería . . .

4. Asistir a espectáculos variados: teatro, cine . . .

5. Terapia ocupacional: definida como el uso terapéutico de actividades de cuidado, trabajo y juego, para incrementar la independencia funcional y prevenir la incapacidad. Algunos ejemplos son realizar actividades domésticas, cocinar, llevar control de gastos . . .

6. Terapia de reminiscencia: Ayuda a la persona a trabajar la memoria episódica y su identidad a partir de recuerdos y experiencias. Es una técnica que se aplica en las personas con demencia para favorecer la comunicación y conseguir un mejor estado.

2.1.6. Alimentación

Como ya hemos mencionado el paciente es autosuficiente, de tal manera que es capaz de alimentarse por sí mismo sin ningún tipo de ayuda. Y no solo eso, sino que además hace o participa de forma activa en todo el proceso de alimentación:

- Elección del menú.
- Hacer lista de compra.
- Realizar compra y cocinado.

No existe una pérdida significativa de peso y no son proclives a presentar desnutrición. Las recomendaciones en este momento son puramente dietéticas:

- Dieta variada siguiendo la regla 50-25-25.
  - 50 % - Frutas y verduras variadas, alguna en crudo, aprovechando las de temporada.
  - 25 % -Proteínas saludables fundamentalmente de legumbres, pescados, preferiblemente azul, y carnes blancas, dejando las rojas en menor proporción. Huevos con moderación, leche, derivados lácteos bajos en grasas y frutos secos como fuente rica de ácidos omega 3 y 6.
  - 25 % -Cereales (hidratos de carbono): arroz, trigo, maíz, avena ... y sus derivados (pan, pasta), fundamentalmente integrales, para que mantengan la fibra y nutrientes que se pierden en el refinado del cereal. Incluiremos en este grupo las patatas y el boniato por su contenido en hidratos de carbono.

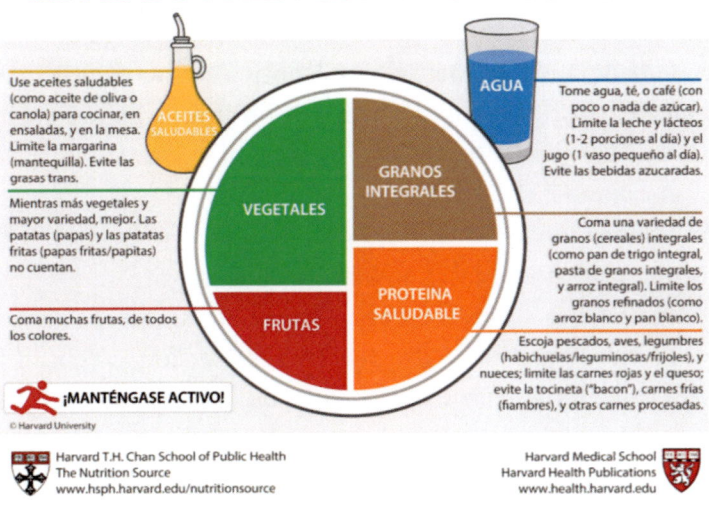

Figura 12.14 Plato saludable.
Fuente: https://www.hsph.harvard.edu/nutritionsource/
healthy-eating-plate/translations/spanish_spain/

- Consumir grasas saludables como el aceite de oliva y las presentes en los pescados azules. Reducir el consumo de grasas saturadas.
- Evitar siempre que sea posibles carnes procesadas.
- Reducir el azúcar, los dulces y la sal.
- **Cero** alcohol por su efecto neurotóxico, produce daño cerebral y neuronal. Esto tiene una afectación directa en la memoria y la capacidad de aprendizaje.
- Agua como bebida de elección en una dieta saludable. Procurar consumirla con frecuencia.

Si el paciente tiene patología previa con una dieta o recomendación específica, esta prevalecerá sobre las recomendaciones generales aquí dadas.

2.1.7. Actividad física

La actividad física es uno de los factores de riesgo modificables para la demencia, es un método preventivo para ralentizar el deterioro cognitivo a lo largo de la vida. Un programa de actividad física regular tiene resultados positivos en personas con demencia en fase inicial y moderada, contribuyendo a enlentecerlo.

Proporciona cambios corporales, emocionales y sociales, relacionados con una mayor calidad de vida y cognición.

La actividad física aeróbica es la que más efectos positivos tiene. Esta afecta directamente a la estructura y función cerebral, por un aumento de la irrigación sanguínea y mejorando la utilización de oxígeno y glucosa.

Las recomendaciones generales son de 150 a 300 minutos de actividad física aeróbica moderada, que es aquella en la que cuesta un poco hablar mientras se practica, pero permite mantener una conversación (andar a buen ritmo, nadar . . .). Cualquier actividad física es mejor que estar tumbado o sentado. Aprovechar tareas domésticas, desplazamientos a pie o en bicicleta, en lugar de usar medio de transporte para sumar minutos de ejercicio.

Actividades tipo:

- Caminar al menos una hora al día.

- Gimnasia de mantenimiento.

- Pilates, Yoga, Tai-chi.

- Bailes de distintos estilos: salón, sevillanas, latinos . . .

- Natación.

Existen lugares, normalmente próximos al entorno del paciente en el que se llevan a cabo este tipo de actividades. Por ejemplo, gimnasios, centros cívicos, centros culturales, centros sociales, asociaciones vecinales (AAVV), etc.

Cuando estamos ante un paciente que tiene instaurados hábitos de actividad física lo suficientemente sólidos, nuestro papel será simplemente reforzar esos hábitos, animarle a continuar con ellos y no abandonarles, ya que son parte importante de su tratamiento. Si, por el contrario, estamos ante una persona con un hábito sedentario, debemos hacerle ver el beneficio que para él tiene realizar actividad física diaria, e insistir en que debe al menos salir a caminar.

MUÉVETE MÁS, SIÉNTATE MENOS Y
HAZ EJERCICIO FÍSICO

2.1.8. Información sobre recursos sociales

Además de informar sobre la enfermedad y pautas a seguir es de gran ayuda conocer los recursos sociales de los que disponen los pacientes para enfrentar la situación. Es conveniente derivar al trabajador social de referencia que asesora de forma cercana sobre los recursos en cada comunidad y acompaña durante el proceso.

• Recursos públicos:
  – Servicios sociales del Ayuntamiento.
  – Servicios sociales de la Comunidad Autónoma.

• Recursos privados.
  – Asociaciones de familiares y organizaciones, que ofrecen ayudas, apoyo o información a pacientes y a quienes cuidan de ellos (Confederación Española de Alzheimer y otras demencias CEAFA).
  – Estos incluyen, por ejemplo:
    • Residencias.
    • Centros sociosanitarios.
    • Centros de día, de noche y de respiro familiar.
    • Centros de mayores.
    • Servicio de teleasistencia.
    • Servicio de ayudas técnica.
    • Servicios de atención domiciliaria (SAD).
    • Servicios de *catering*.

2.1.9. Derecho a la autonomía y toma de decisiones

En nuestra realidad socioprofesional, en pocas ocasiones tiene lugar una comunicación clara del equipo con el paciente y familia respecto a la información en un proceso de enfermedad. En muchas ocasiones son los familiares los que no quieren que el paciente sea informado de la realidad de su diagnóstico y pronóstico, y prefieren ocultarlo, con la intención de ahorrarle, como dicen «sufrimiento innecesario».

Cuando se realiza un diagnóstico temprano de demencia, el paciente aún conserva su capacidad para tomar decisiones. Es en este momento cuando a sus familiares se les plantea el dilema de ocultar o alterar la información sobre el diagnostico, omitiendo datos que son importantes para el paciente, y vulnerando con ello su derecho a la autonomía para la toma de decisiones, impidiendo el cierre de asuntos importantes como, por ejemplo, la realización de voluntades anticipadas, testamento, solucionar asuntos financieros, etc. Esta barrera comunicativa se conoce como «conspiración del silencio».

Esta decisión, aunque se tome desde el amor del familiar a la persona enferma, choca frontalmente con el derecho a ser informado que la ley reconoce a los pacientes. Ley 41/2002, de 14 de noviembre. https://www.boe.es/eli/es/l/2002/11/14/41/con

En este contexto, existen puntos importantes a tener en cuenta.

- El profesional debe sentar las bases adecuadas de comunicación desde el inicio de la relación con el paciente. Esta debe ser clara, abierta, adaptada a sus necesidades y capacidades durante todo el proceso, junto con la colaboración familiar.
- Debe tenerse en cuenta que el paciente es el dueño de la información, y que es él quien decide qué personas de su entorno pueden conocer dicha información.
- Es importante que en el primer contacto con el paciente preguntemos cuánta información tiene acerca de su enfermedad, qué piensa de ella y qué le gustaría saber (verdad soportable). Serán las demandas del paciente las que marquen la comunicación.

- Cuando el paciente conserva sus funciones cognitivas hay que promover y mantener su propia autonomía en la toma de decisiones. En caso de que exista compromiso cognitivo, se ejercería este derecho a través de sus familiares, considerando voluntades anticipadas, si las tuviera.
- Para concluir, no olvidar que el propietario de la información es el paciente, y no la familia. Paradójicamente es esta la primera, y en ocasiones, la única, en conocer dicha información.

Voluntades anticipadas

Las enfermedades crónicas progresivas, como la demencia, se acompañan al final de la vida, con la pérdida de las capacidades necesarias para ejercer la autonomía. La competencia para tomar decisiones está disminuida e incluso anulada, provocando importantes dilemas bioéticos.

Cuando la enfermedad progresa, su autonomía se va deteriorando, pero su dignidad no disminuye, y aunque va quedando afectada su capacidad para obrar, no podemos olvidar que continúa teniendo todos sus derechos.

La enfermedad avanza lentamente, por lo que su voluntad al inicio está presente el tiempo suficiente como para tomar decisiones, y así expresarlas a través de un texto escrito donde dejará redactadas, sus voluntades anticipadas, instrucciones previas o testamento vital. Será tenido en cuenta por familia, y equipo sanitario responsable.

Si dicho documento no existiera, serían los familiares los encargados de tomar las decisiones acerca de sus cuidados, siempre teniendo en cuenta lo que el paciente hubiera querido.

El desarrollo de este documento en España, se apoya en el artículo 11.1 de la ley 41/2002, 14 Noviembre básica reguladora de la Ley de autonomía del paciente y de derechos y obligaciones en materia de información y documentación clínica. Este quedará registrado en el «Documento de instrucciones previas». Lo puede realizar cualquier persona mayor de 18 años que sea capaz y actúe libremente. Para que las instrucciones previas sean válidas deben existir un documento escrito y formalizarse mediante los siguientes procedimientos (Figura 12.16) (https://rvp.cantabria.es/rvp/).

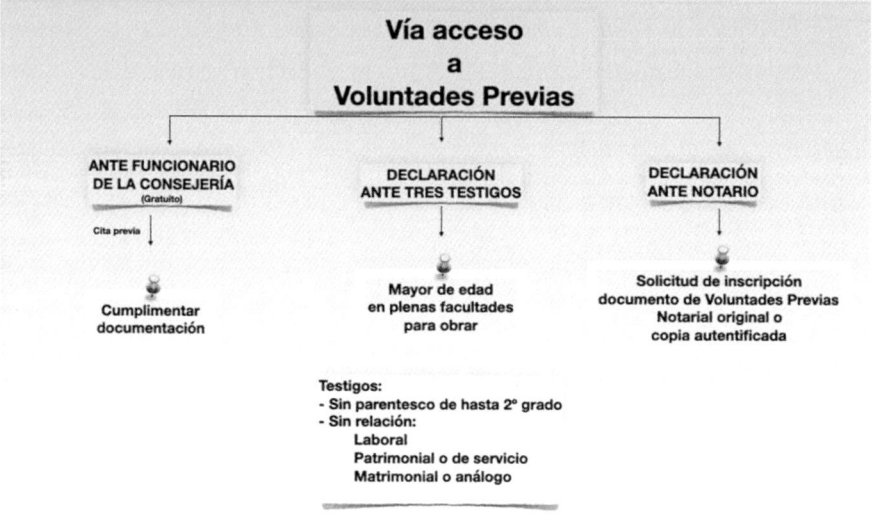

Figura 12.16 Voluntades previas. Fuente: elaboración propia.

2.1.10. El papel de la enfermera en apoyo a cuidadores

El abordaje y cuidados de enfermería en el paciente con demencia está dirigido al binomio paciente-cuidador, ya que esta enfermedad no solo tiene impacto significativo en la calidad de vida de las personas que la padecen, sino también en sus cuidadores, que a menudo enfrentan desafíos emocionales, sociales y económicos.

Los cuidadores de personas con demencia desempeñan un papel crucial en el cuidado y la atención de estos pacientes, requieren apoyo físico, emocional y psicológico. Es importante que estén bien informados sobre la enfermedad y los cuidados que se necesitan, para así poder brindar la mejor atención y cuidarse a sí mismos. Tras la comunicación del diagnóstico, aparecen distintas fases en el proceso de adaptación al cuidar.

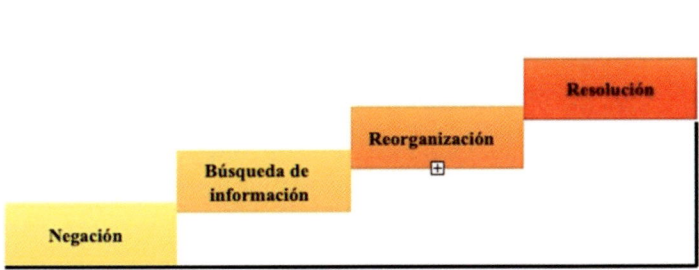

Fases en el proceso de adaptación al cuidar

Figura 12.17 Escalera proceso adaptación al cuidar. Fuente: Elaboración propia.

1. **Negación:** En esta primera fase, el cuidador puede distanciarse, al menos temporalmente, de la amenaza que supone la enfermedad de su familiar. Esta es una reacción psicológica de autoprotección, que permite a los cuidadores controlar miedos y ansiedad. Si esta fase de negación se prolongara en el tiempo, les impediría seguir avanzando en el proceso del cuidado.
2. **Búsqueda de información y aparición de sentimientos negativos.** Es frecuente que aparezcan sentimientos de enfado, frustración, culpa o angustia.
3. **Reorganización:** aparece a medida que avanza el tiempo y el cuidador siente progresivamente un mayor control de la situación.
4. **Resolución:** En esta fase los cuidadores suelen estar más serenos y tranquilos, a pesar de que las dificultades continúan, y son más capaces de manejar con éxito las demandas presentes y futuras.
   La demencia genera en la familia sentimientos de incertidumbre, preocupación y temor. Provoca cambios dentro de ella y en el rol de los distintos miembros que la componen. Conlleva modificaciones importantes en sus vidas y dispara diversas

emociones, de carácter negativo, como miedo, ansiedad, estrés, angustia y depresión.

En este momento se necesita tiempo para valorar la situación y apoyo por parte de profesionales de la salud. Algunos puntos por considerar son:

- Permitir el proceso de adaptación a la nueva realidad.

- Hacer entender que su familiar está enfermo y las alteraciones que presenta son debidas a ello.

- Explicar la importancia de que en la base de los cuidados está prestar apoyo emocional al paciente, acompañarle y comprenderle. Proporcionar ayuda a una persona con demencia es un proceso constante.

- Resolver dudas, la más recurrente está relacionada con el tiempo de duración del proceso y la evolución del deterioro, lo que depende de numerosos factores. En la enfermedad de Alzheimer esta primera etapa puede durar años.

- Explicar la enfermedad de manera comprensible y realista, con un lenguaje ajustado a cada persona. La información debe ser clara y precisa «pero sin asustar». Ahora es el momento de acompañar y planificar el futuro. Hacer entender que algo muy importante es dedicar más tiempo a disfrutar del presente.

El papel del cuidador de una persona con demencia va evolucionando a lo largo del tiempo, y se inicia una vez se ha asimilado el diagnóstico. Como ya hemos señalado anteriormente, en fases iniciales las alteraciones que presenta la persona a su cargo son leves, y suelen estar más relacionadas con la realización de tareas complejas o instrumentales, siendo ahora autosuficiente en su cuidado básico. Por tanto, los acompañantes desempeñan un rol importante, cuyo objetivo es que el paciente se mantenga activo e independiente tanto como sea posible. La labor como cuidador está encaminada a:

1. Supervisión, vigilancia y ayuda en las AIVD.

Es necesario apoyar en las tareas cotidianas, ayudando a la persona con demencia a desarrollar estrategias que le permitan maximizar su independencia. Es imprescindible encontrar un equilibrio para que estas intervenciones se hagan sin que el paciente se sienta agobiado.

Ejemplos de intervenciones:

- Hacer un seguimiento del manejo de la medicación.

- Administrar el dinero, supervisar pagos de facturas. Pueden olvidarse de realizar pagos, o aparecer gastos repetidos o injustificados.

- Recordar citas pendientes.

- Gestiones fuera del domicilio, ahora mantiene la capacidad para salir solo a la calle, pasear, realizar compras, etc.

- Valorar la utilidad de aplicaciones y dispositivos de localización que nos proporcionan geoposición porque en ocasiones pueden perder la noción del tiempo y del espacio, y perderse incluso en entornos habituales.

Tabla 12.5 Aplicaciones y dispositivos para geolocalización en pacientes desorientados

APLICACIONES	DISPOSITIVOS
Safe 365	Relojes
Family Locator GPS Tracker	Cinturones
Spyzie	Carteras
Tweri Alzheimer Caregiver	Llaveros

- Evitar actividades que supongan un riesgo de seguridad. Si no existe riesgo de daño inmediato, proporcionar supervisión. Identificar entornos no seguros, aumentando la vigilancia en estos lugares. Los ambientes muy restrictivos pueden provocar enfados en el paciente que no comprende el motivo de ello.

2. Tolerancia ante las alteraciones del comportamiento.
   - Mostrar paciencia ante la repetición de las mismas preguntas en numerosas ocasiones.
   - Evitar confrontaciones y conflictos porque pueden aparecer cambios en la personalidad, presentar trastornos de ansiedad, depresión, hostilidad, etc.
   - No discutir ante conductas reiterativas o inapropiadas.

3. Permitir y admitir errores.
   - Evitar reproches, ya que tratan de enmascarar de distintas maneras sus fallos de memoria, en ocasiones acusando a otros.
   - Admitir que realicen tareas de forma errónea o incompleta.

2.1.11. Abordaje y cuidados en estadio medio de la demencia

Es la etapa más larga, dura años. Conforme avanza la enfermedad, las dificultades para las tareas complejas van siendo mayores, hasta el punto en el que desaparece la autonomía, además, aparecen los problemas para realizar tareas básicas de la vida diaria (vestirse, asearse).

2.1.12- Seguimiento en consulta

En las visitas programadas de seguimiento se revalúan las capacidades del paciente para ir adaptando los cuidados acordes con sus pérdidas. Estos deben individualizarse según necesidades.

Cuando el paciente entra en la fase media de la enfermedad, la información más objetiva la obtenemos del cuidador, debido al «no reconocimiento» por parte del paciente de su enfermedad (proceso conocido como anosognosia), algo muy presente en esta etapa, y que le hace no ser consciente de sus déficits y dificultades.

Conocer el correcto cumplimiento de pautas dadas con anterioridad es importante, si no fue así, indagar en los motivos.

Es posible que ahora tengamos que hacer la entrevista de forma separada, por un lado, cuidador, y por otro, paciente, así evitaremos que este último se sienta mal o se enfade al oír relatar aquellas actividades que no realiza o hace de forma incorrecta.

Tras una nueva entrevista, evaluaremos la aparición de nuevas dificultades y realizaremos ajustes en las pautas y recomendaciones dadas en la anterior visita.

2.1.13. Cuidados de enfermería

Los problemas de la etapa anterior se agravan y aparece otros nuevos, al final de esta fase la mayoría de las personas necesitarán ayuda en su día a día. Algunos de los aspectos más importantes a tener en cuenta en esta fase media serán:

Tabla 12.6. Enfoque cuidados enfermería
en fase media de demencia

	1-Cambios en las ABVD y AIVD.
	2-Evitar aislamiento Social.
Cuidados de enfermería	3-Cambios en el patrón del sueño.
	4-Cambios en la personalidad.
	5-Proporcionar entorno seguro dentro y fuera del hogar.

2.1.14. Cambios en ABVD y AIVD

- Comienzan a perder su independencia, al inicio, posiblemente solo necesite indicaciones para realizar ciertas tareas como vestirse, asearse, etc. No obstante, en un determinado momento, precisarán mayor asistencia.
- Las tareas complejas desaparecen por completo. No son capaces de gestionar un menú ni cocinar o lo hacen de forma errónea. Las compras pasan a ser solo pequeños recados.
- En el manejo del dinero y los asuntos económicos presentan serias dificultades, solo el uso de dinero de bolsillo es posible.
- Ya no son capaces de salir solos o se pierden, incluso en entornos conocidos.
- Viajar se desaconseja porque el cambio de ambiente puede desorientar a la persona que sufre demencia. Puede reaccionar de forma brusca presentando mayor estado de agitación y confusión.
- Se hace difícil el uso de electrodomésticos, teléfono u otras tecnologías, hasta el punto en que se dejan de usar.
- Tampoco el cuidado del hogar se realiza correctamente, comienzan con el descuido en las tareas domésticas, llegando a ser incapaces de realizar incluso las más simples, como hacer la cama.
- Presentan serias dificultades para elegir adecuadamente la ropa a la estación.
- Tienen problemas para recordar datos simples y habituales como su número de teléfono, dirección, nombre de personas cercanas . . .
- Mientras que en la fase inicial solo precisan supervisión en relación con su medicación, en esta etapa no son capaces prepararla o administrarla. Será responsabilidad de una tercera persona.

El deterioro de la función ejecutiva necesaria para realizar las tareas cotidianas del día a día hace que aparezcan dificultades para saber cómo iniciar o realizar dichas tareas. Existe evidencia que demuestra que estos síntomas están presentes desde etapas iniciales y se va agravando progresivamente. Basándonos en la plasticidad cerebral que defiende que cuanto más se usa un circuito neuronal, más fuerte se hace, se pueden plantear estrategias que ayuden a los pacientes con estas dificultades, como, por ejemplo, crear o fortalecer rutinas.

2.1.15. Evitar aislamiento social

El aislamiento social y la demencia mantienen una relación bidireccional. Existen estudios que apoyan al aislamiento social como factor de riesgo (FR) para sufrir DCL o demencia. También hay estudios que demuestran que perder las funciones cognitivas necesarias para comunicarse e interactuar con otras personas conduce al aislamiento.

Aunque los estudios realizados no definen de forma clara cuáles son los procesos o fundamentos que relacionan aislamiento y demencia, se barajan tres hipótesis:

1. La soledad como desencadenante de procesos neurodegenerativos.
2. Comportamientos menos saludables como menor actividad física; pobre alimentación; descontrol en los tratamientos farmacológicos . . .
3. Binomio soledad-depresión, que desde hace tiempo se sabe de su relación.
   Todo esto nos lleva a la conclusión de que evitar el aislamiento es una medida que favorecerá al paciente tanto en el plano cognitivo, como en el emocional. Hay varias medidas que podremos poner en marcha para evitar que nuestro paciente se aísle:

- Apuntar al paciente a talleres o actividades de forma grupal, bien cognitivas, bien lúdicas, siempre teniendo en cuenta los gustos del paciente. Esto ayuda a tener éxito en las actividades que se realicen.
- Hacerle partícipe de las conversaciones, teniendo en cuenta que sus recuerdos y capacidades están deteriorados. Procurare-

mos hablar sobre cosas en las que el paciente pueda participar (cosas de la infancia, recuerdos familiares, viajes realizados, vida profesional . . .).

- Salir diariamente fuera del domicilio: fomentar reuniones con amigos con los que se sienta cómodo.

2.1.16. Cambios en el patrón de sueño

Las alteraciones del sueño afectan alrededor del 25 % de personas con demencia leve/moderada. Los problemas de sueño incluyen somnolencia excesiva durante el día, e insomnio con dificultad para conciliar y mantener el sueño durante la noche. El objetivo es conseguir un buen descanso nocturno implementando una serie de intervenciones como:

- Establecer una rutina de higiene de sueño. Mantener un horario regular de acostarse y levantarse. Evitar siestas prolongadas durante el día.
- Evitar estimulantes como cafeína, alcohol, nicotina...
- Crear un ambiente tranquilo y relajado a última hora de la tarde.
- Realizar actividad durante el día, tanto física como tareas de entretenimiento.
- Iluminación adecuada: Un punto de luz nocturna puede disminuir la inquietud que se produce cuando los alrededores están oscuros.
- Si es necesario considerar el uso de tratamiento farmacológico prescrito por su médico. Tener en cuenta que la administración de hipnóticos puede ayudar a mejorar la calidad del sueño, tanto para conciliar como para el mantenimiento del mismo.

2.1.17. Cambios en la personalidad

En esta fase pueden experimentar una amplia gama de emociones como trastornos de ansiedad, depresión, hostilidad, etc. Presentan desinterés por las reuniones sociales, en ocasiones tienen reacciones inesperadas como arrojar la comida, gritar, insultar, agredir, etc. Su personalidad se va afectando por pérdidas de control.

- Es importante ofrecer apoyo y comprensión a pesar de que esto no siempre resulte fácil.
- Tener una actitud paciente y tolerante.
- Las actitudes, creencias y comportamientos anómalos que presenta el paciente son síntomas de la propia enfermedad, igual que lo son el déficit de memoria u otros déficits cognitivos. Es importante informar de esto al cuidador

2.1.18. Proporcionar un entorno seguro

El principal objetivo es facilitar que el entorno resulte sencillo, estable y seguro, donde el paciente pueda desenvolverse de la manera más autónoma posible. Esto ayudaría a evitar desorientación y confusión, y con ello, alteraciones de conducta, agresividad e inquietud. También deberemos fomentar su autonomía (es decir, que haga por sí mismo todo lo que sea capaz), y la implicación en actividades cotidianas (colaborar en las tareas domésticas, en actividades sociales), favoreciendo la labor del cuidador y creando un ambiente agradable.

Para llevar a cabo estos cambios dentro del entorno, deberemos examinar las necesidades que tiene la persona, decidir los cambios a realizar acorde a ellas y llevarlas a cabo de forma gradual, permitiéndole que se vaya adaptando a dichos cambios.

- Simplificar es una medida muy útil, para ello retiraremos todo aquello que entorpezca y que no sea necesario (muebles, alfombras, productos tóxicos de limpieza, medicamentos).
- Evitaremos suelos resbaladizos y desniveles, colocando bandas antideslizantes, barandillas . . .
- Mantendremos los lugares con una buena iluminación, y por la noche se podrían usar luces guía.
- Se debe evitar el uso de gas, sustituyéndolo por placas de inducción.

- Las puertas y ventanas deberían contar con sistemas de bloqueo para cuando sea necesario, o bien usar sensores con alarma de apertura.
- Usar carteles identificativos de las distintas estancias para ayudarle a orientarse.
- Dado que los déficits en todas las áreas son claros, la conducción y el uso de armas queda totalmente desaconsejado. El riesgo para ellos y para terceros es elevado.

2.1.19- Atención a la persona cuidadora

El cuidado de un familiar con demencia es una tarea compleja, difícil y normalmente larga. La mayoría de las veces supone anteponer dicha tarea a la vida familiar y personal. En esta fase media, en la que el tiempo de evolución de la enfermedad es ya considerable, la exigencia que supone puede llevar al cuidador a un estado anímico de agotamiento, tanto físico como emocional, provocando en él el «Síndrome del cuidador quemado». Es importante estar alerta a las siguientes señales:

- Abandono de aficiones.
- Ansiedad.
- Niveles de estrés elevados.
- Cansancio.
- Susceptibilidad.
- Dificultad para conciliar y mantener sueño.
  Cuando uno o varios de estos síntomas aparecen es el momento de iniciar acciones para corregir esta situaciónn. Recomendaciones para evitar síndrome del cuidador quemado:
- Ser consciente de la importancia de la tarea que ha asumido. Admitir que está haciendo lo humanamente posible y permitirse errores.
- Conocer la enfermedad y su evolución. Esto ayuda a entender mejor los cambios en la persona afectada y comprender así el comportamiento del ser querido.

- Reconocer y aprender a gestionar las propias emociones. Es normal sentir frustración o ansiedad, de ahí la importancia de expresarlo y compartirlo con amigos, familiares o profesionales sanitarios.
- Conservar la propia identidad más allá del rol de cuidador. Es importante dedicar tiempo para sí mismo, haciendo actividades que a uno le gusten, tales como leer, bailar, escuchar música, practicar relajación . . .
- Mantener el contacto con amigos, cuide las relaciones familiares, tanto con la pareja, hijos, etc. Evitar el aislamiento.
- Organizar el tiempo, planificar los cuidados y repartir las tareas son elementos que benefician.
- Aceptar toda la ayuda disponible de otras personas, familiares, amigos, servicios de la administración pública/ privados (grupos de ayuda mutua), servicios de respiro; y no tener reparo en pedirla son aspectos clave para no caer en la sobrecarga.
- Descanso y alimentación son fundamentales. Dormir lo suficiente es necesario para mantener un nivel de paciencia óptimo en el cuidado de pacientes con demencia.

2.2- NANDA Noc-Nic

Tabla 12.7.4. Diagnósticos de enfermería, NOC, NIC

Diagnóstico	NOC	NIC
0051-Deterioro de la comunicación verbal **DEFINICIÓN:** Capacidad reducida, retardada o ausente para recibir procesar, trasmitir y/o usar un sistema de símbolos. **DOMINIO:** 5 Percepción/cognitivo **PATRÓN:** 8 Rol-relaciones **CLASE:** 5 Comunicación	0904 Comunicación receptiva	4720 Estimulación cognitiva
00052- Deterioro de la interacción social **DEFINICIÓN:** Capacidad insuficiente o excesiva,o de calidad insuficiente de intercambio social. **DOMINIO:** 5 Rol/Relaciones **PATRÓN:**8 Rol- Relaciones **CLASE:** 3 Desempeño del rol **NECESIDAD:**10 Comunicación	1504 Soporte social	5100 Potenciación de la socialización 5440 Aumentar los sistemas de apoyo 7110 Fomentar la implicación familia

00102 Déficit de autocuidado en la alimentación **DEFINICIÓN:** Incapacidad e comer de manera independiente. **DOMINIO:**4 Actividad/reposo **PATRÓN:**4 Actividad/ejercicio **CLASE:**5 Autocuidado **NECESIDAD:**2 Comer/beber	0303 Autocuidados: comer 1008 Estado nutricional: ingesta alimentaria y de líquidos	1803 Ayuda con el autocuidado: alimentación 1120 Terapia nutricional 1100 Manejo de la nutrición
00103 Deterioro de la deglución **DEFINICIÓN:** Funcionamiento anormal del mecanismo de la deglución, asociado con un déficit en la estructura o función oral y faríngea o esofágica. **DOMINIO:**2 Nutricional **PATRÓN:** 2 Nutricional **CLASE:** 1 Ingestión **NECESIDAD:** 2 Comer y beber	1010 Estado de deglución	1860 Terapia de deglución 3200 Precauciones para evitar la aspiración
00062 Riesgo de cansancio del rol de cuidador **DEFINICIÓN:** Susceptible de experimentar dificultades para satisfacer las responsabilidades de cuidados, expectativas y/o comportamientos requeridos por la familia o personas significativas, que puede comprometer la salud. **DOMINIO:**7 Rol/relaciones **PATRÓN:**8 Rol-relaciones **CLASE:**1 Roles de cuidador **NECESIDAD:** 9 Evitar peligros/seguridad	2203 Alteración de estilo de vida del cuidador principal 2210 Resistencia del papel del cuidador	7040 Apoyo al cuidador principal 5440 Aumentar sistemas de apoyo 7260 Cuidados por Relevos 7140 apoyo a familia

00039 Riesgo de aspiración **DEFINICIÓN:** Susceptible a la penetración de secreciones gastrointestinales, oro-faríngeas, sólidos o líquidos en el árbol traqueobronquial, que puede comprometer la salud. **DOMINIO:**11 Seguridad/protección **PATRÓN:**2 Nutricional **CLASE:**2 Lesión física **NECESIDAD.**1 Respirar normalmente	0303 Autocuidados: come	1803 Ayuda con el autocuidado: alimentación 3200 Precaucio-nes para evitar la aspiración
000 95: Insomnio **DEFINICIÓN:** Incapacidad para iniciar o mante-ner el sueño que perjudica el funcionamiento. **DOMINIO:** 4 Actividad/reposo **CLASE:**1 Sueño/reposo **PATRÓN:** 5 Sueño-reposo **NECESIDAD:** 5 Reposo-sueño	0004 Sueño	1850 Mejorar el sueño 2300 Admi-nistración de medicación
00108: Déficit de autocuidado en el baño **DEFINICIÓN:** Deterioro de la capacidad para reali-zar o completar por uno mismo las actividades de higiene. **DOMINIO:** 4 Actividad/reposo **CLASE:** 5 Autocuidado **PATRÓN:**4 Actividad-ejercicio **NECESIDAD:**8 Higiene/piel	0301 Autocuidados: baño	1801 Ayuda en el autocuidado baño/ higiene

00131 Deterioro de la memoria **DEFINICIÓN:** Incapacidad persistente de recordar o rememorar partes de información o habilidades, aunque se mantiene la capacidad para desarrollar las actividades de la vida diaria. **DOMINIO:** 5 Percepción/cognición **PATRÓN:** 6 cognitivo-perceptivo **CLASE:** 4 Cognición **NECESIDAD:** 9 Evitar peligros/seguridad	0908 Memoria	4760 Entrenamiento de la memoria 5250 Apoyo en la toma de decisiones 6460 Manejo de la demencia 2380 Manejo de la medicación
00154 Vagabundeo **DEFINICIÓN:** Caminar errabundo, repetitivo o sin propósito definido que hace a la persona susceptible de sufrir lesiones; frecuentemente es incongruente con las fronteras, los límites o los obstáculos. **DOMINIO:** 4 Actividad/reposo **PATRÓN:** 4 Actividad-ejercicio **CLASE:** 3 Equilibrio de la energía **NECESIDAD:** 10 Comunicación	1920 Riesgo de tendencia a las fugas	6470 Precaución contra fugas

10138 Riesgo de violencia dirigida a otros **DEFINICIÓN:** Susceptible de mostrar conductas en que la persona demuestra que puede ser física, emocional y/o sexualmente lesiva para otros. **DOMINIO:**11 Seguridad/protección **PATRÓN:** 8 Rol-relaciones **CLASE:**3 Violencia **NECESIDAD:** 9 Evitar peligros/seguridad	09000 Cognición	4350 Manejo de la conductas
00175 Sufrimiento moral **DEFINICIÓN:** Respuesta a la incapacidad para llevar a cabo las decisiones y/o acciones éticas o morales elegidas. **DOMINIO:**10 Pincipios vitales **PATRÓN:** 6 Cognitivo-perceptivo **CLASE:** 3 Congruencia entre Valores/creencias/acciones **NECESIDAD:**11 Creencias/valores	1205 Autoestima	5270 Apoyo emocional
00198 Trastorno del patrón del sueño **DEFINICIÓN:** Despertarse a causa de factores externos durante un tiempo limitado. **DOMINIO:** 4 Actividad/reposo **PATRÓN:** 5 Sueño/reposo **CLASE:**1 Sueño/reposo **NECESIDAD:** 5 Reposo/sueño	0004 Sueño	1850 Manejo del sueño 2300 Administración de medicación

00300 Conductas ineficaces de mantenimiento del hogar **DEFINICIÓN:** Patrón insatisfactorio de conocimiento y actividades para el mantenimiento seguro de la propia residencia. 00085 Deterioro de la movilidad física **DEFINICIÓN:** Limitación del movimiento independiente e intencionado del cuerpo o de una o más extremidades. **DOMINIO:** 4 Actividad/reposo **PATRÓN:** 4 Actividad-ejercicio **CLASE:** 2 Actividad/ejercicio **NECESIDAD:** 4 Moverse	Pendiente de desarrollar (Por la NANDA)	Pendiente de desarrollar (Por la NANDA)

3. Conclusiones

La demencia debida a procesos degenerativos es gradualmente progresiva, de pronóstico y evolución inciertos. Al igual que el resto del cuerpo, el cerebro también envejece. El envejecimiento normal supone una pérdida de habilidades, pero el familiar puede detectar cuándo estas van a más. Al principio, estos cambios son sutiles, pero en consultas especializadas se detecta la diferencia.

Está claro que su abordaje y cuidados son complicados, independientemente del estadio en el que se encuentren. Es importante tener en cuenta que cada persona con demencia es única y requiere de unos cuidados únicos, adaptados a sus circunstancias personales, familiares, sociales y económicas, independientemente del tipo de demencia que se le diagnostique.

Cuando sospechamos de un deterioro cognitivo atribuible a cualquier tipo de demencia, es el momento de confirmar el posible diagnóstico médico, para así poder iniciar un tratamiento precoz, que se ha demostrado que mejora la calidad de vida del paciente y familiar, manteniendo su autonomía personal y capacidades cognitivas durante el mayor tiempo posible.

Otra consideración importante en la etapa inicial o media es el abordaje de temas difíciles, como voluntades previas, abandono de la conducción, uso de armas y cuestiones financieras, que evitarán problemas futuros.

También es importante no perder de vista la salud del cuidador que necesita una información clara para la toma de decisiones. Ser cuidador implica una gran cuota de paciencia y tolerancia que necesita de tiempos de descanso.

4. Bibliografía

1- Adaptar las actividades para una persona con Alzheimer [Internet]. National Institute on Aging [citado el 30 de mayo de 2023].

2- Bejarano Gómez M. del C., Braojos Bautista R., Díez García M. R., Prieto Sánchez M. del C., Sánchez Díez S. Declaración de voluntades anticipadas. Un testamento vital para asegurar la autonomía. Gerokomos [Internet]. 2019 [citado el 30 de mayo de 2023];30(3):119-23. Disponible en: https://scielo.isciii.es/scielo.php?script=sci_arttext&pid=S1134-928X2019000300119

3- Borrell. Manual de Entrevista Clínica. Elsevier España; 1989.

4- Cid-Buera CF-GVR-S. Guía de Cuidados de Enfermería: Cuidar al Cuidador en Atención Primaria. Publidisa, S.A.; 2011.

5- Ephpo.es. [citado el 30 de mayo de 2023]. Disponible en: http://www.ephpo.es/Procesos/Planes_Cuidados_Estandarizados

6- Escalas de valoración funcional en el anciano Scales for the functional assessment in the elderly valoración funcional.

7- Extraídos De Hablemos C., Alzheimer D. Claves sobre la enfermedad de Alzheimer [Internet]. Hubspot.net. [citado el 30 de mayo de 2023]. Disponible en: https://cdn2.hubspot.net/hubfs/3304491/ FPM_Descargables/01_Guia_Enfermedad_Alzheimer/Claves_sobre_la_ enfermedad_de_Alzheimer.pdf?__hssc=76962954.7.1554798014963&__ hstc=76962954.209b05000f46edacc11be96820a17 23e.1554294964172.1554294964172.1554798014963.2&__ hsfp=821745348&hsCtaTracking=3101b34c-dd67-40fc- b26b-866cb4621e18%7C455bce6a-3afa-4df6-8572-ef37a- d996170&utm_campaign=FPM%20-%20pop-up%20ebook%20 claves&utm_medium=email&_hsmi=208213101&_hsenc=p2ANqtz--D_ 68JpG03afV7fqNhOWmUFYBjWx3nhh6tf6vJsPw4C8yG5ZvNNnUpkLo- q5wIojj2-FgVsJYn_Cu3wEZ5pN3WT4Xp9rg&utm_conten- t=208213101&utm_source=hs_automation

8- Global action plan on the public health response to dementia 2017 - 2025 [Internet]. Who.int. World Health Organization.

9- Gob.es. [citado el 30 de mayo de 2023]. Disponible en: https://www.sanidad. gob.es/profesionales/saludPublica/docs/Plan

10-Guía de abordaje de la demencia - navarra.es [Internet]. Navarra.es. [citado el 30 de mayo de 2023]. Disponible en: https://www

11-Huang J. Demencia [Internet]. Manual MSD versión para profesionales. [citado el 30 de mayo de 2023]. Disponible en: https

12-Fernández I., Senén J., García J. A. Alzheimer y sociedad. La contribución de personas con Alzheimer a la construcción de sociedades no excluyen- tes con la demencia [Internet]. [citado el 30 de mayo de 2023]. Disponible en: https://www.ceafa.es/files/2021/08/estudio-pepa.pdf

13-Imserso.es. [citado el 30 de mayo de 2023]. Disponible en: https://blogcrea. imserso.es/gl/ejercicios-estimulacion-cognitiva

14-Imserso.es. [citado el 30 de mayo de 2023]. Disponible en: https://imserso. es/autonomia-personal-dependencia/sistema-autonomia

15-Khan S., Barve K. H., Kumar M. S. Recent advancements in pathogenesis, diagnostics and treatment of Alzheimer's disease.

16-Martín-Fortea M. P., de Fernando-Gros T., Longas-Gaspar A. I. La conspiración del silencio en la asistencia al final de la vida. J Health Qual Res [Internet]. 2020 [citado el 30 de mayo de 2023];35(6):405-6. Disponible en: https://

www.elsevier.es/en-revista-journal-healthcare-quality-research-257-articu-lo-la-conspiracion-del-silencio-asistencia-S2603647920300531

17-Molina D. M. El rol de la evaluación neuropsicológica en el diagnóstico y en el seguimiento de las demencias. Rev médica Clín Las Condes [Internet]. 2016 [citado el 30 de mayo de 2023];27(3):319-31. Disponible en: https://www.elsevier.es/es-revista-revista-medica-clinica-las-condes-202-articu-lo-el-rol-de-la-evaluacion-S0716864016300335

18-Www.nnnconsult. [citado el 30 de mayo de 2023]. Disponible en: http://www.nnnconsult

19-Ocronos R. Actuación enfermera ante pacientes con Alzheimer. Ocronos - Editorial Científico-Técnica [Internet]. 2022 [citado

20-Thomas Carazo E., Nadal Blanco M. J. Abordaje diagnóstico y terapéutico de la demencia en atención primaria. Semergen [Internet]. 2001 [citado el 30 de mayo de 2023];27(11):575-86. Disponible en: https://www.elsevier.es/es-revista-medicina-familia-semergen-40-articulo-abordaje-diagnosti-co-terapeutico-demencia-atencion-13023105

Capítulo 13

Abordaje y cuidados integrales en fase avanzada de la demencia

Noemí Aja Lavin

Diplomada Universitaria Enfermería (DUE)

Centro de Salud Medio Cudeyo

Gerencia de Atención Primaria (GAP)

Servicio Cántabro de Salud

María Bravo González

Diplomada Universitaria Enfermería (DUE)

Enfermera Unidad de Deterioro Cognitivo

Hospital Universitario Marqués de Valdecila (HUMV)

Servicio Cántabro de Salud

Susana Díez Rueda

Grado en Enfermería

Equipo de Soporte de Atención Domiciliaria

Gerencia de Atención Primaria (GAP)

Servicio Cántabro de Salud

RESUMEN

La fase avanzada es la última etapa del proceso en una demencia. Todas y cada una de las funciones cognitivas se ven afectadas gravemente y se caracteriza por tener un grado de dependencia severa. Los pacientes afectados se olvidan de su entorno más cercano, pierden la capacidad de expresarse con el lenguaje verbal, y se ven alteradas todas las funciones relacionadas con las tareas de la vida diaria, como son vestirse, comer, asearse . . .

Entre las complicaciones más frecuentes que nos encontramos pueden citarse problemas en la alimentación, eliminación, movilización y conducta, entre otros, que requieren decisiones complejas y especializadas.

Uno de los objetivos de este capítulo es garantizar tanto la información como la formación a los cuidadores para reducir el impacto de la enfermedad, contribuyendo a mejorar su calidad de vida. Dado que la familia será quien asuma el cuidado del paciente, dotar de herramientas a las personas encargadas de ello será una de las principales tareas de la enfermera en esta etapa. Se requiere de una formación especializada y continua por parte de las enfermeras para alcanzar dicho objetivo.

PALABRAS CLAVE

Demencia avanzada, dependencia, cuidados, cuidador.

1. Introducción demencia avanzada

Un pilar importante en el abordaje de estos pacientes es plantear cuidados avanzados, buscando el confort como meta final. Los cuidadores deben recibir educación sobre la evolución de la enfermedad, las complicaciones clínicas esperadas y cómo poder abordar las mismas.

Favorecer y mantener a la persona con demencia en su entorno natural el mayor tiempo posible es tarea importante en base a dos razones fundamentales:

1. Mantenerlo en su entorno natural favorece el bienestar emocional del paciente, facilita y promueve el contacto con sus seres queridos. La no institucionalización y el mantenerle en su medio genera la necesidad de que quienes conviven con él dispongan de las habilidades, destrezas y capacidades necesarias para atenderlo adecuadamente.

2. El inevitable avance de la enfermedad y el consecuente deterioro que conlleva se traduce en un notable incremento de los costes sanitarios, sociales y de atención. La administración de cuidados es más compleja y, por lo tanto, más costosa, pudiendo llegar a duplicarse si el paciente llega a ser institucionalizado.

La toma de decisiones sobre estos cuidados debe realizarse conjuntamente tanto por parte de los profesionales de salud como por los familiares, siempre respetando las decisiones anticipadas que fueron manifestadas tanto de forma escrita, a través de las voluntades previas, como aquellas expresadas de forma verbal por el paciente cuando conservaba sus facultades.

2. Seguimiento

El carácter degenerativo de la enfermedad hace que sea necesario un seguimiento por parte de la enfermera. Este se establecerá a su juicio, con una periodicidad individualizada según el perfil de cada paciente y cuidador.

En esta fase el seguimiento está encaminado a evaluar los síntomas que más interfieren en su vida, y valorar la evolución de la enfermedad, comparando los hallazgos encontrados con los que esperábamos ver por el curso natural de la enfermedad.

Es principalmente el cuidador quien nos aporta datos y demanda soluciones a las necesidades existentes. Ya no es tan importante que el paciente acuda a cada visita, evitando así desajustes y estrés ocasionado cuando sale fuera de su entorno.

Es el momento de resolver nuevas dudas, reforzar conocimientos, valorar la posible aparición de sobrecarga por parte del cuidador y anticiparse a las complicaciones. La evaluación es una acción continua presente a lo largo de todo el proceso de atención de enfermería.

3. Cuidados de enfermería

La manera de enfocar los cuidados va variando conforme el deterioro aumenta y las capacidades disminuyen. En la fase avanzada (GDS 6-7, ver tabla 13.1) los cuidados que debemos prestar al paciente son muchos y van enfocados principalmente a cubrir las necesidades básicas de la vida.

Hay que ser conscientes que en esta etapa el paciente es prácticamente incapaz de hacer nada por sí mismo, ni a nivel de iniciativa, ni de ejecución. Precisará de una tercera persona que supervise, dirija o realice todo lo relacionado con el cuidado y las actividades de la vida diaria del paciente las 24 horas del día. Estas tareas consumen una gran cantidad de tiempo y energía por parte del cuidador, y le ponen en riesgo de agotamiento, provocando en numerosas ocasiones la institucionalización de los pacientes.

Tabla 13.1 Escala valoración fase avanza.
Fuente: Elaboración propia.

	GDS	FAST	GRADO CLÍNICO DE ALZHEIMER
6	Incapacidad para verbalizar episodios recientes. Puede olvidar nombre del cónyuge. Alteraciones conductuales frecuentes. Deterioro cognitivo grave.	6a: Asistencia para vestirse. 6b: Asistencia para ducharse. 6c: Asistencia para uso adecuado del WC (tirar de la cadena, limpiarse . . .). 6d: Incontinencia urinaria. 6e: incontinencia fecal.	Demencia moderadamente grave.
7	Pocas palabras inteligibles o incompetencia verbal. Deterioro cognitivo y motor muy grave.	7a: Habla limitada a media docena de palabras. 7b: Habla inteligible (una palabra). 7c: Pérdida de la capacidad de andar. 7d: Pérdida de la capacidad de estar sentado. 7e: Pérdida de la capacidad de sonreír. 7f: Perdida de la capacidad de sostener la cabeza.	Demencia grave.

Global Deterioration Scale(GDS) de Reisberg. Funcitonal Assesment Staging (FAST)

A estas alturas de la enfermedad, los cuidados irán dirigidos a aspectos que puedan:

1. Cubrir las necesidades básicas vida diaria (aseo, alimentación, eliminación . . .).
2. Evitar la aparición de síntomas conductuales y psicológicos de la demencia (SPCD), y si estos ya existieran, que tuvieran la menor repercusión en el paciente y su entorno.
3. Proporcionar un entorno seguro, evitando accidentes y caídas.

3.1. Necesidades básicas

Aunque no hay estudios científicos consistentes, la evidencia demuestra que lo mejor para los pacientes es tener el día estructurado con unos horarios y unas actividades fijas. La rutina proporciona comodidad y seguridad. Los imprevistos generan ansiedad dado que su capacidad de respuesta y adaptación está empobrecida.

3.1.1. Baño y aseo

Puede resultar sencillo, o ser una tarea complicada de llevar a cabo, ya que es frecuente que rechacen el aseo, lo realicen incorrectamente o no se dejen ayudar. Muchos pacientes presentan reticencia al baño porque resulta un momento en el que la intimidad queda expuesta. Por lo general, los pacientes no son capaces de realizarlo por sí mismos, es el cuidador quien tiene que proponerlo, y llevarlo a cabo de forma parcial, o total.

Recomendaciones que pueden servir de ayuda:

- Es importante elegir un horario y procurar que este sea siempre el mismo, para crear un hábito.
- Mantener los hábitos anteriores a la aparición de la enfermedad: Si la ducha no era diaria, no insistir en que ahora lo haga todos los días.
- Tratar de que sea un momento en que el paciente se muestre tranquilo y receptivo. La mañana suele ser una buena opción.
- Igual de importante, o más, es mantener la calma si el paciente se altera, evitar gritos e imposiciones severas. Puede ser más efectivo aplazar el baño a otro momento o a otro día, que obligarle por la fuerza.
- No introducir estufas eléctricas en el cuarto de baño y guardar el secador y la maquinilla de afeitar para utilizarlo cuando el cuidador crea necesario.
- Usar alfombras antideslizantes en el interior de la bañera.

- Existen asientos geriátricos para el interior de la bañera o puede servir un taburete de plástico no muy alto y estable.
- Si no se dispone de plato de ducha, colocar asideros para ayudarle a que entre y salga de la bañera.
- Procurar que los grifos de agua caliente y fría estén bien identificados, ya que, por lo general, tienen disminuida la sensibilidad y son muy frioleros, por lo que aumenta el riesgo de quemaduras.
- Si el enfermo no es capaz de entrar en la bañera, el aseo se puede realizar de pie con apoyo o en la cama según su grado de deterioro.

3.1.2. Vestido

En esta fase pueden aparecer distintos problemas a la hora de vestirse:

- Presencia de apraxia del vestir es decir han perdido la habilidad para llevar correctamente la prenda al lugar del cuerpo que le corresponde, o problemas a la hora de abotonarse, subir o bajar cremalleras, atar cordones . . .
- Presencia de agnosia visual, incapacidad de reconocer las prendas de vestido, haciendo que no sepan a qué parte del cuerpo corresponde cada una.
- Dificultad a la hora de elegir la ropa adecuada a la estación.
- No ven la necesidad de cambiarse la ropa.
- Intentar que la tarea de vestirse la realicen por sí mismos el mayor tiempo posible suele ser beneficioso, aunque esta sea dirigida por una tercera persona.

Algunas pautas pueden ayudar a conseguir que esta tarea tenga éxito (ver cuadro 13.1).

Cuadro 13.1 Recomendaciones de vestido

RECOMENDACIONES
Simplificar opciones, es decir, tener solo en el armario la ropa que corresponde a la temporada, limitando también el número de prendas de esta.
Mantenerla ordenada de forma que escoger el conjunto adecuado y en el orden adecuado sea fácil (ropa interior, faldas/pantalones, camisas/jerséis).
Recordar que ha de cambiarse de ropa, o bien retirar la sucia por la noche para que tengan coger limpia por la mañana.
Cuando hay prendas que les gustan especialmente, es bueno tener más de una igual.
Utilizar ropa cómoda y fácil de poner.
Concederle el tiempo que necesite para realizar esta tarea, ya que puede necesitar más.

Fuente: Elaboración propia.

3.1.3 Nutrición y alimentación

El inicio y progresión de los problemas de alimentación son un sello distintivo de la demencia avanzada.

Nos encontramos con:

- Disfagia.
- Falta de apetito (anorexia) o apetencia exagerada por la comida (hiperfagia).
- Alteración en el olfato y el gusto.
- Olvido de si ya ha comido.
- Pérdida de coordinación para comer.
- No reconocer los utensilios.

Pautas que nos pueden ayudar (ver cuadro13.2).

Cuadro 13.2 Recomendaciones de nutrición

RECOMENDACIONES
Elegir horarios fijos para las comidas y que estas se realicen en el mismo lugar siempre.
Mantener una correcta postura.
Preparar una mesa sencilla proporcionando solo el utensilio necesario para ello.
Evitar distracciones ni variedad para elegir.
Intentar en la medida de lo posible adecuarse a los gustos y preferencias de la persona.
Si no tiene apetencia por comer, aumentar el número de comidas, con menor cantidad, procurando que la ingesta total diaria cubra sus necesidades nutricionales.
Si presenta hiperfagia: Retirar de su alcance todo aquello que pudiese comer fuera de las horas establecidas. Dejar a la vista algún alimento que no perjudique su dieta (fruta, yogur) si el no encontrar comida le genera ansiedad.
Si presenta disfagia: • Mantener postura.   • Paciente esté alerta.   • Uso de productos que modifiquen la textura adecuando al paciente son las medidas más efectivas.
Además, hay que tener en cuenta los alimentos de riesgo y los recomendados para cuando existe disfagia.
Mantener una buena higiene bucodental estimula secreción saliva, potencia sabor y disminuye riesgo de infecciones.
Al igual que la anterior actividad, tomar el tiempo adecuado (30-40 minutos) sin prisas.

Una mención especial merece la disfagia que se define como la dificultad o imposibilidad de tragar (o deglutir) provocada por múltiples causas entre ellas las enfermedades neurodegenerativas cuya prevalencia es extraordinariamente elevada. El 84 % de los pacientes con enfermedad de Alzheimer la presentan, sobre todo en la última fase de la enfermedad, y el 60 % de las personas institucionalizadas también la padecen.

Es un trastorno complejo y sus complicaciones son comunes y graves, aumentando la morbi-mortalidad de los pacientes.

Su tratamiento requiere abordaje desde diferentes planos:

- Enfermedad causal.
- Características de la disfagia.
- Prevención y tratamiento de las complicaciones.

  Las complicaciones pueden ser de dos tipos:

  1. Alteraciones en la eficacia, que son las derivadas del insuficiente aporte de nutrientes y agua, provocando deshidratación, estreñimiento y desnutrición.

  2. Alteraciones en la seguridad, que son las derivadas del riesgo de que los alimentos y las secreciones digestivas y faríngeas alcancen las vías respiratorias y los pulmones, provocando infección respiratoria, insuficiencia respiratoria aguda o neumonitis por broncoaspiración.

  El tratamiento de la disfagia se abordará desde distintas áreas para aumentar la eficacia y la seguridad, y sus objetivos serán:

  - Corregir/mejorar las alteraciones en la deglución.
  - Prevenir complicaciones respiratorias.
  - Conseguir y mantener buen estado nutricional.
  - Mejorar la calidad de vida del paciente.

  Se intentará hacer detección precoz de la disfagia con el test volumen-viscosidad, que incluye tres volúmenes (5cc, 10cc y 20cc) y tres grados de viscosidad (néctar, pudin y líquido) que se administran de forma progresiva.

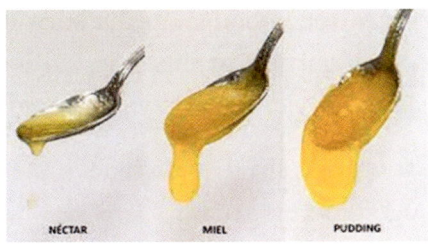

Figura 13.2. Diferentes texturas. Fuente: http://www.incap.int/
*nutritrayecto50/images/Presentaciones/25_Gloria_Maricela_*
Morales_Analisis_de_capacidad_deglutoria.pdf

NOMBRE:
EDAD:
FECHA:

VISCOSIDAD	NÉCTAR			LÍQUIDO			PUDIN		
	ALTERACIONES O SIGNOS DE SEGURIDAD								
	5 ml	10 ml	20 ml	5 ml	10 ml	20 ml	5 ml	10 ml	20 ml
Tos									
Cambio de voz									
Desaturación de oxígeno									
	ALTERACIONES O SIGNOS DE EFICACIA								
	5 ml	10 ml	20 ml	5 ml	10 ml	20 ml	5 ml	10 ml	20 ml
Sello labial									
Residuo oral									
Deglución fraccionada									
Residuo faríngeo									

EVALUACIÓN FINAL:_____

RECOMENDACIÓN DIETÉTICA:_____
_____

INGESTA DE FLUIDOS RECOMENDADA:

VISCOSIDAD		VOLUMEN	
LÍQUIDO	☐	BAJO	☐
NÉCTAR	☐	MEDIO	☐
PUDIN	☐	ALTO	☐

Figura 13.3. Test volumen viscosidad. Fuente:
Novartis Medical Nutrition.

455

Tras el test, se da la recomendación dietética con la textura y el volumen adecuado para garantizar la seguridad y eficacia.

El paciente con disfagia debe realizar las comidas:

- En ambiente tranquilo sin distracciones.
- Sentado en angulo de 90 grados.
- Utilizar vajilla y cubiertos adaptados (cucharas volumen adecuado), NO usar jeringas.
- Paciente alerta y receptivo.

Establecer una dieta estándar es difícil, hay que individualizar para cada paciente, atendiendo a características de textura y volumen de los bocados. Los alimentos que mejor se degluten son los blandos, suaves, húmedos y de fácil masticación (puré, pescado hervido sin piel ni espinas, tortilla francesa, natillas, quesos blandos, frutas cocidas o asadas).

Alimentos con riesgo de disfagia
- Con doble textura (sopa, leche con cereales).
- Que se desmenuza (pan, tostada, galletas).
- Secos (pan de molde).
- Duros (frutos secos).
- Con piel o semillas (aceitunas, frutas con piel).
- De textura fibrosa (carnes fibrosas, espárragos...).

En relación con la alimentación a través de sondas, no está indicada la colocación de sonda nasogástrica (SNG) ni gastrostomía endoscopia percutánea (PEG). Está demostrado que no existen beneficios para la salud, pero sí riesgos asociados a dichas intervenciones.

No existe diferencias de supervivencia entre pacientes que se someten a inserción de sonda y los que no lo hacen. Tampoco está demostrado que la alimentación a través de sonda mejore el estado nutricional o general del paciente. El enfoque recomendado para el apoyo nutricional en pacientes con demencia avanzada es la alimentación manual continua, evitando la inserción de SNG y PEG en la medida de lo posible.

3.1.4. Eliminación

La alteración en la eliminación provoca una importante carga de trabajo en el cuidador en sus dos versiones, urinaria y fecal.

La incontinencia urinaria se define como la pérdida de orina involuntaria que origina un problema higiénico y/o social. Las causas más frecuentes incluyen la incapacidad para reconocer los impulsos, olvidar la ubicación del baño o los efectos secundarios de medicaciones.

En un principio aparecen problemas ocasionales de incontinencia urinaria, que se harán más frecuentes al final de la etapa, acompañándose entonces de incontinencia fecal.

En relación al patrón intestinal aparecen las alteraciones asociadas a la edad e inmovilidad.

En el momento en que la pérdida de control de esfínter vesical es ocasional, será necesario prestar ayuda para mantener la función con la mayor normalidad posible, con las siguientes recomendaciones:

- Señalizar el baño con un cartel y mantener buena iluminación.
- Colocar asideros en la pared específicos para el WC.
- Inducir la micción para reducir la incontinencia (evitar fugas indeseadas).
- Observar comportamientos que indiquen que desea ir al WC.
- Respetar su intimidad en la medida de lo posible.
- Utilizar ropa cómoda fácil de quitar y poner.
- Proporcional ayuda si precisan para retirar o colocar ropa y aseo posterior
- No restringir ingesta hídrica, si controlarla a partir de las 19h con el fin de que no se levante demasiado al baño durante la noche y prevenir caídas.

Cuando la incontinencia sea total, será preciso la utilización de dispositivos absorbentes, valorando cuál es el más adecuado en función de las características de la persona, así como los aspectos de la propia incontinencia. Es importante el cambio regular y adecuado de estos dispositivos con el fin de evitar infecciones de orina, irritaciones en la piel, incomodidad . . .

Las infecciones de tracto urinario (ITU): En pacientes con demencia avanzada los signos y síntomas más comunes de una ITU pueden ser difíciles de distinguir. Los síntomas típicos, como disuria, urgencia o dolor suprapúbico rara vez se informan, y el cambio en el estado mental puede ser el único síntoma observable.

Por tanto, la presencia de cambios bruscos en el estado mental, que pueden ir o no acompañados de fiebre, nos hacen sospechar de la posible presencia de ITU que precise tratamiento.

Cuadro 13.3 Síntomas alerta Infección del
tracto urinario (ITU). Fuente: Elaboración propia.

- Confusión
- Agresividad
- Intranquilidad
- Mayor estado de postración
- Dolor
- Cansancio
- Alucinaciones
- Empeoramiento de la incontinencia habitual

3.1.5. Movilidad

En esta fase de la enfermedad, la motricidad se ve afectada, y actividades tan simples y cotidianas como caminar, levantarse de la cama, ir al baño . . . se pueden convertir en un reto para el enfermo.

Se ha demostrado que las personas con deterioro cognitivo tienen el doble de riesgo de caerse que personas de similar edad, incrementando más en personas que sufren demencia.

El aumento del riesgo de caídas está motivado por acciones como:

• Arrastrar los pies al caminar.
• Tropezarse o golpearse a menudo con objetos que encuentran a su paso.
• Padecer dificultades visuales.

- Olvido o pérdida de soportes de ayuda (bastón, andador . . .).

Han de tomarse unas medias de carácter preventivo, entre las que cabe destacar como más relevantes:

- Retirar objetos con los que se puedan tropezar como alfombras, mesas bajas, taburetes . . .
- Adecuar iluminación de las estancias.
- Adecuar disposición de los objetos de uso común al alcance de la mano.
- Retirar objetos decorativos que pudieran distraer su atención en los desplazamientos.
- Uso de calzado apropiado siempre cerrado y que no resbale.
- Uso de dispositivos de asistencia como bastones, andadores y sillas de ruedas cuando sea necesario.
- Colocar pasamanos y barras de apoyo en las escaleras, los aseos o zonas de paso.
- Limitar la altura de las camas y colocación de barandillas, estas no deben restringir los movimientos, sino protegerle de golpes y caídas, y ayudarle a levantarse y acostarse con el mínimo esfuerzo.
- Ir acompañado de otra persona en los desplazamientos utilizándola como apoyo.

Si el deterioro de la movilidad es total y la rutina diaria del paciente consiste en vida cama-sillón, los cuidados que precisará son los propios de un paciente encamado.

Como consecuencia de la falta de movilidad aparecen una serie de riesgos:

1. Complicaciones vasculares:
   - Trombosis venosas profundas (TVP).
   - Tromboflebitis.
   - Tromboembolismo pulmonar (TEP).

2. Predisposición a infecciones respiratorias por dificultad para movilizar secreciones.
3. Atrofia y debilidad muscular.
4. Pérdida de masa ósea.
5. Úlceras por presión.
6. Anquilosis articular.

Como recomendaciones generales para la prevención de los riesgos anteriormente mencionados, podemos enumerar los siguientes:

- Realización de ejercicios físicos activos y pasivos.

- Ejercicios de fisioterapia respiratoria.

- Cambios posturales en periodos de 2-3h, siguiendo un ciclo rotatorio, respetando las horas de sueño.

- Mantener una correcta alineación corporal repartiendo el peso por igual a fin de evitar los dolores musculares por contracturas.

- Todas las movilizaciones se realizarán moviendo lentamente al paciente, evitando la fricción que un arrastre podría provocar.

- Vigilancia de zonas propensas a la ulceración, tanto por contacto con elementos externos como entre distintas zonas de su cuerpo.

- Uso de dispositivos que alivien la presión (colchones alternantes de aire, sobre-colchón, parches de protección . . .), en todo caso, será la enfermera quien determine el elemento más apropiado atendiendo a las características del paciente o al riesgo de ulceración.

- Mantener una buena hidratación con el uso de cremas hidratantes, aceites y ácidos grasos hiperoxigenados (AGHO) realizando un suave masaje para ayudar a la circulación. No utilizar colonias ni alcoholes, ya que pueden resecar la piel.

3.2. Control de síntomas conductuales y psicológicos de la demencia (SPCD)

La International Psychogeriatric Association (IPA) define los SPCD como la alteración de la percepción, el contenido del pensamiento, el estado del ánimo y la conducta que pueden presentarse en las personas con demencia y que forman parte de la expresión de la enfermedad.

Estos síntomas son de causa multifactorial y su abordaje es complejo.

Causas:

- Factores biológicos (por la propia enfermedad o por otras patologías).
- Factores psicológicos (adaptación a la enfermedad relacionados con la personalidad).
- Factores ambientales (entorno).

En esta fase avanzada resultan muy importantes, tanto por la frecuencia con la que se dan, alrededor de un 92 %, como por el impacto que tienen sobre la calidad de vida del paciente; y por extensión, sobre el cuidador, provocando en él un gran desgaste.

Dependiendo del tipo de demencia, los problemas de conducta pueden estar presentes desde etapas iniciales, pero conforme la enfermedad progresa su prevalencia e intensidad aumentan.

Estos síntomas suelen ser intermitentes y transitorios, pero una vez que un paciente los manifiesta suelen recurrir con tasas del 95 % para síntomas psicóticos, 93 % para agitación y 83 % para trastornos del ánimo. Estos últimos, en etapas más severas disminuyen, al contrario de los psicóticos y de agitación.

Es común que encontremos diferentes síntomas de forma simultánea. En muchas ocasiones, como ya hemos mencionado, terminan siendo el motivo de institucionalización de los pacientes por lo difícil que resulta el manejo domiciliario, y por agotamiento del cuidador/es tras un recorrido largo de enfermedad, nunca exento de problemas.

Clasificación de los SPCD:

Tabla 13.3 Síntomas conductuales y psicológicos demencia en demencia avanzada (SPCD)

3.2.1 **Trastornos del estado del ánimo**	3.2.2 **Agitación**	3.2.3 **Síntomas psicóticos**
Depresión	Agresividad	Alucinaciones/ delirios
Ansiedad	Hiperactividad motora (vagabundeo/acatisia)	Alteraciones de la identificación
Apatía	Desinhibición sexual	
Trastornos del sueño		

Fuente: Elaboración propia.

Existen varias escalas para evaluar los SPCD, pero la más utilizada y por ello hacemos mención es la NeuroPsychiatric Inventory Clinician (NPI-Q). Esta valora diferentes trastornos:

Tabla 13.4. Parámetros evaluados en escala Inventario neuropsiquiátrico (NPI)

Delirios	Euforia/júbilo
Alucinaciones	Apatía/indiferencia
Agitación	Desinhibición
Depresion/disforia	Irritabilidad/labilidad
Ansiedad	Alteración motora

Esta escasa evalúa presencia del síntoma y gravedad.

Relación de GRAVEDAD/SEVERIDAD con el síntoma o síntomas (como afecta al paciente):

1. Leve (cambio evidente pero no significativo).
2. Moderada (cambio significativo pero no drástico, se hace más difícil controlar la situación).
3. Grave (cambio drástico muy marcado, no se puede manejar la situación).

Relación de su AFECTACIÓN con el síntoma/síntomas (como afecta al cuidador):

0- sin afectación.
1- Mínima afectación (no representa un problema).
2- Leve afectación (me las arreglo fácilmente).
3- Moderada afectación (no siempre puedo manejarlo).
4- Grave afectación (dificultad para manejo).
5- Muy grave afectación (el problema me vence).

Es la adaptación española de La NPI Cummings, es un instrumento válido y fiable a la par que breve, lo que favorece su uso como método de cribado en la evaluación de los síntomas neuropsiquiátricos, teniendo además en cuenta la repercusión de estos sobre el cuidador. Es la más usada tanto en la práctica clínica como en ensayos.

3.2.1- Trastornos del ESTADO DE ÁNIMO más frecuentes son:

3.2.1.1. Depresión

Trastorno caracterizado por bajo estado de ánimo y alteración en el pensamiento, comportamiento y grado de actividad.

La relación depresión-demencia es compleja. Hay estudios que sugieren que esta es un factor de riesgo y otros que la muestran como un síntoma precoz de la demencia. Suele estar presente desde etapas iniciales, sobre todo en la EA, y se agrava a medida que progresa.

Para su manejo las estrategias de elección son:

- Mantener rutinas y actividades dentro de casa, evitando la inactividad.
- Actividad física diaria (paseo, bicicleta . . .).
- Tratar de implicarle en actividades sociales, respetando sus gustos para intentar garantizar el éxito. Una forma útil puede ser pequeñas reuniones familiares, o con amigos cercanos.
- No ser insidioso en «que se anime» cuando no vemos resultados; podemos contribuir a aumentar la frustración del paciente y con ello su depresión.

Puede ser necesario instaurar tratamiento farmacológico cuando estas medidas sean insuficientes.

3.2.1.2. Ansiedad/Agitación

Estado mental que se caracteriza por una gran inquietud, una intensa excitación y una extrema inseguridad. Las personas con demencia experimentan biológicamente una pérdida profunda de la habilidad para gestionar información y estímulos nuevos. Es un resultado directo de la enfermedad.

Causas:

- Un entorno confuso o extraño provoca miedo y angustia.
- Percibe ciertos actos como amenazas que no lo son.
- Cambio en los cuidadores.
- Cambios dentro de su entorno, como viajes, invitados en el hogar, hospitalizaciones.
- Cambios de lugar de residencia.

Medidas para evitar su aparición:
- La rutina es esencial, ya que les proporciona seguridad.
- Evitar desencadenantes ambientales (ruidos, multitudes, distracciones de fondo . . .).
- Distraer y reorientar, cuando vea que se altera o irrita, tratar de cambiar el tema o el ambiente.

3.2.1.3. Apatía

Es el desinterés y falta de motivación que muestra la persona ante cualquier estímulo. Es la alteración más frecuente en demencias.

Desde un punto de vista biológico, es probable que esta se deba a los daños que la enfermedad causa en áreas cerebrales concretas. Desde un punto de vista psicológico, se debe a carencia de capacidades para afrontar un mundo que les resulta complejo, y por ello, simplemente se abstraen.

Podemos intentar contrarrestarla implicando al paciente en aquellas actividades que son de su interés como, por ejemplo:

- Darles tareas sencillas con pasos simples como cuidar de las plantas.
- Poner música que le guste, que puedan cantar o bailar.
- Repasar álbumes de fotos antiguas . . .
- Si es creyente, oír o asistir a oficios religiosos.

3.2.1.4. Trastornos del sueño

Son los problemas relacionados con dormir. Estos incluyen:

- Dificultades para conciliar el sueño o permanecer dormido.
- Quedarse dormido en momentos inapropiados.
- Dormir demasiado.
- Conductas anormales durante el sueño.
- Síndrome de apnea obstructiva (SAOS).

Las personas tenemos la necesidad de dormir desde el momento en que nacemos. La cantidad de horas necesarias de sueño va disminuyendo hasta estabilizarse en unas 8 horas/día en el adulto normal, y viéndose reducidas a 6 horas/día a medida que envejecemos. Además, la calidad de sueño disminuye teniendo más despertares y menor cantidad de sueño REM.

Se estima que cerca de la mitad de los pacientes con EA tienen alteraciones del sueño, la severidad de estas alteraciones varía dependiendo del tipo de demencia y en general aumenta según progresa la enfermedad.

La elevada frecuencia de los problemas relacionados con el sueño en personas con EA y otras demencias podría tener base en disfunciones en el sistema de neurotransmisores que forman parte del ciclo sueño-vigilia.

Estos trastornos tienen como consecuencia alteraciones en el estado general del paciente que se manifiestan por:

- Agotamiento físico y mental.
- Desorientación.
- Irritabilidad.
- Confusión.

Medidas que podemos adoptar para mejorar estas alteraciones:

- Crear una buena higiene de sueño, es decir, establecer rutinas con horarios regulares; una hora de acostarse y una para levantarse. Evitar en la medida de lo posible los sueños diurnos, y si los hubiese deben ser de duración breve, no más de 30 minutos.
- Evitar sustancias estimulantes (cafeína, teína, alcohol, etc.), sobre todo en la tarde noche.
- Habitación libre de ruidos y estímulos, procurando un ambiente relajado y tranquilo que favorezca el sueño.
- Cuando existe SAOS, el uso de CPAP es necesaria.
- En pacientes con trastornos del sueño REM (TSREM), caracterizados por pesadillas y conductas vigorosas, es necesario proporcionar un entorno seguro, evitando caídas de la cama y lesiones. Si son movimientos muy exacerbados sería aconsejable tomar medidas como colocar el colchón directamente en el suelo.
- Cuando sea necesario reforzar con tratamiento farmacológico.

3.2.2. Trastornos por AGITACIÓN más frecuentes

Se da con una frecuencia de alrededor del 50% en los pacientes atendidos en consulta, aumentando a un 70-90 % en los institucionalizados. Incluye síntomas de actividad motora aberrante, agresividad verbal y/o física que no tiene una explicación causal, desinhibición . . . Estas conductas dificultan en gran medida la tarea de cuidar. Resultan inapropiadas por sí mismas o por la frecuencia e intensidad con la que se producen.

Entre los más frecuentes están:

3.2.2.1. Agresividad verbal/física inapropiada

Se define como el uso deliberado de actividad verbal o física de forma inadecuada bien sea contra uno mismo o contra terceros, con la posibilidad de causar lesiones o daños de cualquier tipo.

Su prevalencia está en entorno al 50-80 %, es el síntoma que más angustia genera en los cuidadores. Existe poca información sobre las conductas agresivas en los pacientes con EA u otras demencias, pero como ya se ha dicho estas tienden a aumentar e intensificarse con el avance de la enfermedad. Pueden aparecer sin motivo aparente de forma espontánea, o responder a una situación de estrés. Intentar entender las necesidades que pueden existir detrás de los comportamientos de cada persona ayudará a familiares y cuidadores.

Las pautas por seguir ante un paciente que muestra este comportamiento son:

- Intentar mantener la calma y dirigirse al paciente con tranquilidad.
- Tratar de averiguar la causa que propicia esta conducta.
- Buscar la manera de captar su atención y distraerle.
- No intentar argumentar o contradecirle, tampoco razonar.
- Si el episodio resulta muy intenso, y no es posible solucionarlo con medidas de este tipo, será necesario ayudar con fármacos.

3.2.2.2. Actividad motora aberrante

Hablamos de ella cuando nos referimos a la deambulación sin propósito o vagabundeo. Puede ser diurna o nocturna y es un síntoma frecuente en las demencias.

Las razones para este tipo de conductas pueden obedecer a varios factores:

- Aburrimiento.
- Inquietud.
- Curiosidad.
- Presencia de algún dolor no identificado.
- Confusión y desubicación cuando se halla en un entorno nuevo, sintiendo la necesidad de volver a un lugar seguro y conocido, por ejemplo, el hogar.

Cuando aparecen ponen en riesgo la seguridad de la persona pudiendo ocasionar caídas, accidentes, pérdidas, etc. No existe tratamiento farmacológico para controlar estos síntomas y su manejo no resulta fácil.

Si tenemos a un paciente en esta situación debemos poner en marcha una serie de medidas preventivas:

- Proporcionar un espacio seguro por donde él pueda moverse de forma libre y en el que nuestra supervisión o control sea fácil de llevar.
- Bloquear puertas y ventanas, o tener sistemas de alarma para así mantener seguridad y evitar fugas inesperadas.
- Proponer alguna tarea que capte su atención.
- Mantener la calma, este tipo de comportamiento puede llegar a ser muy irritante, provocando el enfado del cuidador al no ser capaz de lograr que el paciente permanezca quieto.

3.2.2.3. Conducta sexual inapropiada

Definir lo que es la conducta sexual inapropiada resulta difícil por la variedad de términos usados para nombrarla, que van desde desinhibición sexual, hasta conducta sexual aberrante pasando por conducta sexual disruptiva. Johnson dice que son actos verbales o físicos de naturaleza sexual explícita o percibida, que resultan inaceptables en el contexto social en el que se dan.

La prevalencia con la que estos se dan es muy difícil de determinar, dado que apenas existen estudios científicos sobre ello, y los que hay tienen poca consistencia. Según algunos autores, esta podría estar entre un 15 %- 18 %, otros la sitúan por debajo del 10 %.

Los motivos por los que aparecen no son claros, puede estar relacionado con la alteración de las vías neuronales encargadas de regular el deseo sexual localizado en los lóbulos frontales y temporales. Estos comportamientos tienen como consecuencia riesgos para los pacientes y afectan de manera significativa a sus cuidadores por lo complicado y embarazoso que puede resultar su manejo.

Cuando alguien presenta esta conducta resulta útil recabar información para poder determinar los motivos que la desencadenan y así abordarlo de la mejor manera. El tratamiento para ellas combina actuaciones no farmacológicas y tratamiento con fármacos como, por ejemplo, los antiandrógenos.

Algunas recomendaciones que pueden ser útiles:

- Usar ropa difícil de quitar.
- Detectar, si lo hubiese, algún estimulo que desencadene dicha conducta.
- Desviar su atención distrayendo con alguna actividad de su agrado.

3.2.3. Trastornos PSICÓTICOS más frecuentes

3.2.3.1 Delirios y alucinaciones

Los delirios son falsas creencias, los más frecuentes son los de robo, infidelidad, no reconocimiento del hogar o de los familiares. Son frecuentes en todas las demencias, pero en especial en la EA, se presentan en un 30-40 % de los pacientes.

Las alucinaciones son falsas percepciones de objetos, sonidos u olores que en realidad no existen; ver u oír cosas o a personas no reales. En EA aparecen en fases intermedias y avanzadas.

Aunque este tipo de síntomas son impactantes, hay que tratar de reaccionar de forma calmada. En algunas ocasiones, estos síntomas son más traumáticos para los cuidadores que para los propios pacientes. Algo que le cuesta aceptar al cuidador es entender que la experiencia resulta real para el paciente, cuando llega a comprender esto, todo resulta más sencillo.

Si estos síntomas no generan ansiedad, miedo, o cualquier otra reacción que provoque alteración en el paciente, se pueden pasar por alto. No negaremos la percepción que la persona tiene ni tampoco la reforzaremos asintiendo que nosotros la percibimos. Tampoco será necesario tratarla de forma farmacológica si no genera sufrimiento alguno. La mejor estrategia es distraer al paciente con otra actividad. Otra cosa muy distinta son aquellos delirios y alucinaciones que perturban a la persona, generándole gran cantidad de angustia.

De forma genérica y ante la falta de estudios científicos consistentes que avalen la eficacia de tratamientos farmacológicos, las guías de Práctica Clínica aconsejan como primera línea de actuación estrategias no farmacológicas, y solo cuando el empleo de estas haya fracasado, indican complementar el tratamiento con el uso de fármacos.

3.2.3.2. Alteraciones de la identificación

Alteración de la percepción consistente en una ilusión asociada a un delirio secundario que hace que la persona sea incapaz de interpretar la realidad correctamente, deformándola. Se puede manifestar de varias formas:

- Error de la identificación de la propia persona: no se reconoce en el espejo, cree que esa imagen pertenece a otra persona.
- Error en la identificación de otras personas, incluyendo a la pareja u otros familiares.
- Creencia que personas extrañas cohabitan con el enfermo en su casa (síndrome del huésped fantasma).
- Error en la identificación de acontecimientos en la televisión; cree que acontecimientos televisivos acontecen en su entorno inmediato y están ocurriendo de verdad.
- Síndrome de identificación errónea delirante (SIED), como, por ejemplo, el síndrome de Capgras, que lleva a pensar al paciente que un miembro de la familia, amigo . . . ha sido reemplazado por un impostor gemelo; o el síndrome de Fregoli, donde el paciente cree que diferentes personas son la misma que está disfrazada.

Recomendaciones que pueden ayudar en estos casos:

- Descartar que estas interpretaciones puedan tener base en déficits visuales o auditivos. Hay que asegurar que sus gafas están bien graduadas o que los audífonos funcionan correctamente.
- Si no repercuten en la vida de la persona ni le crean ansiedad o agitación no deben darle mayor importancia, si vigilar evolución.
- Si afectan a su vida causando ansiedad, agitación, o miedo, intentar tranquilizar con gestos y tono afable. Recuerde no discutir ni recriminar.
- Consultar cualquier exacerbación de los síntomas que provoquen angustia o ansiedad.

- No seguir la corriente, si se da la razón se consigue reforzar y mantener la idea.
- Descartar que no sea un delirio o alucinación.

3.2.4. Fármacos más usados para el tratamiento de los SPCD

Tabla 13.5 Fármacos antidepresivos

ANTIDE-PRESI-VOS	Fármaco	Dosis (mg/día)	Tomas/día	Comentarios
ISRS	Citalopram	10-20 mg	1(mañana)	Útil en depresión asociada a enfermedad cerebrovascular. Pocas interacciones. Atención en las arritmias.
	Escitalopram	5-10 mg		Similar al citalopram.
	Fluoxetina	20 mg		Parkinsonismo. Pérdida de apetito. Perfil estimulante.
	Paroxetina	20 mg		Parkinsonismo. Perfil sedante. Ligero efecto anticolinérgico.
	Sertralina	50-100 mg		Útil en depresión asociada a enfermedad cerebrovascular. Pocas interacciones. Poco anorexígeno.
IRS	Trazodona	50-300 mg	1-3	Perfil sedante intenso. Útil en ansiedad e insomnio. Comenzar por la noche.
ISRSN	Venlafaxina	75-150 mg	1(mañana)	Eficacia y seguridad en depresión geriátrica.
	Duloxetina			Perfil favorable sobre la cognición. Sin efecto anticolinérgico.
NASSA	Mirtazapina	15-30 mg	1 (noche)	Útil en insomnio y ansiedad. Aumenta el apetito y el peso.

Inhibidores selectivos de la recaptación serotonina (INRR)

Inhibidores recaptación de serotonina (IRS)

Inhibidores selectivos de la recaptación de serotonina y norepinefrina (ISRSN)

Antidepresivo serotoninérgico selectivos (NASSA)

Tabla 13.6 Fármacos neurolépticos

NEUROLÉPTICOS	Fármaco	Dosis (mg/día)	Tomas/día	Comentarios
Típicos	Haloperidol	0,5-6 mg	1-3	Eficaz en agresividad para situaciones agudas (corto plazo).
Atípicos	Quetiapina	25-400 mg	1-3	Perfil sedante. Precisa titulación lenta. Buena tolerancia. Sin efectos extrapiramidales.
	Risperidona	0,5-2 mg	1-3	Especialmente eficaz en síntomas psicóticos. No sedante. Efecto extrapiramidal ligero a medio plazo.
	Olanzapina	2,5-10 mg	1 (noche)	Eficaz en agresividad y ansiedad. Perfil sedante. Escasos efectos extrapiramidales. Ganancia de peso.

Tabla 13.7 Bezodiacepinas

Benzodiacepinas	Fármaco	Dosis (mg/dia)	Tomas /día	Comentarios
Acción muy corta	Midazolam	3,75-15 mg	1-3	Especialmente útil en sedación rápida y breve.
Acción corta	Loracepam	0,5-2 mg	1-3	Peligro adicción.
	Lormetacepam	0,5-2 mg	1-3	Peligro adicción.
Acción intermedia	Alprazolam	0,25-1,25 mg	1-2	Riesgo de caídas. Mejora el temblor. Peligro de adicción.
	Clonacepam	0,5-2 mg	1 (noche)	Indicado en el trastorno conducta sueño REM.
Acción larga	Diazepam	5 mg	1	Dosis únicas.

Tabla 13.8 Fármacos antiepilépticos

ANTIEPI-LÉPTICOS	Fármaco	Dosis	Tomas/día	Comentarios
	Gabapentina	300-900 mg	1-3	Eficaz en ansiedad e insomnio. Bien tolerado.
	Pregabalina	25-150 mg	1-2	Eficaz en ansiedad e insomnio. Buen perfil de interacciones.
	Carbamazepina	200-400 mg	2-3	Eficaz en hostilidad y agresividad.
	Ácido Valproico	500-1000 mg	1-3	Eficaz en agitación y agresividad. Puede empeorar la demencia. No siempre buena tolerancia.
	Topiramato	50-150 mg	2	Eficaz en la hipertimia y agresividad. Disminuye apetito y peso.

Tabla 13.9 Otros fármacos utilizados para tratamiento de SPCD en demencia

OTROS	Fármaco	Dosis (mg/día)	Tomas/día	Comentarios
	Clometiazol	192-384 mg	1 (noche)	Útil en el insomnio. Buena tolerancia.
	Metilfenidato	10-40 mg	1-2	Útil en apatía.

3.3. Seguridad en el entorno

Las personas que sufren demencia son muy sensibles al entorno que les rodea, el ambiente influye notablemente y se relaciona con el comportamiento de los pacientes. Es importante crear espacios que proporcionen comodidad física, psíquica, emocional y social.

Un entorno inadecuado puede ser fuente de frustración e inseguridad, aumentando la posibilidad de aparición de SPCD. Por ello es importante mantener un medio estable alrededor del paciente para minimizar posibles descompensaciones.

Tabla 13.10. Seguridad en paciente con demencias

• Seguridad física	• Seguridad emocional
• Eliminar obstáculos (alfombras, cables, muebles . . .).	• Organizar espacios definidos e identificables.
• Colocar pasamano, barandillas . . .	• Hacer siempre las actividades en los mismos lugares, por ejemplo, comer en cocina, ver tele en salón y no en la habitación.
• Usar dispositivos para cerrar, o alarmas en puertas y ventanas.	• Mantener algunos elementos familiares (fotografía, cuadros, crucifijos).
• Iluminar los espacios.	

3.4. Cuidador de paciente con demencia avanzada

Los miembros de la unidad familiar que conviven con el paciente participan de la enfermedad en las diferentes fases evolutivas. Esto genera en ellos, fundamentalmente en el cuidador principal, predisposición a padecer trastornos que pueden ser considerados como efectos del rol del cuidador. Dichos trastornos implican alteraciones físicas, psicológicas y sociales.

Tabla 13.11 Alteraciones en cuidadores

Alteraciones físicas	Alteraciones psicológicas	Alteraciones sociales
Enfermedades cardiovasculares	Cólera	Cambio en las actividades del tiempo libre
Astenia	Trastornos en el patrón de sueño	Baja producción laboral
Fatiga crónica	Soledad	No participación en vida social
Trastornos gastrointestinales	Insomnio	Rechazo de promoción profesional
Cefaleas	Sentimientos de depresión	Conflictos familiares
Hipertensión arterial	Impaciencia	
Quejas somáticas	Labilidad emocional	
Alteración del patrón sueño/vigilia	Nerviosismo	
Erupciones cutáneas	Ansiedad	
Cambios de peso	Estrés	
Dolores musculares	Alta tasa de automedicación	
Patología del aparato locomotor		
Alteraciones articulares		

Como herramienta para valorar el grado de sobrecarga que padecen los cuidadores de las personas dependientes, existe una escala que es la más utilizada, esta es la Escala de Zarit.

Escala de Zarit

Instrumento válido y fiable para valorar la sobrecarga del cuidador, ampliamente utilizada en estudios de dependencia. Consta de 22 preguntas, cada respuesta con puntuación de 1-5. Como puntuación máxima 110 y mínima de 22.
Interpretación:

* -Ausencia de sobrecarga 22-46.
* -Sobrecarga ligera 47-55.
* -Sobrecarga intensa 56-110.

3.3.1 Apoyo a cuidadores

El tratamiento de las demencias se enfoca conjuntamente sobre paciente y cuidador, ya que su calidad de vida está totalmente entrelazada. Cuidar a los cuidadores significa tenerlos en cuenta durante todo el proceso, en especial cuando estos cuidados se realizan en el domicilio.

Es necesario identificar la aparición de síntomas de agotamiento emocional, estrés, sueño o cansancio físico. Desde enfermería, debemos ser capaces de comprender las dificultades de los cuidadores para así facilitar estrategias adaptativas. Este apoyo recibido de los profesionales de enfermería es considerado como un importante recurso por parte de los cuidadores, donde nuestro objetivo es mantener y reforzar la salud.

Es importante desde enfermería orientar a los cuidadores en diferentes aspectos, entre los que se incluyen:

1.   Educar en el manejo de situaciones complejas:

- Informando y entrenando en el proceso de cuidados, en aspectos como higiene, alimentación, cambios posturales, manejo de medicación, transferencias . . .

- Ayudar a comprender la enfermedad, los cambios que ocurren en la persona y estrategias para manejar síntomas.

2. Informar sobre los recursos sociosanitarios de los que dispone y su funcionamiento:

- Teleasistencia.

- Ayuda a domicilio.

- Centros de día y de noche.

- Centros residenciales.

- Prestación vinculada al servicio.

- Cuidados en el entorno familiar y apoyo a cuidadores informales.

- Ayudas técnicas.

3. Identificar el momento en el que el cuidador principal necesita descanso teniendo en cuenta lo mencionado en la tabla 15.13, siendo el momento de aplicar medidas tales como:

- Plantear rotación de los cuidados solicitando ayuda de otros miembros de la familia.

- Programas de respiro familiar, pensados para que puedan disponer de tiempo de descanso. Cada Comunidad Autónoma tiene distintos programas.

4. Apoyo emocional: Pueden sentirse estresados, ansiosos, tristes o frustrados debido a la carga del cuidado.

- Reforzar y reconocer la tarea del cuidador en cada conversación o visita.

- Apoyo emocional de amigos y familiares.

5. Evaluar presencia de conflictos familiares o personales haciendo un seguimiento de las situaciones complejas.

3.3.2. Recomendaciones para el cuidador

- No olvidar la importancia que para cuidar bien primero es necesario cuidarse.
- Comer adecuadamente, dormir y descansar.
- Dedicar diariamente tiempo para sí mismo, relaciones sociales, aficiones, deporte, pasear . . .
- Cuidar de su propio cuerpo adoptando posturas correctas en las movilizaciones y emplear las ayudas técnicas disponibles que necesite para facilitar su tarea.
- Saber identificar cuáles son los síntomas que hacen sospechar la aparición del síndrome de sobrecarga del cuidador: desánimo, aislamiento familiar y social, labilidad emocional, cefalea, necesidad de utilización de psicofármacos.
- Conocer la información sobre la evolución de la enfermedad, esto permite anticiparse a los problemas.
- Cuando sea necesario pedir ayuda a otros miembros de la familia para la organización de los cuidados diarios; cuando esto no sea suficiente solicitarla de los profesionales tanto sanitarios como sociales.
- Tener paciencia y respeto por la persona a la que cuidan. Los pacientes con demencia avanzada han perdido muchos aspectos de su personalidad, pero nunca la dignidad como personas.
- Tratar de mejorar la comunicación con el paciente.

3.4- Comunicación con el paciente

Las funciones lingüísticas se empiezan a encontrar gravemente alteradas. De forma progresiva el habla espontánea desaparece llegando al mutismo. Por el contrario, aparece un lenguaje incomprensible y estereotipado. Este deterioro de la capacidad de expresión y de la correcta percepción comprensiva de la realidad, hace que la comunicación con ellos pueda ser un desafío. Es fundamental reconocer y validar los sentimientos y emociones de la persona, incluso si no pueden expresarlo verbalmente, para así poder responder a sus necesidades. La comunicación no verbal, las expresiones faciales y el lenguaje corporal son importantes para entender lo que intenta transmitir. La comunicación en esta etapa en muchas ocasiones requiere paciencia, empatía e incluso de creatividad.

Algunas pautas para favorecer comunicación efectiva:

- Usar lenguaje simple: Hablar despacio utilizando frases cortas y sencillas, con palabras familiares y conocidas, articulando bien. Las largas explicaciones generan mayor confusión.
- Hablar en positivo en lugar de en negativo facilita la comprensión, es más fácil de comprender «esta es tu chaqueta» que «esta no es tu chaqueta».
- Utilizar un tono amable. Los sentimientos se contagian, un tono de voz tranquilo ayuda más que un tono agresivo.
- No infantilizar, tratarlo como un adulto con palabras adecuadas a un adulto.
- Gestos y expresiones faciales claras no contradictorios. Mirarle de frente y si es posible colocarse a su altura.
- El contacto físico como cogerle de la mano, resulta relajante.
- Escuchar y asentir, dándole tiempo para que intente expresarse.
- Eliminar elementos que llamen su atención y le distraigan, con el fin de que se centre en el mensaje.
- Ante dificultades para expresarse, puede ayudar repetir las dos o tres últimas palabras que el paciente ha dicho. En ocasiones, le facilita continuar.
- Si está agitado, es necesario comprender el por qué. Puede estar motivado por distintas causas como calor, frío, suciedad, ropa incómoda, efectos secundarios de fármacos, ruidos, etc. Es necesario evitar estas situaciones para poder así tranquilizarle.

Cuando el paciente se pone nervioso, es muy fácil que también el cuidador pueda perder el control.

3.5 Diagnósticos e intervenciones NANDA GDS 6- GDS 7

Diagnósticos de autonomía GDS 6. Intervenciones de enfermería

Tabla 13.12 NANDA NOC NIC
Diagnósticos de autonomía GDS 6.
Intervenciones de enfermería

Problemas de autonomía: Alimentación (suplencia parcial)	1803 ayuda con el autocuidado: alimentación 1160 monitorización nutricional 3200 precauciones para evitar la aspiración
problema de autonomía: uso del inodoro (suplencia parcial)	1804 ayuda con las tareas de: aseo 1610 baño 1710 fomentar la salud bucal
Problema de autonomía: movilización y mantenimiento de una buena postura (suplencia parcial)	1806 Ayuda con el autocuidado: trasferencia
Problema de autonomía: higiene (suplencia parcial)	1801 Ayuda con el autocuidado: baño/ higiene 6462 manejo de la demencia: baño
Problema de autonomía: vestido y arreglo personal (suplencia parcial)	1802 ayuda con el autocuidado: vestirse/ arreglo personal
	6485 Manejo ambiental: Preparación del hogar 6486 Manejo ambiental: Seguridad 6487 Manejo ambiental: Prevención de violencia 6490 Prevención de caídas 6510 Manejo de alucinaciones

Fuente: Elaboración propia.

Diagnósticos de autonomía GDS 7. Intervenciones de enfermería.

481

Tabla 13.13 NANDA NOC NIC
Diagnósticos de autonomía GDS 7.
Intervenciones de enfermería

Problemas de autonomía: Alimentación (suplencia total)	1860 terapia de deglución 1050 alimentación 3200 precauciones para evitar la aspiración
problema de autonomía: uso del inodoro (suplencia total)	1610 baño 760 cuidados del paciente encamado
Problema de autonomía: Movilización y mantenimiento de una buena postura (suplencia total)	844 cambio de posición: neurológico 0970 trasferencias 3540 prevención de úlceras por presión
Problema de autonomía: higiene (suplencia total)	1680 cuidados de las uñas 1660 cuidados de los pies 1670 cuidados del cabello y cuero cabelludo 1750 cuidados perineales 740 cuidados del paciente encamado
Problema de autonomía: vestido y arreglo personal (suplencia total)	1630 vestir
Problema de autonomía: Mantenimiento de la seguridad del entorno (suplencia total)	6485 Manejo ambiental: Preparación del hogar 6486 Manejo ambiental: seguridad 6487 Manejo ambiental: prevención de la violencia 6490 Prevención de caídas 6510 Manejo de las alucinaciones

Fuente: Elaboración propia.

4. Conclusiones

Nos encontramos ante pacientes que presentan un deterioro cognitivo y funcional casi total, esto hace que sean más vulnerables y dependientes de la atención y apoyo de sus cuidadores, ya que son incapaces de realizar por si mismos incluso las tareas más básicas. No podemos olvidar que son personas que continúan mereciendo la misma consideración que antes de la enfermedad.

Se necesita de un enfoque integral para abarcar aquellos aspectos relacionados con las ABVD, el objetivo de los cuidados es evitar o reducir las complicaciones que puedan aparecer. Es fundamental crear un entorno seguro, por una parte, controlando aquellas situaciones que puedan representar riesgo de lesiones físicas, y por otra manteniendo hábitos y rutinas diarias en las que el paciente se sienta cómodo y protegido.

Su capacidad de comunicación y comprensión está muy deteriorada, comprender lo que quiere expresar en cada momento puede ser de gran ayuda para reducir su ansiedad y mejorar su bienestar, tarea que no resulta nada fácil y que requiere de una gran dosis de paciencia.

Es crucial que los cuidadores se cuiden a sí mismo, ya que el cuidado de una persona con demencia avanzada es agotador física y emocionalmente. Es importante buscar apoyo de otros familiares, amigos o profesionales de la salud.

Lo que más angustia genera en los cuidadores son los problemas de conducta o SPCD debido a su difícil manejo y la pobre respuesta a los tratamientos. Por todo esto, en esta fase el riesgo de institucionalización es muy elevado, dado el agotamiento del cuidador tras muchos años de evolución de la enfermedad. Una comunicación fluida y coordinada entre personal sanitario servicios sociales y familia, es fundamental para un abordaje y cuidado de calidad que genere la menor sobrecarga posible.

5. Bibliografía

1. Adecuado T. F., de expertos. Se realizó una búsqueda bi- MRN y. O. psicológicos y [Internet]. Navarra.es. [citado el 31 de mayo de 2023]. Disponible en: https://www.navarra.es/NR/rdonlyres/55F33613-95EC-47C0-818D-505DF20C7734/394541/Bit_v25n3.pdf

2. Buxó M. J., Casado M. Reflexiones bioéticas sobre el cuidado prematuro desencadenado por el diagnóstico precoz de la enfermedad de Alzheimer. Gac Sanit [Internet]. 2014 [citado el 30 de mayo de 2023];28(5):426-8. Disponible en: https://scielo.isciii.es/scielo.php?script=sci_arttext&pid=S0213-91112014000500017

3. Cantón Blanco A., Lozano Fuster F. M., Del Olmo García Mª. D., Virgili Casas M. N., Wanden-Berghe Lozano C., Avilés V. et al. Manejo nutricional de la demencia avanzada: resumen de recomendaciones del Grupo de Trabajo de Ética de la SENPE. Nutr Hosp [Internet]. 2019 [citado el 30 de mayo de 2023];36(4):988-95. Disponible en: https://scielo.isciii.es/scielo.php?script=sci_arttext&pid=S0212-16112019000400033

Care of patients with advanced dementia [Internet]. Medilib.ir. [citado el 30 de mayo de 2023]. Disponible en: https://medilib.ir/uptodate/show/86250

5. Castellón Sánchez del Pino A., Gómez Arques M. A., Martos Martín A. Alteraciones conductuales en la enfermedad de Alzheimer. Semergen [Internet]. 2005;31(11):541-5. Disponible en: http://dx.doi.org/10.1016/s1138-3593(05)72987-7

6. Carrasco M. M. Actualización en el manejo de las demencias en atención primaria. Clínica Psiquiátrica Padre Menni. Pamplona. España: JANO EXTRA; OCTUBRE DE 2008.

7. Cid-Buera C. F.-GVR-S. Guía de Cuidados de Enfermería: Cuidar al Cuidador en Atención Primaria. Publidisa, S.A.; 2011.

8. De G., Clínica P., El E. N. Guía de Práctica Clínica sobre la Atención Integral a las Personas con Enfermedad de Alzheimer y otras Demencias [Internet]. Guiasalud.es. [citado el 30 de mayo de 2023]. Disponible en: https://portal.guiasalud.es/wp-content/uploads/2018/12/GPC_484_Alzheimer_AIAQS_resum.pdf

9. de la Torre. ACSMDDPJ. El cuidado y la comunicación con el paciente de Alzheimer [Internet]. Comillas.edu. [citado el 30 de mayo de 2023]. Disponible en: https://repositorio.comillas.edu/jspui/bitstream/11531/31130/1/TFM000947.pdf

10. García L. Soluciones ante problemas de movilidad de personas mayores [Internet]. Cuidum - Cuidado de mayores a domicilio. Cuidado de ancianos; 2021 [citado el 30 de mayo de 2023]. Disponible en: https://www.cuidum.com/blog/soluciones-ante-problemas-de-movilidad-de-personas-mayores/

11. Global action plan on the public health response to dementia 2017 - 2025 [Internet]. Who.int. World Health Organization; 2017 [citado el 30 de mayo de 2023]. Disponible en: https://www.who.int/publications/i/item/global-action-plan-on-the-public-health-response-to-dementia-2017---2025

12. Guía de Práctica Clínica sobre la Atención Integral a las Personas con Enfermedad de Alzheimer y otras Demencias. Edita: Ministerio de Ciencia e Innovación.

13. Guía oficial de práctica clínica en demencia. Ediciones SEN; 2018.

14. Iwata BA, Deleon IG, Roscoe EM. Reliability and validity of the functional analysis screening tool: Functional analysis screening tool. J Appl Behav Anal [Internet]. primavera de 2013;46(1):271-84. Disponible en: http://dx.doi.org/10.1002/jaba.31

15. M. E. A. El paciente con demencia en fase terminal. cuidado personal y apoyo a la familia [Internet]. Paliativossinfronteras.org. [citado el 30 de mayo de 2023]. Disponible en: https://paliativossinfronteras.org/wp-content/uploads/PALIACION-DEMENCIA-ARRIOLA-2.pdf

16. Muquebil Ali Al Shaban Rodríguez O. W., Rodríguez Cameselle L. Tratamiento de los síntomas conductuales y psicológicos de las demencias con antidepresivos. Semergen [Internet]. 2019;45(6):431-2. Disponible en: http://dx.doi.org/10.1016/j.semerg.2019.03.002

17. Nnnconsult. [citado el 30 de mayo de 2023]. Disponible en: http://Www.nnnconsult.

18. Pousa S. L. Deterioro cognitivo, demencia y riesgo de caídas [Internet]. Hipocampo.org. [citado el 30 de mayo de 2023]. Disponible en: https://www.hipocampo.org/rincon-del-experto/ExpertCase0007.asp

19. Primaria A., Coordinador J. M., Rodríguez V., Manuel J., Carmona M., Martínez-Lage P. Guía de Buena Práctica Clínica en Alzheimer y otras demencias [Internet]. Cgcom.es. [citado el 30 de mayo de 2023]. Disponible en: https://www.cgcom.es/sites/main/files/mig/guia_alzheimer_2_edicion.pdf

20. Segg.es [citado el 9 junio del 2023]. Disponible en: https//www.segg.es/media/descargas/Demencia-severa-avanzada-y-cuidados-paliativos.pdf

21. Villar J. F. F. Dementia and inappropriate sexual behavior: What we know and what we need to know [Internet]. [citado el 31 de mayo de 2023]. Disponible en: http://dx.doi.org/10.23925/2176-901X.2011v14iEspecial10p25-47

Capítulo 14

Alimentación en el anciano con demencia

Francisco José Amo Setién, grado en Enfermería, máster en Condicionantes Nutricionales del Crecimiento y del Desarrollo, doctor en Ciencias de la Salud, profesor de la Facultad de Enfermería de la Universidad de Cantabria.

Rebeca Abajas Bustillo, grado en Enfermería, máster de Investigación en Cuidados, doctor en Ciencias de la Salud, profesora Asociada de la Facultad de Enfermería de la Universidad de Cantabria.

1. Introducción

Este capítulo se centra en uno de los aspectos fundamentales del cuidado integral de las personas que sufren de demencia. La demencia es una enfermedad neurodegenerativa que afecta de manera significativa la capacidad cognitiva y funcional de quienes la padecen. En este contexto, la alimentación y la nutrición desempeñan un papel crucial en el bienestar y la calidad de vida de los pacientes.

En este capítulo, se explorarán los cambios fisiológicos asociados al envejecimiento y la demencia, así como los requerimientos nutricionales específicos de los ancianos con demencia. A partir de una base sólida de conocimientos científicos, se presentarán las recomendaciones dietéticas adecuadas para este grupo de población, con el objetivo de mejorar la salud, el estado nutricional y la calidad de vida de los individuos afectados. Se abordarán aspectos clave como la adaptación de la textura de los alimentos, la estimulación del apetito y la ingesta adecuada de líquidos, entre otros factores relevantes. A través de estas pautas dietéticas, se busca proporcionar a los profesionales de la salud y cuidadores herramientas prácticas y actualizadas para abordar los desafíos nutricionales asociados a la demencia y promover un enfoque integral en el cuidado de estos pacientes.

1.1. Cambios propios del proceso de envejecimiento

La última etapa de la vida está caracterizada por diversos cambios que acompañan al envejecimiento normal. Algunos de ellos tienen impacto sobre la dieta o el estado nutricional de los individuos, y son en los que nos vamos a detener.

1.1.1. Cambios en la composición corporal y metabolismo

Es conocida la relación inversa entre la edad de un sujeto y su metabolismo basal, es decir, a medida que envejecemos, menor es nuestro gasto energético en reposo. Esto sucede debido a un descenso progresivo del número de células activas, lo cual disminuye los requerimientos calóricos, y a un desplazamiento de la masa magra en favor de la masa grasa, cuyo porcentaje aumenta con la edad en ambos sexos. La masa grasa es energéticamente menos activa que la masa magra.

La disminución de la masa muscular, denominada «sarcopenia» cuando la desviación es mayor a la esperada, ocasionará una reducción en la función física, lo cual puede ser el origen de un círculo vicioso: menor masa magra genera más discapacidad, la cual provoca más sedentarismo, y este, a su vez, disminuye la masa muscular. El ejercicio físico es, por tanto, protector frente a este efecto.

El compartimento graso no solo aumentará de tamaño, sino que se redistribuirá, incrementando su presencia alrededor de los órganos, en la que se llama grasa visceral, y perdiéndola en la zona subcutánea. En cuanto a la prevalencia de sobrepeso y obesidad, diagnosticados a través del Índice de Masa Corporal (IMC), sus cifras se elevan desde la adolescencia hasta alrededor de los 60 años en ambos sexos, alcanzando cotas cercanas al 70 % de sobrepeso más obesidad. A partir de esa edad, la prevalencia de IMC ≥ 25 kg/m^2 disminuye, y aparece un mayor riesgo de desnutrición que en estadios previos. En cualquier caso, el IMC es un indicador que puede ser impreciso en pacientes con altos o bajos niveles de masa muscular, encontrándose los ancianos dentro de este último caso, ya que este parámetro no discrimina entre el peso de los diferentes compartimentos corporales.

La desmineralización ósea que se produce de manera progresiva, más significativa en las mujeres a partir de la menopausia, aumenta el riesgo de fracturas, principalmente en aquellos pacientes en los que la desviación sea superior a la normal y se les diagnostique osteopenia u osteoporosis. Estas se producen como consecuencia de un déficit hormonal, ya que tanto los estrógenos como la testosterona son protectores frente a la pérdida de densidad ósea, y también son debidas al sedentarismo. La actividad física también mantiene la salud ósea.

Por supuesto, a consecuencia de la reducción en la masa magra, el porcentaje de agua corporal también desciende hasta cifras alrededor del 50 %.

El metabolismo de la glucosa también se ve alterado en los ancianos: en general, aumenta la resistencia a la insulina y se encuentra una glucemia basal más elevada que en edades más tempranas. El aumento de la ratio de masa grasa respecto a masa magra, el tipo de grasa acumulada, sobre todo en los varones, a nivel visceral y ectópico, y un progresivo descenso en la función hormonal del páncreas pueden encontrarse entre las causas. La prevalencia tanto de diabetes como de una homeostasis de la glucosa alterada son elevadas en este colectivo. En EE.UU., se estima que casi uno de cada dos adultos mayores de 65 años padece prediabetes mientras que uno de cada cinco ha sido ya diagnosticado de diabetes.

1.1.2. Cambios en el aparato digestivo

La mayor parte del aparato digestivo y la digestión en sí misma no cambian en el anciano sano, pero hay algunos desórdenes frecuentes sobre los que merece la pena detenernos. Aunque a estos trastornos, en general y de manera aislada, se les puede catalogar como «menores», cuando adquieren carácter crónico y acumulativo, pueden ser de relevancia.

En primer lugar, en la cavidad oral podemos encontrar pérdidas de piezas dentales que dificultarán la masticación y, por tanto, la degustación y la deglución; una percepción disminuida del sentido del gusto provocará mayor saciedad o menor apetencia por los alimentos; y una menor secreción salivar limitará la digestión mecánica de la masticación, la peristalsis (lo cual aumento del riesgo de estreñimiento), la degustación de los alimentos y aún más relevante, la deglución, incrementándose las probabilidades de broncoaspiración.

La motilidad intestinal también disminuye a lo largo de todo el tracto como consecuencia de una menor densidad de células funcionales. La secreción de jugos gástricos también se ve menguada, con lo que la absorción de algunos nutrientes como el hierro o la vitamina B12 puede verse paralelamente disminuida. También se encuentra reducida la superficie de absorción de nutrientes en las vellosidades intestinales. Por tanto, tanto la digestión mecánica como la química se ven mermadas, y la absorción neta de nutrientes es menor.

1.1.3. Cambios específicos debidos a la demencia

La anorexia es común en los ancianos con demencia. Esto puede deberse a alteraciones en los sistemas de regulación del apetito en el cerebro, disfunciones neuroendocrinas y cambios en los neurotransmisores involucrados en la alimentación. Estos factores contribuyen a una disminución de la ingesta de alimentos y pueden resultar en deficiencias nutricionales.

Las personas ancianas con demencia pueden experimentar dificultades en la ejecución de habilidades motoras finas necesarias para comer, así como deterioro cognitivo que afecta la memoria de procedimientos relacionados con la alimentación. Además, los problemas de deglución y masticación que pueden tener lugar en ancianos sin demencia pueden ser más frecuentes y graves en los ancianos con demencia. La posible consecuencia es, de nuevo, una ingesta insuficiente de nutrientes.

La pérdida de habilidades cognitivas y ejecutivas en la demencia puede interferir con la capacidad de planificar y preparar comidas adecuadas. Los ancianos con demencia pueden tener dificultades para seleccionar alimentos nutritivos, seguir recetas o mantener una rutina de comidas regular. Esto puede dar lugar a elecciones alimentarias menos saludables y una mayor dependencia de alimentos procesados.

Con respecto a la disminución del metabolismo basal que se ha descrito previamente, esta puede verse agravada en el caso de los ancianos con demencia a causa de la reducción del apetito y los problemas de alimentación.

Por último, las personas con demencia pueden tener dificultades para reconocer la sed y olvidar beber líquidos regularmente. Estos déficits cognitivos pueden conducir a la deshidratación, lo que tiene implicaciones negativas para la salud y el bienestar general.

1.2. Requerimientos nutricionales en el anciano

El término «requerimientos nutricionales» hace referencia a las necesidades de nutrientes que permiten mantener la salud en un individuo previamente sano. Habitualmente, los requerimientos nutricionales varían con la edad, el sexo, con distintas situaciones fisiológicas como el embarazo o la lactancia, y también varían en función de otros factores como el ejercicio físico, factores genéticos o el tipo de alimentación.

Las fuentes bibliográficas al respecto, no hacen distinción entre los requerimientos nutricionales del adulto y del anciano, salvo en algunos nutrientes específicos. Por este motivo, los valores nutricionales de referencia, cuando hablamos del anciano, en su mayoría son los correspondientes al adulto.

Ya hemos visto en los apartados anteriores los cambios fisiológicos que se producen como consecuencia del envejecimiento y cómo pueden afectar estos cambios a la ingesta, digestión y absorción de nutrientes.

La presencia de patologías asociadas, así como la polimedicación en este grupo de edad es frecuente, por lo que los requerimientos nutricionales podrían ser distintos a los del anciano sano y se deberían individualizar los requerimientos nutricionales.

Es un grupo de población muy heterogéneo y, por este motivo, los datos respecto a los valores nutricionales de referencia deben ser interpretados con cautela, teniendo en cuenta que son datos generales y para población sana.

Es necesaria más investigación respecto a las necesidades nutricionales específicas del anciano.

Para el desarrollo de este apartado vamos a utilizar los valores nutricionales de referencia de la Autoridad Europea de Seguridad Alimentaria (EFSA).

1.2.1. Ingesta recomendada de macronutrientes

2.2.1.1. Energía

Las necesidades energéticas de un individuo vienen determinadas por la suma de la energía necesaria para el mantenimiento del metabolismo basal, la energía empleada en la termogénesis y la energía empleada en la actividad física.

En el anciano, las necesidades energéticas se encuentran disminuidas respecto a la edad adulta principalmente porque la disminución que se produce en la masa muscular debido al proceso de envejecimiento se traduce en la disminución del metabolismo basal y porque la actividad física disminuye a medida que envejecemos. Los ancianos que mantienen unos buenos niveles de actividad física también tendrán una menor disminución de su masa muscular, por lo que sus necesidades energéticas variarán menos.

En cualquier caso, el aporte energético debe ser el suficiente para mantener el peso corporal y adaptado a la actividad física. La disminución en las necesidades energéticas no va acompañada de la disminución en las necesidades nutricionales, por lo que la dieta de las personas mayores debe ser nutricionalmente más densa.

2.2.1.2. Proteínas

Existe un gran debate en la bibliografía disponible sobre la cantidad de proteína diaria recomendada para los ancianos.

La EFSA recomienda 0,83 gr de proteína por kg de peso al día para adultos (> 18 años) sin hacer distinción para el adulto anciano.

La ingesta adecuada de proteínas es especialmente importante en los ancianos para el mantenimiento de la masa muscular, de la integridad de la piel, del sistema inmune o para la curación de heridas y recuperación de enfermedades agudas. El debate científico acerca de la ingesta recomendada de proteínas en el anciano, parece ser claro en cuanto a la necesidad de aumentar la ingesta diaria de proteínas. Si bien es cierto que la recomendación varía según los autores, parece claro que todos los autores coinciden en que la ingesta de proteína debe ser ≥1gr/kg/día. Otros autores proponen cifras mayores y en función de la situación nutricional basal de los ancianos proponiendo de 1 a 1,2 gr/kg/día para adultos sanos y 1,5 gr/kg/día para ancianos con malnutrición o en riesgo de malnutrición.

La recomendación de aumentar la cantidad diaria de proteína debe ser prudente y tener en cuenta otros factores como la posible insuficiencia renal.

Algunos autores recomiendan la ingesta de 25-30 gr de proteínas en cada comida principal y estas proteínas en el anciano deben ser mayoritariamente de alto valor biológico, es decir, que contengan todos los aminoácidos esenciales para asegurar una adecuada síntesis proteica.

La ingesta diaria de proteínas en el anciano debe suponer alrededor del 15- 18 % del valor calórico total. Cada gramo de proteína proporciona una energía de 4kcal.

Las proteínas pueden ser de origen animal o de origen vegetal. Las proteínas de origen animal son de alto valor biológico porque contienen todos los aminoácidos esenciales. Las de origen vegetal son consideradas de bajo valor biológico porque no contienen todos los aminoácidos esenciales. En este último caso es especialmente importante combinar adecuadamente distintas proteínas vegetales para poder complementar los aminoácidos esenciales y asegurar una ingesta adecuada de los mismos.

Las fuentes alimentarias de proteína de origen animal son principalmente la carne, el pescado, los huevos o los lácteos. Las fuentes alimentarias de proteína de origen vegetal son principalmente las legumbres, los cereales o los frutos secos.

2.2.1.3. Hidratos de carbono

Los hidratos de carbono proporcionan principalmente energía. La ingesta diaria recomendada de hidratos de carbono en el anciano debe suponer entre el 45 y el 60 % del aporte calórico diario según la EFSA. Cada gramo de hidrato de carbono proporciona 4 kcal.

Los hidratos de carbono deben ser preferiblemente complejos y con un índice glucémico bajo provenientes de las legumbres, los cereales, las verduras y hortalizas.

Los hidratos de carbono sencillos o azúcares no deben suponer más del 10 % de la energía diaria. Mejoran la palatabilidad de las comidas y es un grupo de alimentos de fácil aceptación en este grupo de edad, pero el exceso en la ingesta desplaza a otros alimentos con mayor densidad nutricional. Son fuentes de hidratos de carbono sencillos el azúcar, la miel, la mermelada, los refrescos, los zumos, los caramelos, etc. Hay que tener precaución con los alimentos procesados, ya que suelen contener cantidades importantes de azúcares sencillos.

2.3.1.4. Lípidos

La ingesta diaria recomendada de grasa para los ancianos es la misma que para población adulta y debe suponer entre el 20 y el 35 % de la energía diaria ingerida según datos de la EFSA. Cada gramo de grasa aporta 9 kcal. El mayor o menor porcentaje de grasa dependerá de la calidad de la misma, recomendándose porcentajes más cercanos al 35 % cuando el consumo provenga mayoritariamente de ácidos grasos poliinsaturados y monoinsaturados.

Los alimentos grasos son muy energéticos, aportan palatabilidad a los alimentos y producen saciedad.

Es muy importante prestar atención al perfil lipídico de la grasa que se consume. Según la EFSA, tanto los ácidos grasos saturados como los ácidos grasos trans deben consumirse en la mínima cantidad posible.

Los ácidos grasos saturados se encuentran principalmente en alimentos de origen animal y en ciertas grasas vegetales como el aceite de coco o de palma, muy utilizadas en la industria alimentaria.

Los ácidos grasos trans, utilizados por la industria alimentaria, son resultado de un proceso de hidrogenación de las grasas y están presentes en productos procesados y ultraprocesados.

La EFSA recomienda una ingesta de un 4 % de la energía diaria proveniente del ácido linoleico (omega 6) y un 0,5 % de la energía diaria en forma de ácido alfa-linolénico (ALA), un ácido graso poliinsaturado omega 3 que es esencial, es decir, necesitamos ingerirlo en la dieta. También recomienda una ingesta diaria de 250 mg de ácido eicosapentanoico (EPA) y docoxahexanoico (DHA, ácidos grasos poliinsaturados omega 3, que aunque pueden sintetizarse a partir del ALA, la capacidad de síntesis es reducida, por lo que es necesario asegurar unas ingestas adecuadas.

Los ácidos grasos poliinsaturados omega 3 (ALA, EPA Y DHA) están presentes en alimentos como el pescado azul, mariscos y moluscos, algas, aceites como el de lino, canola o soja, semillas como el lino o la chía, frutos secos como las nueces, etc.

El ácido linoleico se encuentra en la grasa de ovinos y bovinos, así como en la leche de dichos rumiantes y, aunque en menor proporción, también está presente en aceites vegetales como el girasol.

Aunque la EFSA no hace una recomendación explícita respecto a la ingesta diaria de ácidos grasos monoinsaturados, la ingesta de grasa restante hasta completar ese 20-35 % de la ingesta energética diaria debe provenir de estos ácidos grasos. De hecho, la OMS recomienda un consumo diario del 15-20 % de la energía diaria en forma de ácidos grasos monoinsaturados. Las fuentes de este tipo de ácidos grasos son el aceite de oliva, el aguacate, las nueces, avellanas, anacardos, etc.

Es interesante, de cara a mejorar el perfil lipídico de la alimentación del anciano, incluir el pescado diariamente, utilizar el aceite de oliva como grasa principal en el cocinado de los alimentos e incluir los frutos secos como las nueces, avellanas y/o almendras.

2.2.1.5. Fibra

La fibra dietética no se considera un nutriente, puesto que no se digiere por enzimas digestivos ni pancreáticos. Una vez en el colon, sufrirá o no un cierto grado de hidrólisis en función del tipo de fibra del que se trate. Tiene una serie de efectos muy beneficiosos para nuestro organismo entre las que se encuentran el aumento del peristaltismo intestinal, disminución del estreñimiento, disminución de los niveles de colesterol, favorece el mantenimiento del microbiota intestinal y ayuda a prevenir el cáncer colorrectal.

La ingesta diaria de fibra recomendada es de 25-30 gramos al día que puede obtenerse a partir de alimentos como frutas, verduras, hortalizas, legumbres, cereales integrales y frutos secos.

La ingesta de fibra debe ir acompañada de unas adecuadas ingestas de agua, que se tratará un poco más adelante. El incremento en el consumo de fibra debe hacerse de forma gradual para evitar molestias abdominales.

Una ingesta excesiva de fibra puede producir flatulencia, malestar abdominal y limitar la absorción de micronutrientes.

2.2.2. Ingesta recomendada de micronutrientes

El déficit de micronutrientes es una forma de malnutrición relativamente frecuente y no fácil de detectar en los ancianos. Varios factores contribuyen a su aparición. Por un lado, porque debido a falta de apetito o dificultades en la masticación, algunos ancianos tienen una ingesta de alimentos escasa en cuanto a cantidad. Por otro lado, la elección de las comidas y la falta de variedad contribuyen al déficit de micronutrientes. También los precios y la disponibilidad de alimentos ricos en vitaminas y minerales son un factor a tener en cuenta, así como los propios cambios asociados al proceso de envejecimiento comentados anteriormente que pueden facilitar la aparición de déficits de micronutrientes. Además, los fármacos también pueden tener un papel importante interaccionando en la biodisponibilidad de determinados micronutrientes.

Las deficiencias de micronutrientes en los ancianos contribuyen a un mayor riesgo de enfermedad, aumentan la fragilidad, la discapacidad y pueden producir deterioro en la función física.

2.2.2.1. Vitaminas

Las necesidades de vitaminas parece que son similares a las de los adultos jóvenes pero los estudios sobre el estado vitamínico de las personas mayores evidencian que con frecuencia en este grupo poblacional existen deficiencias en algunas vitaminas, como la B12, el ácido fólico (B9), la riboflavina (B2), la piridoxina (B6) y muy especialmente la vitamina D.

2.2.2.1.1. Vitamina D

Uno de los factores causales más importantes de la deficiencia de esta vitamina en las personas mayores, es la disminución de la síntesis a través de la piel de hasta un 25 % respecto a personas más jóvenes. Esto en combinación con una menor exposición solar y con un cierto grado de insuficiencia renal, que reduce la conversión de la forma inerte a la forma activa de la vitamina D, conlleva una disminución en los niveles de esta vitamina para este grupo poblacional.

La evidencia actual sugiere que los niveles de vitamina D influyen en la capacidad y función muscular e incluso recientes revisiones sistemáticas han evidenciado mejoras en la función muscular en ancianos suplementados con vitamina D.

La EFSA no da una recomendación para la ingesta diaria, sino que proporciona un valor de 15 mg/día como «ingesta adecuada». Algunos estudios sugieren que suplementar con dosis de entre 700-1000UI/día pueden reducir el riesgo de caídas en un 19 %. La vitamina D se encuentra principalmente en los pescados grasos y en alimentos fortificados.

2.2.2.1.2 Vitaminas del grupo B: B1, B2, B6, B9 y B12

La tiamina o vitamina B1 interviene en el metabolismo de los hidratos de carbono, asegurando la producción de energía. Esta vitamina modula el rendimiento cognitivo, especialmente en ancianos. Diversos estudios muestran una asociación entre ingestas más altas de tiamina con una mejor función cognitiva. No existe un déficit de absorción a consecuencia de la edad para esta vitamina y su deficiencia en ancianos suele estar relacionada con alcoholismo o ingestas insuficientes. La EFSA recomienda una ingesta diaria de 0,42 mg/1000 Kcal/día. Las fuentes más importantes son la carne de cerdo, el hígado, los huevos, las legumbres, los cereales, las frutas y las hortalizas.

La riboflavina o vitamina B2 participa en el metabolismo energético, de los hidratos de carbono, las grasas y las proteínas. La ingesta de referencia según la EFSA es de 1,6 mg/día. Se encuentra principalmente en productos lácteos, el hígado, carnes, huevos y frutos secos. Si la dieta incluye lácteos, constituyen la fuente principal.

La piridoxina o vitamina B6 interviene en la formación de neurotransmisores y al igual que la B2 en el metabolismo de los hidratos de carbono. Además, facilita la absorción de minerales como el hierro y el magnesio y también de la vitamina B12. La deficiencia subclínica puede producir alteraciones del sistema inmunitario y aumentar el riesgo de infecciones. La ingesta de referencia según la EFSA es de 1,6 mg/día para mujeres y 1,7mg/día para hombres. Se encuentra en alimentos como las carnes, los pescados, los huevos y los cereales.

La cianocobalamina o vitamina B12 desempeña un papel clave en la síntesis de ADN y la maduración celular, así como en la síntesis de lípidos neuronales. Su déficit puede producir anemia, síntomas gastrointestinales y síntomas neurológicos como deterioro cognitivo en ancianos. Algunos autores estiman que al menos el 12 % de los ancianos pueden presentar deficiencias de B12. Factores como la baja acidez gástrica, cierto grado de malabsorción o la ingesta de determinados fármacos, hacen que los ancianos sean un grupo de riesgo respecto a los niveles de B12. La deficiencia de vitamina B12 puede ser un factor de riesgo de enfermedad cardiovascular, neuropatía periférica, ataxia o alteraciones cognitivas. La EFSA considera una ingesta adecuada de 4μg/día de B12. Esta vitamina solo puede obtenerse a partir de alimentos de origen animal como la carne, el pescado, los huevos o los lácteos.

El ácido fólico o vitamina B9 es esencial para el correcto desarrollo y funcionamiento cerebral. En ancianos, se ha encontrado una asociación entre concentraciones elevadas de folato en plasma y una mejor función cognitiva, así como mejor rendimiento en pruebas de velocidad psicomotora. Algunos autores afirman que la suplementación con ácido fólico muestra una mejora en la memoria, en la velocidad de procesamiento de la información y en la de respuesta sensorial y motora. Su deficiencia se considera un factor de riesgo para la enfermedad cardiovascular, especialmente si se asocia a deficiencias de B6 y B12, ya que se produce un aumento en la concentración del aminoácido homocisteína, que parece favorecer la coagulación y el deterioro de la pared arterial. Una baja ingesta de folatos también se ha asociado con confusión leve, irritabilidad, depresión, apatía, alteraciones de la memoria y demencia. La EFSA recomienda una ingesta diaria de 330μg/día de folato. El ácido fólico se encuentra en las verduras de hoja verde como las espinacas o las acelgas y también está presente en el hígado y las legumbres.

2.2.2.1.3. Vitamina C

La vitamina C o ácido ascórbico tiene una función antioxidante, además de favorecer la absorción del hierro y la síntesis de colágeno. Por sus propiedades antioxidantes puede jugar un importante papel en la prevención de cataratas, enfermedad coronaria, algunos tipos de cáncer y otras enfermedades degenerativas.

La dosis diaria recomendada según la EFSA es de 95 mg/día para mujeres y 110 mg/día para hombres. Se encuentra en frutas y hortalizas, especialmente en cítricos, fresas, tomates, pimientos y patatas. Es muy inestable por acción del oxígeno, la luz o el calor, por lo que el cocinado puede producir pérdidas importantes de esta vitamina.

2.2.2.1.4. Vitamina K

La EFSA considera una dosis de 70 μg/día como ingesta adecuada, al igual que para adultos más jóvenes. Sus funciones están relacionadas con la coagulación sanguínea y también con el metabolismo óseo. Su déficit es poco frecuente, pero puede presentarse en síndromes de malabsorción, resección intestinal, tratamientos anticoagulantes y/o laxantes, etc.

Son alimentos ricos en vitamina K verduras como el brócoli, el repollo, la col o los espárragos y frutas como el kiwi, el aguacate o los higos.

Aquellos ancianos que tomen medicación anticoagulante o antiagregante deben tener precaución con los alimentos ricos en vitamina K.

2.2.2.1.5. Vitamina E

La EFSA estima como ingesta adecuada una dosis de 11 mg/día de vitamina E para mujeres y de 13 mg/día para hombres. Desempeña un importante papel como antioxidante y parece comportarse como factor de protección en la enfermedad cardiovascular. Son necesarios más estudios que analicen la relación entre el estatus en vitamina E y alteraciones de la función inmune, demencia, Alzheimer, cataratas, cáncer o fracturas de cadera.

2.2.2.1.6. Vitamina A

La vitamina A es esencial para un adecuado funcionamiento del sistema inmunitario y para mantener la piel y las mucosas sanas. Su déficit produce una disminución de la resistencia a las infecciones y produce alteraciones digestivas, nerviosas, musculares y cutáneas. La dosis de vitamina A recomendada por la EFSA para hombres es de 750 µg de retinol/día y para mujeres de 650 µg de retinol/día. Se encuentra en forma de retinol en alimentos de origen animal como el hígado, la leche entera y la mantequilla y en forma de carotenos (provitamina A), que pueden ser convertidos en retinol en el organismo, en alimentos de origen vegetal como la zanahoria, el tomate, la calabaza, el brócoli, etc.

2.2.2.2- Minerales

Las necesidades de minerales en el anciano, no difieren de manera significativa de las necesidades en etapas previas, pero es cierto que en esta etapa hay que tener una serie de consideraciones especiales.

2.2.2.2.1. Calcio

La ingesta recomendada de calcio por la EFSA para las personas mayores de 65 años es de 1000 mg/día. Cantidades superiores son difíciles de cubrir mediante la ingesta de alimentos por este grupo poblacional.

Los lácteos son una buena fuente de calcio con buena biodisponibilidad, por lo que sería adecuado incluir 3 raciones diarias. Otras fuentes de calcio son el brócoli, el repollo, la col, las almendras, los garbanzos, el sésamo, etc., por lo que no es indispensable incluir los lácteos en la dieta. Algunos factores a tener en cuenta para mejorar la absorción del calcio son por ejemplo, no ingerir los alimentos ricos en calcio con alimentos ricos en hierro, ácido fítico o ácido oxálico y limitar el consumo de cafeína y sodio.

Otros factores a tener en cuenta son realizar ejercicio físico, mantener unas adecuadas ingestas de vitamina D y favorecer la exposición solar diaria.

2.2.2.2.2. Hierro

El déficit de hierro es un problema relativamente frecuente en el anciano con una prevalencia según algunos autores del 44 %. En el caso del anciano, los déficits de hierro suelen estar relacionados con pérdidas secundarias a hemorragias (en muchos casos, digestivas) que requieren atención médica, por lo que estas deficiencias no suelen estar asociadas a déficits nutricionales.

La ingesta recomendada de hierro según la EFSA para este grupo de edad es de 16 mg/día. Otros autores recomiendan ingestas menores de hierro por considerarlo prooxidante. En cualquier caso, hay que asegurar una ingesta adecuada de hierro a través de la dieta y tener en cuenta las consideraciones para mejorar la disponibilidad y absorción del hierro.

El tipo de hierro que se ingiera en la dieta hará que su absorción y biodisponibilidad sea mayor o menor. Así, el hierro hemo procedente de productos de origen animal, tiene una mayor biodisponibilidad mientras que el hierro no-hemo proveniente de alimentos de origen vegetal, tendrá menor biodisponibilidad.

Cuando sea necesaria la suplementación con hierro, este debe tomarse en ayunas, preferiblemente con algún alimento rico en vitamina C por ser potenciadora de su absorción y se debe esperar al menos media hora para tomar algún producto lácteo, puesto que interferiría en la absorción del hierro.

2.2.2.2.3. Magnesio

El magnesio es un mineral que participa en la contracción muscular y en la transmisión de los impulsos nerviosos. También forma parte del hueso interviniendo en su metabolismo e interviene también en el metabolismo de la glucosa.

Por estas propiedades tienen un papel importante en el sistema osteomuscular y en la prevención de enfermedades como la diabetes o la hipertensión.

La ingesta diaria recomendada por la EFSA es de 300 mg/día.

La ingesta de altas cantidades de fibra o una dieta rica en grasas, pueden disminuir su absorción a nivel intestinal.

2.2.2.2.4. Cinc

El zinc es un mineral implicado en la respuesta del sistema inmune y con propiedades antioxidantes. Ambas características adquieren especial importancia en el caso de las personas mayores, puesto que unos buenos niveles de zinc ayudaran a fortalecer el sistema inmune y, por tanto, a disminuir la susceptibilidad de padecer determinadas enfermedades.

EL zinc también mejora la cicatrización de las heridas, la percepción del sabor y el apetito, cualidades muy beneficiosas en el caso de las personas de edad avanzada.

La ingesta diaria de zinc recomendada por la EFSA presenta un rango de valores dependientes a su vez de la ingesta diaria de fitatos, puesto que estos interfieren en la absorción del zinc. De este modo el rango se sitúa entre 7.5 mg/día de zinc (para ingestas de fitatos en torno a 300 mg/día) y 12,7 mg/día (para ingestas de fitatos de 1200 mg/día).

La EFSA también indica unos valores máximos de 25 mg/día de zinc, puesto que ingestas altas de zinc podrían interferir en la absorción de otros minerales como el hierro y el cobre, además de disminuir la función inmunitaria.

2.2.3. Ingesta recomendada de agua

El agua es necesaria para mantener la homeostasis del medio interno y para mantener el filtrado glomerular. El equilibrio hídrico se regula mediante la hormona antidiurética, la función renal y la sed que responde al balance entre la ingesta y la eliminación de agua.

En el anciano, la sensación de sed está disminuida y la función renal puede estar deteriorada en mayor o menor grado. Además, algunos ancianos restringen deliberadamente la ingesta de agua por problemas de incontinencia o para no tener urgencia de acudir al baño cuando se encuentran fuera de casa. Todo esto, hace que el anciano tenga un mayor riesgo de deshidratación y de alteraciones de la termorregulación, especialmente importante en épocas muy calurosas o en presencia de determinadas enfermedades. Además, una disminución en la ingesta de agua puede afectar al rendimiento mental y producir estados de confusión, irritabilidad o letargia.

La ingesta diaria recomendada por la EFSA para el anciano sano es de 2 litros de agua al día. Otros autores recomiendan unos 30-35 ml de agua/kg con un mínimo de 2 litros/día y más gráficamente, la pirámide de alimentación saludable modificada para personas mayores de 70 años establece en la base de la pirámide una ingesta diaria de 8 vasos de agua. En caso de insuficiencia renal esta recomendación debe ser individualizada a cada caso.

2.3. Recomendaciones dietéticas en el anciano

En primer lugar, antes de pasar a describir las recomendaciones dietéticas en el anciano, debemos subrayar que los cambios en la dieta de cualquier individuo, y particularmente en la del anciano y del anciano con demencia, deben ser moderados y progresivos, puesto que pueden rechazar de plano un plan dietético que no se ajuste a su rutina o a sus preferencias. Es decir, se debe procurar mantener las costumbres dietéticas del anciano a no ser que padezca enfermedades que precisen de una dieta específica.

Son diversos los estudios que han señalado a la dieta mediterránea como un modelo que protege frente al estrés oxidativo y, por tanto, frente al deterioro físico y cognitivo. Existe aún una insuficiente caracterización de esta dieta, ya que, en algunos estudios, por ejemplo, incluye el vino como uno de sus alimentos y en otros se excluye por ser este un alimento considerado dañino por instituciones tan importantes como la Organización Mundial de la Salud (OMS) o la European Food Safety Authority (EFSA). Sin embargo, a pesar de esta falta de acuerdo, sí que hay consenso en unas líneas generales que perfilan la dieta mediterránea, como, por ejemplo, el empleo y consumo del aceite de oliva como principal grasa culinaria o la abundante presencia de alimentos de origen vegetal como las verduras o las frutas, los cereales integrales, las legumbres o los frutos secos, así como el consumo moderado o bajo de alimentos de origen animal como la carne roja o la procesada.

Aunque toda dieta debe ser personalizada a cada individuo en función de sus necesidades particulares, de sus preferencias, recursos y capacidad, pivotando alrededor de este eje de la dieta mediterránea podemos establecer las recomendaciones dietéticas del anciano y del anciano con demencia. Sin embargo, los autores de este capítulo consideran cierta y adecuada la posición de la EFSA respecto al consumo de vino: no se puede considerar saludable ninguna dieta que incluya alimentos con más de un 1,2 % de volumen de alcohol. El consumo de alcohol es un factor de riesgo para múltiples enfermedades, además de disminuir la absorción o dificultar el metabolismo de algunos nutrientes como vitamina B1 o E.

La cantidad de los alimentos permite flexibilidad, por lo que no vamos a establecer aquí las raciones recomendadas de raciones de cada grupo de alimentos. Si la dieta mediterránea puede servirnos como modelo general del patrón dietético a seguir, el plato saludable de Harvard es una herramienta inmejorable para transmitir de manera divulgativa, es decir, gráfica y sencilla, qué se debe consumir en cada comida principal, también en los ancianos y cuidadores. Este plato muestra como la mitad del mismo debe dedicarse a verduras crudas o cocinadas y frutas, un cuarto a cereales integrales y otro cuarto a proteínas saludables que pueden ser de origen vegetal o animal. Acompañan al plato los aceites saludables como el de oliva y el agua y otras bebidas sin alcohol ni azúcar.

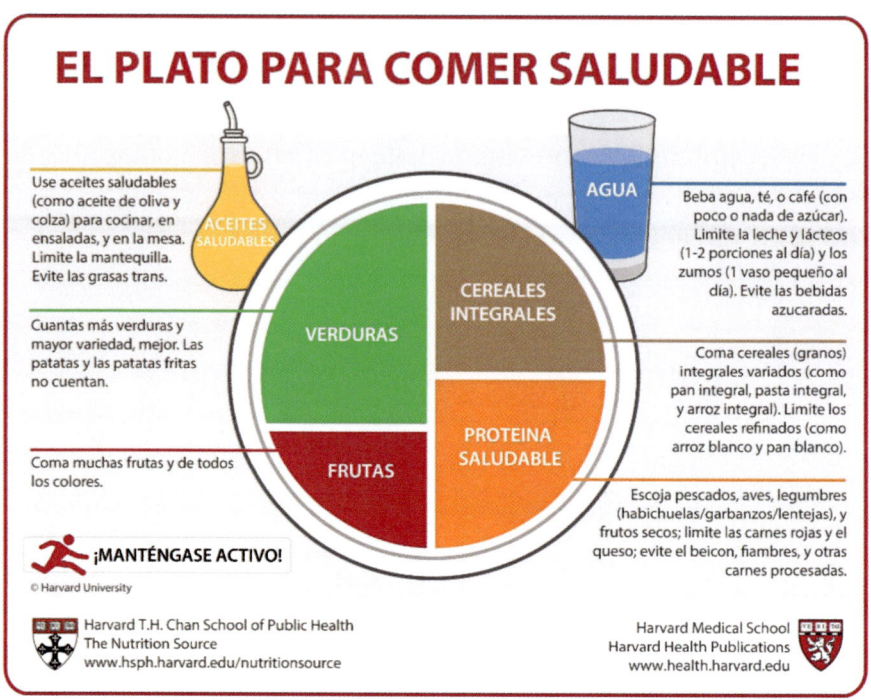

EL PLATO PARA COMER SALUDABLE

AGUA

Use aceites saludables (como aceite de oliva y colza) para cocinar, en ensaladas, y en la mesa. Limite la mantequilla. Evite las grasas trans.

ACEITES SALUDABLES

Cuantas más verduras y mayor variedad, mejor. Las patatas y las patatas fritas no cuentan.

VERDURAS

CEREALES INTEGRALES

PROTEINA SALUDABLE

FRUTAS

Coma muchas frutas y de todos los colores.

¡MANTÉNGASE ACTIVO!
© Harvard University

Beba agua, té, o café (con poco o nada de azúcar). Limite la leche y lácteos (1-2 porciones al día) y los zumos (1 vaso pequeño al día). Evite las bebidas azucaradas.

Coma cereales (granos) integrales variados (como pan integral, pasta integral, y arroz integral). Limite los cereales refinados (como arroz blanco y pan blanco).

Escoja pescados, aves, legumbres (habichuelas/garbanzos/lentejas), y frutos secos; limite las carnes rojas y el queso; evite el beicon, fiambres, y otras carnes procesadas.

Harvard T.H. Chan School of Public Health
The Nutrition Source
www.hsph.harvard.edu/nutritionsource

Harvard Medical School
Harvard Health Publications
www.health.harvard.edu

1 Plato Saludable de Harvard

Se pueden distribuir los alimentos en 3-5 comidas a lo largo del día para facilitar su ingesta, ya que la capacidad digestiva y la apetencia son menores en los ancianos. Esto adquiere más importancia en ancianos con riesgo de desnutrición. En cualquier caso, el foco debe ponerse siempre en la calidad de los alimentos.

Se debe mantener una ingesta adecuada de líquidos. El envejecimiento puede disminuir la sensación de sed, por lo que es esencial asegurarse de que los ancianos estén adecuadamente hidratados. Se recomienda beber agua, infusiones y líquidos sin azúcar a lo largo del día.

Como ya hemos indicado, primar los alimentos de origen vegetal como las verduras, las frutas, legumbres y frutos secos, sobre los de origen animal, es fundamental en los ancianos por múltiples razones como su alto contenido en agua, en fibra, y en micronutrientes y fitoquímicos entre los que encontramos varios antioxidantes. Además, escoger estos alimentos significa desplazar otros alimentos que pueden ser dañinos o superfluos a nivel nutricional como las féculas refinadas o alimentos procesados.

A pesar de esto, es fundamental obtener suficientes proteínas. A medida que envejecemos, nuestras necesidades de proteínas pueden aumentar. En el caso de alimentos de origen vegetal, es importante asegurarse de obtener suficiente proteína de fuentes como legumbres (lentejas, garbanzos, alubias), tofu, frutos secos y semillas. Como ya se ha señalado, combinar diferentes fuentes de proteínas vegetales a lo largo del día puede ayudar a obtener todos los aminoácidos esenciales. También pueden obtenerse de alimentos de origen animal como huevos, pescado o carnes blancas (pollo o pavo), preferibles sobre las rojas.

El consumo de alimentos con azúcares libres, es decir, ya sean añadidos o liberados (zumos), no es recomendable por su impacto negativo en el control del peso y en la salud bucodental.

2.3.1. Particularidades en el anciano con demencia

Las personas con demencia pueden experimentar dificultades para seguir rutinas y recordar cuándo comer, por lo que es primordial fomentar una alimentación regular y estructurada. Establecer horarios para las comidas puede ayudar a mantener una alimentación adecuada.

Al igual que ocurre en muchos ancianos sin demencia, algunas personas con demencia pueden tener dificultades para masticar o tragar, por lo que es importante adaptar la textura de los alimentos a sus necesidades. Esto puede incluir alimentos suaves, purés o alimentos líquidos según sea necesario. En esta misma línea, se deben proporcionar alimentos nutritivos y fáciles de comer, ya que es posible que las personas con demencia tengan dificultades para consumir alimentos complejos. Se recomienda ofrecer alimentos fáciles de comer, como frutas y verduras cortadas en trozos pequeños o yogures.

El riesgo de deshidratación es más alto en las personas con demencia porque pueden olvidar beber líquidos. En este sentido, es importante supervisar y recordarles que beban líquidos regularmente.

Tal y como se indicaba al comienzo de este epígrafe, las personas con demencia pueden sentirse más cómodas y motivadas para comer cuando se les ofrecen alimentos que les resultan familiares y que solían disfrutar en el pasado. Adaptar las comidas a sus preferencias puede ayudar a mantener el interés por la comida y mantener las costumbres dietéticas previas a la aparición de la demencia puede ayudar enormemente a que el anciano acepte la dieta.

Un entorno tranquilo a la hora de comer puede ayudar a reducir la ansiedad y el estrés asociados con la alimentación en personas con demencia. Evitar distracciones, ruidos excesivos y crear un ambiente calmado puede favorecer una mejor experiencia durante las comidas.

Por último, los ancianos con demencia no tienen, en la mayoría de los casos, las herramientas para identificar su estado nutricional, para saber si están perdiendo o ganando peso de manera progresiva, por lo que es importante monitorear su peso y su estado nutricional con valoraciones antropométricas y bioquímicas, así como llevar un registro diario de su ingesta y de sus excreciones.

3. Referencias

1. Salas-Salvadó J. Nutrición y Dietética Clínica 4ª edición. 2019. Dieta en las personas mayores. 14: 527-567. Ed Elsevier. ISBN: 978-84-9113-3003-2.

2. Nix S. Williams Nutrición básica y dietoterapia 16ª edición (2022). Ed Elsevier. Nutrición en adultos: juventud, madurez y vejez, 12: 195-209. ISBN: 978-84-1382-244-0.

3. Biesalski H. K., Grimm P., Nowitzki-Grimm S. Texto y atlas de nutrición 8ª Edición. (2021). Elsevier Health Sciences. La alimentación en situaciones fisiológicas especiales; 15: 340-355. ISBN: 978-84-9113-881-5.

4. Martínez R., Alcolea M., Oter C., Rubiales D. Actualización enfermera en nutrición y alimentación 2007. DAE nutrición. 1ª edición. Madrid. DAE SL, P97-120.

5. Instituto de Nutrición y trastornos alimentarios de la Comunidad de Madrid. Guía de orientación nutricional para personas mayores. 2006. Ed: Dirección general de salud pública de la comunidad de Madrid.

6. National Institute of Diabetes and Digestive and Kidney Diseases. Diabetes statistics. Actualización febrero 2023. Disponible en: https://www.niddk. nih.gov/health-information/health-statistics/diabetes-statistics.

7. Autoridad Europea de Seguridad Alimentaria (EFSA). Valores Nutricionales de referencia. Actualizado mayo de 2023. Disponible en: https://www.efsa. europa.eu/es/topics/topic/dietary-reference-values

8. Amarya S., Singh K., Sabharwal M. Changes during aging and their asociación with malnutrition. J. Clin. Gerontol. Geriatr. 2015. 6(3), pp. 78-84.

9. Granic A., Mendonça N., Hill T., Jagger C., Stevenson E., Mathers J. *et al.* Nutrition in the Very Old. Nutrients 2018;10:269. https://doi.org/10.3390/ nu10030269.

10. Richter M., Baerlocher K., Bauer J. M., Elmadfa I., Heseker H., Leschik-Bonnet E. *et al.* Revised Reference Values for the Intake of Protein. Ann Nutr Metab 5 April 2019; 74 (3): 242-250. 10.

11. Moore D. R. Keeping older muscle "young" through dietary protein and physical activity. Adv. Nutr. 2014, 5,599S-607S.

12. Deer R. R., Volpi E. Protein intake and muscle function in older adults. Curr. Opin. Clin. Nutr. Metab. Care2015, 18, 248-253.

13. Breen L., Phillips S. M. Skeletal muscle protein metabolism in the elderly: Intervention to counteract the 'anabolic resistance' of ageing. Nutr. Metab. 2011, 8, 68.

14. Nowson C., O'Connell S. Protein requirements and recommendations for older people: A review. Nutrients 2015, 7, 6874-6899.

15. Paddon-Jones D., Leidy H. Dietary protein and muscle in older persons. Curr. Opin. Clin. Nutr. Metab. Care 2014, 17, 5-11.

16. Aguilar-Navarro S. G., Carbajal-Silva J. C., Palacios-Hernández M. G. I., Gutiérrez-Gutierrez L. A., Ávila-Funes J. A., Mimenza-Alvarado A. J. Asociación entre los niveles de vitamina B12 y el deterioro cognitivo en personas mayores. Gac. Méd. Méx. 159(1): 32-37.

17. Martínez R. M., Jiménez A. I., López A. M., Ortega R. M. Estrategias nutricionales que mejoran la función cognitiva. Nutr. Hosp. 2018; 35: 16-19. https://dx.doi.org/10.20960/nh.2281.

Capítulo 15

Empoderamiento y protección del paciente con demencia: abordaje del cuidado integrado

Guadalupe Fernández-Villullas, MSc[1]; Beatriz Bosch, PhD[2]; Adrià Tort-Merino, PhD[2];

[1] Enfermera de práctica avanzada en Hospital Clínic de Barcelona, Barcelona, España

[2] Neuropsicólogo/a en Fundació per a la recerca Clínic Barcelona - IDIBAPS, Barcelona, España

H1. La autonomía del paciente. Programas educativos específicos.

H2. Hábitos de vida saludables.

H3. Aspectos sociales y legales.

RESUMEN

El diagnóstico de la demencia en fases iniciales es actualmente posible gracias a los avances científicos y tecnológicos, permitiendo una intervención precoz tras la identificación de los primeros síntomas. Esto nos plantea un nuevo reto, el paciente tiene la capacidad de tomar sus propias decisiones y, por tanto, tomar las riendas de su enfermedad y planificar su futuro. El concepto de cuidador cambia, pasando este a convertirse en la persona referente y de apoyo del paciente, no implícitamente en su cuidador. Esto brinda un cambio de paradigma en cuanto al abordaje de las nuevas necesidades del paciente y su entorno, lo que implica una actualización en lo que a las intervenciones de enfermería se refiere. Estas deben realizar un abordaje integral del individuo y su entorno incluyendo aspectos relacionados con el conocimiento y manejo de su enfermedad, conocimientos y estrategias para el mantenimiento de una vida activa promoviendo hábitos de vida saludables y aspectos sociales y legales. Asimismo, la persona referente necesita tener estos mismos conocimientos para poder comprender y abordar de manera eficaz y saludable el acompañamiento del paciente. El paciente tiene derecho a recibir un asesoramiento adecuado que le permita tomar las decisiones acordes a sus preferencias personales. Para ello será necesario un abordaje multidisciplinar. Implicar al paciente en la toma de decisiones sobre el momento actual y futuro lo empodera reforzando positivamente su autoestima. Esto también permitirá liberar al entorno de la responsabilidad de tomar ciertas decisiones, disminuyendo de este modo su carga.

PALABRAS CLAVE

Autonomía paciente, programa educativo, hábitos saludables, documento de voluntades anticipadas, trámites legales, cuidador.

Índice de contenidos

1. Introducción
2. Problema y revisión de la literatura

1.1. Educación sanitaria específica para el empoderamiento del paciente

    1.1.1. Estilo de vida saludable

    1.1.1.1. Alimentación

    1.1.1.2. Ejercicio físico

    1.1.1.3. Descanso/sueño

    1.1.1.4. Estimulación cognitiva

    1.1.1.5. Interacción social

    1.1.2. Protección del paciente: Consideraciones sociales y legales

    1.1.2.1. Ley de dependencia

    1.1.2.2. Grado de discapacidad

    1.1.2.3. Autotutela o nombramiento asistente

    1.1.2.4. Poderes preventivos

    1.1.2.5. Documento voluntades anticipadas

    1.1.2.6. Ley orgánica regulación de la eutanasia (LORE)

    1.1.2.7. Consideraciones laborales personas en activo

    1.1.3. Mantenimiento autonomía de la persona con demencia

    1.1.4. El acompañante/figura referente

2. **Limitaciones y recomendaciones para futuras investigaciones**

3. **Conclusiones reflexivas**

4. **Referencias**

1. Introducción

Las enfermedades que cursan con demencia han sufrido en los últimos años un cambio en lo referente al diagnóstico, gracias a los avances en investigación. En el caso de la enfermedad de Alzheimer, la primera causa más común de demencia, la aparición de biomarcadores en líquido cefalorraquídeo (LCR) permitió el diagnóstico precoz en unidades de referencia especializadas que tenían a su alcance la posibilidad de llevar a cabo estas pruebas (1). En la actualidad, con el descubrimiento de biomarcadores en sangre fiables (2), se abre la posibilidad, en un futuro próximo, de un diagnóstico temprano más accesible y, por tanto, que pueda abarcar a una mayor población.

Estos avances han hecho posible realizar un diagnóstico precoz de la enfermedad con la aparición de los primeros síntomas. Como consecuencia, ha aparecido un nuevo tipo de paciente que no existía con capacidad de decisión y necesidad de empoderarse en el manejo de su patología. Este perfil tiene nuevas necesidades e inquietudes que nos presenta un reto que debemos resolver. Para dar respuesta a esta nueva demanda, será necesario poner en marcha programas de intervención educativa específicos dirigidos al paciente y su entorno. Profesionales como la enfermera de práctica avanzada (3) o enfermera experta serán clave en este nuevo escenario. Por una parte, serán necesarias para emprender y liderar proyectos centrados en el abordaje integral de esta nueva población y, por otro lado, serán figura referente de enfermeras generalistas que puedan tratar a estos pacientes, colaborando en su formación específica.

2. Problema y revisión de la literatura

2.1. Educación sanitaria específica para el empoderamiento del paciente

El enfoque actual de los sistemas sanitarios se centra en poner en el centro de la salud al propio paciente. (4) En el marco del plan nacional de Alzheimer y otras demencias 2017-2023, uno de sus objetivos principales es el empoderamiento y participación de las personas con Alzheimer y de sus familiares cuidadores (5).

El paciente activo es un nuevo modelo de paciente que ha adquirido los conocimientos y las habilidades necesarias para responsabilizarse de su propia salud, capaz de identificar los síntomas, responder a ellos y que puede gestionar el impacto físico, emocional y social de su enfermedad (4). Este modelo puede incluir a los pacientes con una enfermedad crónica como cuidadores o familiares de personas con estas patologías, que han establecido una relación con los profesionales que le atienden para poder determinar de forma conjunta unos objetivos con el fin de mejorar su calidad de vida. En el abordaje de la cronicidad, estas nuevas estrategias han requerido un cambio de paradigma en el cuidado, pasando de un modelo asistencial curativo, centrado en las enfermedades agudas, donde el paciente tiene un papel totalmente pasivo, a un modelo más dinámico, centrado en el paciente y dotándolo de más protagonismo y autonomía en sus cuidados (6). El cuidado puede ser proporcionado de forma más efectiva y eficiente si las personas con enfermedades crónicas toman un papel activo en su propio cuidado y los proveedores de salud les apoyan con los recursos y la experiencia suficientes para ayudarles a manejar su enfermedad de la mejor manera posible.

La educación sanitaria impartida en los centros sanitarios es una de las principales herramientas para proporcionar una información especializada, concreta, fiable, veraz y de calidad a la población acerca de la patología que padece y sobre la prevención de posibles complicaciones futuras relacionadas con la enfermedad. A la hora de elaborar un programa educativo específico, será necesaria la participación de todos los agentes implicados. Además de los profesionales especialistas en las distintas materias a tratar cobra especial importancia la figura del paciente y/o cuidador experto (7). Este se define como la persona afectada por una situación de salud concreta, que tiene la capacidad de identificar las situaciones de riesgo y conoce las herramientas necesarias para poder gestionar el impacto físico, emocional y social que pueda implicar. El paciente/cuidador experto puede colaborar tanto en la fase de planificación del programa como siendo parte intrínseca de la agenda de este. En esta segunda parte, añade valor a toda la formación teórica impartida, compartiendo con los participantes su conocimiento y su experiencia con la enfermedad.

Los programas educativos deben establecer un proceso dinámico en el que la planificación, puesta en marcha y evaluación sean algo cíclico y periódico para que la información y formación sea siempre de actualidad, de calidad y adecuada. En el proceso de planificación se deberán tener en cuenta aspectos como el número de participantes, sesiones, duración, periodicidad, lugar, modalidad de las sesiones (*online*, presencial o híbridas) y personas que dirigirán cada una de ellas, además de los contenidos, también establecerá la periodicidad de la evaluación, así como las herramientas que se utilizarán para llevarla a cabo. Esto es imprescindible para no comprometer la efectividad y adherencia al programa por parte de los participantes.

En el caso concreto de las demencias en fase inicial es necesario realizar un cambio de enfoque, descentralizando la intervención educativa de la figura del cuidador y realizando un programa educativo conjunto paciente-cuidador. Esto ayudará al empoderamiento de ambos participantes en su parte de implicación dentro de la enfermedad (8). El paciente podrá tomar las decisiones relativas a su persona actual y futura y, por otro lado, el cuidador también podrá ser empoderado en su papel de persona acompañante y de soporte. La educación sanitaria en demencias se debe llevar a cabo elaborando programas específicos para cada tipo de demencia (enfermedad de Alzheimer, enfermedad por cuerpos Lewy, demencia frontotemporal . . .) y para cada una de las fases de la enfermedad. La sintomatología en esta fase de la enfermedad difiere mucho de la fase avanzada, por ello un buen entrenamiento en habilidades para el manejo de las situaciones que se pueden dar, es imprescindible para disminuir los niveles de ansiedad de ambos. El paciente necesita tener conocimientos sobre su enfermedad, el tratamiento, la sintomatología específica que aparece en estas fases tempranas y conocer estrategias para poder convivir con ello. El cuidador también necesita tener estos mismos conocimientos para poder comprender y abordar de manera eficaz y saludable el acompañamiento del paciente en esta fase inicial. El tratamiento temprano de la enfermedad (con terapias farmacológicas y no farmacológicas) ayudará a mejorar la calidad de vida tanto del paciente como del cuidador.

Los programas educativos brindarán un espacio adecuado para que paciente y cuidador puedan exponer y resolver sus dudas e inquietudes. Además, deberán incluir aspectos de salud general relacionados con el mantenimiento de hábitos de vida saludable, tan importante en este tipo de poblaciones, así como elementos relacionados con la protección a la persona con demencia a nivel social y legal.

2.1.1. Estilo de vida saludable

Las políticas actuales respecto a la salud de los ciudadanos van enfocadas a intentar mantener una buena calidad de vida durante todas las etapas de la vida. En el caso de las personas con demencia, de igual modo, la promoción de la salud debe ir encaminada a proporcionar las herramientas adecuadas y necesarias para favorecer una vida activa y saludable con el objetivo de intentar mantener al máximo y durante el mayor tiempo posible su capacidad funcional. Así mismo, será importante que las personas obtengan las capacidades para saber identificar cuáles son aquellos hábitos «no saludables», y así poder evitarlos o transformarlos. Un estilo de vida saludable engloba aspectos como la alimentación, el ejercicio físico, el descanso y, especialmente en las demencias, la estimulación cognitiva y la socialización (9). Será de gran importancia evitar el consumo de tóxicos como el tabaco y el alcohol, llevar una vida sedentaria y una alimentación no saludable (10).

El «Plan de acción mundial de la OMS para la prevención y el control de las enfermedades no transmisibles 2013-2020» (11) proporciona orientaciones y opciones normativas a los Estados Miembros, la OMS y otros organismos de las Naciones Unidas para alcanzar esas metas.

2.1.1.1. Alimentación

La alimentación es una de las actividades fundamentales que todo ser humano debe realizar diariamente para poder sobrevivir. Para conseguir un buen funcionamiento de todos los sistemas y mecanismos que se desarrollan en el cuerpo humano es importante que esta alimentación sea de calidad y aporte los nutrientes adecuados. El tipo de alimentación debe adaptarse a cada persona teniendo en cuenta las características individuales como pueden ser la edad, el sexo, la actividad física desarrollada, la presencia de patologías crónicas o dificultades añadidas, entre otras.

En los años 90, el departamento de agricultura de Estados Unidos (USDA) elaboró la primera «pirámide de alimentación saludable» (12), que ha sido adaptada en numerosas ocasiones a lo largo de estos años. En esta se proponía como base de la alimentación los cereales, que en la actualidad es conocido que provocan picos glucémicos nada favorables para nuestro organismo. También incluía, aunque como consumo ocasional, alimentos nada saludables como el alcohol, los dulces y los productos procesados. Durante todos estos años se han realizado numerosos estudios que proponen la dieta mediterránea como la base de una alimentación saludable.

Desde la Escuela de Salud Pública de la Universidad de Harvard (HSPH) proponen de forma fácil y sencilla cómo elaborar una dieta saludable. El llamado «plato de Harvard» (13) explica, a través de la representación gráfica de un plato, qué alimentos y en qué cantidades es recomendable ingerir. La mitad del plato está destinada a frutas y verduras, variadas en colores, preferentemente de temporada, recomendando su consumo sin pelar cuando esto es posible, que aportan gran cantidad de nutrientes esenciales, además de vitaminas, minerales, fibra, etc. Un cuarto del plato lo componen granos integrales, que son aquellos cereales no refinados como el trigo, avena, maíz que siguen manteniendo su estructura y calidad original aportando, entre otros nutrientes, cantidades adecuadas de fibra. Dentro de los diferentes tipos de presentaciones encontramos el pan, la pasta y el arroz. Completa el último cuarto del plato la proteína saludable que engloba a las legumbres, huevos, pescados, mariscos y carnes magras. Además, aconseja como bebida preferente el agua (6-8 vasos diarios), limita los lácteos (naturales y enteros) a 1-2 porciones diarias y, como grasas saludables, el consumo de frutos secos y el aceite de oliva en crudo o para cocinar. Por último, sugiere evitar el consumo de alcohol, bebidas gaseosas azucaradas, alimentos ultraprocesados que contienen altas cantidades de azúcares y grasas, embutidos y carnes rojas (13).

Estudios publicados en los últimos años sugieren que una intervención multidominio (dieta, ejercicio, estimulación cognitiva y monitorización del riesgo vascular) podría mejorar o mantener el funcionamiento cognitivo en personas mayores a riesgo de desarrollar demencia en comparación con la población general (14) y establecen una relación entre la alimentación saludable y la disminución de la incidencia de enfermedad de Alzheimer (15). Estos estudios ponen de manifiesto la importancia de promover una dieta saludable. Junto a otros factores, puede ayudar a disminuir el riesgo de aparición de eventos cardiovasculares que puedan influir negativamente en su salud, empeorando así su calidad de vida y disminuyendo su autonomía (16).

2.1.1.2. Ejercicio físico

Realizar ejercicio físico regular y diario es otro de los fundamentos para el mantenimiento de un estilo de vida saludable. La Organización Mundial de la Salud (OMS) establece unas directrices respecto a la intensidad, el tiempo y el tipo de ejercicio (17). El Ministerio de Sanidad Español dentro del programa «estilo de vida saludable» (18) establece unas recomendaciones mínimas semanales dirigidas al adulto. Propone varias opciones, en primer lugar, realizar 150 minutos semanales o de 30-60 minutos diarios de actividad moderada, actividad que se realiza a un ritmo medio que acelera el corazón y la respiración, pero que permite llevar una conversación. Dentro de esta se puede incluir el caminar, bailar, andar en bici, natación, entre otros. Otra de las opciones es la de realizar 75 minutos de actividad física vigorosa, es aquella que se realiza a un ritmo intenso que acelera el corazón y la respiración hasta el punto de no poder llevar una conversación. Incluye ejercicios como correr, deportes de equipo, baloncesto, fútbol, tenis. Y, por último, también podría realizarse una combinación de ambas opciones.

Por otro lado, estas recomendaciones también incluyen la realización de ejercicios de fuerza muscular y flexibilidad 2 días por semana. Este tipo de ejercicios ayudan a mantener y fortalecer la musculatura que protege los huesos y, de este modo, intentar prevenir futuras fracturas. Estos ejercicios pueden incluir yoga, pilates, gimnasia de mantenimiento, ejercicios con levantamiento de peso y utilización de bandas elásticas. Es importante que la actividad se adapte a las capacidades y características de cada individuo en cada momento de la vida. Realizar ejercicio físico regular ayudará a combatir los problemas derivados del sedentarismo. Estudios sugieren que el ejercicio físico podría jugar un papel importante en la prevención del riesgo de padecer enfermedades cardiovasculares y problemas cognitivos (14, 19).

2.1.1.3. Descanso/sueño

El descanso nocturno óptimo es otra de las cuestiones de vital importancia para poder contribuir a llevar un estilo de vida saludable. Según la *National Institutes of Health* (NIH), durante el sueño el cerebro realiza tareas de reparación que pueden verse alteradas si no se cumple el tiempo necesario para poder llevarlas a cabo. Hay estudios que han explorado que durante el sueño el organismo elimina alguna de las proteínas relacionadas con la enfermedad de Alzheimer (20). Los aspectos que influyen en una buena calidad del sueño son la cantidad de horas, la calidad del sueño y el horario establecido. En cuanto a la cantidad de horas se aconseja que un adulto duerma alrededor de 7 horas diarias, que el sueño sea ininterrumpido y dentro de un horario rutinario (21).

Dentro de las recomendaciones para una buena higiene del sueño se encuentran las relacionadas con la habitación donde dormimos, las actividades realizadas antes de ir a dormir y los horarios. En cuanto a la habitación es recomendable que esta se encuentre ordenada, sin dispositivos electrónicos, a una temperatura adecuada entre 18-21º, sin ruido y a oscuras, además de que la ropa que utilicemos para dormir sea cómoda y transpirable. Queda restringida la actividad física a un mínimo de 3 horas antes de ir a dormir y realizar la cena un mínimo de 2 horas antes de ir a dormir. La cena debe ser ligera y sin alimentos o bebidas estimulantes, limitando el consumo de alcohol. Establecer una rutina previa a irse a la cama ayudará a prepararse para la conciliación del sueño. Dentro de estas rutinas se puede incluir una ducha de agua caliente, rutinas de higiene personal, actividad de meditación o relajación, escuchar música tranquila, leer un libro, tomar una infusión relajante y establecer un horario rutinario que permita dormir las mínimas horas necesarias (21). Estudios actuales encuentran relación entre alteraciones del sueño y mayor riesgo de padecer demencia (22-23).

2.1.1.4. Estimulación cognitiva

La estimulación cognitiva se define como el conjunto de técnicas y estrategias que pretenden optimizar la eficacia del funcionamiento de las distintas capacidades y funciones cognitivas (percepción, atención, razonamiento, abstracción, memoria, lenguaje, procesos de orientación y praxias) mediante una serie situaciones y actividades concretas que se estructuran en lo que se denominan «programas de entrenamiento cognitivo» e intentando restablecer el grado de funcionalidad más elevado posible a nivel físico, psíquico y adaptativo (24- 25).

Revisiones sistemáticas recientes han respaldado la eficacia del entrenamiento cognitivo (26-29) sobre el rendimiento cognitivo en adultos mayores con y sin deterioro cognitivo. Estas intervenciones también se han recomendado en las guías de práctica clínica (p. ej., para el deterioro cognitivo leve) (30).

La estimulación cognitiva no solamente se centra en la parte cognitiva, sino que aborda otros factores, tales como la afectividad, la esfera conductual, social, familiar y biológica, buscando intervenir sobre la persona adulta de forma integral (31). Estimulación cognitiva son las distintas actividades que permiten potenciar las capacidades cognitivas existentes, con la finalidad de mejorar el funcionamiento cognitivo y disminuir la dependencia del adulto mayor, potenciando las capacidades y habilidades todavía preservadas, así como enlenteciendo el proceso de deterioro cognitivo (32). Además, facilita el contacto personal con el terapeuta y otras personas, lo cual interviene positivamente en el comportamiento del sujeto mejorando sus habilidades sociales y no solamente las funciones cognitivas. Uno de los principales objetivos es conseguir un aumento de la calidad de vida y del bienestar personal (33).

Los estudios demuestran que la estimulación cognitiva durante las fases iniciales de la enfermedad (leve y moderada) permite una mejora y preservación de diversos componentes cognitivos, sobre todo a nivel de memoria, orientación, lenguaje y, en menor nivel, de las funciones ejecutivas (34). También supone una mejora a nivel psicológico y anímico, permitiendo abordar la agitación derivada de la enfermedad que impide alcanzar el bienestar tanto del paciente como de los cuidadores (35). Todo ello permite, además, alcanzar una mejora en el desarrollo de las actividades básicas de la vida diaria, así como un retraso en la institucionalización del paciente (36).

Sin embargo, hay que tener en cuenta que estos estudios también respaldan el hecho de que las mejoras requieren una combinación de la estimulación cognitiva con otras intervenciones y factores, como el tratamiento farmacológico y el apoyo y ambiente familiar (37). Para que la intervención sea efectiva hay una serie de pasos previos a realizar, tales como una buena valoración cognitiva, la historia de vida con aficiones y *hobbies* de la persona con deterioro para aprovechar al máximo sus capacidades y potenciales, la motivación y participación en actividades de diversos tipos.

Las terapias de estimulación cognitiva se pueden dividir según el área de intervención: terapia de orientación a la realidad, terapia de reminiscencia para la memoria, grupos de discusión para el lenguaje, recuperación espaciada y procedimentalización de las tareas para las funciones ejecutivas, entre otras. También se hace uso de terapias de psico-expresión (musicoterapia, arteterapia o estimulación multisensorial) y ejercicio terapéutico que pretende tanto la mejora de las funciones cognitivas como del estado anímico y terapias con nuevas tecnologías para aprovechar los nuevos recursos para mejorar la vida de los pacientes.

El entrenamiento cognitivo computarizado es eficaz en la cognición global, dominios cognitivos seleccionados y el funcionamiento psicosocial en personas con deterioro cognitivo leve. Por lo tanto, esta intervención justifica ensayos a largo plazo para examinar los efectos sobre la conversión a demencia. Por el contrario, la evidencia de eficacia en personas con demencia es débil y se limita a ensayos de tecnologías inmersivas, aquellas que buscan replicar el mundo real, físico, a través de una experiencia digitalizada (27).

La estimulación cognitiva mediante diversas técnicas permite ralentizar el proceso del deterioro cognitivo y mantener más tiempo las funciones cognitivas que la enfermedad va degenerando (32). En particular, parecen ser intervenciones efectivas el aprendizaje sin errores, la orientación a la realidad, la terapia de reminiscencia, programas de psicoestimulación y diferentes formas de entrenamiento de la memoria (38).

Contamos con evidencia científica que sugiere un potencial efecto positivo de la estimulación cognitiva en enfermedad de Alzheimer (39-41).

Aunque existen resultados contradictorios (42). La comparación entre los estudios sigue siendo difícil debido a las diferencias en la forma de intervención. Debido a que los hallazgos no son concluyentes, se necesitan ensayos controlados aleatorios más estructurados y comparables (38-43).

Las estrategias de intervención multimodal han recibido un interés particular, con más de una docena de ensayos en curso que prueban la suposición de que enfocarse en múltiples factores de riesgo conduciría a efectos aditivos o incluso sinérgicos para preservar la independencia funcional en la vejez (44). Estudios recientes apuntan que modificando algunos factores como la actividad física, cognitiva y el estrés, podemos mantener el cerebro sano y con mayor resiliencia ante las enfermedades neurodegenerativas, como la de Alzheimer (45).

Cada vez más, se ha destacado la posibilidad de combinar el ejercicio físico con actividades cognitivamente desafiantes como una forma de mantener tanto la función cognitiva como la salud física. Un estudio reciente (26), en el que se realiza un metaanálisis para investigar la eficacia de las intervenciones combinadas de entrenamiento cognitivo y físico sobre los resultados cognitivos, físicos, psicosociales y funcionales en adultos mayores, sugiere que la intervención cognitiva combinada es eficaz para promover la salud cognitiva en los adultos mayores y, por lo tanto, deben priorizarse a la implementación del entrenamiento de un solo dominio.

También, el Estudio Finlandés de Intervención Geriátrica para Prevenir el Deterioro Cognitivo y la Discapacidad (FINGER -Finnish Geriatric Intervention Study to Prevent Cognitive Impairment and Disability) (46) observó cómo las intervenciones multimodales de estilo de vida saludable afectaron la salud cerebral de 1,109 personas de 60 a 77 años de edad que tenían factores de riesgo genéticos (gen APOE 4) para enfermedad de Alzheimer. Los participantes que recibieron intervenciones de dieta y ejercicio, junto con el entrenamiento cognitivo y el manejo del riesgo vascular, mostraron efectos beneficiosos en la cognición. La puesta en marcha, especialmente de forma precoz, de terapias de estimulación cognitiva, y a poder ser combinadas con otras intervenciones, parece retrasar la evolución de la enfermedad. Asimismo, impactan de manera muy positiva en la calidad de vida del paciente y en la mejora de la autonomía.

2.1.1.5. Interacción social

La interacción social se puede ver afectada en las personas diagnosticadas con demencia en fases iniciales. En muchas ocasiones sienten miedo de ser rechazadas por su entorno debido a su diagnóstico. El estigma que aún tiene la palabra demencia favorece esta sensación. Por ello tienden a refugiarse en casa y dejar de hacer actividades placenteras para ellos con tal de evitar esa interacción social. Este aislamiento puede empeorar los síntomas cognitivos y conductuales, además de favorecer la aparición de síntomas depresivos. El confinamiento obligado que hemos padecido a consecuencia de la pandemia por COVID-19 ha permitido el estudio de las consecuencias provocadas por este obligado aislamiento social. En pacientes con enfermedad de Alzheimer en fase de deterioro cognitivo leve y demencia leve, se ha observado un empeoramiento de los síntomas neuropsiquiátricos (en particular de la agitación, la apatía y conductas motoras anómalas) evaluados durante un periodo de cinco semanas de confinamiento (47).

El paciente con demencia puede sentirse cohibido e incómodo en situaciones sociales que sean demasiado estimulantes o cognitivamente demandantes. En lugar de dejar participar en ellas, conviene adaptarlas para convertirlas en una experiencia positiva. Será de vital importancia realizar una valoración de las capacidades del paciente e identificar los cambios que puedan darse a lo largo del tiempo para así poder realizar un acompañamiento adecuado evitando siempre la sobreprotección. Dividir las actividades en pequeñas tareas, realizar listados del material necesario para realizarlas o reducir el número de participantes son algunas de las ayudas que se pueden utilizar. Las personas con demencia en ocasiones se pueden ver abrumadas en eventos y/o lugares en los que se congreguen muchas personas. Si se identifica esta problemática se tendrá que adaptar en cada circunstancia buscando una opción válida que permita poder llevar a cabo la actividad con todas las garantías. Un ejemplo puede ser acudir a restaurantes de pocos comensales, hoteles familiares o excursiones con grupos pequeños.

Para que la interacción social sea satisfactoria un punto importante es que el propio paciente explique al entorno cercano su nueva situación. Hay que respetar la autonomía del paciente y su libertad a la hora de elegir ese momento. Que las personas que participan en la actividad conozcan la situación de la persona favorece la colaboración.

2.1.2. Protección del paciente: Consideraciones sociales y legales

La fase inicial de la demencia es el momento clave en el que se aconseja que la persona comience a realizar todos los trámites pertinentes, ya que es el momento de la enfermedad en el que esta tiene la capacidad de tomar las decisiones en referencia a su protección futura. Debido a que en España la gestión de trámites sociales presenta una demora superior a la esperada, es recomendable comenzarlos tras el diagnóstico, aunque este sea en un momento temprano de la enfermedad.

En la actualidad existen diferentes prestaciones a las que pueden acceder las personas con demencia dentro de las que se incluye la Ley de dependencia y grado de discapacidad como las prestaciones en igualdad de condiciones para todas las personas del estado. Pueden existir prestaciones añadidas que dependen de cada comunidad autónoma o ayuntamiento, para ello se recomienda siempre ponerse en contacto con el profesional de trabajo social correspondiente para que pueda facilitar todos los recursos disponibles. Por otro lado, la misma importancia tiene realizar los trámites legales más relevantes en previsión de una falta futura de capacidad de decisión por parte de la persona con demencia. Estos incluyen el documento de voluntades anticipadas en el que se puede incluir la Ley orgánica de regulación de la eutanasia, los poderes preventivos y la autotuela o nombramiento de un asistente.

2.1.2.1. Ley de dependencia

La ley de dependencia, *Ley 39/2006, de 14 de diciembre, de Promoción de la Autonomía Personal y Atención a las personas en situación de dependencia* (48). Surge como consecuencia de un nuevo paradigma en la sociedad actual en lo que a los cuidados de las personas dependientes se refiere. Hasta ese momento, la responsabilidad del cuidado de las personas dependientes recae sobre las mujeres, madres o hijas, que no trabajan fuera de casa y permanecen en esta dedicándose al cuidado de la familia. A esto se le añade la cronificación de enfermedades, históricamente mortales, gracias a los avances desarrollados en temas de salud. Esto ha permitido un aumento de la esperanza de vida, pero también un aumento del número de personas dependientes. Como consecuencia de todo lo anteriormente citado se presenta un nuevo escenario sobre el que actuar. La prioridad se enfoca en proporcionar los apoyos (físicos y/o económicos) necesarios para que las personas puedan realizar, en la medida de lo posible, las actividades de la vida diaria intentando mantener al máximo su autonomía. Para poder establecer los recursos necesarios en cada caso, *el artículo 26 de la Ley 39/2006 establece que* «La situación de dependencia se clasificará en los siguientes grados»:

«Grado I. Dependencia moderada: cuando la persona necesita ayuda para realizar varias actividades básicas de la vida diaria, al menos una vez al día o tiene necesidades de apoyo intermitente o limitado para su autonomía personal» (48) (p. 18).

«Grado II. Dependencia severa: cuando la persona necesita ayuda para realizar varias actividades básicas de la vida diaria dos o tres veces al día, pero no quiere el apoyo permanente de un cuidador o tiene necesidades de apoyo extenso para su autonomía personal» (48) (p.18).

«Grado III. Gran dependencia: cuando la persona necesita ayuda para realizar varias actividades básicas de la vida diaria varias veces al día y, por su pérdida total de autonomía física, mental, intelectual o sensorial, necesita el apoyo indispensable y continuo de otra persona o tiene necesidades de apoyo generalizado para su autonomía personal» (48) (p.18).

Para conseguir el reconocimiento del grado de dependencia será necesario realizar los trámites pertinentes aportando la documentación necesaria para poder realizar una correcta valoración. La documentación que aportar incluye información personal como informes médicos actualizados y documentos sobre la situación económica del solicitante, como puede ser la declaración de la renta. Toda esta documentación debe gestionarse a través de los órganos establecidos por cada comunidad autónoma. Tras recibir la solicitud, el equipo designado para la valoración acudirá al domicilio de la persona solicitante para poder evaluar el espacio en el que se desarrolla diariamente y conocer las dificultades existentes, así como las condiciones físicas y mentales de la persona. Una vez analizada toda esta información se emitirá un dictamen en el que se establecerá el grado de dependencia otorgado. Desde servicios sociales el personal de trabajo social asignado realizará una visita en la que se elaborará el programa individual de atención (PIA) que especificará los servicios y/o prestaciones más adecuadas a cada caso. Estas prestaciones pueden ser de servicios como teleasistencia, ayuda a domicilio y centro de día, entre otros. Las prestaciones económicas pueden incluir la ayuda para cuidados en el entorno familiar y la ayuda para contratación de cuidador profesional. Se podrá realizar una solicitud de revisión del grado de dependencia si la situación de la persona solicitante cambia.

2.1.2.2. Grado de discapacidad

El Real Decreto 888/2022, de 18 de octubre (49), corresponde a la última modificación de la ley en referencia a la obtención del grado de discapacidad. Este cambio se ha llevado a cabo con el objetivo de cumplir con el modelo biopsicosocial de la Clasificación Internacional del Funcionamiento de la Organización Mundial de la Salud 2001 (CIF OMS/2001) (50). Teniendo en cuenta a la persona como un ser biopsicosocial donde adquieren la misma relevancia todas las esferas que lo concluyen. Para ello se ha producido un cambio a la hora de realizar la valoración añadiendo nuevas variables. Los determinantes por valorar serán cuatro:

- Evaluación de las Funciones y estructuras corporales/Deficiencia Global de la Persona (**BDGP**). Se realiza una valoración de las capacidades físicas (valoración por partes del cuerpo y órganos) y mentales.
- Evaluación de las Capacidades/Limitaciones en la Actividad (**BLA**). Valora la capacidad de la persona en la realización de las actividades de la vida diaria. Tiene en cuenta también si existe presencia de dolor.
- Evaluación del Desempeño/Restricciones en la Participación (**BRP-QD**). Se obtiene la valoración de este apartado a partir de los datos obtenidos a través de un cuestionario que cumplimenta la persona evaluada.
- Evaluación de los Factores Contextuales/Barreras Ambientales (**BFCA**).

La resolución a la solicitud de grado de discapacidad otorgará a la persona solicitante la tarjeta acreditativa de la discapacidad que contendrá sus datos identificativos personales, el grado de discapacidad obtenido, la necesidad de tercera persona o reconocimiento de dificultades de movilidad si fuera el caso y el periodo de vigencia. El grado de discapacidad se recoge con un porcentaje, para poder acceder a las ayudas sociales y beneficios fiscales que ofrece el estado es necesario que este sea como mínimo del 33 %. Con la nueva actualización de la ley se ha establecido la posibilidad de realizar una solicitud de urgencia en supuestos en los que el reconocimiento del grado de discapacidad no pueda esperar debido a problemas de salud graves en los que previsiblemente la esperanza de vida del solicitante se pueda ver acortada, las personas víctimas de violencia de género u otras que se especifiquen en este apartado. La resolución se llevará a cabo en la mitad del tiempo a lo establecido como norma. Se podrá solicitar una revisión del grado de discapacidad si la situación de la persona solicitante ha cambiado respecto a la valoración previa.

2.1.2.3. Autotutela o nombramiento asistente

La autotutela es una figura legal que tiene como objetivo la autoprotección de la persona (51). El solicitante debe ser mayor de edad y encontrarse con capacidad de decisión en el momento de la firma del documento que será firmado ante notario.

En el caso de las personas con demencia en fases iniciales, en previsión de una futura incapacitación judicial, la persona solicitante puede designar a una persona física o a una figura jurídica (fundación o asociación sin ánimo de lucro, pública o privada que pueda ejercer dicho poder) para que lo represente en el momento de ser declarado incapaz. Llegado ese momento el juez tendrá en cuenta, a la hora de establecer el tutor legal quien había designado para este fin el propio representado. No existe un modelo único de documento y cada persona podrá detallar todo aquello que considere necesario en referencia a sus cuidados futuros y a la disposición de su patrimonio. Una vez realizado el documento el notario deberá comunicarlo al registro civil para que conste en el registro individual del solicitante. Para que la persona o entidad pueda ejercer su cargo deberá ser otorgada por un juez tras la incapacitación de la persona solicitante.

Un aspecto importante a tener en cuenta, serán las particularidades legislativas de los diferentes territorios. En el caso de Catalunya existe una excepcionalidad. Se produce una reforma en su código civil mediante el decreto ley 19/2021 (52). En este expone con su entrada en vigor la desestimación para las personas mayores de edad de la tutela y establece si fuera necesario el régimen de asistencia. Esto supone una ventaja en aquellos supuestos en los que la persona haya registrado bajo escritura pública ante notario que persona/personas o entidad designe para ejercer esta asistencia en previsión futura de una falta de capacidad por su parte. En este caso no precisaría de la intervención judicial y la asistencia se realizaría directamente en el momento en el que la persona lo necesitara. Esta excepcionalidad evita los largos y tediosos procesos judiciales en los que se ve envuelta la familia para poder realizar las gestiones necesarias para el cuidado de la persona y que solo pueden conseguirse con la incapacitación judicial.

2.1.2.4 Poderes preventivos

Los poderes preventivos se regulan a partir del artículo 256 del Código Civil (53). Los poderes preventivos son una herramienta que permite a la persona que lo solicita, en previsión que en un futuro pierda su capacidad de decisión, dejar por escrito todos sus deseos respecto a la gestión y la representación en referencia a su patrimonio. Este documento será igualmente válido, aunque el solicitante en algún momento pierda sus facultades, con lo que su existencia evitará el trámite judicial para la incapacitación. La elaboración de este escrito debe realizarse ante notario. La persona solicitante, denominada poderdante, debe ser mayor de edad y estar en plenas facultades para decidir qué establece en el documento y a quien designa como su representante. Por ello es uno de los trámites recomendados en las fases iniciales de cualquier tipo de demencia, momento en el que la persona tiene la capacidad de decidir y un notario puede confirmarlo.

En el documento de poderes preventivos la persona solicitante deberá detallar quién o quiénes serán las personas que le representarán y actuarán en su nombre, llamados apoderados. Hay diversas variantes respecto a los apoderados, pudiendo establecer un apoderado único, varios apoderados que deban estar de acuerdo entre sí o establecer una jerarquía de prioridades otorgando el primer lugar a un apoderado, que podría ser reemplazado por el segundo en el supuesto de que el primero no pudiera ejercer su poder (por fallecimiento o incapacidad) o no quisiera hacerlo. Los apoderados acostumbran a ser personas de confianza del solicitante, como familiares o amigos, pero también se puede ceder este poder a una entidad que se dedique de forma expresa a realizar este tipo de representaciones. Para poder garantizar la voluntad de la persona solicitante esta debe dejar escrito y bien detallado cómo y en qué momento los apoderados pueden ejercer su representación. Los poderes pueden ser generales, que incluyen la gestión de todo el conjunto del patrimonio, o pueden ser poderes específicos para intervenciones concretas.

A modo de protección, el poderdante puede añadir una cláusula para determinar el momento en el que el apoderado pueda comenzar a ejercer su función, precisando de un informe médico que determine su situación de incapacidad. Todo lo referente al patrimonio una vez fallecida la persona solicitante deberá ser registrado en el testamento; los poderes preventivos no pueden actuar con este fin. El representante podrá actuar como tal sin necesidad de una aprobación judicial, en el momento en el que el solicitante haya establecido que pueda comenzar su representación.

2.1.2.5. Documento voluntades anticipadas

El documento de voluntades anticipadas (DVA) o testamento vital es un documento que permite especificar cuáles son los cuidados, tratamientos y atención médica que una persona quiere recibir en el supuesto de perder en un futuro su capacidad de decisión. La ley establece este documento como la herramienta mediante la cual toda persona podrá llevar a cabo un final de vida teniendo en cuenta sus preferencias y su consideración de dignidad (54).

El DVA lo puede elaborar cualquier persona mayor de edad y en plenas capacidades. En el caso de las demencias es de vital importancia realizar este trámite en las fases más iniciales (i.e., prodrómicas) de la enfermedad en previsión de una falta de capacidad futura. No existe un modelo único, siendo un escrito libre en el que cada persona expresa sus deseos en función de sus valores y convicciones. No es obligatorio, pero en el caso de las personas con demencia se aconseja establecer uno o dos representantes. La función del representante es la de hacer de interlocutor con el equipo médico. Esta persona tendrá que conocer las voluntades del representado y velar porque se cumplan sus deseos. En el DVA se puede detallar las instrucciones ante situaciones concretas como pueden ser la presencia de alteraciones conductuales, la incapacidad de alimentación e hidratación, incapacidad respiratoria, la reanimación cardiopulmonar, el manejo del dolor, la infección, el lugar de asistencia en caso de urgencia médica, curas paliativas, utilización de fármacos o aparatos, entre otras. Existen varios modelos de documento orientativos que pueden ayudar en su elaboración. Cuanto más preciso y específico sea, ayudará tanto al representante como al equipo médico a la hora de tomar decisiones. También hay otros aspectos que pueden quedar reflejados como son lo referente a donación de órganos, donación de cerebro o cuerpo para investigación, todos los trámites tras el fallecimiento como son la ceremonia, velatorio, entierro o incineración. En la actualidad, en el mismo documento se puede añadir un apartado para la solicitud de la eutanasia en el supuesto de que se cumplan los requisitos para su aplicación.

Una vez redactado el documento este puede validarse de dos formas, ante notario o acudiendo a la oficina de registro pertinente para este fin. A esta última la persona solicitante deberá acudir junto a tres testigos, dos de los cuales no pueden tener relación de parentesco (hasta segundo grado) o patrimonial con ella. Para finalizar es aconsejable registrar el documento en la historia clínica del paciente para que de este modo sea de fácil acceso para el equipo médico. En el caso de haber validado el documento ante notario, este será el encargado de realizar el registro, en el segundo caso, tendrá que ser el propio solicitante el que acuda a la oficina de registro. El DVA puede ser modificado en cualquier momento siempre que el solicitante se encuentre en plenas facultades para ello. Es importante tener claro que este documento solamente será utilizado en el momento en que la persona no tenga capacidad de decisión, en ningún otro caso.

2.1.2.6. Ley orgánica regulación de la eutanasia (LORE)

El 25 de junio de 2021 se aprobó la Ley Orgánica 03/2021 (55), que regula el derecho a morir dignamente. Esta ley establece las condiciones necesarias para poder llevar a cabo la prestación con todas las garantías. Esta es una ley vigente en todo el estado español y es competencia de cada comunidad autónoma establecer el protocolo de actuación para todo el proceso.

La ley establece una serie de requisitos para poder solicitar la eutanasia. La persona solicitante deberá tener nacionalidad española o residencia legal en el estado español o tener en su poder un certificado de empadronamiento en territorio español de una duración superior a 12 meses, ser mayor de edad, ser capaz y consciente en el momento de realizar la solicitud y padecer una enfermedad grave e incurable o un sufrimiento grave, crónico e imposibilitante, certificado por el médico responsable.

El artículo 5.2 establece la incapacidad de hecho, como un supuesto posible cuando la persona solicitante de la prestación no se encuentra en plenas facultades. Se podrá iniciar el procedimiento si la persona solicitante de la prestación tiene un Documento de voluntades anticipadas en el que se hace referencia a la eutanasia, sin esto no sería posible. En él se puede establecer en qué momento de la enfermedad solicitaría la prestación, en el caso de las demencias se puede describir en qué fase de la demencia, detallando el alcance del deterioro cognitivo y/o físico. También se puede añadir información sobre donación de órganos, tejidos, lugar de aplicación (hospitalario o domicilio), personas que le acompañarán en ese momento, aspectos relacionados con sus propias creencias y todos los detalles que el solicitante considere importantes.

La persona o personas designadas como representantes en dicho documento podrán solicitar la prestación y en ausencia de estos el propio médico responsable podría comenzar los trámites. El circuito para llevar a cabo la prestación establece los actores implicados, los tiempos, los documentos y registros a completar. Los actores implicados son: el solicitante de la prestación o en su defecto su representante, el médico responsable, el médico consultor, la comisión de garantía, la enfermera, farmacéutico, otros profesionales a los que se puede solicitar su intervención si fuera necesario como trabajo social, psiquiatría, psicología. Cada uno de ellos tiene definida cuál es su participación en el procedimiento. Se deben realizar varias valoraciones y solicitudes que tienen estipulados unos tiempos de realización y de resolución por parte de los actores involucrados. El primer paso para llevar a cabo la prestación es la de elegir el médico responsable, que será la persona encargada de gestionar todo el proceso. Este podrá ser cualquiera de los médicos que traten al solicitante como el médico de familia o médico especialista de patología. La prestación se puede hacer tanto en el ámbito público como privado. En el supuesto de realizar donación de órganos o tejidos, la prestación no se podrá realizar en el domicilio. El proceso completo puede extenderse alrededor de 40 días.

2.1.2.7. Consideraciones laborales personas en activo

Las personas con diagnóstico de demencia en edad laboral y en activo no deben renunciar a su contrato de trabajo por este motivo. La recomendación es acudir al servicio de prevención correspondiente para que realicen una valoración de su puesto de trabajo y elaboren las adaptaciones necesarias para que la persona pueda ejercer su trabajo (56). En caso de no existir la posibilidad de realizar una adaptación del puesto se deberá solicitar la baja médica. Esta será revisada y evaluada por el organismo pertinente (tribunal médico asignado en cada comunidad autónoma) que transcurrido el tiempo estipulado como máximo podrá resolver llevar a cabo una prórroga de la baja, tramitar un invalidez temporal o permanente o si procede al alta. En el periodo de duración de la baja la mutua de la empresa puede citar al trabajador/a siempre que sea el responsable de las compensaciones económicas. Las citas tanto de mutua como del tribunal médico son obligatorias y, en caso de no asistir, se pueden recibir el alta médica y dejar de recibir la compensación económica.

2.1.3. Mantenimiento autonomía de la persona con demencia

La educación sanitaria en fases iniciales de la demencia tiene que intentar resolver las dudas, miedos e inquietudes que los pacientes demandan. Por ello, el diseño de los programas de intervención educativa específicos debe incluir sesiones conjuntas a las que acuden paciente-cuidador, pero también sesiones dirigidas únicamente a los pacientes. Estas se llevarán a cabo entre iguales que comparten un espacio íntimo y seguro, favoreciendo la interacción entre ellos y aportando a la sesión diferentes puntos de vista. El contenido de estas sesiones podrá incluir ejemplos de posibles situaciones que puedan aparecer en el día a día del paciente y cómo intentar resolverlas. Proporcionar herramientas adecuadas a cada caso y situación que permitan a la persona desarrollar su día a día con la mayor autonomía posible. Estas herramientas pueden incluir estrategias para el manejo de los trastornos cognitivos y conductuales que puedan aparecer, incluso mediante la utilización de dispositivos electrónicos como teléfono móvil, geolocalizadores o dispositivos analógicos como agendas, pizarras, pastilleros, entre otros. Todo esto siempre adaptándose a las preferencias, conocimientos y necesidades de cada persona. Finalizar las sesiones con experiencias personales ayuda a mejorar la autoestima y la sensación de pertenencia a un grupo que normalmente se ven afectadas tras el diagnóstico.

2.1.4. El acompañante/figura referente

En el caso de las personas con demencia en fase inicial la figura de «cuidador» sufre un cambio de paradigma. Hasta ahora el cuidador era la persona que tomaba las decisiones y suplía todas aquellas carencias que el paciente, por su grado de dependencia e incapacidad, no era posible que realizara. Esto conllevaba una carga física y mental elevada. Por ello, la mayoría de las intervenciones educativas estaban enfocadas en el cuidador (57) con el objetivo de proporcionarle las herramientas necesarias para el manejo del paciente en la realización de las actividades básicas como comer, higiene, movilización y el manejo adecuado de los trastornos conductuales.

La implicación y las funciones del «cuidador» en los pacientes con demencia en fase inicial son diferentes. El cuidador debe adoptar un rol más pasivo, de acompañamiento y facilitador, no tanto ejecutor, para poder tener una relación sana con el paciente y evitar la sobreprotección. El cuidador también necesita información específica referente al afrontamiento de este nuevo rol que le ocupa, así como de los aspectos concretos relacionados con el manejo de signos y síntomas cognitivos, emocionales y conductuales (58). Es imprescindible que los programas educativos incluyan un apartado exclusivo para ello, un lugar en el que los integrantes del grupo puedan dar respuesta a sus angustias, dudas e inquietudes y puedan también conocer la experiencia de otros iguales ante posibles situaciones que se le puedan plantear en un futuro.

Las asociaciones de familiares o fundaciones asociadas a las demencias también tienen un papel fundamental en el acompañamiento durante todo el proceso desde el comienzo de la enfermedad. Ofrecen actividades dirigidas a los pacientes y cuidadores como talleres de estimulación cognitiva, centro de día, grupos de apoyo, actividades culturales, asesoramiento jurídico y social, entre otros servicios. Lo habitual es asociarse mediante una cuota anual que incluye varios de estos servicios y el resto con un coste más asequible. En España la confederación española de Alzheimer (CEAFA) (59) incluye numerosas asociaciones locales y entidades de ámbito autonómico. Tiene como finalidad representar a las personas con Alzheimer y otras demencias defendiendo sus intereses y necesidades.

3. Limitaciones y recomendaciones para futuras investigaciones

La mayor limitación que encontramos actualmente es la falta de estudios relacionados con el manejo de las personas con demencia en sus fases iniciales. Los pocos estudios que se encuentran están relacionados con la enfermedad de Alzheimer, dejando al margen el resto de las demencias. Asimismo, la mayoría de las intervenciones van dirigidas a los cuidadores o acompañantes de la persona con demencia, dejando de lado al paciente que, como se ha comentado previamente, deberíamos situarlo en el centro de la intervención. Los motivos de la falta de estudios en este ámbito están relacionados, en general, con la falta de recursos y, en particular, con las limitaciones de acceso al diagnóstico precoz y con la falta de profesionales expertos que tengan la capacidad de poner en marcha programas educativos e intervenciones de calidad.

En la actualidad, el diagnóstico precoz está muy limitado a unidades especializadas que cuentan con los recursos necesarios para ello. Los equipos de atención primaria en muchos casos, carecen de los recursos necesarios para el manejo de esta población. La identificación de estos pacientes por profesionales no especialistas en enfermedades neurodegenerativas, a veces se puede hacer difícil teniendo en cuenta que, particularmente en las personas menores de 65 años, los síntomas iniciales pueden ser confundidos con síntomas de la esfera psiquiátrica, como la apatía, la ansiedad y la depresión.

Por otro lado, también existe una falta de profesionales de enfermería con conocimientos expertos en la atención integral de estos pacientes y su entorno que pueda llevar a cabo esta educación sanitaria. La profesión enfermera, históricamente se ha dedicado al cuidado de las personas, dejando en un segundo plano la investigación. En la actualidad, aún existe una falta de promoción y de apoyo económico por parte de las instituciones para el desarrollo y puesta en marcha de proyectos en los que el investigador principal sea una figura enfermera. La inclusión de la Enfermera de Práctica Avanzada (EPA) en los equipos multidisciplinares abre una puerta a intentar resolver esta dificultad. La EPA tiene la formación y las capacidades necesarias para emprender estudios de esta índole, permitiendo así la promoción y obtención de una mayor y mejor evidencia empírica relacionada con el campo de estudio.

Teniendo en cuenta lo anteriormente descrito, para poder dar solución al problema es necesario que desde la política sanitaria a nivel estatal se realicen las inversiones económicas adecuadas.

4. Conclusiones reflexivas

El Plan integral de Alzheimer y otras demencias (2019-2023) establece como una prioridad sanitaria y social el abordaje de las demencias. Teniendo en cuenta el aumento de la esperanza de vida y la previsión del aumento del número de personas con demencia en los próximos años, va a ser fundamental la elaboración de documentos en los que se describa qué hacer y cómo hacerlo, para poder establecer una hoja de ruta clara.

En la actualidad, existe una demora excesiva en la resolución de solicitudes relacionadas con la dependencia y la discapacidad, que provoca situaciones de desamparo en aquellas personas solicitantes sin recursos económicos o personales propios. Es necesario que las políticas sanitarias y sociales incluyan dentro de sus prioridades la dotación económica suficiente para intentar revertir esta situación.

Por último, existe una falta de profesionales especialistas en la detección y manejo de personas con demencia en fases iniciales. La promoción de campañas para la concienciación y detección temprana de las demencias en atención primaria podría contribuir al diagnóstico precoz y, por tanto, a la mejora en la calidad de vida de estas personas y su entorno.

5. Referencias

1. Falgàs N., Tort-Merino A., Balasa M., Borrego-Écija S., Castellví M., Olives J. *et al.* Clinical applicability of diagnostic biomarkers in early-onset cognitive impairment. Eur J Neurol. 2019; 26(8):1098-104.
2. Sarto J., Ruiz-García R., Guillén N., Ramos-Campoy Ó., Falgàs N., Esteller D. *et al.* Diagnostic Performance and Clinical Applicability of Blood-Based Biomarkers in a Prospective Memory Clinic Cohort. Neurology. 2023; 100(8):e860-73.

3. Sevilla Guerra S., Ferrús Estopà L., Zabalegui Yárnoz A., Comellas Oliva M., Estrem Cuesta M., Rivera Villalobos D. Propuesta de modelo para la enfermera de práctica avanzada. Metas enferm. 2023; 49-57.

4. Ministerio de Sanidad. Estrategia para el Abordaje de la Cronicidad en el Sistema Nacional de Salud. 2012; 1-80.

5. Ministerio de Sanidad C. y BSocialG de España. Plan integral de Alzheimer y otras demencias (2019-2023) - SID [Internet]. 2019 [citado 21 de febrero de 2021]. p. 1-94. Disponible en: https://sid-inico.usal.es/documentacion/plan-integral-de-alzheimer-y-otras-demencias-2019-2023/

6. Gónzalez Mestre A. La autonomía del paciente con enfermedades crónicas: De paciente pasivo a paciente activo. Enfermería Clínica. 2014; 24(1):67-73.

7. González Mestre A. Programa Pacient Expert Catalunya®: una estratègia per potenciar l'autorresponsabilitat del pacient i el foment de l'autocura [Internet]. PROGRAMA PACIENT EXPERT CATALUNYA. 2016. Disponible en: https://canalsalut.gencat.cat/ca/sistema-de-salut/relacio-rol-ciutadania/participacio/pacient-expert/

8. Van Corven C. T. M, Bielderman A., Wijnen M., Leontjevas R., Lucassen P. L. B. J., Graff M. J. L. *et al.* Empowerment for people living with dementia: An integrative literature review. International Journal of Nursing Studies. 2021; 124.

9. Martyr A., Nelis S. M., Quinn C., Wu Y. T., Lamont R. A., Henderson C. *et al.* Living well with dementia: a systematic review and correlational meta-analysis of factors associated with quality of life, well-being and life satisfaction in people with dementia. Psychological Medicine. 2018; 48(13):2130-9.

10. Ministerio de Sanidad. Envejecimiento saludable y prevención de fragilidad. [Internet]. 2015 [citado 1 de marzo de 2023]. Disponible en: https://www.sanidad.gob.es/areas/promocionPrevencion/envejecimientoSaludable/home.htm

11. World Health Organization. Enfermedades no transmisibles [Internet]. [Citado 24 de mayo de 2023]. Disponible en: https://www.who.int/es/health-topics/noncommunicable-diseases

12. Ministerio de Sanidad. Estilos de vida saludable - Algo de historia. Evolución de la pirámide de la alimentación [Internet]. 2015 [citado 15 de

mayo de 2023]. Disponible en: https://estilosdevidasaludable.sanidad.gob.
es/alimentacionSaludable/queSabemos/comoDistribuir/historia/home.htm

13. Avenue 677 Huntington, Boston, Ma 02115. El Plato para Comer Saludable (Spanish) [Internet]. The Nutrition Source. 2015 [citado 15 de mayo
de 2023]. Disponible en: https://www.hsph.harvard.edu/nutritionsource/
healthy-eating-plate/translations/spanish/

14. Ngandu T., Lehtisalo J., Solomon A., Levälahti E., Ahtiluoto S., Antikainen
R. *et al.* A 2 year multidomain intervention of diet, exercise, cognitive
training, and vascular risk monitoring versus control to prevent cognitive
decline in at-risk elderly people (FINGER): A randomised controlled trial.
The Lancet. 2015; 385(9984):2255-63.

15. Morris M. C., Tangney C. C., Wang Y., Sacks F. M., Bennett D. A., Aggarwal
N. T. MIND diet associated with reduced incidence of Alzheimer's disease.
Alzheimer's & Dementia. 2015; 11(9):1007-14.

16. Petersson S. D., Philippou E. Mediterranean Diet, Cognitive Function,
and Dementia: A Systematic Review of the Evidence 1-3. Adv Nutr.
2016;(7):889-904.

17. World Health Organization. Actividad física [Internet]. 2022 [citado 24
de mayo de 2023]. Disponible en: https://www.who.int/es/news-room/
fact-sheets/detail/physical-activity

18. Ministerio de Sanidad. Recomendaciones generales de actividad física para
población adulta [Internet]. ESTILOS DE VIDA SALUDABLE. 2015 [citado 15
de mayo de 2023]. Disponible en: https://estilosdevidasaludable.sanidad.
gob.es/actividadFisica/actividad/recomendaciones/adultos/home.htm

19. Groot C., Hooghiemstra A. M., Raijmakers P. G. H. M., van Berckel B. N.
M, Scheltens P., Scherder E. J. A. *et al.* The effect of physical activity on cognitive function in patients with dementia: A meta-analysis of randomized
control trials. Ageing Research Reviews. 2016; 25:13-23.

20. Xie L., Kang H., Xu Q., Chen M. J., Liao Y., Thiyagarajan M. *et al.* Sleep drives
metabolite clearance from the adult brain. Science. 2013; 342(6156):373-7.

21. Merino Andréu M., Álvarez Ruiz De Larrinaga A., Madrid Pérez J. A.,
Martínez M. Á., Puertas Cuesta F. J., Asencio Guerra A. J. *et al.* Sueño salu-
dable: evidencias y guías de actuación. Documento oficial de la Sociedad
Española de Sueño. RevNeurol. 2016; 63(S02):1.

22. Xu W., Tan C. C., Zou J. J., Cao X. P., Tan L. Sleep problems and risk of all-cause cognitive decline or dementia: an updated systematic review and meta-analysis. J Neurol Neurosurg Psychiatry. 2020; 91(3):236-44.

23. Yaffe K., Nettiksimmons J., Yesavage J., Byers A. Sleep Quality and Risk of Dementia Among Older Male Veterans. The American Journal of Geriatric Psychiatry. 2015; 23(6):651-4.

24. Marrón E., Alisente J. L. B., Izaguirre N. G., Rodríguez B. G., Lubrini G., Morales J. A. et al. Estimulación cognitiva y rehabilitación neuropsicológica. [Internet]. 1st.ed. Barcelona: UOC; 2011 [citado 29 de mayo de 2023]. Disponible en: https://www.iberlibro.com/

25. Villalba Agustína S., Espert Tortajada R. Estimulación Cognitiva: Una revisión Neuropsicológica. Therapeía 6. 2014; 73-93.

26. Gavelin H. M., Dong C., Minkov R., Bahar-Fuchs A., Ellis K. A., Lautenschlager N. T. et al. Combined physical and cognitive training for older adults with and without cognitive impairment: A systematic review and network meta-analysis of randomized controlled trials. Ageing Res Rev. 2021; 66:1-91.

27. Hill N. T. M., Mowszowski L., Naismith S. L., Chadwick V. L., Valenzuela M., Lampit A. Computerized Cognitive Training in Older Adults with Mild Cognitive Impairment or Dementia: A Systematic Review and Meta-Analysis. Am J Psychiatry. 2017; 174(4):329-40.

28. Lampit A., Hallock H., Valenzuela M. Computerized cognitive training in cognitively healthy older adults: a systematic review and meta-analysis of effect modifiers. PLoS Med. 2014; 11(11):e1001756.

29. Leung I. H. K., Walton C. C., Hallock H., Lewis S. J. G., Valenzuela M., Lampit A. Cognitive training in Parkinson disease: A systematic review and meta-analysis. Neurology. 2015; 85(21):1843-51.

30. Petersen R. C., López O., Armstrong M. J., Getchius T. S. D., Ganguli M., Gloss D. et al. Practice guideline update summary: Mild cognitive impairment: Report of the Guideline Development, Dissemination, and Implementation Subcommittee of the American Academy of Neurology. Neurology. 2018; 90(3):126-35.

31. Ginarte-Arias Y. Rehabilitación cognitiva. Aspectos teóricos y metodológicos. Rev Neurol. 2002; 35(9):870-6.

32. León R. S. de, M. J. Estimulación cognitiva en el envejecimiento sano, el deterioro cognitivo leve y las demencias: estrategias de intervención y consideraciones teóricas para la práctica clínica. Revista de Logopedia, Foniatría y Audiología. 2012; 32(2):57-66.

33. Herrera-Rivero M., Hernández-Aguilar M. E., Manzo J., Aranda-Abreu G. E. Enfermedad de Alzheimer: Inmunidad y diagnóstico. Rev Neurol. 2010; 51(3):153-64.

34. Woods B., Aguirre E., Spector A. E., Orrell M. Cognitive stimulation to improve cognitive functioning in people with dementia. Cochrane Database Syst Rev. 2012;(2):CD005562.

35. Livingston G., Kelly L., Lewis-Holmes E., Baio G., Morris S., Patel N. *et al.* Non-pharmacological interventions for agitation in dementia: systematic review of randomised controlled trials. Br J Psychiatry.2014; 205(6):436-42.

36. Olazarán J., Reisberg B., Clare L., Cruz I., Peña-Casanova J., Del Ser T. *et al.* Nonpharmacological therapies in Alzheimer's disease: a systematic review of efficacy. Dement Geriatr Cogn Disord. 2010; 30(2):161-78.

37. Carvalho P. D. P., Magalhães C. M. C., Pedroso J. da S. Non-pharmacological treatments that improve the quality of life of elderly with Alzheimer's disease: a systematic review. J bras psiquiatr. 2016; 65:334-9.

38. Carrion C., Folkvord F., Anastasiadou D., Aymerich M. Cognitive Therapy for Dementia Patients: A Systematic Review. Dementia and Geriatric Cognitive Disorders. 2018; 46(1-2):1-26.

39. Jelcic N., Cagnin A., Meneghello F., Turolla A., Ermani M., Dam M. Effects of Lexical-Semantic Treatment on Memory in Early Alzheimer Disease: An Observer-Blinded Randomized Controlled Trial. Neurorehabil Neural Repair. 2012; 26(8):949-56.

40. Bergamaschi S., Arcara G., Calza A., Villani D., Orgeta V., Mondini S. One-year repeated cycles of cognitive training (CT) for Alzheimer's disease. Aging Clin Exp Res. 2013; 25(4):421-6.

41. Férnandez-Calvo B., Contador I., Ramos F., Olazarán J., Mograbi D. C., Morris, R. G. Effect of unawareness on rehabilitation outcome in a randomised controlled trial of multicomponent intervention for patients with mild Alzheimer's disease: Neuropsychological Rehabilitation: Vol 25, No 3. Neuropsychological Rehabilitation. 2015; 25:448-77.

42. Hofmann M., Rösler A., Schwarz W., Müller-Spahn F., Kräuchi K., Hock C. *et al.* Interactive computer-training as a therapeutic tool in Alzheimer's disease. Comprehensive Psychiatry. 2003; 44(3):213-9.

43. Oltra-Cucarella J., Pérez-Elvira R., Espert R., Sohn McCormick A. Are cognitive interventions effective in Alzheimer's disease? A controlled meta-analysis of the effects of bias. Neuropsychology. 2016; 30:631-52.

44. Kivipelto M., Mangialasche F., Snyder H. M., Allegri R., Andrieu S., Arai H. *et al.* World-Wide FINGERS Network: A global approach to risk reduction and prevention of dementia. Alzheimer's & Dementia. 2020; 16(7):1078-94.

45. Arenaza-Urquijo E. M., Landeau B., La Joie R., Mevel K., Mézenge F., Perrotin A. *et al.* Relationships between years of education and gray matter volume, metabolism and functional connectivity in healthy elders. NeuroImage. 2013; 83:450-7.

46. Kivipelto M., Solomon A., Ahtiluoto S., Ngandu T., Lehtisalo J., Antikainen R. *et al.* The Finnish Geriatric Intervention Study to Prevent Cognitive Impairment and Disability (FINGER): Study design and progress. Alzheimer's & Dementia. 2013; 9(6):657-65.

47. Lara B., Carnes A., Dakterzada F., Benitez I., Piñol-Ripoll G. Neuropsychiatric symptoms and quality of life in Spanish patients with Alzheimer's disease during the COVID-19 lockdown. Eur J Neurol.2020; 27(9):1744-7.

48. Ministerio de la presidencia, relaciones con las cortes y memoria democrática. BOE-A-2006-21990 Ley 39/2006, de 14 de diciembre, de Promoción de la Autonomía Personal y Atención a las personas en situación de dependencia. [Internet]. Agencia Estatal Bolentín Oficial del Estado. [Citado 27 de abril de 2023]. Disponible en: https://boe.es/eli/es/l/2006/12/14/39/con

49. Ministerio de Derechos Sociales y Agenda 2030. Real Decreto 888/2022, de 18 de octubre, por el que se establece el procedimiento para el reconocimiento, declaración y calificación del grado de discapacidad [Internet]. Sec. 1, Real Decreto 888/2022. 2022 p. 142461-861. Disponible en: https://www.boe.es/eli/es/rd/2022/10/18/888

50. World Health Organization. Clasificación internacional del funcionamiento de la discapacidad y de la salud: CIF : versión abreviada [Internet].

Organización Mundial de la Salud; 2001 [citado 24 de mayo de 2023]. Disponible en: https://apps.who.int/iris/handle/10665/43360

51. Ministerio de la presidencia, relaciones con las cortes y memoria democrática. BOE-A-2003-21053 Ley 41/2003, de 18 de noviembre, de protección patrimonial de las personas con discapacidad y de modificación del Código Civil, de la Ley de Enjuiciamiento Civil y de la Normativa Tributaria con esta finalidad. [Internet]. Agencia Estatal Bolentín Oficial del Estado. [Citado 24 de mayo de 2023]. Disponible en: https://www.boe.es/eli/es/l/2003/11/18/41/con

52. Generalitat de Catalunya. DECRETO LEY 19/2021, de 31 de agosto, por el que se adapta el Código c. 2021;(8493):2-7.

53. Jefatura del Estado. Ley 8/2021, de 2 de junio, por la que se reforma la legislación civil y procesal para el apoyo a las personas con discapacidad en el ejercicio de su capacidad jurídica [Internet]. Sec. 1, Ley 8/2021 jun 3, 2021 p. 67789-856. Disponible en: https://www.boe.es/eli/es/l/2021/06/02/8

54. Comunitat Valenciana. Ley 16/2018, de 28 de junio, de derechos y garantías de la dignidad de la persona en el proceso de atención al final de la vida [Internet]. Sec. 1, Ley 16/2018 jul 30, 2018 p. 76351-71. Disponible en: https://www.boe.es/eli/es-vc/l/2018/06/28/16

55. Jefatura del Estado. Ley Orgánica 3/2021, de 24 de marzo, de regulación de la eutanasia [Internet]. Sec. 1, Ley Orgánica 3/2021 mar 25, 2021 p. 34037-49. Disponible en: https://www.boe.es/eli/es/lo/2021/03/24/3

56. Ministerio de la presidencia, relaciones con las cortes y memoria democrática. BOE-A-1995-24292 Ley 31/1995, de 8 de noviembre, de prevención de Riesgos Laborales. [Internet]. Agencia Estatal Bolentín Oficial del Estado. 1996 [citado 27 de mayo de 2023]. Disponible en: https://www.boe.es/eli/es/l/1995/11/08/31/con

57. Frías Torres Cindy E., García Pascual M., Solbes Pina E., Jordi Ferran T., Torrero Capilla I., Risco Vilarasau E. et al. Infosa dem: programa dirigido a figuras cuidadoras de personas con demencia. Metas Enferm. 2020; 23:16-24.

58. Lee K., Puga F., Pickering C. E. Z., Masoud S. S., White C. L. Transitioning into the caregiver role following a diagnosis of Alzheimer's disease

or related dementia: A scoping review. International Journal of Nursing Studies. 2019; 96:119-31.

59. La Confederación Española de Alzheimer. La Confederación [Internet]. La Confederación Española de Alzheimer. [Citado 24 de mayo de 2023]. Disponible en: https://www.ceafa.es/es/quienes-somos/la-confederacion

Capítulo 16

Cuidados paliativos en personas con demencia

Alejandro Lendínez Mesa, enfermero, PhD.
Departamento de Enfermería. Servicio de Neurología,
Hospital Universitario 12 de Octubre. Presidente de la
Sociedad Española de Enfermería Neurológica (SEDENE).

Ramona Mesa Lendínez, enfermera, Departamento
de Enfermería. Unidad de Cuidados Paliativos,
Hospital Fundación Instituto San José.

Contenido

1. Resumen 1
2. Introducción 1
3. Niveles de actuación a lo largo de la enfermedad 2
4. ¿Dónde se aplican los cuidados paliativos a las personas con demencia? 3
5. ¿Cuándo se aplican los cuidados paliativos a las personas con demencia? 5
6. Objetivos de los Cuidados Paliativos en personas con demencia 6

7. Recomendaciones para futuras investigaciones, así como limitaciones del tema. 8

8. Conclusiones reflexivas 8

9. Bibliografía: 9

Resumen

Las demencias constituyen un problema de salud a nivel neurológico de impacto tanto para las personas que lo sufren como para los familiares. Estas personas pasan por distintas etapas hasta llegar a una fase avanzada en la que requieren unos cuidados especializados y con un enfoque paliativo. El nivel de atención según la fase en la que se encuentre la persona con demencia debe de ser dinámico y no rígido. El dónde cuidar en una fase avanzada de la enfermedad con el cuándo comenzar los cuidados paliativos constituye uno de los grandes problemas para los cuidadores, familiares y profesionales sanitarios. Se consideran problemas, ya que generan numerosas dudas a nivel de los cuidados que deben aplicarse y las limitaciones que en ocasiones es necesario realizar. Es preciso seguir mejorando la práctica clínica en materia de cuidados paliativos en personas con demencia avanzada, realizando mayor investigación y promoviendo una atención de calidad.

1. Introducción

Es universalmente aceptado que la capacidad funcional de las personas se correlaciona no solo con la situación cognitiva de esta, sino con la progresión de la enfermedad. Prácticamente todas las demencias convergen al final de su evolución natural en un cuadro clínico en el que solo predomina la incapacidad física, la dependencia, la falta de reconocimiento de los familiares y de lo que le rodea, con inmovilidad y grados variables de alteración conductual, muy perturbadores para el entorno y frustrantes para los cuidadores. La evolución de la demencia hasta esta última fase nos obliga a un replanteamiento de nuestra propia concepción de la enfermedad y de nuestra actitud tanto diagnóstica como terapéutica y de su enfoque no ya ante el propio enfermo, sino ante la familia y, lo más importante ante los profesionales que lo atienden.

2. Niveles de actuación a lo largo de la enfermedad

Es de todos conocidos que la demencia es una enfermedad neurológica, crónica y degenerativa de larga evolución habitualmente, por ello, la planificación asistencial y los niveles de actuación van a depender del progreso de la enfermedad.

En las demencias podemos marcar tres estadios para valorar el progreso de la enfermedad.

En los estadios leves, el diagnóstico, la detección y tratamiento de cuadros clínicos potencialmente reversibles, la indicación de tratamientos farmacológicos, la información, apoyo ante miedos y frustraciones, detección de comorbilidades y comenzar con la toma de decisiones anticipada.

En los estadios moderados, es el momento de comenzar con el entrenamiento, asesoramiento y capacitación en cuidados, manejo de los trastornos de la conducta, de insomnio, inmovilismo, incontinencia, vagabundeo o alteraciones deglutorias. Ya en este estadio habría que trabajar donde debe estar la persona con demencia según progrese la enfermedad y basándose en el deterioro que puede ir presentando, con el fin de asegurar que tiene una buena calidad de vida y recibe los cuidados necesarios.

En estadios avanzados con parte de las decisiones habladas y consensuadas es el momento de marcar las pautas de cuidados. En esta fase, los problemas de salud a nivel de alimentación (disfagia, apraxias, negativa a la ingesta) o infecciones de repetición pueden provocar el evento final que conduzca a que el enfermo fallezca.

Las decisiones respecto a la necesidad y conveniencia de la hospitalización, antibioterapia, instauración de nutrición e hidratación por vía artificial, control sintomático y apoyo familiar son similares a los que plantean personas con necesidades paliativas de etiología oncológica y no oncológica en los estadios avanzados de su enfermedad.

Las diferentes fases de la enfermedad no son compartimentos estancos, ni el progreso completamente predecible (especialmente en demencias vasculares). La actuación ante determinados síntomas puede ser necesaria en cualquiera de los estadios y, como en el resto de las personas subsidiarias de cuidados paliativos, debe existir un planteamiento dinámico que permita solapar o modificar según la progresión de una determinada complicación un tratamiento con intencionalidad curativa con las medidas de alivio, sin limitar los cuidados paliativos a la fase final de vida.

La necesidad de aplicar cuidados paliativos a las personas que sufren una demencia en estadios avanzados es una realidad hoy en día. Si bien es verdad que hoy en día el dónde debe aplicarse y el momento de empezar a aplicarlos todavía generan serias dudas y controversia para la planificación asistencial.

3. ¿Dónde se aplican los cuidados paliativos a las personas con demencia?

Los cuidados paliativos día a día van creándose su espacio en los distintos sistemas sanitarios, pero debemos tener en cuenta que la persona con demencia presenta distintas consideraciones que pueden dificultar el cuidado.

Si miramos los programas específicos en cuidados paliativos que tienen una estructura asistencial desarrollada y arraigada, como en Estados Unidos, se observa que hay una escasa proporción de personas con demencias incluidas en estos programas, esto se plantea que es debido a que la mayoría de las unidades de cuidados paliativos no incluyen la demencia como criterio de ingreso en estas.

Con las personas con demencias se plantean distintas dificultades que pueden ser el motivo por el que tienen dificultades para entrar en programas de cuidados paliativos convencionales:

- Imposibilidad de que la persona enferma exprese sus preferencias con respecto al tipo de cuidado que quiere recibir.
- Dificultad para marcar el pronóstico vital de las personas con demencias (este suele ser un requisito indispensable para acceder a muchos de los programas).
- La aplicación de sistemas de valoración del dolor o disconfort bien planteados para los cuidados paliativos clásica pero no para estas personas.

En la literatura ya existen experiencias de cuidados paliativos para personas con demencias en estadio avanzado donde se ven, entre otros, beneficios una mejora en el control de síntomas, provocando por tanto un mejor grado de confort y una disminución en la necesidad de ingresos en unidades de hospitalización de agudos.

Estas experiencias también aportan ejemplos de estratificación de niveles de abordaje terapéutico que, aunque no deben de ser utilizados con una rigidez extrema, se observa que resultan útiles para expresar la actuación que se considera más correcta para cada persona con demencia y la fase de la enfermedad en la que se encuentre.

Queda claro que la inclusión de personas con demencia en unidades de cuidados paliativos hospitalarios (unidades de soporte o de camas) y domiciliarios es relevante y beneficioso para el paciente. Aunque esto se plantea como un mantra para la atención de estas personas, cada vez ingresan más personas con demencias en unidades de hospitalización de agudos (medicina interna, neurología, geriatría . . .). Cuando se comparan a las personas que sufren un proceso oncológico en fase avanzada, se puede observar que las personas con demencia reciben menos fármacos analgésicos, hipnóticos y antidepresiva y que se aumenta la frecuencia de sondajes nasogástricos e instauración de alimentación enteral. En un estudio realizado en el Hospital Universitario Central de la Cruz Roja San José y Santa Adela de Madrid en una población de personas con demencia en fase avanzada (n=84) que ingresaron por una complicación aguda, se determinó que una cuarta parte de estas personas con demencia requirieron durante el ingreso una actitud terapéutica paliativa, significando esto un 25 % de mortalidad intrahospitalaria.

Una realidad que encontramos es que las personas con demencia se encuentran viviendo en el ámbito domiciliario o institucionalizados en centros sociosanitarios. A nivel domiciliario las personas con demencias continúan en su entorno y los profesionales sanitarios deben adaptar los cuidados a este y sus cuidadores, realizando un asesoramiento para asegurar unos cuidados de calidad y una capacitación para actuar frente a complicaciones que se pueden presentar. En el caso de las personas con demencias institucionalizadas, se encuentran en un entorno asistencial donde tienen asegurados los cuidados, no alcanzando las necesidades paliativas que se pueden esperar para este perfil de paciente, esto puede ser debido a que no disponen de todos los recursos materiales, espaciales y humanos a nivel cuantitativo y/o cualitativo.

Por todo lo expuesto no podemos olvidar que es un objetivo prioritario la capacitación de los profesionales sanitarios que cuidan a personas con demencia en todos los niveles asistenciales (unidades de hospitalización de agudos, domicilio, atención primaria, unidades de media y larga estancia, unidades de psicogeriatría y/o centros sociosanitarios).

4. ¿Cuándo se aplican los cuidados paliativos a las personas con demencia?

El momento de incluir a una persona con demencia es difícil e incierto, en la literatura se enumeran características que pueden orientar cuando es el momento de aplicar cuidados paliativos a las personas con demencias:

- Deterioro cognitivo severo medido por escalas de evaluación cognitiva.
- Dependencia severa para la realización de las actividades básicas de la vida diaria.
- Incapacidad para comunicarse verbalmente.
- Incapacidad para reconocer a sus cuidadores.
- Incapacidad para realizar una actividad con un propósito determinado.
- Presencia de complicaciones o comorbilidades clínicas severas.

En la literatura se describe la gran complejidad que hay con las personas con demencias para incluirlas en programas de cuidados paliativos, ya que es una enfermedad de larga evolución y es difícil establecer el pronóstico de supervivencia. Los pocos estudios que han analizado la supervivencia a corto plazo indican que existen factores como la afectación del lenguaje, la edad, la severidad de la demencia, el grado de deterioro funcional y dependencia y las comorbilidades.

Para establecer los criterios de cuando una persona con demencia está en un estado avanzado y por lo tanto es susceptible para estar en un programa de cuidados paliativos hay escalas como la FAST 14 (Functional Assessment Staging) o la NHO (National Hospice Organization), en ambas herramientas se combinan criterios de progreso de la enfermedad con factores pronósticos para poder marcar una puntuación como corte predictor de la mortalidad a 6 meses. También se han desarrollado la escala NECPAL, este instrumento valora las de necesidades de cuidados paliativos de pacientes oncológicos y no oncológicos teniendo muy en cuenta pacientes con enfermedades neurológicas crónicas, demencias, paciente geriátrico y con un alto grado de fragilidad. La NECPAL sirve para identificar a los pacientes con necesidades paliativos, pero no determina un pronóstico vital.

Con estas personas debemos tener en cuenta las características de la enfermedad en fase avanzada, ya que ayudarán a dar una mejor atención, pero la clave para hacer una adecuada aplicación de cuidados paliativos es acompañar estas con una valoración individualizada de la persona y brindar una flexibilidad en la toma de decisiones con el fin de aportar la mayor calidad de vida, confort y buscar el mayor beneficio al paciente y su familia.

5. Objetivos de los Cuidados Paliativos en personas con demencia

Los cuidados paliativos son definidos por la OMS de forma genérica como

> el cuidado integral y activo de pacientes cuya enfermedad no responde a tratamientos curativos, es por tanto una filosofía de cuidados donde lo básico no es la curación, sino el alivio sintomático y la prevención de posibles complicaciones de la enfermedad, el mantenimiento del confort del paciente y la atención a la familia en el proceso final y en el duelo.

Según los estándares, a las personas con demencia se les debe dar una atención continuada, y debe combinar tres elementos:

- La rehabilitación: busca recuperar las funciones perdidas potencialmente recuperables y el mantenimiento de las funciones que la persona tiene.
- La paliación: buscando el control sintomático con el fin de maximizar el confort en todas las esferas.

- El manejo clínico: pretendiendo elegir la mejor actitud terapéutico y beneficiosa para el paciente y su familia según la etapa en la que se encuentren.

Uno de los principales problemas que encontramos, como ya se ha ido plasmando, es el control sintomático del paciente, para ello podemos hacer uso de técnicas habituales disponibles en el marco de los cuidados paliativos:

- Uso de la terapia ocupacional y recreativa para intentar proporcionar una mejor calidad de vida.
- Cuidados de enfermería, haciendo énfasis en la monitorización sintomática, cuidados de la boca, cuidados en la alimentación-deglución, cuidados de la piel con un fin paliativo, etc.
- Fomentos de vías de administración de fármacos lo menos agresivas posible como la vía oral, rectal o subcutánea.
- Manejo farmacológico con opiáceos para el control de la disnea y el dolor, con anticolinérgicos para las secreciones respiratorias, antieméticos, laxantes, sedantes, antidepresivos, etc.
- Una visión de trabajo en equipo interdisciplicar que facilite el acompañamiento de la persona con demencia y su familia desde una perspectiva integral.

Los síntomas más frecuentes en las personas con demencia avanzada son:

- Dolor relacionado con alteraciones gastrointestinales, tenesmo fecal, heridas crónicas, contracturas, disuria por infección del tracto urinario o posicionamiento inadecuado en cama y/o silla.
- Anorexia.
- Letargia.
- Fiebre relacionada con la deshidratación o infecciones.
- Secreciones respiratorias.
- Estreñimiento.
- Disnea.
- Inquietud final.

El otro gran problema fundamental es el proceso de la toma de decisiones con respecto a los siguientes temas:

• Adecuación de ingreso en centros asistenciales relacionado con complicaciones o comorbilidades.
• Grado de agresividad en el tratamiento de infecciones y/o otras complicaciones.
• Administración de hidratación intravenosa o instauración de alimentación enteral relacionado con problemas de deglución, conllevando estos a deshidratación y desnutrición del paciente.

Estos temas reflejan la gran complejidad y la cantidad de dilemas éticos que presentan las personas con demencia en fase avanzada para los profesionales sanitarios.

Lo frecuente es adoptar una actitud expectante ante la evolución del paciente, combinando medidas paliativas con medidas terapéuticas encaminadas a revertir la alteración clínica que presente, si existiese una mala respuesta al tratamiento o un inadecuado control sintomático, se podrá plantear una actitud exclusivamente paliativa.

La toma de decisiones como con el resto de las personas debe hacerse de manera individualizada, analizando y valorando cada situación sobre la base de los principios fundamentales de la bioética. La aplicación del principio de autonomía y de beneficencia resultan especialmente complejo, ya que las personas con demencias en fase avanzada son incompetentes y que la aplicación de un tratamiento puede ser beneficiosa, pero las cargas o complicaciones pueden superar a los beneficios de esta.

Para facilitar la toma de decisiones la literatura propone hacer un análisis sistemático de los siguientes elementos:

• Enfermedad fundamental y grado de evolución de esta.
• Crisis actual.
• Frecuencia de complicaciones.
• Opinión del enfermo.

- Actitud del paciente ante los cuidados y opinión de los profesionales sanitarios que le cuidan.
- Grado de control sintomático y confort.
- Opinión de la familia.
- Evitar juicios subjetivos con respecto a la calidad de vida.

De todos ellos, el grado de evolución de la enfermedad, la severidad de la crisis actual y la opinión del paciente serán los más determinantes en la mayoría de las ocasiones.

6. Recomendaciones para futuras investigaciones, así como limitaciones del tema

Las demencias presentan numerosas controversias para poder desarrollar líneas de investigación a nivel intervencionista por su carga moral y ética, especialmente en el ámbito de final de vida o cuidados paliativos.

Dada estas limitaciones, deberíamos promover el desarrollo de investigaciones observacionales y analíticas que no produzcan ningún cambio en el manejo del paciente, pero que nos permitan analizar a través de los datos qué sucede, plantear mejoras en los procesos e implantación de estos de forma controlada y consensuada clínica, ética y moralmente con el paciente y su familia.

También es interesante plantear el diseño, validación e implantación de herramientas que hagan una estratificación de necesidad de cuidados para las personas con demencias en todas sus fases evolutivas.

7. Conclusiones reflexivas

Las personas con demencias precisan una gran cantidad de cuidados según progresa la enfermedad. Dada la dificultad para marcar un pronóstico vital, estos cuidados en ocasiones no cubren las necesidades reales que los personas con demencia y sus familias requieren. Los cuidados paliativos son una herramienta clave para que, desde el principio, con un enfoque rehabilitador, se puedan aplicar cuidados que aporten calidad de vida, estabilidad clínica, dignidad y excelencia.

8. Bibliografía

1. Barrocas A., Schwartz D. B., Echeverri S. Perspectiva ética en la nutrición y los cuidados paliativos: un enfoque en la atención a los pacientes con demencia avanzada. Rev Nutr Clínica y Metab. 2020;4(2):24-42.
2. Blackstone K. A., Cobbs E. L. Palliative care for persons with dementia. J Am Geriatr Soc [Internet]. 2021 Jun 1;69(6):1461-2.
3. Bioética R., Ciccarelli P. A., Bezerra E., Mattos T. Nutrición enteral en ancianos con demencia en cuidados paliativos. Rev Bioética. 2021;29(2):427-36.
4. García-Soldevilla M. A., Barragán Martínez D., Rojo Sebastián A., Ayuso Peralta L., Tejeiro Martínez J. Decisiones terapéuticas complejas en el anciano con demencia. Med - Programa Form Médica Contin Acreditado. 2019;12(74):4381-4.
5. Hunt L. J., Lee S. J., Harrison K. L., Smith A. K. Secondary Analysis of Existing Datasets for Dementia and Palliative Care Research: High-Value Applications and Key Considerations. J Palliat Med. 2018;21(2):130-42.
6. López R. P., Kris A. E., Rossmassler S. C. Nursing Leadership and Palliative Care in Long-Term Care for Residents with Advanced Dementia. Nurs Clin North Am. 2022;57(2):259-71.
7. O'Connor N., Fox S., Kernohan W. G., Drennan J., Guerin S., Murphy A. *et al.* A scoping review of the evidence for community-based dementia palliative care services and their related service activities. BMC Palliat Care. 2022 Dec 1;21(1).

8. Palmer J. A., Smith A. M., Paasche-Orlow R. S., Fitchett G. Research Literature on the Intersection of Dementia, Spirituality, and Palliative Care: A Scoping Review. J Pain Symptom Manage [Internet]. 2020;60(1):116-34.

9. Slachevsky Ch. A., Abusleme L. M. T., Arenas Massa Á. Palliative care of patients with severe dementia. Rev Med Chil. 2016;144(1):94-101.

10. Weisbrod N. Primary Palliative Care in Dementia. Neurotherapeutics [Internet]. 2022;19(1):143-51.

11. Whitehead P. Palliative Care and Dementia: What All Advanced Practice Nurses Should Know. Crit Care Nurs Clin North Am [Internet]. 2022;34(1):121-7.

12. Wendrich-van Dael A., Bunn F., Lynch J., Pivodic L., Van den Block L., Goodman C. Advance care planning for people living with dementia: An umbrella review of effectiveness and experiences. Int J Nurs Stud.

BLOQUE IV.

ESFERA BIOPSICOSOCIAL EN EL CUIDADO

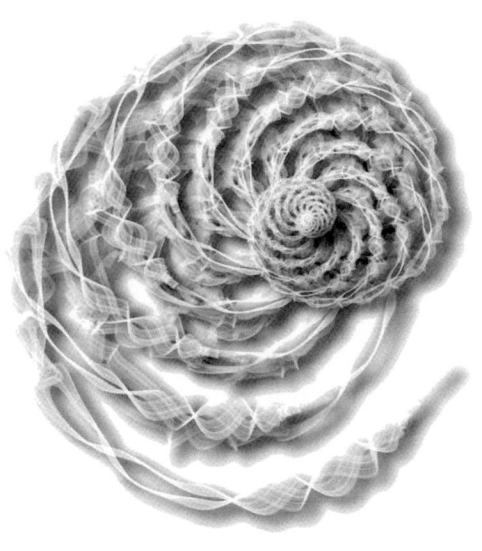

Capítulo **17**

Cuidadores: eje clave en el abordaje

Mónica Cueli Arce

Dra. En ciencias de la Salud.

Profesora asociado LOU de la Universidad de Cantabria.

Enfermera asistencial de la Gerencia de Atención Primaria del Servicio Cántabro de Salud.

- El principal soporte de cuidado de las personas con discapacidad es el cuidador familiar.
- En el cuidador familiar conviven percepciones positivas y negativas acerca del cuidado.
- Es necesario de disponer de una herramienta que evalúe multidimensionalmente las percepciones positivas y negativas del cuidado.
- Las intervenciones con el cuidador familiar serán efectivas cuando se aminoren las percepciones negativas y se aumente las precepciones positivas del cuidado.
- El efecto final en la esfera biopsicosocial depende de variables intermedias que pueden ser modificadas o aportadas al cuidador antes de que el efecto final en su estado de bienestar sea alterado.

RESUMEN

En España, el soporte del cuidado a personas con discapacidad está soportado principalmente por el sistema informal de cuidados o cuidador familiar. Solo un 9,2 % de las personas mayores de 65 años que precisan cuidados son atendidos por el sistema informal.

Mayoritariamente se evalúan las percepciones negativas del cuidador acerca del cuidado (falta de fuerza física, dudas sobre cómo cuidar, falta de colaboración por parte del receptor de los cuidado y formación especializada).

El efecto final en la esfera biopsicosocial (alteración en su estado de salud, cansancio, depresión...) depende de variables intermedias que pueden ser modificadas o aportadas al cuidador antes de que el efecto final en su estado de bienestar sea alterado.

En el cuidador familiar conviven percepciones positivas y negativas acerca del cuidado y es necesario evaluar ambas para poder realizar intervenciones efectivas.

Es necesario disponer de una herramienta que evalúe multidimensionalmente las percepciones positivas y negativas del cuidado. En España disponemos de dos escalas validadas: «Escala de Valoración de Cuidados al Final de la Vida versión Española (SEOLCAS) y Escala Revisada de la Evaluación de la Percepción de los Cuidadores Familiares en Población Española RCAS-VE».

La RCAS-VE permite evaluar las dimensiones positivas y negativas en el cuidador familiar con adecuada fiabilidad y un patrón de correlaciones, en general, acorde con lo teóricamente esperable. Evalúa las percepciones del cuidador mediante tres dimensiones: «Carga subjetiva» y «Competencia», que recogen las percepciones negativas del cuidado y «Satisfacción» las positivas.

PALABRAS CLAVE

Spanish; burden; caregiver; family care; instrument development; older people; revised caregiving appraisal scale; satisfaction.

1. Introducción

En España, el cuidado familiar a personas mayores de 65 años es llevado a cabo principalmente por cuidadores familiares (cuidado informal).

Según los últimos datos publicados de la encuesta EDAD (encuesta de discapacidad . . .) publicada en el año 2020, el 90,82 % de las personas con discapacidad de 65 a 79 años son cuidadas por sus cuidadores familiares (46,67 % cónyuge o pareja, 20,40 % hija, 13,5 % hijo, 8,19 % otro familiar y un 2,05 % por otras personas cercanas). Solo un 9,2 % de las personas mayores de 65 años que precisan cuidados son atendidos por el sistema informal (empleados del hogar, personal sociosanitario o asistente personal).

Los datos muestran pequeñas diferencias cuando se trata de personas con discapacidad mayores de 80, ya que la proporción de cuidados familiares baja ligeramente frente a la franja de edad 65 a 79 (84,4 % frente a un 90,82 %), mientras aumenta la proporción de cuidados informales (9,2 % frente a un 15,5 %).

El 44,85 % de las personas mayores de 65 años y el 56,40 % mayores de 80 años requieren un cuidado diario por parte de su cuidador formal o informal, superando las 8 horas diarias.

De nuevo existen diferencias respecto a la satisfacción por los cuidados dados si comparamos ambas franjas de edad. El 30,8 % de los receptores de cuidados mayores de 65 años que reciben cuidados considera que estos son suficientes, mientras que un 11,34 % considera que son insuficientes y 11,91 % refiere que precisaría cuidados y no los percibe. La satisfacción por los cuidados dados aumenta en la franja de 80 años o más, ya que el 51,01 % consideran que los cuidados percibidos son suficientes frente a un 18,27 % que considera que son insuficientes y solo el 7,56 % considera que necesitaría cuidados y no los percibe.

Atendiendo a la misma encuesta, nos encontramos con datos relevantes como que un 48,89 % de los cuidadores de personas con discapacidad de 65 a 79 años, y el 46,97 % de los mayores de 80 años no encuentra ninguna dificultad para cuidar. Un 51,11 % de los cuidadores de personas con discapacidad de 65 a 79 años y un 53,03 de los cuidadores mayores presenta dificultad para cuidar (falta de fuerza física, dudas sobre cómo cuidar, falta de colaboración por parte del receptor de los cuidado y formación especializada para poder llevar a cabo el cuidado).

Los problemas de salud del cuidador aumentan progresivamente con los años de cuidado, quintuplicándose desde los 2 hasta 8 años. A los dos años percibe problemas de salud un 10,49 %, y a los 8 años lo percibe el 53,84 % de los cuidadores. Dentro de los problemas de salud encuestados y valorados a los 8 años cuidando, se muestra que el 55,82 % percibe que su salud se ha deteriorado, el 54,01 % se encuentra cansado, el 56,54 % se siente deprimido; teniendo en cuenta en estos datos que un cuidador puede percibir más de un problema de salud.

No podríamos abarcar los problemas del cuidador solo en el ámbito de la salud, los problemas laborales, económicos, familiares tiempo libre son otros factores determinantes que afectan a la vida del cuidador.

Como estos datos revelan, puede obviarse que las dimensiones negativas del cuidado son exploradas profundamente, factores asociados a los receptores de cuidados (edad, discapacidad o enfermedad) y factores asociados al cuidador familiar (años cuidando, calidad de los cuidados, dificultad en los cuidados...). De igual forma se evalúa el efecto final de forma negativa (cansancio, problemas de salud, depresión uso de fármacos...).

Este capítulo trata de exponer al lector la evaluación multidimensional de las percepciones del cuidador. Multidimensional, porque se tratará de evaluar percepciones positivas como negativas acerca del cuidado, sabiendo que las dimensiones positivas pueden mitigar a las negativas.

Este es el eje clave para abordar el cuidado del cuidador familiar del paciente con demencia.

2. Problema y revisión de la literatura

Es necesario para poner en contexto al lector, comenzar con las bases teóricas que evalúan el estrés de los cuidadores.

Teoría de estrés y afrontamiento del cuidador familiar: Teoría de Lazarus, & Folkman (1984-1986).

Existen variables relacionadas con el cuidador, con el receptor de los cuidados y con el tipo de cuidado que pueden asociarse o no a los efectos del cuidado, pero no existe una causa directa entre estas y los efectos finales en el cuidador familiar (efectos en la salud o vida social). Una serie de variables mediadoras, de origen cognitivo, son desarrolladas por el cuidador para afrontar la situación de cuidado (Lazarus y Folkman, 1984).

La teoría de Lazarus y Folkman, 1986, se basa en el proceso cognitivo desarrollado por el cuidador en relación con la situación estresante de cuidar. La experiencia estresante del cuidador resulta de las transacciones entre este y su entorno. Se puede estructurar la teoría en tres partes:

- Los antecedentes
  Constituido por las características del cuidador (variables sociodemográficas) y el entorno. El entorno del cuidador familiar cuenta con dos situaciones diferentes, por un lado, los posibles estresores y, por otro, los recursos del medio.
  Los estresores se refieren al conjunto de variables relacionadas con el tipo de cuidado dado (tiempo cuidando, duración e

intensidad) y con el receptor de los cuidados (la gravedad de la enfermedad, dependencia y/o discapacidad), que pueden ser potencialmente estresantes para el cuidador familiar.

Los recursos son aquellos medios disponibles para afrontar la situación de cuidado (apoyo social, calidad de la relación entre el cuidador y el receptor de los cuidados, apoyo de otros miembros de la familia . . .).

- Las variables mediadoras

  Lazarus y Folkman (1986) lo de finen exactamente en la página 164, como:

  «Los esfuerzos cognitivos y conductuales cambiantes que se desarrollan para manejar las demandas específicas externas y/o internas que son evaluadas como excedentes o desbordantes de los recursos del individuo» (p. 164).

  El cuidador familiar realiza una primera evaluación de la situación (estresor-recursos), la cual puede resultar positiva, irrelevante o controlable. Esta primera evaluación es denominada por el autor como «evaluación primaria». Sin embargo, cuando la situación de cuidado excede de los recursos disponibles al cuidador familiar, esta se convierte en estresante.

  El cuidador familiar realiza una segunda evaluación, pero en este caso, va orientada al «que puede hacer» en este caso. Esta segunda evaluación es denominada como «evaluación secundaria», y los resultados de esta segunda evaluación modifican la evaluación primaria o inicial. Esta modificación es denominada por el autor como «reevaluación» y predispone al desarrollo de estrategias de «afrontamiento».

- Las consecuencias

  El resultado de las estrategias de afrontamiento determina un estado en la salud física y/o psicológica del cuidador familiar.

  La gran mayoría de los modelos desarrollados posteriormente acerca de los efectos de cuidado de personas mayores se enmarcan dentro de la conceptualización transaccional o interaccional del estrés realizada por Lazarus y Folkman, 1984 (López, 2005). La mayor parte de los estudios realizados sobre los cuidadores familiares se han centrado en evaluar los aspectos y efectos negativos. Sin embargo, paralelamente, otros estudios han evidenciado un impacto tanto positivo como negativo en el cuidador familiar (Lawton *et al.*, 1991; Kramer, 1997; Cohen *et al.*, 2002; Hanyok *et al.*, 2009).

2.1. De Lazarus y Folkman (1986) a Lawton (1991)

Powel Lawton, psicólogo del comportamiento y gerontólogo, se basó en los conceptos básicos de la teoría de estrés de Lazarus y Folkman (1986), e incorporó «el modelo de doble factor», desde el punto de vista de la «teoría del bienestar psicológico». Los componentes de esta teoría son los siguientes:

- Los antecedentes
  Lawton *et al.* (1991) añaden al término de estresor el término de objetividad, para definirlo como «estresor objetivo». Este puede ser medido a través de los diferentes niveles de dependencia que presentan los receptores de cuidados para ser atendido por su cuidador familiar.
  Los recursos son definidos como las fortalezas propias de la persona, o bien del entorno; y que pueden ser aprovechados por el cuidador familiar para hacer frente a la situación de cuidado. Lawton añade que, en un principio, se espera que estos mitiguen el impacto por la demanda de cuidar.

- Las variables mediadoras:
  Lawton establece como variable mediadora fundamental «la evaluación secundaria», definida como las respuestas cognitivas y afectivas del cuidador familiar con respecto a la demanda de cuidado experimentado; y modifica el término de «evaluación

secundaria» por «evaluación del Cuidado/Cuidador», para describir una parte del proceso de cuidado.

Las «evaluaciones del cuidado/cuidador» más importantes para el autor son dos: La «Satisfacción por el cuidado» y «Carga Subjetiva por el cuidado». Ambas son percepciones subjetivas del cuidador familiar.

La Satisfacción por el cuidado se define como las recompensas afectivas por cuidar y esta no es una recompensa puntual, sino mantenida en el tiempo.

La Carga Subjetiva por cuidar se define como la percepción de angustia, ansiedad, desmoralización, perdida de libertad o tristeza relacionada directamente con el cuidado.

- Las consecuencias:

  Lawton establece las consecuencias del cuidado en el cuidador, desde la teoría de bienestar psicológico y el modelo de doble factor.

  El final del proceso (características del cuidador, estresor objetivo, recursos disponibles, satisfacción por el cuidado y carga subjetiva por el cuidado) determina como resultado un estado de bienestar psicológico.

  Sin embargo, Lawton *et al.* (1989) establecen que son la percepción de «Carga Subjetiva por el cuidado» y la «Satisfacción por el cuidado» los dos mediadores centrales que determinan el estado de bienestar psicológico final del cuidador.

  El autor añade que, aunque «Carga subjetiva y Satisfacción» son percepciones diferentes, no son independientes, sino que existe un balance entre ambas. Este balance entre «Carga subjetiva y Satisfacción» es el resultado final del estado del estado de bienestar del cuidador familiar.

  La teoría de doble factor ha sido apoyada por varios autores, así Lazarus y colegas (1986) reconocen este fenómeno dentro del modelo de estrés y afrontamiento (Lawton *et al.*, 1991).

2.2. Del modelo a la herramienta de medida: Escalas en el cuidador familiar

De forma acostumbrada los autores seleccionan herramientas de medidas o intervenciones para y con cuidadores familiares, sin establecer previamente el modelo teórico con el cual se va a medir o intervenir. Así resulta difícil conocer la eficacia de estas (Kramer, 1997; Losada, & Montorio, 2005).

Por ello es posible que los autores seleccionen la herramienta previamente al modelo a seguir.

La última revisión sistemática conocida acerca de las herramientas de mediada utilizadas con cuidadores familiares es la realizada por Mosquera *et al.* (2016). En la Tabla 1 se presenta un breve resumen acerca de las diferentes escalas más comúnmente usadas con cuidadores familiares de personas mayores.

A pesar de que la clasificación realizada por Mosquera *et al.* (2016) no está en función de la dimensión evaluada y no presentan el modelo teórico, puede considerarse que:

La mayor parte de los estudios utilizan herramientas para evaluar los aspectos negativos del cuidado en los cuidadores familiares, siendo la «Carga» la más evaluada.

Son pocos los estudios que evalúan aspectos positivos del cuidado en el cuidador, y la mayor parte de ellos recurren a otro tipo de herramientas que son diseñadas para la población general y no son específicas del cuidador familiar. En Tabla 1, además, se detallan aquellas herramientas que han sido diseñadas específicamente para cuidadores familiares y miden aspectos positivos y/o negativos en el cuidador. Por otro lado, ninguna de estas últimas herramientas han sido adaptadas transculturalmente a la población española conocida hasta el momento y no se establece el modelo teórico de referencia.

Se ha publicado otra revisión de la literatura del año 2012 que evalúa las herramientas específicas de cuidadores familiares de personas mayores (Van Durme *et al.,* 2012) (Tabla 2). De nuevo, como puede observarse, un total de 55 herramientas evalúan el impacto negativo en el cuidador familiar frente a 34 que evalúan el positivo. Las propiedades de las escalas revisadas por Van Durme se recogen en la tabla 3.

La dimensión «evaluación» es la más evaluada dentro del impacto positivo del cuidador familiar y cabe destacar por sus características psicométricas y la multidimensionalidad Revised Caregiving Apraissal Scale (RCAS) de Lawton *et al.* (2000).

2.3. Revised Caregiving Apraissal Scale (RCAS): Lawton *et al.* (2000)

En el año 2000 y en el contexto de un estudio longitudinal, «Two Transitions in Daughters' Careving Careers», Lawton *et al.* (2000), revisan CAS (Caregiving Appraisal Scale) (47 ítems).

Este estudio transcurre desde el año 1990 hasta el año 1994. Se reclutaron tres grupos de estudio: No cuidadores familiares (n=135), cuidadores familiares nobeles (n=96) y cuidadores familiares veteranos (n=403). CAS (47 ítems) se aplica a los tres grupos de estudio y en dos momentos diferentes; así se evaluó tanto la validez de constructo como su estabilidad temporal.

El resultado final consiste pues en una batería de 25 ítems distribuidos en las siguientes cinco dimensiones, factores o subescalas:

- La «Satisfacción», en inglés *Caregiving Satisfaction*, se define como una situación estable que produce placer, afirmación o alegría en la persona que cuida y consta de 6 ítems. La carga factorial de los ítems está entre 0,69 y 0,83; y presenta un α de Cronbach de 0,87 para los dos tiempos de medición del estudio.
- La «Demanda», en inglés *Caregiving Demand*, determina el grado en el que el cuidador percibe que el receptor de cuidados es demasiado demandante, es complacido, o muestra agradecimiento; y consta de 3 ítems. La carga factorial de los ítems está entre 0,46 y 0,89; y presenta un α de Cronbach de 0,76 en el primer tiempo de medición y de 0,75 en el segundo.

- La «Competencia», en inglés *Caregiving Mastery*, se define como la capacidad del cuidador para hacer frente a los problemas que puedan surgir como consecuencia del cuidado y consta de 4 ítems. La carga factorial de los ítems está entre 0,46 y 0,89; y presenta α de 0,76 en el primer tiempo de medición y de 0,75 en el segundo.
- El «Entorno», en inglés *Environment*, determina la repercusión de los cuidados en la vida social, actividades y trabajo del cuidador, y consta de 3 ítems. La carga factorial de los ítems está entre 0,66 y 0,88; y presenta α de Cronbach de 0,77 en el primer tiempo de medición y de 0,78 en el segundo.

En España contamos con dos adaptaciones transculturales y validaciones de las escalas originales de CAS y RCAS.

CAS fue validada a la población japonesa para obtener la escala «Scale of the end life Caregiving Appraisal» por Lee *et al.* (2010), en el estudio realizado con 175 cuidadores familiares de personas en fase terminal. Esta fue adaptada a la población española para obtener la escala «Escala de Valoración de Cuidados al Final de la Vida versión Española» (SEOLCAS) (Hernández-Padilla *et al.*, 2019).

RCAS ha sido adaptada transculturalmente y validada para la población de personas mayores dependientes, Escala Revisada de la Evaluación de la Percepción de los Cuidadores Familiares en Población Española RCAS-VE (Cueli Arce *et al.*, 2023).

2.4. Escala Revisada de la Evaluación de la Percepción de los Cuidadores Familiares en Población Española

RCAS-VE presentó en su estructura interna de tres factores o dimensiones: «Carga Subjetiva», «Satisfacción» y «Competencia» o «Falta de competencia». El resultado indica que RCAS-VE (25 ítems) presenta en su estructura interna tres factores o dimensiones: «Carga Subjetiva», «Satisfacción» y «Competencia». Mientras que la dimensión «Satisfacción» evalúa las percepciones positivas del cuidador familiar por cuidar a su familiar, la dimensiones «Carga Subjetiva» y «Competencia» evalúan las percepciones negativas.

La dimensión «Carga Subjetiva» presentó 15 ítems, con un alfa de cronbach ($\alpha=0.86$) y las correlaciones ítems total corregidas (CITCs) fueron mayor de 0,31 en todos los ítems

La dimensión «Satisfacción» presento 6 ítems, con un ($\alpha=0.74$) y la CITCs fueron mayor de 0,25 en todos los ítems.

La dimensión «Competencia» presento 3 ítems, con un ($\alpha=0.76$) y las CITCs fueron mayores de 0,20 en todos los ítems.

El factor «Carga Subjetiva» de RCAS-VE presentó una correlación estadísticamente significativa ($p<0.001$), positiva muy alta, con el factor «Carga» de la ZBI, en todas las dimensiones de «Carga» estudiadas en la población española ($r=0.85$; $r=0.86$; $r=0.83$).

El factor «Satisfacción» de RCAS-VE presentó una correlación estadísticamente significativa ($p<0.001$), positiva baja ($r=0.35$), con la escala ESFA.

17.2.3.2.1 Puntuación de cada una de las tres dimensiones de RCAS-VE

Es necesario recordar que RCAS-VE, al igual que CAS y RCAS (escalas originales), no es una escala unidimensional, por lo cual no existe una puntuación global, sino específica para cada una de sus dimensiones.

Hoy en día, no se conocen suficientes estudios que nos permitan comparar las puntuaciones de las tres dimensiones de RCAS-VE con otras poblaciones de semejantes características a la muestra de nuestro estudio, pero lo que sí parece evidente es que la evaluación de las percepciones negativas del cuidador (CaSub y Competencia) conviven con las percepciones positivas (Satisfacción).

Se adjunta la escala para su utilización e interpretación de los resultados en la tabla 4.

3. Modelo Teórico de RCAS-VE y líneas futuras de investigación

RCAS-VE evalúa las percepciones positivas y negativas del cuidador, por lo que el modelo teórico sobre el que se configuró la escala original (Lawton *et al.*, 1991) queda representado en la adaptación al español de RCAS.

A través de RCAS-VE, pueden evaluarse el cuidado de forma negativa, con una medida ponderada de «Carga subjetiva» y de «Competencia» o «Falta de competencia». Pero a su vez se puede evaluar de forma positiva el cuidado, ya que mediante la medida ponderada de «Satisfacción».

Podemos determinar que los resultados obtenidos apoyan el modelo teórico de Lawton *et al.* (1991).

El modelo de los factores de la evaluación del cuidador está constituido por las siguientes teorías:

- Teoría de la evaluación del cuidado (*Caregiving appraissal*) (Lawton *et al.*, 1999; Lazarus y Folkman, 1984).
  Los resultados obtenidos recogen «la evaluación secundaria del cuidador», consecuencia de un proceso cognitivo y afectivo del cuidador relacionado con su experiencia de cuidado (Teoría de la evaluación del cuidado).

- Teoría de estrés y afrontamiento (*Stress and coping*) (Lazarus y Folkman, 1984; Lawton, 1991, 1999, 2000).
  Esta evaluación final depende de las situaciones estresantes a las que se enfrenta el cuidador y que están relacionadas con el receptor de los cuidados (nivel de dependencia, comorbilidad, edad avanzada, horas diarias dedicado al cuidado) y recursos con los que cuenta el cuidador (ayudas recibidas, apoyo de otros miembros de la familia, cuidado compartido).

- Teoría de los dos factores (Two Factor Model) (Lawton *et al.*, 1991, 1999).

  Esta evaluación final recoge dos evaluaciones cognitivas-afectivas una positiva (Satisfacción) y otras negativas (Carga subjetiva y Competencia). Ambos estados emocionales se dan simultáneamente en el cuidador, ya que han sido han sido evaluados en el mismo momento.

- Teoría del bienestar psicológico (*well-being*) (Lawton *et al.*, 1992, 1999).

  Las dos evaluaciones cognitivas-afectivas negativas y positivas del cuidador (Carga subjetiva, Competencia y Satisfacción) no son independientes. El balance final entre estas determina un estado psicológico de bienestar en el cuidador familiar, con consecuencias positivas (afecto positivo o bienestar psicológico) o con consecuencias negativas (depresión).

  Esta escala permite determinar el balance final entre Carga subjetiva, Competencia y Satisfacción, y conocer cómo se afecta la salud psicológica y física del cuidador, mediante la utilización de otras herramientas que evalúen los efectos finales en el cuidador familiar.

  Por tanto, se espera que investigaciones futuras puedan:

- Evaluar las percepciones positivas (Satisfacción) y negativas (Carga subjetiva y Competencia) del cuidador familiar y medir los efectos finales en la salud física y psicológica del cuidador por medio de las herramientas disponibles en la literatura científica española (depresión, ansiedad, afecto positivo, afecto negativo).
- Determinar en qué medida estas percepciones positivas (Satisfacción) y negativas (Carga subjetiva y Competencia) condicionan la salud física y psicológica del cuidador.
- Establecer estrategias encaminadas a aumentar las percepciones positivas (Satisfacción) y disminuir las negativas (Carga subjetiva

y Competencia) con el fin de conseguir un estado de bienestar en el cuidador.

4. Conclusiones

En España, el soporte del cuidado a personas con discapacidad recae principalmente en el sistema informal de cuidados o cuidador familiar.

Mayoritariamente se evalúan las percepciones negativas del cuidador acerca del cuidado.

En el cuidador familiar conviven percepciones positivas y negativas acerca del cuidado y es necesario evaluar ambas para poder realizar intervenciones efectivas que aminoren las negatividad y aumente la positividad del cuidado.

El efecto final en la esfera biopsicosocial depende de variables intermedias que pueden ser modificadas o aportadas al cuidador antes de que el efecto final en su estado de bienestar sea alterado.

Es necesario de disponer de una herramienta que evalúe multidimensionalmente las percepciones positivas y negativas del cuidado.

La RCAS-VE permite evaluar las dimensiones positivas y negativas en el cuidador familiar con adecuada fiabilidad y un patrón de correlaciones, en general, acorde con lo teóricamente esperable.

RCAS-VE evalúa las percepciones del cuidador mediante tres factores o dimensiones: Carga subjetiva, Satisfacción y Competencia.

Los Factores Carga subjetiva y Competencia recogen las percepciones negativas del cuidador y el Factor Satisfacción las positivas.

La experiencia del cuidador familiar no se puede describir únicamente a través de dimensiones negativas, sino que es necesario valorar elementos positivos como la Satisfacción.

Tabla 1. Adaptación de los resultados de la revisión sistemática de las herramientas de medida utilizadas en cuidadores familiares a partir de Mosquera *et al.* (2016)

Criterio de clasi-ficación del autor	N.º de escalas	Población	Dimensión que evalúan
Carga	9	Cuidadores familiares	Carga
	2	Cuidadores familiares	Tensión
	1	Cuidadores familiares	Actividad del cuidador
	2	Cuidadores familiares	Sobrecarga del rol
	2	Cuidadores familiares	Comportamientos agresivos del receptor de los cuidados
	1	Cuidadores familiares	Sentido de competencia y Satisfacción: *Sense of compotence Questionarie*
	1	Cuidadores familiares	Carga y Satisfacción: *Caregiver Burden Questionarie*
	1	Cuidadores familiares	Impacto negativo y Satisfacción: *Careers of Older People in Europe. COPE Índex*

Calidad de vida	12	Población general	
y Bienestar psicoló-gico	1	Cuidadores familiares	Calidad de vida: *Quality of Life in Alzheimer's*
			Disease, caregiver version (CQOL-AD)
	20	Población general	
Gestión y			Aspectos positivos del cuidado:
Afronta-miento	16	Cuidadores familiares	*Positive Aspects of Caregiving tool* (PAC) y
			Gain in Alzheimer's care (GAIN) (2 escalas)
			Aspectos negativos del cuidado (14 escalas)
	29	Población general	
Salud mental y	5	Cuidadores familiares	Aspectos positivos del cuidado: Camberwell
emocional			*Family Interview Schedule* (1 escala)
			Aspectos negativos del cuidado (4 escalas)
	12	Población general	
Impacto			
Psicoso-cial	2	Cuidadores familiares	Aspectos negativos del cuidado (2 escalas)

Salud Física	2	Población general	
y Hábitos			
saludables	1	Cuidadores familiares	Aspectos negativos del cuidado (1 escala)

Tabla 2. Adaptación de los resultados de la revisión de la literatura de las herramientas de medida utilizadas en cuidadores familiares de personas mayores, a partir de Van Durme *et al.* (2012)

Criterio de clasificación del autor	N.º de escalas	Dimensión que evalúan
Impacto	34	Evaluación, calidad de vida, competencia, bienestar, satisfacción,
		autoeficacia, soporte social, recompensa, competencia, significado,
		efectividad y ganancia.
Impacto negativo	55	Carga, tensión, estrés depresión, dolor, riesgo, sobrecarga del rol,
		culpa, pérdida de autoestima, dificultad de la tarea, perdida del rol.
Impacto neutro	16	Afrontamiento, salud, impacto, molestias y mejoras, manejo,
		preparación y reacción.

Tabla 3. Propiedades de las escalas que evalúan la dimensión «Evaluación», a partir de Van Durme *et al.* (2012)

Autor	Año	Escala	Población	N	ítems	Validez	Modelo teórico
Lazarus & Folkman	1980	*Appraisal of Caregiving*	Población general	100	7	Constructo	Teoría de estrés y afrontamiento y teoría del bienestar
Oberst *et al.*	1989	*Appraisal of Caregiving Scale (ACS)*	Pacientes con cáncer	47	53	Constructo	Teoría de estrés y afrontamiento
Lawton *et al.*	1989	*Caregiving Appraisal Scale (CAS)*	Cuidado-res de personas en con demencia en servicios de respiro	871	19	Constructo y criterio	Teoría de estrés y modelo de doble factor bienestar psicológico
Schol-field *et al.*	1997	*Caregiving experiencie assessment*		946	7	Constructo	Teoría del bienestar psicológico

Nolan		*Caregiver*	Cuidado-res				*Two Stage-Model*
	2009	*Assessment of*	de personas	295	30	Constructo	(modelo de
et al.		*Satisfaction*	mayores				dos etapas)
		Revised	Cuidado-res			Validez y	Teoría de estrés y
Lawton	2000	*Appraisal of*	de personas	634	25	Repro.	modelo de doble
et al.		*Caregiving*					factor bienestar
		Scale (RCAS)	mayores			(test-retest)	psicológico

Tabla 4. Escala revisada de la evaluación de la percepción de los cuidadores familiares Versión Española. RCAS-VE

1. *Exprese algunos sentimientos que pueda tener al cuidar de su (FAMI-LIAR ANCIANO). En relación con cada frase,* **por favor, diga** *si está muy de acuerdo, algo de acuerdo, ni de acuerdo ni en desacuerdo, algo en desacuerdo o muy en desacuerdo.* Señale con un aspa (×) la casilla correspondiente.

	MUY DE ACUERDO	ALGO DE ACUERDO	NI DE ACUERDO NI EN DES-ACUERDO	ALGO EN DES-ACUER-DO	MUY EN DES-ACUER-DO
Me siento culpable por no hacer lo suficiente por mi (familiar anciano.	5	4	3	2	1
Tengo tiempo para atender a la mayoría de las cosas que tengo que hacer a pesar del tiempo que me lleva cuidar de mi (familiar anciano).	5	4	3	2	1
Cuidar de mi (familiar anciano) hace que me sienta atado.	5	4	3	2	1
Cuidar de mi (familiar anciano) me proporciona una cierta satisfacción.	5	4	3	2	1

Continúa:

2. *Exprese algunos sentimientos que pueda tener al cuidar de su (FA-MILIAR ANCIANO). En relación con cada pregunta, por favor, diga* **con qué frecuencia** *(nunca, rara vez, a veces, con bastante frecuencia o casi siempre) siente que:* Señale con un aspa (×) la casilla correspondiente.

Con que frecuencia siente	Casi siempre	Con bastante frecuencia	A veces	Rara vez	Nunca	
¿Ayudar a su (familiar anciano) hace que se sienta más cercano?	5	4		3	2	1
¿ Su (familiar anciano) le exige demasiado?	5	4		3	2	1

¿ Nada de lo que usted haga por su (familiar anciano) parece agradarle?	5	4	3	2	1
¿Tiene dudas sobre qué hacer con su (familiar anciano)?	5	4	3	2	1
¿Debería hacer más cosas por su (familiar anciano)?	5	4	3	2	1
¿Podría cuidar mejor a su (familiar anciano)?	5	4	3	2	1
¿Realmente disfruta estando con su (familiar anciano)?	5	4	3	2	1
¿ Que ser el responsable de su (familiar anciano) refuerza su autoestima?	5	4	3	2	1
¿ A usted le agrada que su (familiar anciano) le muestre satisfacción con algún pequeño detalle?	5	4	3	2	1
¿ Su salud se ha resentido por cuidar de su (familiar anciano)?	5	4	3	2	1
¿Debido al tiempo que pasa con su (familiar anciano), no tiene suficiente tiempo para si misma/mismo?	5	4	3	2	1
¿ Su (familiar anciano) realmente aprecia lo que hace por el o por ella?	5	4	3	2	1

Instrucciones:

Puntuación de cada dimensión suma de los ítems.

A mayor puntuación en Carga subjetiva y Competencia, mayor problema. A mayor puntuación en Satisfacción, menor problema.

Carga Subjetiva (rango 15-75 puntos): (1B, 1C, 2B, 2C, 2D, 2J, 2K, 2M, 2N, 2O, 2P, 2Q, 2R, 2S, 2T). Satisfacción (rango 7-35 puntos): (1D, 2A, 2G, 2H, 2I, 2L, 2Ñ).

Competencia (rango 3-15 puntos): (1A, 2E, 2F)

5. Bibliografía

Cohen, C. A., Colantonio, A., & Vernich, L. (2002). Positive aspects of caregiving: Rounding out the caregiver experience. International Journal of Geriatric Psychiatry, 17(2), 184-188.

Cueli Arce M., Santibañez M., Sarabia C., Paras-Bravo P., Gómez M, Alconero-Camarero A. R. Transcultural adaptation of the revised caregiving appraisal scale (RCAS) in the Spanish population. Int J Older People Nurs. 2023 Jan;18(1):e12506.

Hanyok, L. A., Mullaney, J., Finucane, T., & Carrese, J. (2010). Potential caregivers for homebound elderly: More numerous than supposed? Journal of Family Practice, 59(1), 13.

Hernández-Padilla J. M., Correa-Casado M., Granero-Molina J., Cortés-Rodríguez A. E., Matarín-Jiménez T. M., Fernández-Sola C. Psychometric evaluation and cultural adaptation of the Spanish version of the "Scale for End-of Life Caregiving Appraisal". Palliat Support Care. 2019 Jun;17(3):314-321.

Instituto Nacional de Estadística. Encuesta de Discapacidad, Autonomía Personal y situaciones de Dependencia (EDAD);2022 [citado el 2 de junio 2023]. Disponible en:https://www.ine.es/dyngs/INEbase/es/operacion.htm?c=Estadistica_C&cid=1254736176782&menu=ultiDatos&idp=1254735573175.

Kramer, B. J. (1997). Gain in the caregiving experience: Where are we? What next? The Gerontologist, 37(2), 218-232.

Lawton M. P., Kleban M. H., Moss M., Rovine M., Glicksman A. Measuring caregiving appraisal.

Lawton, M. P., Moss, M., Kleban, M. H., Glicksman A., Rovine M. Two Transitions in Daughters'Caregiving Careers. J Gerontol. 2000;40(4):437-48.

Lawton, M. P., Moss, M., Kleban, M. H., Glicksman, A., & Rovine, M. (1991). A two-factor model of caregiving appraisal and psychological well being. Journal of Gerontology, 46(4), P181-P189.

Lazarus R. S., Folkman S. Stress, appraisal and coping. Nueva York: Springer Publishing Company; 1984.

López, J. (2005). Entrenamiento en manejo del estrés en cuidadores de familiares mayores dependientes: Desarrollo y evaluación de la eficacia de un programa. Universidad Complutense.

Losada-Baltar A., Montorio-Cerrato I. Pasado, presente y futuro de las intervenciones psicoeducativas para cuidadores familiares de personas mayores dependientes. Rev Esp Geriatr Gerontol. 2005;40(Supl 3):30-9.

Mosquera I., Vergara I., Larrañaga I., Machón M., Del Río M., Calderón C. Measuring the impact of informal elderly caregiving: a systematic review of tools. Qual Life Res. 2016;25(5):1059-92.

Van Durme T., Macq J., Jeanmart C., Gobert M. Tools for measuring the impact of informal caregiving of the elderly: a literature review. Int J Nurs Stud. 2012;49(4):490-504.

Capítulo 18

Las asociaciones de familiares y cuidadores

Tania Herrera Barcia.

Enfermera. Máster oficial en Salud Pública por la Universidad del País Vasco. CEE de Neurología en el Hospital Universitario Donostia. Vicepresidenta de la Sociedad Española de Enfermería Neurológica y vocal de los grupos de estudio de Cefalea y Demencia.

Pedro José Soriano Martin.

Enfermero. Doctorando. Máster en ciencias de la salud por la Universidad de Alicante. Docente de Comunicación y relación terapéutica en la Universidad Europea de Madrid. Presidente de la Asociación FFPaciente y fundador de Marca Enfermera. En redes sociales «Enfermero en red».

HEADINGS

- En España existen más de 1900 asociaciones de pacientes, de las cuales más de 300 se dedican al Alzheimer y otras demencias.
- Ofrecen diferentes recursos como apoyo jurídico, psicológico, formación a cuidadores, talleres de memoria, fisioterapia

y logopedia, unidades de respiro y promoción de la autonomía personal, entre otros. Además, promocionan y fomentan la investigación.

- También existen otro tipo de recursos para los pacientes y familiares como son las comunidades virtuales y las escuelas de pacientes de las diferentes comunidades autonómicas.
- La prescripción de asociaciones de pacientes por parte de los profesionales de la salud empieza a ser una actividad necesaria.

RESUMEN

Las asociaciones de familiares de personas con Alzheimer desempeñan un papel esencial en el abordaje integral del Alzheimer y otras demencias a lo largo de todo el proceso de la enfermedad. Su labor comienza en el momento del diagnóstico y continúa a lo largo de la vida del paciente junto a la familia afectada. Según la comunidad de pacientes «SomosPacientes», en España existen más de 1900 asociaciones de pacientes, de las cuales más de 300 se dedican al Alzheimer y otras demencias. Estas entidades proporcionan, desde una perspectiva única, apoyo y ayuda a pacientes y familiares para contribuir a mejorar su calidad de vida, realizando diferentes acciones, como es la creación de plataformas de intercambio de comunicación y redes de pacientes, que proporcionan información y formación a los pacientes y a sus familias mediante cursos y grupos de autoayuda. Además, existen otros grandes recursos, como son las escuelas de pacientes o las comunidades virtuales de pacientes, donde, en un espacio *online*, las personas con condiciones de salud similares pueden conectarse, compartir experiencias, obtener información y brindarse apoyo mutuo. La «prescripción» de asociaciones es una práctica introducida en muchos sistemas sanitarios de otros países por su alto valor para el paciente y para el sistema sanitario, pero en España no está contemplada por ninguna administración. De igual manera que se empiezan a prescribir nuevas tecnologías como las diferentes aplicaciones que ayudan al control de las enfermedades, también se pueden prescribir las diferentes asociaciones de pacientes.

1. Introducción

Las Asociaciones de Pacientes son organizaciones sin fines de lucro compuestas por individuos o entidades legales que se unen en torno a los desafíos derivados de una enfermedad o patología que les afecta.

En España, el asociacionismo de pacientes está regulado por la misma normativa que otros grupos colectivos. Existen grupos a nivel local, comarcal, provincial, autonómico y nacional. En los dos últimos casos, es común que las asociaciones se agrupen en federaciones para proteger mejor sus intereses y lograr una mayor representación y participación en las decisiones políticas de salud que les conciernen.

El sistema sanitario no llega a cubrir todas las necesidades que tienen los pacientes y sus familias y/o cuidadores con enfermedades crónicas. Las asociaciones de ayuda y organizaciones de pacientes están formadas básicamente por enfermos, sus familiares y personas altruistas que quieren ayudar.

El asociacionismo «moderno» nació a mediados de los años 80 para dar fuerza a reivindicaciones laborales y vecinales. Las asociaciones de pacientes, relacionadas directamente con la salud, tardaron un tiempo en aparecer. Esto fue porque, con la consolidación del sistema sanitario público, el apoyo a las personas con enfermedades se fue ampliando. Pero más tarde se observó que el modelo sanitario era básicamente asistencial, desde el punto de vista médico. Así se echaban de menos aspectos como la información y el apoyo psicosocial.

Desde los años 80, las asociaciones han ido evolucionando hasta llegar a hoy en día, donde son numerosos los recursos, servicios y actividades que ofrecen tanto a la familia como a la persona afectada.

Hasta hace algo más de treinta años los familiares de las personas con Alzheimer estaban solos ante la enfermedad. Fue alrededor de los años noventa cuando empezaron a surgir las primeras asociaciones, fruto de los esfuerzos de las familias, las cuales se vieron apoyadas por profesionales y voluntarios. Las primeras en constituirse fueron Salamanca, Barcelona, Bilbao y Madrid.

Según la comunidad de pacientes «SomosPacientes», en España existen más de 1900 asociaciones de pacientes, de las cuales más de 300 se dedican al Alzheimer y otras demencias.

Una buena parte de las asociaciones en este ámbito engloban a todo tipo de demencia y están enfocadas mayoritariamente en el cuidador o cuidadores. La gran mayoría de las asociaciones agrupa el Alzheimer y otras demencias aunque podemos encontrar algunas más específicas, como puede ser la asociación nacional de demencias frontotemporales (ADEF), cuyo fin es promocionar la agrupación de asociaciones relacionadas con el tema con el objetivo de trabajar de forma coordinada en la consecución de posibles soluciones para mejorar la calidad de vida o posibles terapias paliativas o curativas de enfermos y diagnosticados con esta enfermedad frontotemporal.

CEAFA es la Confederación Española de Alzheimer que agrupa a más de 300 Asociaciones de familiares y que representa los intereses y necesidades de los más de 4,8 millones de personas que conviven en España con la enfermedad de Alzheimer y otras Demencias (incluyendo también a los familiares cuidadores).

Las asociaciones de pacientes ofrecen información sobre la enfermedad para la que trabajan. Esto es muy útil para personas que acaban de recibir un diagnóstico y no saben por dónde empezar. También organizan charlas, debates o talleres ocupacionales. Las vemos a menudo en actividades en la calle, haciendo una tarea muy importante: sensibilizar a la población. La sensibilización puede ser para ayudar a prevenir la enfermedad como para ayudar a entender qué significa para una persona el tenerla. Por eso a veces vemos representantes de asociaciones de pacientes en medios de comunicación.

Las asociaciones mejoran la calidad de vida de los pacientes, ayudándoles a aceptar su patología, adaptarse, formarse, informarse y promover un plan personalizado para cada uno. Favorecen la formación integral del paciente en conformidad con su estado y según las directrices emanadas de los expertos, facilitando esta educación formativa a todos los socios que libremente deseen ser instruidos en estos aspectos.

El apoyo individualizado también pasa por los aspectos psicológicos: muchas asociaciones de pacientes tienen psicólogos para ayudar a los pacientes —y sus familiares— a afrontar la enfermedad y gestionar las reacciones emocionales que conlleva. Se pueden hacer terapias tanto individuales como en grupo. Igualmente puede haber abogados que asesoren en litigios con la administración por el reconocimiento de discapacidades o invalidez. Incluso médicos dispuestos a dar segundas opiniones sobre las enfermedades, o informar de los aspectos médicos.

Los pacientes, además de información y servicios, pueden encontrar personas en una situación similar a la suya. Esto les ayuda a ver que no están solos, que hay otros a los que les pasan cosas parecidas, y pueden encontrar apoyo y experiencias para el día a día o para afrontar el futuro. Hay entidades que han creado la figura del paciente experto: una persona con la misma enfermedad que ha recibido una formación para atender e informar a los demás.

2. Asociaciones de Alzheimer y otras demencias en España

La Confederación Española de Alzheimer (CEAFA) es una Organización no Gubernamental de ámbito nacional, cuya meta reside en trabajar para poner el Alzheimer en la agenda política, buscando el necesario compromiso social y poniendo en valor el conocimiento para poder representar y defender los intereses, necesidades y derechos de todas las personas que conviven con el Alzheimer.

CEAFA está compuesta por 19 entidades de ámbito autonómico que aglutina a más de 300 Asociaciones locales de familiares de personas con Alzheimer con alrededor de 70 000 socios directos. Esta red asociativa cuenta con 4000 voluntarios y otros 4000 trabajadores que atienden a las personas afectadas por la enfermedad de Alzheimer y a sus familiares cuidadores.

Por otra parte, la Fundación Alzheimer España (FAE) se creó, oficialmente, en el año 1991, por iniciativa de un grupo de personas físicas cuyas familias sufrieron las consecuencias de esta enfermedad y profesionales (investigadores, clínicos, abogados, economistas...) involucrados en esta patología. Es una entidad de ámbito nacional y estatal, cuyo objetivo es ayudar, respetar y mejorar la calidad de vida tanto de las personas afectadas por la enfermedad de Alzheimer y otras demencias, como de sus cuidadores.

Además, tenemos las asociaciones principales de carácter general como son Foro de pacientes (FEP), Pacientes POP, Somospacientes o FFpaciente.

3. ¿Qué aportan las asociaciones de pacientes y familiares en la demencia?

Las Asociaciones de Pacientes como representantes de los pacientes inciden en las políticas públicas sanitarias y sociales contribuyendo a que estas garanticen los derechos y cubran las necesidades reales de los pacientes y sus familias y/o cuidadores.

Estas entidades proporcionan, desde una perspectiva única, apoyo y ayuda a pacientes y familiares para contribuir a mejorar su calidad de vida, realizando diferentes acciones como es la creación de plataformas de intercambio de comunicación y redes de pacientes, que proporcionan información y formación a los pacientes y a sus familias mediante cursos y grupos de autoayuda.

Las asociaciones de familiares de personas con Alzheimer desempeñan un papel esencial en el abordaje integral del Alzheimer y otras demencias a lo largo de todo el proceso de la enfermedad. Su labor comienza en el momento del diagnóstico y continúa a lo largo de la vida del paciente junto a la familia afectada.

Las asociaciones trabajan en la promoción y fomento de la investigación. Obtienen recursos para la investigación de aspectos clínicos, epidemiológicos o sociales. Colaboran en la investigación sociosanitaria que permite obtener nuevos conocimientos en el campo de la realidad social relacionada con la salud, que ayuda a diagnosticar necesidades e identificar problemas que permitan optimizar las condiciones actuales y mejorar la calidad de vida de las personas con la enfermedad de Alzheimer y la de sus familiares cuidadores.

Los proyectos de investigación sociales llevados a cabo por diferentes asociaciones pueden seguir metodología cuantitativa obtenido los datos a través de las encuestas y, en otros proyectos, en cambio, seguir la metodología cualitativa, es decir, a través de un grupo de discusión siguiendo un guion y con personas representativas de un grupo.

Por otro lado, las asociaciones también trabajan en la divulgación y sensibilización social mediante campañas, talleres, actividades o eventos diversos. A pesar de ser una terminología muy conocida las de «Alzheimer» y «demencia», son todavía hoy en día desconocidas en forma y contenido. Para ello, se organizan diferentes foros y encuentros de afectados y en ocasiones con profesionales sanitarios, sociales y otros protagonistas, para así poder llegar más y mejor a la sociedad y aumentar el conocimiento de la misma en esta patología. Sensibilizar a la opinión pública es fundamental para disminuir el estigma que conlleva la enfermedad y su consecuencia habitual: la exclusión social.

Ofertan también recursos asistenciales, como pueden ser los servicios de información y orientación jurídica, apoyo psicológico, atención domiciliaria, servicios de rehabilitación, servicios médicos, etc. Facilitan información y orientación a las personas que sufran síntomas de la enfermedad de Alzheimer o que deseen una asistencia preventiva de la misma, así como a sus familiares y allegados. Representan también los intereses de los enfermos, de sus cuidadores y de sus familias actuando en el marco de los servicios administrativos y sanitarios, para que tengan en cuenta la situación del enfermo en la sociedad y la carga socioeconómica que recae sobre la familia.

Es importante contar con la colaboración de un abogado responsable del departamento Jurídico en la Asociación. Las demandas más solicitadas en este aspecto suelen ser las de los procesos de incapacitación, una orientación tutorial, orientación en diferentes prestaciones, realización de testamentos, compra/venta de bienes cuando el enfermo es parte implicada del proceso, consulta sobre tramitación de expedientes de jubilación, incapacidad o minusvalía en demencias menores de 65 y procedimientos de tutela a pacientes.

Realizan toda clase de actividades que tengan como fin el desarrollo de la terapéutica de los procesos patológicos degenerativos del cerebro como pueden ser talleres de memoria y estimulación cognitiva. La principal finalidad de este tipo de intervención es optimizar el funcionamiento de la memoria. Se trata de un espacio de aprendizaje que pretende aminorar los cambios cognitivos que aparecen en las primeras fases. Al mismo tiempo, proporcionan estrategias para mejorar la capacidad de la memoria, la atención, etc. Otra de las ventajas, y no menos importante, es la relación que se crea entre quienes acuden a estos talleres y espacios con un objetivo común. Las relaciones interpersonales son esenciales en el cuidado de la salud. Una sólida red de apoyo beneficia a la mente, mientras que el aislamiento y la soledad la dañan. Entre las personas que asisten a los talleres no es difícil dar con alguien con quien compartir una experiencia positiva, un apoyo entre iguales.

La promoción de la autonomía personal en domicilio para personas con enfermedad de Alzheimer y otras demencias en estadio de leve a moderado-grave es otro de los ejes principales de las asociaciones de pacientes. Se lleva a cabo mediante intervenciones multidisciplinares, por medio de actuaciones más o menos intensivas, tratando de alcanzar en la medida de lo posible el mayor grado de autonomía personal, habilitar y potenciar capacidades residuales, enlentecer procesos degenerativos, paliar secuelas y potenciar y facilitar la integración social. Se utilizan las tecnologías y productos de apoyo con los que cuenta cada centro.

Además de los recursos para las personas que sufren Alzheimer o alguna de las otras demencias, las asociaciones trabajan mucho con los cuidadores y familiares. Entre las aportaciones más importantes, encontramos la formación a los cuidadores con programas dedicados a aprender a cuidar, pero también al propio autocuidado del cuidador, tan importante como el hecho de cuidar a su familiar o persona a su cargo.

Los cuidadores reciben información sobre la enfermedad de Alzheimer y los recursos de ayuda disponibles, así como herramientas para mejorar su bienestar, estrategias para gestionar situaciones diarias relacionadas con la tarea de cuidar, y espacios para compartir experiencias y resolver dudas. Fomentar e impulsar el autocuidado de las personas cuidadoras es una de los grandes pilares y objetivos de estas formaciones.

Por otro lado, ayudan y colaboran con las familias, difundiendo información sobre los signos y síntomas de la enfermedad, su evolución, el diagnóstico, sus consecuencias sociales y familiares, sobre los cuidados y sobre los progresos en la investigación a la espera del descubrimiento de un tratamiento. Con todo ello, se pretende transformar las percepciones y consideraciones de la sociedad sobre el Alzheimer, aumentando su nivel de comprensión, aceptación y complicidad entre las poblaciones afectadas (los propios pacientes y sus cuidadores familiares), reduciendo el estigma, la exclusión y el rechazo hacia ellos, y contribuyendo al mantenimiento y creación de oportunidades para su participación en la comunidad como ciudadanía activa de pleno derecho.

Otro de los ejes principales de actuación, sobre todo de las federaciones, por su tamaño y repercusión es la participación en la política sanitaria y más concretamente en las políticas que atañen a las diferentes patologías que estas agrupaciones trabajan, como puede ser participar en todos los pasos de elaboración de la Política de Estado de Alzheimer. Para establecer la mejor de las políticas posibles es preciso contar con el conocimiento, experiencia y saber de absolutamente todos los actores que están vinculados directa e indirectamente con la atención a las personas con la enfermedad de Alzheimer u otro tipo de demencias.

También ofrecen asistencia psicológica al cuidador y al paciente ayudando a favorecer el proceso de aceptación de la enfermedad y previniendo las alteraciones psicológicas que puedan interferir en su labor de cuidador, proponiendo respuestas alternativas y compatibles con el cuidado del enfermo, sin olvidar la importancia de tratar los conflictos que suelen aparecer durante el proceso de la enfermedad.

Entre las diversas intervenciones dirigidas a paliar el estrés del cuidador (al que están expuestas aquellas personas que cuidan en sus casas a un familiar dependiente), se trabaja con los grupos de ayuda mutua (GAM; en inglés *support groups*). A los asistentes a estos grupos les une la circunstancia común de cuidar en casa de un familiar mayor dependiente (frecuentemente enfermo de Alzheimer) y, en reuniones periódicas, comparten sus experiencias personales como cuidadores, se aconsejan unos a otros, intercambian información sobre la enfermedad y los servicios disponibles, expresan sus emociones y, en definitiva, acceden a un espacio de comprensión y encuentro con otras personas que conocen de cerca las circunstancias de las que hablan. No recurren a los principios de la terapia de grupo para trabajar conflictos psicológicos, sino que más bien ayudan a los participantes a reconocer problemas similares en otros y les dan la oportunidad de intercambiar información concreta sobre las necesidades del receptor de cuidados, cómo manejar problemas de conducta y dónde conseguir ayudas.

Además, muchas de las asociaciones de Alzheimer y otras demencias cuentan entre sus recursos con los servicios de fisioterapia. Para proporcionar una fisioterapia eficaz a las personas con enfermedad de Alzheimer, el fisioterapeuta necesita unos conocimientos y técnicas relacionados con la prevención, el alivio y el tratamiento de los trastornos del movimiento que requieren estas personas, pero también debe tener una comprensión clara de las consecuencias psicológicas, sociales y ambientales del proceso de la enfermedad. Los fisioterapeutas colaboran con otros miembros del equipo multidisciplinario en una labor consultiva, educacional para el asesoramiento para los pacientes, familiares-cuidadores y personal del servicio sanitario y social.

Dentro de los talleres que podemos encontrar relacionados con este último apartado están los talleres de reeducación psicomotriz, indicados para aquellos pacientes que llevan una vida sedentaria, movilidad reducida o que empiezan a tener dificultad para andar (lentitud, dificultad para levantar los pies al andar, mala postura, etc.).

Otra de las opciones que ofrecen algunas de ellas es la fisioterapia a domicilio con el objetivo de ayudar a mantener las capacidades funcionales, potenciar las residuales y retrasar el deterioro, mejorar la competencia cardiovascular y mantener un buen nivel de actividad física, mejorar la postura, atender los problemas que puedan ir surgiendo en el paciente derivados de otras patologías y, por supuesto, prevenir y/o reducir las caídas.

La Terapia Kinect es un tipo de entrenamiento que pueden trabajar diferentes agrupaciones que resulta muy útil en las áreas de interacción física, psicomotriz, cognitiva y social para personas con enfermedad de Alzheimer y otras demencias. La realización de los diferentes retos físicos mejora la movilidad articular, la fuerza muscular, el equilibrio, la coordinación y la resistencia. Con esta terapia, se realizan intervenciones de rehabilitación individual en las personas usuarias de estos centros. La plataforma integra las TICS (Tecnologías de Información y Comunicaciones), realidad virtual y captura de movimiento vía Kinect para llevar a cabo los ejercicios pautados de forma interactiva. Una vez terminada la sesión, el propio *software* se encarga de generar un informe con los datos clínicamente relevantes para objetivar el estado y la evolución del proceso.

Por otra parte, relacionar la figura del logopeda a los enfermos con demencias o alzhéimer, cada vez es más frecuente. Esta figura está adquiriendo cada vez más, un importante papel en las terapias aplicadas a este tipo de pacientes donde la comunicación se vuelve cada vez más difícil según avanza la enfermedad y cada vez son más las asociaciones que tienen esta figura entre sus recursos. El Alzheimer no afecta únicamente a la memoria, pues los cambios en la estructura cerebral provocan el desajuste progresivo de todas las funciones cognitivas superiores, entre las que se encuentra el lenguaje. Desde el inicio de esta enfermedad, la competencia comunicativa empieza a alterarse. En general, las limitaciones lingüísticas más destacadas se observan en el nivel léxico-semántico y pragmático, pero va a depender sobre todo de la progresión y etiología de cada tipo de demencia. El trabajo con la familia en este aspecto también es importante, facilitando consejos para una mejor comunicación.

Aparte de los problemas lingüísticos asociados a los demás síntomas implícitos en la enfermedad del Alzheimer, el logopeda también intervendrá a nivel deglutorio, ya que en este tipo de pacientes puede aparecer la disfagia, dificultad o incapacidad de tragar de manera segura y eficaz los alimentos y líquidos ingeridos. La terapia miofuncional es habitual en el tratamiento de la disfagia en las personas con Alzheimer por estos profesionales, con el objetivo de reeducar las funciones estomatognáticas dependientes de la musculatura orofacial para que la persona tenga una alimentación oral segura y eficaz, manteniendo el nivel óptimo de hidratación y nutrición.

Por último y no menos importante, es imprescindible destacar los recursos que ofrecen, impulsan su desarrollo e implantación o que ayudan a conseguir muchas de estas instituciones sin ánimo de lucro. Las familias y cuidadores informales que tienen las personas que sufren Alzheimer u otra demencia sufren de estrés, de cansancio, ansiedad, depresión, de no tener tiempo libre, dejan sus amistades y actividad social y entran en lo que se conoce como el «síndrome del cuidador». En una Asociación de Enfermos de Alzheimer, los trabajadores sociales tendrán como objetivo, mejorar las condiciones de la familia desde el punto de vista psicosocial. Es por lo que su labor social consistirá en intervenir en la familia para transformarla en un sistema terapéutico que busque el cambio, de cara a lograr un mayor bienestar de todos y cada uno de sus miembros.

Uno de los servicios más demandados son las unidades de respiro. Recurso donde la persona afectada recibe un tratamiento integral, personalizado y profesional, mientras que la familia y en especial el o la cuidador/a principal puede disponer de un tiempo para su descanso. Para ello, también trabajan con los servicios de centro de día. Centro gerontológico terapéutico y de apoyo a la familia que, de forma ambulatoria, presta atención integral y especializada a la persona mayor en situación de dependencia.

Son equipamientos de Servicios Sociales no residenciales, destinados a prestar atención psicosocial, preventiva y rehabilitadora en régimen diurno para prevenir y/o compensar la pérdida de autonomía. El servicio que presta incluye transporte, comida, aseo personal que se requiere, control sanitario y administración del tratamiento que cada usuario tiene establecido, rehabilitación a través de la fisioterapia, ayuda a las A.V.D., atención psicológica, terapia ocupacional, trabajo social.

Existen centros de día públicos y privados (muchos con plazas concertadas con las Comunidades Autónomas o Ayuntamientos). En los privados suele haber más flexibilidad tanto en la frecuencia de la asistencia como en el horario.

4. Escuelas de pacientes y programas de paciente experto

El proyecto de Red de Escuelas de Salud para la ciudadanía, lanzado por el Ministerio de Sanidad, Servicios Sociales e Igualdad de España, tiene como objetivo proporcionar a familiares, pacientes y cuidadores una fuente de información y recursos educativos. El propósito de este proyecto es ofrecer a los ciudadanos acceso a las mejores evidencias disponibles en el campo de la salud, así como herramientas de formación. De esta manera, se busca brindar apoyo y conocimientos que ayuden a mejorar la toma de decisiones relacionadas con la salud.

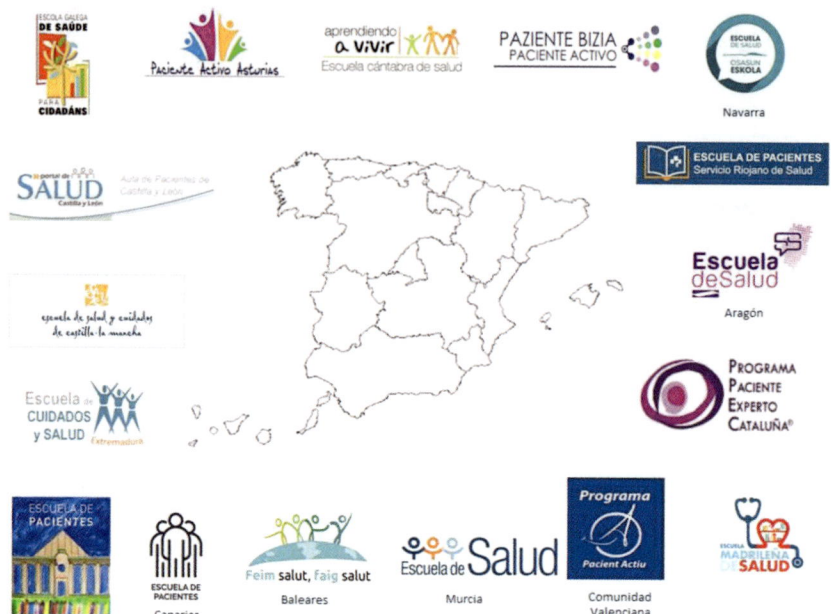

Elaboración propia.

La misión de la Red es colaborar y facilitar la cooperación entre diferentes experiencias, contenidos educativos y programas con el objetivo de fomentar la responsabilidad compartida de los ciudadanos en el autocuidado de su salud y la gestión de enfermedades. Se busca crear un espacio de referencia donde se desarrollen iniciativas que compartan los mismos objetivos de la red, con el propósito de empoderar a los ciudadanos y brindarles herramientas para tomar decisiones informadas sobre su salud.

La Red de Escuelas de Salud para ciudadanos se rige por valores que promueven el trabajo en equipo y la coordinación con diferentes instituciones y escuelas de salud. Estos valores incluyen el respeto a las necesidades y preferencias de los usuarios y cuidadores, la colaboración y coordinación, la accesibilidad y transparencia de la información, la coherencia con los principios del Sistema Nacional de Salud y el respeto a los principios generales de la bioética.

El objetivo principal de la Red es promover, compartir y desarrollar herramientas que empoderen a los ciudadanos a través de la mejora de su capacitación en salud y la autogestión de la enfermedad.

Dentro de la Red, se encuentran diversas escuelas y programas dirigidos a pacientes y cuidadores, que utilizan Internet como medio para mejorar la alfabetización digital y fomentar un rol más activo y experto por parte de los pacientes. También se brinda entrenamiento a los cuidadores para que puedan cuidarse mejor.

A continuación, se mencionan las escuelas y programas que ofrecen plataformas virtuales de aprendizaje de acceso libre para la ciudadanía, que pueden ser recomendadas a pacientes y cuidadores.

4.1. Escuela Madrileña de Salud

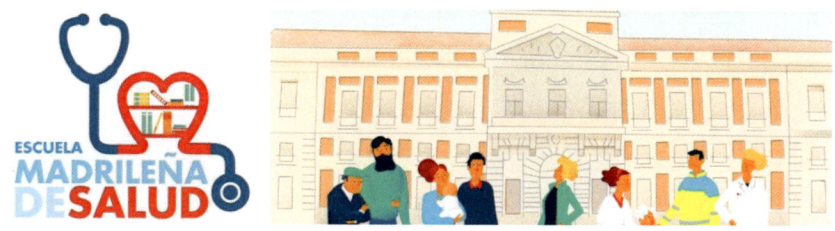

La Escuela Madrileña de Salud es una iniciativa de la Consejería de Sanidad que se enmarca como una de las líneas estratégicas del Plan de Humanización de la Asistencia Sanitaria de la Comunidad de Madrid. Es un espacio de participación con el objetivo de promover la adopción de hábitos y estilos de vida saludables, fomentando la corresponsabilidad de las personas en el cuidado de su salud y en la autogestión de la enfermedad.

Se lanzó la Plataforma Virtual de Aprendizaje en abril del 2019. Un nuevo entorno fácil en el acceso y navegación para toda la población. Va dirigida a pacientes y sus asociaciones, a las personas cuidadoras, a los profesionales de la salud y a la población general. El objetivo de este proyecto es facilitar información y formación de manera gratuita, alojada en este entorno a toda la población para el mejorar el cuidado individual y colectivo de la salud y la autogestión de la enfermedad.

Para acceder a la plataforma simplemente hay que entrar en el siguiente enlace http://escueladesalud.comunidad.madrid/ La plataforma mantiene un acceso totalmente gratuito en el que el ciudadano (paciente, cuidador/a, profesionales . . .) podrá también obtener la información de las actividades presenciales que se realizan en la Comunidad de Madrid desde la Escuela Madrileña de Salud. En la parte superior de la derecha aparece la opción de «entrar» para que los ciudadanos se puedan loguear y crear un propio perfil. Es imprescindible tener perfil para poder realizar cualquiera de las actividades de la plataforma, tanto ver píldoras educativas como cursos interactivos.

La plataforma nos permite tener un entorno de aprendizaje dinámico e interactivo donde los ciudadanos podrán adquirir competencias relacionadas con su salud con el objetivo de ser personas con mejores habilidades para autocuidarse.

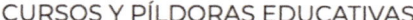

CURSOS Y PÍLDORAS EDUCATIVAS   Ver solo Píldoras   Ver solo Cursos

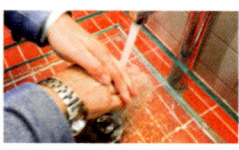
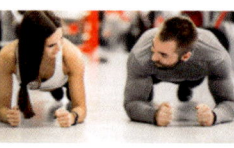
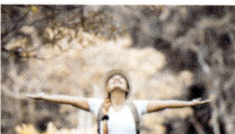

Píldora: La salud está e…   Píldora: Consejos para …   Píldora: El triángulo del…

Accede ›   Accede ›   Accede ›

4.2. Escuela de pacientes de Andalucía

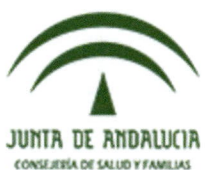 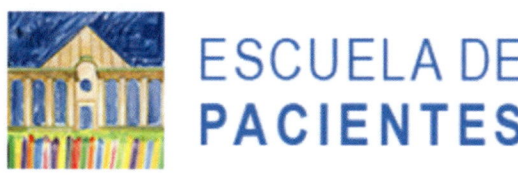

La Escuela de Pacientes de Andalucía presenta material organizado por patologías dentro de la sección «Mi enfermedad» con contenido exclusivo como «Guías y recursos», «Talleres», «Aulas virtuales», etc.

Para su funcionamiento, es necesario la participación de todos los agentes implicados como: pacientes, personas cuidadoras, asociaciones de pacientes, familiares y ciudadanía en general. Cuentan además con grupos de expertos profesionales de la salud para la elaboración de contenidos de cada una de las patologías que se tratan.

Puedes acceder a la plataforma haciendo clic en el siguiente enlace https://escueladepacientes.es/

4.3. Aula de Pacientes de Castilla y León

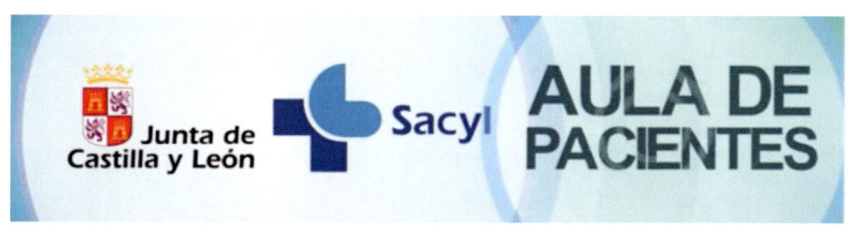

El Aula de Pacientes de Castilla y León es un espacio de participación que, a través de información objetiva y veraz, se orienta a promover estilos de vida saludables, prevenir la enfermedad y apoyar a los pacientes crónicos en el cuidado de su propia salud. Tiene vídeos relacionados con la diabetes, bienestar emocional, pediatría, prevención de caídas, ejercicios de Kegel, etc.

Puedes acceder a la plataforma haciendo clic en el siguiente enlace https://www.saludcastillayleon.es/AulaPacientes/es

4.4. Escuela cántabra de salud

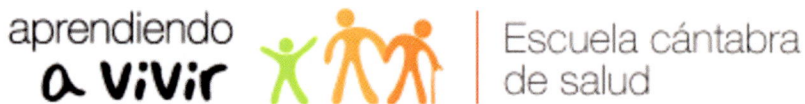

Dentro de su web, presenta la sección «Aprendiendo a Vivir», donde se centran todo el contenido de las aulas de la Escuela. Un espacio de participación de ciudadanos y profesionales sanitarios que pretenden, a través de programas de formación en el autocuidado, promover el bienestar, prevenir la enfermedad y apoyar a los pacientes con enfermedades crónicas y a sus cuidadores.

Las aulas tienen diferentes temáticas y secciones como vídeos, guías educativas, cursos enfocados a la cronicidad como puede ser la diabetes, ictus, etc.

Puedes acceder a la plataforma haciendo clic en el siguiente enlace: http://www.escuelacantabradesalud.es/aulas-de-salud

4.5. Escuela de salud para ciudadanos de Galicia

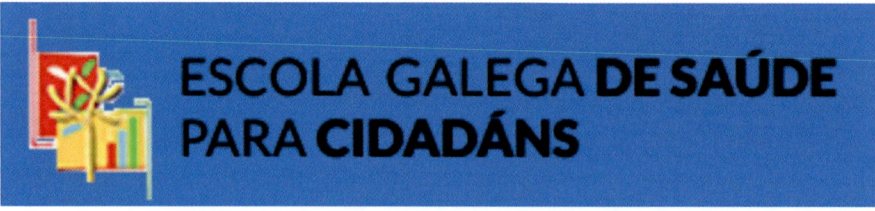

Creada en 2009, depende directamente de la gestión del Servicio de Salud de Galicia. Está gestionada y dirigida por la Subdirección General de Atención y Calidad Ciudadana. Su principal objetivo

es capacitación de pacientes, familias y ciudadanos en el campo de la salud, para mejorar la toma de decisiones en sus procesos de salud-enfermedad.

Presenta un amplio número de herramientas pedagógicas interactivas como; psoriasis, diabetes, técnicas sencillas de autocuidado, bienestar emocional, etc.

Puedes consultar su web haciendo clic en el siguiente enlace https://escolasaude.sergas.es

5. Comunidades virtuales de pacientes

La comunicación está presente en todas las relaciones humanas de la vida diaria donde realizamos intercambio de información, emociones, percepciones y necesidades. Y aunque comunicar bien no es fácil, sí que podemos generar conversación y debatir en muchos entornos digitales tales como: webs, blogs, foros o redes sociales. Y es, precisamente, en este entorno, cuando hablamos de las comunidades virtuales.

Los pacientes buscan cada vez más información sobre la atención de salud en Internet, y los profesionales de la salud pueden utilizar las plataformas de redes sociales para proporcionar información valiosa y mejorar la comunicación con los pacientes.

Existe una amplia variedad de grupos de pacientes en las redes sociales, algunos abiertos y otros privados. Estas comunidades de pacientes *online* son activas de diversas maneras, incluyendo la provisión de apoyo entre pares, el empoderamiento de la defensa del paciente y el aumento de la conciencia sobre enfermedades raras.

Los pacientes buscan cada vez más a sus compañeros con enfermedades similares o defensores de la atención sanitaria relacionados con sus diagnósticos. Esta manera de comunicarse, discutiendo temas de salud desde la perspectiva del paciente, es un cambio de paradigma que subraya aún más la importancia de las redes sociales en relación con la experiencia del paciente y su empoderamiento.

5.1. ¿Qué entendemos por una comunidad virtual de pacientes?

Una comunidad virtual de pacientes es un espacio *online* donde las personas con condiciones de salud similares pueden conectarse, compartir experiencias, obtener información y brindarse apoyo mutuo.

Estas comunidades suelen estar alojadas en plataformas digitales, como sitios web o redes sociales, y permiten a los pacientes interactuar con otros individuos que se encuentran en situaciones similares e incluso ampliar su red de contactos con profesionales de la salud.

Los beneficios de participar en una comunidad virtual de pacientes pueden ser diversos, pero podríamos destacar:

- Apoyo emocional: Estas comunidades ofrecen un espacio donde los pacientes pueden compartir sus preocupaciones, miedos y experiencias con personas que comprenden sus desafíos y pueden brindarles apoyo emocional.
- Intercambio de información: Los miembros de la comunidad pueden compartir información relevante sobre tratamientos, terapias, efectos secundarios, y recursos útiles. Esto puede ayudar a los pacientes a obtener conocimientos adicionales sobre su condición y explorar opciones de tratamiento.
- Empoderamiento: Participar en una comunidad virtual de pacientes puede empoderar a las personas al brindarles acceso a información y recursos que les permiten tomar decisiones más informadas sobre su salud. También les ofrece la oportunidad de convertirse en defensores de sí mismos y de otros pacientes, potenciando el sentimiento de pertenencia.
- Red de apoyo: Estas comunidades permiten establecer conexiones significativas con otras personas que comparten experiencias similares. Los lazos y amistades que se forman pueden brindar un sentido de pertenencia y una red de apoyo duradera.

Cabe destacar y tener en cuenta que las comunidades virtuales de pacientes nunca deben reemplazan el asesoramiento de un profesional de la salud. Ellos son el sello de confianza para contrastar y validar información de salud. Siempre es recomendable consultar a tu enfermera para obtener información y consejos específicos sobre el tratamiento de una condición médica.

5.2. Conectados por la salud: barreras de pertenecer a una comunidad de pacientes *online*

Las comunidades virtuales de pacientes pueden ser una fuente valiosa de información sobre tratamientos experimentales y medicamentos en investigación. Sin embargo, existen desafíos importantes asociados al uso de las redes sociales para la atención sanitaria, como puede ser la calidad variable de la información compartida, la infoxicación, las *fake news* o la privacidad de los datos del paciente.

Podemos indicar que el principal beneficio de las redes sociales para pacientes es la posibilidad de conectarse con otros pacientes con enfermedades similares, compartir información y recursos, y recibir apoyo emocional.

Aunque estas comunidades pueden brindar un espacio de apoyo y acceso a información relevante, también pueden presentar desafíos que pueden ser difíciles de solventar como puede ser:

- Acceso limitado a la tecnología: No todos tienen acceso a Internet o dispositivos necesarios para participar en las comunidades virtuales.
- Brecha digital: Algunas personas pueden tener dificultades para utilizar la tecnología o navegar por las plataformas en línea, lo que dificulta su participación activa de las personas.
- Falta de confianza y privacidad: Algunas personas pueden ser reacias a compartir información personal o de salud en línea debido a preocupaciones sobre la privacidad y la seguridad de sus datos.
- Barreras lingüísticas y culturales: Las comunidades virtuales pueden estar dominadas por un idioma o cultura específica, ex-

cluyendo a aquellos que no tienen fluidez en ese idioma o no se sienten cómodos con la cultura predominante.

- Desigualdad en el acceso a la información: No todas las personas tienen acceso a información precisa y confiable en línea, lo que puede afectar su participación en las comunidades virtuales de pacientes. La desinformación en salud es un problema actual. El reto está en abordar estas barreras para garantizar que las comunidades virtuales de pacientes sean inclusivas y accesibles para todos.

Para abordar las barreras tecnológicas o de alfabetización digital, se pueden proporcionar recursos y capacitación para ayudar a los pacientes a acceder y participar en las comunidades en línea.

Además, es importante fomentar la participación y el compromiso a largo plazo mediante la creación de una comunidad acogedora y solidaria que brinde apoyo emocional y recursos útiles para el manejo de la salud.

La participación de profesionales de la salud o entidades para revisión de información en salud podría ser una solución para la desinformación, pero probablemente la fluidez de conversación entre los miembros variaría por el agente externo que no forma parte de la comunidad como es el profesional de la salud.

Abordar las barreras con cuidado y consideración es preciso para garantizar que estas comunidades sean seguras, efectivas y accesibles para todos los pacientes.

6. Profesionales sanitarios y asociaciones. Un binomio inseparable

La «prescripción» de asociaciones es una práctica introducida en muchos sistemas sanitarios de otros países por su alto valor para el paciente y para el sistema sanitario, pero en España no está contemplada por ninguna administración. Los profesionales sanitarios que prescriben asociaciones de pacientes son muy pocos. Hay asociaciones más grandes y pequeñas, más profesionales o voluntariosas, con más o menos recursos. Es importante que el profesional sanitario conozca las asociaciones que existen a su alrededor y con las que cuenta como apoyo al tratamiento médico y asistencia sanitaria para las personas con Alzheimer y sus familias. No obstante, no se debe prescribir algo que no se conoce.

Las asociaciones de pacientes y familiares deben trabajar de manera conjuntan con los profesionales sanitarios creando sinergias que ayuden a poner a la persona y su familia en el centro de la atención, y que cada uno de ellos sean esferas a su alrededor que ayuden a sobrellevar la situación de la mejor manera posible. Para ello, deben de tender puentes bidireccionales y conocer mutuamente el trabajo del otro para poder avanzar mejor en la misma dirección.

De igual manera que se pueden prescribir nuevas tecnologías como las diferentes aplicaciones que ayudan al control de las enfermedades, también se pueden prescribir las diferentes asociaciones de pacientes, por ejemplo, con sus páginas web, donde pueden encontrar toda la información de sus actividades, recursos, horarios, dirección y contacto. Automatizarlo en nuestro día a día conllevará beneficios en el seguimiento y autocuidado de las personas con Alzheimer y sus familias. Son ellos, los propios pacientes y las familias, quienes piden a los profesionales que prescriban asociaciones. Las asociaciones son facilitadoras, son conseguidoras e interlocutores válidos ante la Administración. Ofrecen información, apoyo, ayudas, recursos, asesoramiento, contactos... Y algo muy importante, prescribir asociaciones es gratis y reporta enormes beneficios a todos.

El binomio asociaciones de pacientes-profesionales sanitarios es una fórmula idónea, fácilmente aplicable y que, sin duda, juntos ayudan a las personas con Alzheimer y otras demencias y sus familias a poder vivir de la forma más plena, digna y confortable hasta el final de la vida, porque facilitan los recursos existentes, las vías de acceso y les ayudan a moverse por el complejo sistema sanitario.

6.1. Proyecto Know Alzheimer - Respuestas concretas a dudas reales

El proyecto Know Alzheimer es una iniciativa donde asociaciones y profesionales como CEAFA (Confederación Española de Asociaciones de Familiares de Personas con Alzheimer y Otras Demencias), SEN (Sociedad Española de Neurología), SEMERGEN (Sociedad Española de Médicos de Atención Primaria), SEGG (Sociedad Española de Geriatría y Gerontología) y SEFAC (Sociedad Española de Farmacia Comunitaria) y STADA se unen para avanzar y dar respuestas en el cuidado del paciente con Alzheimer.

Know Alzheimer es un proyecto multidisciplinar que nace de las asociaciones de familiares de pacientes y de los profesionales relacionados con la atención y el cuidado de las personas que sufren enfermedad de Alzheimer, con el fin de detectar las dudas actuales más frecuentes de los distintos colectivos dándoles una respuesta consensuada y avalada.

Know Alzheimer tiene el objetivo de avanzar en el cuidado del paciente y dar respuestas conjuntas a las necesidades expresadas por los propios familiares y cuidadores, farmacéuticos, médicos de atención primaria, geriatras y neurólogos, a través de un proceso de investigación de las principales dudas y necesidades.

7. Beneficios del asociacionismo

El asociacionismo ofrece una amplia gama de beneficios tanto a nivel individual como colectivo. Las asociaciones brindan un entorno de apoyo emocional y solidaridad al reunir a personas con los mismos intereses, preocupaciones o experiencias similares. Esto ayuda a los individuos a sentirse comprendidos, escuchados y respaldados, lo que puede mejorar su bienestar emocional y potenciar su enfrentamiento ante sus condiciones de salud.

Además, el asociacionismo permite a los miembros unirse y abogar por sus derechos e intereses comunes. Al actuar de manera colectiva, las asociaciones tienen más fuerza y capacidad para influir en las políticas, leyes y decisiones que afectan a su grupo. Esto les proporciona una plataforma para defender sus causas y buscar cambios significativos en beneficio de todos.

Las asociaciones también son una fuente invaluable de información, recursos y orientación. Proporcionan a los miembros acceso a conocimientos especializados, materiales educativos, investigaciones actualizadas y servicios relacionados con su área de interés o necesidad. Esto les permite adquirir una mayor comprensión de su situación y les proporciona las herramientas necesarias para tomar decisiones informadas y manejar mejor su condición o situación.

Otro beneficio importante del asociacionismo es la creación de redes y contactos. Al unirse a una asociación, los miembros tienen la oportunidad de conectarse con personas que comparten sus mismos intereses, experiencias y desafíos. Esto les permite establecer relaciones significativas, intercambiar ideas, compartir consejos y obtener apoyo mutuo en su camino.

Si nos focalizamos en el mundo de las cuidadoras, estos aspectos no varían, pero sí podríamos resumirlos en algunos de los beneficios más predominantes y que realmente marcan la diferencia incluso en la calidad de vida de estas personas:

1. Conocimiento y capacitación: existen diferentes programas educativos y capacitaciones específicas para mejorar las habilidades de cuidado. Esto permite a la cuidadora adquirir conocimientos prácticos sobre la atención adecuada, manejo de situaciones difíciles y técnicas de cuidado específicas para las necesidades del paciente.

2. Apoyo emocional: Ser parte de una asociación de cuidadores brinda un espacio de apoyo emocional donde pueden compartir experiencias, preocupaciones y desafíos con otras personas que están pasando por situaciones similares. Este apoyo mutuo puede

aliviar la sensación de aislamiento, reducir el estrés y proporcionar un sentido de comunidad.

3. Información y recursos: Las asociaciones de cuidadores suelen contar con una amplia gama de recursos, como guías de cuidado, directorios de servicios de atención médica, asesoramiento legal y apoyo financiero. Estos recursos pueden ayudar a la cuidadora a obtener información relevante, acceder a servicios y navegar por el sistema de atención médica de manera más efectiva.

4. Red de contactos: establecer una red de contactos con otros profesionales de la salud y otros cuidadores puede marcar la diferencia. Estas conexiones pueden ser valiosas para compartir información, obtener recomendaciones de especialistas, intercambiar ideas y colaborar en la resolución de desafíos.

Podemos resumir que el asociacionismo ofrece una variedad de beneficios valiosos para los individuos y la comunidad en general. Proporciona un entorno de apoyo, defensa de intereses, acceso a información y recursos, y la oportunidad de establecer conexiones significativas con otros. Al unirse a una asociación, las personas pueden fortalecerse, empoderarse y trabajar juntas para lograr un cambio positivo en sus vidas y en la sociedad en general.

A continuación, citamos alguna de las páginas webs de referencia:

Asociación Española de Familiares de Personas con Alzheimer y otras Demencias (AFALcontigo): https://www.afalcontigo.es/
Asociación Nacional de Cuidadores (ASNC): https://www.asociacioncuidadores.es
Alzheimer's Association: https://www.alz.org/care/alzheimers-dementia-caregiver-support
Carers UK: https://www.carersuk.org
National Alliance for Caregiving: https://www.caregiving.org/

8. Nuevos horizontes en las asociaciones de pacientes y familiares de alzheimer y otras demencias

Las asociaciones luchan para que se garantice, en condiciones de equidad, la plena integración social, sanitaria y laboral de las personas afectadas por cualquiera de estas patologías. Para todo ello, la formación, la información, la transparencia, la ética y la responsabilidad social es esencial.

Es un hecho que, en las últimas décadas, las asociaciones de pacientes están asumiendo nuevos roles en su relación con los profesionales de salud, con los servicios sanitarios y con el resto de los agentes que conforman dichos sistemas. El objetivo es impulsar la participación efectiva de los pacientes en el sistema sanitario y social.

No cabe duda de que el futuro se crea con una nueva cultura de diálogo, colaboración y adaptación estratégica continua, con el fin de ir construyendo políticas y modelos de gestión más adecuados para abordar los retos y necesidades presentes y futuros de los pacientes y de los demás agentes del sistema sanitario.

Retos a futuro:

Uno de los mayores retos que tienen las asociaciones por delante es saber cómo llegar más y mejor a la sociedad. Hoy es el día donde todavía la sociedad tiene cierto desconocimiento sobre la labor de las asociaciones, lo que estas aportan y, existiendo, además, cierto estigma por acudir a ellas. Normalizar el hecho de pedir ayuda, acudir a estas agrupaciones y apoyarse entre iguales es un gran reto que trabajar desde ya desde las propias asociaciones, pero también desde las instituciones sanitarias.

Mejorar la comunicación clínica y combatir la desinformación en salud es otro de los grandes retos dentro de toda la atención sanitaria y social. Porque las personas formadas e informadas están más protegidas de engaños y promesas de curación irreales, y este es, precisamente, uno de los principales caballos de batalla de las asociaciones de pacientes. Para ello, las asociaciones son un gran y necesario recurso. La formación de estas para que puedan reconocer informaciones fiables en salud y la elaboración de herramientas para mejorar la comunicación clínica es fundamental y una de las grandes líneas de trabajo en adelante. Para ello se trabaja en un modelo de acreditación basada en la información veraz y el compromiso ético.

Y, sin duda, una de las claves para avanzar en este ámbito es aumentar las sinergias entre asociaciones y profesionales. No solo avanzar en la prescripción de recursos sociales y de asociaciones, sino también en el hecho de aumentar la implicación de los profesionales en el trabajo de las propias agrupaciones. Conocer sus recursos, sus proyectos y participar en sus charlas, foros y jornadas es imprescindible para mejorar la atención en ambas direcciones.

Por último, y no menos importante, se debe avanzar en conseguir el aumento de su participación en las diferentes investigaciones y en las políticas sanitarias y sociales.

9. Conclusiones

El profesional sanitario puede dar información médica sobre la enfermedad, pero, en la práctica, el paciente necesita saber más. Ese conocimiento sobre su enfermedad es esencial, convertirse en un «paciente experto» le ayuda a manejar mejor emocional y físicamente la situación por la que está pasando.

Una de las principales funciones de las asociaciones de pacientes es dar visibilidad a la enfermedad para concienciar a la sociedad. Así pueden conseguir más fuerza para conseguir que las instituciones públicas promuevan la investigación.

Un paciente bien informado y que dispone de todos los conocimientos es un paciente que puede afrontar mejor la enfermedad. En este caso, tenemos que poner el foco en cómo las asociaciones cuidan del paciente y forman y apoyan a los cuidadores. En momentos tan difíciles, donde la familia puede llegar a desestructurarse cuando aparece el Alzheimer o cualquiera de las otras demencias, son estas agrupaciones quienes ayudan a sobrellevar mejor el proceso y estar mejor preparados para todas las dificultades que pueden surgir.

10. Bibliografía

1. Alzheimer comienza con «a» de ayuda: manual práctico para voluntarios de Mira Herreros, María: Bien Rústica comercial (1999).
2. Consejería de Sanidad de la Comunidad de Madrid. Escuela Madrileña de Salud: Iniciar sesión en el sitio [Internet]. [citado 27 de octubre de 2019]. Disponible en: https://escueladesalud.comunidad.madrid/login/index.php
3. Consejo Asesor de Pacientes. Paciente Experto. SERGAS. Accesible en https://www.sergas.es/Docs/EGSPC/PacienteExperto.pdf
4. Cursos presenciales - Escuela Gallega de Salud para Ciudadanos. (n.d.). Retrieved junio 09, 2023, from https://escolasaude.sergas.es/Cursos-presenciais?idioma=es
5. Documento marco de la Escuela Madrileña de Salud [Internet]. [citado 27 de octubre de 2019]. Disponible en: http://www.madrid.org/bvirtual/BVCM017989.pdf
6. El papel de las comunidades virtuales de pacientes. Enero 2023. https://www.pedro-soriano.com/blog/el-papel-de-las-comunidades-virtuales-en-el-liderazgo-enfermero/
7. Grau Corral I. La Comunicación en Comunidades Virtuales de Pacientes en un gran Hospital Universitario. El caso de forumclínic. TDX (Tesis Doctorals en Xarxa) [Internet]. 2011 dic 19 [citado 2023 junio 06]; Available from: http://www.tesisenred.net/handle/10803/84047
8. Hermida Porto J., Pérez Martínez M. I. Rede paraugas alzhéimer. Revista galega de traballo social «Fervenzas». 2018;(20):99-112.
9. La Red de Escuelas del Ministerio de Sanidad: Ministerio de Sanidad, Consumo y Bienestar Social - Red de Escuelas de Salud para la Ciudadanía [Internet]. [citado 08 de junio de 2023]. Disponible en: http://www.escuelas.mscbs.gob.es/conocenos/laRed/home.html

10. Tom Ferguson. Libro Blanco del e-Paciente e-pacientes: cómo nos pueden ayudar a cuidar mejor la salud. Accesible en https://participatorymedicine.org/wp-content/uploads/2013/03/Libro-blanco-de-los-e-Pacientes.pdf

11. Unidos en la salud: explorando las comunidades virtuales de pacientes. Mayo 2023. New Medical Economics https://www.new-medicaleconomics.es/enfermeria/unidos-en-la-salud-explorando-las-comunidades-virtuales-de-pacientes/

12. Vídeos del Aula de Pacientes | Aula de Pacientes. (n.d.). Retrieved junio 08, 2023, from https://www.saludcastillayleon.es/AulaPacientes/es/recursos/videos-aula-pacientes

Capítulo 19

Las asociaciones de familiares de personas con alzheimer: un importante recurso

Leire Bonachea Parra,

Grado en Trabajo Social, Trabajadora Social en AFACantabria.

Ester Ramos,

Grado en Terapia Ocupacional, Terapeuta Ocupacional en AFACantabria.

Soraya González Pérez,

Licenciada en Psicología, Psicóloga en AFACantabria y Directora del Centro de Día AFAC II. Cantabria.

Mónica Pérez Pardo,

Licenciada en Psicología, Psicóloga en AFACantabria y Directora del Centro de Día AFAC I. Cantabria.

RESUMEN Y PALABRAS CLAVE

En la actualidad, las Asociaciones de Familiares de Personas con Alzheimer (AFAS) ocupan un lugar de privilegio en el complejo entramado sociosanitario generado alrededor del Alzheimer, asumiendo el compromiso de atender a todas aquellas personas que buscan respuestas que no encuentran en el propio Sistema Nacional de Salud o de Servicios Sociales. Son, por lo tanto, el recurso adecuado al que acudir en busca de ayuda.

1. Introducción

Las Asociaciones de Familiares de Personas con Alzheimer se constituyen como un pilar fundamental y único para el apoyo integral de las personas afectadas: binomio paciente-cuidador/a desde antes de la llegada del diagnóstico clínico hasta después del fallecimiento de la persona que padece directamente la enfermedad.

Con carácter general, todas las AFAS están a disposición de cuantas personas necesiten acercarse a ellas una vez han recibido el diagnóstico de su familiar, poniendo a su disposición todo su saber hacer con el fin de ayudar a afrontar la enfermedad y el largo proceso de cuidados.

La experiencia acumulada durante años ha favorecido la emergencia imparable de una sólida comunicación, contacto y coordinación entre los profesionales médicos que ven por primera vez a una persona con demencia y la Asociación, y viceversa. De este modo, cada vez más neurólogos, cuando se enfrentan al difícil momento de comunicar el diagnóstico, suelen acompañar la información que dan con la recomendación de acudir a la AFA más próxima, puesto que saben que están constituidas por y para familiares. Las AFAS ponen a disposición de quien lo necesite servicios y atenciones dirigidos a las personas que sufren la enfermedad y a los familiares cuidadores.

A finales de los años 80 nacieron las primeras Asociaciones de Familiares de Enfermos de Alzheimer. Varios grupos de familiares de personas con demencia comenzaron a reunirse y a movilizarse en diferentes partes del territorio español.

Las Asociaciones de Barcelona y Madrid, ante la situación de desprotección que padecían las personas con Alzheimer y sus familias, se unieron para trabajar en la mejora de la calidad de vida y derechos de las personas afectadas. De esta manera, paulatinamente, todas las asociaciones fueron cobrando importancia hasta el nacimiento de CEAFA (Confederación Española de Asociaciones de Familiares de personas con Alzheimer y otras demencias) en el año 1990, momento en el que se registró en el Ministerio del Interior.

En un primer momento, las Asociaciones buscaban crear un entorno seguro, donde los familiares pudieran expresarse libremente, encontrar consuelo y apoyo los unos en los otros, intercambiar experiencias y anécdotas ante la problemática común que estaban viviendo.

Las personas afectadas se sentían solas ante la escasa ayuda de las Administraciones Públicas y el desconocimiento generalizado sobre la enfermedad de Alzheimer.

Comenzaron a movilizarse hacia la búsqueda de respuestas que les ayudaran, por un lado, a comprender y, sobre todo, a enfrentarse a la enfermedad, en ese momento, muy desconocida aún, y, por otro lado, buscaban poder sobrellevar de la mejor manera posible el cuidado diario de su familiar.

Gracias a la colaboración de voluntariado y otros colectivos interesados fueron ampliando sus recursos para dar respuesta a las necesidades de las familias y comenzar a prestar servicios y atenciones a las personas diagnosticadas con la enfermedad de Alzheimer, tanto en España como en otros países europeos.

Así, se constituyeron las primeras Asociaciones de Familiares de Personas con Alzheimer (AFAS), con el objetivo de dar respuesta a sus necesidades y aglutinar las aspiraciones y reivindicaciones de todos los familiares y personas que padecían la enfermedad de Alzheimer.

De este modo, las AFAS se fueron profesionalizando como un espacio de apoyo, de formación, y asesoramiento especializado para las personas cuidadoras, dirigidas no solo a la afectación de la enfermedad de Alzheimer, sino al conjunto de demencias en general. Se puede afirmar que el 34 % de las asociaciones nacieron en los años 90, y el 66 % a partir del año 2000 (Mapa recursos CEAFA, 2021).

2. Estado actual

Las AFAS son entidades sin ánimo de lucro formadas por agrupaciones voluntarias de personas físicas o jurídicas con capacidad de obrar, fundadas en su mayoría por los familiares de las personas afectadas, cuyo objetivo principal es mejorar la calidad de vida de las personas con enfermedad de Alzheimer y otras demencias, y la de sus familiares y cuidadores/as a través de una atención integral.

Dado su crecimiento exponencial y desigual en diferentes partes del territorio español, se fueron conformando a través de Federaciones y Asociaciones Uniprovinciales, constituyendo así una estructura piramidal que abarca el trabajo integral con el colectivo.

Actualmente en España existen más de 300 asociaciones, las cuales se agrupan en una estructura articulada en varios niveles en función de las necesidades de cada territorio. En la mayoría de Comunidades Autónomas, las AFAS se agrupan en sus respectivas Federaciones Autonómicas, contabilizando un total de 19 entidades, 6 de ellas constituyendo Asociaciones Uniprovinciales.

Todas están unidas conformando la Confederación Española de Familiares de Personas con Alzheimer y otras demencias (CEAFA), estructura sin ánimo de lucro de ámbito nacional constituida en 1990, declarada de Utilidad Pública en 1999.

La misión general de las AFAS consiste en trabajar para que todas las personas afectadas por la enfermedad de Alzheimer y otras demencias sean objeto de atención preferente de cuantos servicios sociosanitarios públicos y privados sean necesarios para elevar la calidad de sus vidas, dado que es una enfermedad neurodegenerativa que hoy en día no tiene cura.

En octubre de 2019 se aprobó el Plan Nacional de Alzheimer y otras demencias 2019-2023 cuya finalidad consistía en establecer medidas para mejorar el diagnóstico de esta enfermedad y la atención a las personas afectadas y sus familiares elaborado por el Grupo Estatal de Demencias, impulsado por el Ministerio de Sanidad, Consumo y Bienestar Social.

Actualmente el Plan continúa sin dotación económica para poder implementarlo. Sin embargo, toda la estructura confederal continúa trabajando en sus planes estratégicos por comunidades autónomas para dar los servicios y recursos necesarios a las personas afectadas.

Los objetivos generales y comunes de toda las AFAS y Federaciones son:

- Mejorar la calidad de vida de las personas afectadas por la enfermedad de Alzheimer y otras demencias.
- Promocionar la necesidad de un diagnóstico precoz y tratamiento farmacológico adecuado.
- Promover la atención integral de las personas afectadas: binomio paciente-cuidador.
- Fomentar la investigación biomédica, así como la investigación sociosanitaria.
- Poner en valor las Terapias No Farmacológicas (TNF) dentro del tratamiento de la enfermedad.
- Concienciar a la opinión pública, a los organismos y administraciones públicas y privadas de las necesidades de ayuda de este colectivo.
- Reivindicar todas aquellas situaciones que atenten contra los derechos sanitarios, sociales, jurídicos y económicos de quienes padecen la enfermedad de Alzheimer y otras demencias, y la de sus familiares cuidadores.
- Establecer cauces de diálogo y espacios de debate que generen procesos de resolución de la problemática de la enfermedad de Alzheimer.

- Establecer los contactos y la coordinación adecuados con otras Entidades y Asociaciones dedicadas a la atención de las personas con enfermedad de Alzheimer y otras demencias, y la de sus familiares.
- Promover el desarrollo del Estado Social y de Derecho asegurando su mantenimiento y potenciando el desarrollo de la justicia social, recordando al Estado sus obligaciones y haciendo visible que la labor de las AFAS no sustituye ninguna responsabilidad del mismo Estado.
- Representar al colectivo de personas afectadas por la enfermedad de Alzheimer y otras demencias ante las Administraciones y ante la sociedad en su conjunto.

RECURSOS, SERVICIOS Y ACTIVIDADES que se ofrecen tanto a la familia como a la persona afectada:

- **SERVICIO DE INFORMACIÓN Y ORIENTACIÓN SOCIOFAMILIAR: Acogida a las familias que reciben el diagnóstico de Alzheimer u otras demencias**

Objetivos
  - Realizar la primera toma de contacto con la persona usuaria y sus familiares de referencia y/o cuidadores/as principales.
  - Proporcionar información sobre la entidad.
  - Proporcionar información sobre los servicios y recursos de las AFAS.
  - Derivar a otros profesionales de las AFAS.
  - Recoger datos para la historia multidisciplinar.

Es un servicio básico y totalmente gratuito. Suele ser el primero que se solicita ante el desconocimiento y comprensión tanto de la propia enfermedad como de los servicios y recursos, de los cuales se pueden beneficiar.

El/la trabajador/a social suele ser el profesional encargado de realizar la acogida de las personas usuarias que acuden por primera vez a las AFAS, aunque dependerá de los perfiles profesionales que existan en cada entidad, los cuales pueden variar de una Comunidad Autónoma a otra.

Se ofrece información sobre la Asociación, sobre todos los servicios disponibles y sobre aspectos relacionados con la enfermedad de manera general.

En función de la demanda planteada y la valoración realizada en cada caso concreto, se derivará a otros profesionales de la propia entidad y/o de las propias Administraciones Públicas (Sistema Nacional de Salud, Servicios Sociales Municipales, entre otros).

El/la Trabajador/a Social es la persona responsable de recoger todos datos y abrirá una ficha social en los casos que corresponda para incorporar la información personal del caso para la intervención social si así se valorase a raíz de ese primer contacto en la acogida.

El proceso de acogida debe realizase tanto con el familiar como con la persona afectada directamente con la enfermedad de Alzheimer u otras demencias haciéndola partícipe en la medida de lo posible de todas las decisiones que afecten a su situación personal, social y familiar en el proceso de la enfermedad. Para ello, será vital el estudio preliminar de su historia de vida, sus preferencias, pensamientos, deseos, valores . . . para poder ofrecer una atención personalizada en las demandas planteadas y potenciar su desarrollo personal y social.

Dado que en la mayoría de las ocasiones las personas afectadas por demencias y/o Alzheimer que acuden por primera vez a las AFAS, lo hacen en una situación donde la enfermedad está bastante avanzada a pesar de encontrarse en muchas ocasiones en estadios iniciales o moderados de la enfermedad, la familia será el pilar fundamental de apoyo tanto en el cuidado y atención del paciente, como fuente de información y referencia para los/as distintos profesionales de las AFAS desde el primer contacto y acogida.

- **SERVICIO DE ATENCIÓN PSICOLÓGICA INDIVIDUAL**

  Objetivos:

  - Informar sobre la Enfermedad de Alzheimer y otras demencias.
  - Informar sobre la patología de la persona cuidadora.
  - Informar sobre técnicas de afrontamiento.
  - Formar sobre el manejo de los Síntomas Psicológicos y Conductuales de las personas con demencias (SPCD).
  - Derivar a otros servicios.

Se trata de un servicio especializado y totalmente gratuito muy demandado generalmente por los familiares de personas con Alzheimer y otras demencias. El 84 % de las AFAS ofrecen Atención psicológica individual.

A través de entrevistas personales tanto de orientación y asesoramiento, como de valoración y psicoterapéuticas realizadas por un/a psicólogo/a y/o neuropsicólogo/a, se ofrece por una parte información específica sobre la enfermedad de Alzheimer y otras demencias, su evolución, fases, tratamientos . . . y, por otra, una asistencia psicóloga individualizada a las personas cuidadoras y/o familiares, así como a aquellos pacientes que así lo demanden o precisen.

Las/os psicólogas/os y/o neuropsicólogos/as de las AFAS son las profesionales encargadas de informar sobre la evolución de la enfermedad de Alzheimer u otras demencias y de la repercusión sobre la salud de la persona cuidadora. Igualmente proveen al familiar de técnicas, herramientas y habilidades para que puedan enfrentarse al proceso de cuidado de la mejor manera posible.

La asistencia puede ser puntual o continuada y puede consistir en terapias individuales y/o grupales.

- **SERVICIO DE APOYO Y ATENCIÓN SOCIAL**

  Objetivos:

  - Proporcionar información sobre los servicios de la comunidad.

- Informar sobre los servicios y recursos sociosanitarios de apoyo a personas cuidadoras.

- Informar sobre aspectos éticos, institucionales y legales.

El 91 % de las AFAS ofrecen el servicio de Apoyo y Atención social. La profesional responsable del departamento de Trabajo Social de las AFAS es la encargada de proporcionar información sobre recursos sociosanitarios de apoyo a cuidadores, así como de otros servicios que ofrezca la comunidad. Igualmente ofrecerá información sobre los aspectos éticos, institucionales y legales que rodean a la enfermedad de Alzheimer y otras demencias.

La atención social irá encaminada al análisis de las necesidades sociales y a cómo cubrirlas, tanto de familiares como de pacientes, así como el seguimiento y análisis de la adecuación de los recursos sociales recomendados a las necesidades de las familias.

A partir de la información recogida, el/la trabajador/a social establecerá los objetivos generales y pautas a seguir para la intervención social a través de una primera impresión diagnóstica para la valoración social. Si se precisa seguimiento, se establecerá un acuerdo sobre la base del proceso a seguir para completar la información necesaria para la apertura del expediente nuevo de la persona usuaria y unidad familiar. Se establecerá el diagnóstico Social y la propuesta de intervención con el pronóstico de la situación social.

- **SERVICIO DE FORMACIÓN Y SENSIBILIZACIÓN**

Objetivos:

- Proporcionar conocimientos a los/as familiares para el cuidado de la persona con diagnóstico de la enfermedad.

- Proporcionar conocimientos a los/as profesionales para el cuidado óptimo de la persona afectada con EA y otras demencias.

- Proporcionar conocimientos sobre la enfermedad de Alzheimer y otras demencias a la población en general.

La mayoría de las AFAS ofrecen formación a través de charlas y cursos en colaboración con entidades locales, empresas públicas y/o privadas con el objeto de mejorar la atención, cuidado y calidad de vida de la persona afectada.

- **FORMACIÓN PARA CUIDADORES**

  El 59 % de las AFAS ofrecen talleres para familiares. Se trata de una formación especializada dirigida a la realización de actividades diversas con familiares y/o cuidadores de una persona con Alzheimer u otro tipo de demencia, tales como: conferencias, charlas, programas de formación, escuela de familiares ...

  Objetivos

  - Proporcionar formación e información acerca de la enfermedad de Alzheimer y otras demencias a familiares y/o cuidadores profesionales.

  - Fomentar el aprendizaje, comprensión y manejo de los Síntomas Psicológicos y Conductuales de las personas con demencias (SPCD).

  - Promover el conocimiento en familiares y/o cuidadores sobre técnicas de comunicación con la persona con Alzheimer y otras demencias.

  - Ofrecer orientación y asesoramiento para fomentar la autonomía de la persona que tienen a su cuidado.

  - Enseñar a los/as cuidadores/as técnicas de cuidado para la persona con demencia.

  - Informar, orientar y asesorar sobre los recursos socios sanitarios y comunitarios existentes a nivel regional y local.

  - Ofrecer información sobre las figuras legales existentes.

Contenidos

1. Demencia. Conceptos básicos:
   a. Introducción a la patología.
   b. Comunicación con la persona con demencia.
   c. Manejo de los Síntomas Psicológicos y Conductuales de las personas con demencias (SPCD).
   d. Tratamiento Farmacológico y no Farmacológico de las demencias, Terapias No Farmacológicas (TNF).

2. Cuidados básicos a la persona con demencia:
   a. Alimentación, nutrición, higiene y aseo personal.
   b. Nociones sobre seguridad en el domicilio.
   c. Movilización de pacientes, cambios posturales, posicionamiento, prevención de úlceras por presión y productos de apoyo . . .
   d. Entrenamiento en Actividades de la Vida Diaria (AVD).

3. Servicios y recursos:
   a. Servicios y recursos de atención sociosanitarios.
   b. Medidas de apoyo para el ejercicio de la capacidad jurídica de las personas con discapacidad.
   c. Las Asociaciones de Familiares de Personas con Alzheimer. Servicios y recursos de atención especializados que prestan las AFAS.

Campañas de sensibilización

La mayoría de las AFAS dedican gran parte de su labor a la realización de campañas de sensibilización con el objetivo principal de promover información y sensibilización social para difundir el conocimiento y la realidad de las personas afectadas por Alzheimer y otras demencias.

Es importante que la sociedad en la que vivimos sepa cuál es la situación por la que atraviesan las numerosas familias que conviven con el diagnóstico de demencia. Es por ello por lo que una de las herramientas que se utilizan para dar a conocer esta situación sea el uso de las campañas de sensibilización, las cuales ayudan a crear el caldo de cultivo previo necesario para la implicación de la sociedad en el cambio que se quiere conseguir.

Estas campañas pueden ser muy variadas e incluir una gran cantidad de actividades prácticas o teóricas que facilitan a la sociedad la comprensión, reflexión, y el aprendizaje necesario para integrar el cambio de determinados aspectos en sus vidas.

Algunos **ejemplos** de las campañas de sensibilización del Alzheimer más relevantes que se han realizado en los últimos años han sido:

- *Red de agentes activos en la detección precoz del Alzheimer* iniciada en el año 2021 con el objetivo de impulsar la sensibilización, información, educación y concienciación en la sociedad sobre la importancia que tiene la detección precoz de la demencia. Esta red tiene como objetivo **crear alianzas y sinergias entre agentes clave que unen sus esfuerzos para un objetivo común**: difundir al máximo la herramienta de cribaje *https://problemasmemoria.com/* como una manera de avanzar en la mejora del proceso diagnóstico, al tiempo que se contribuye a sensibilizar y crear conciencia de la importancia que tiene la detección precoz de la demencia.
  https://www.ceafa.es/es/que-hacemos/proyectos-con-entidades/ red-de-agentes-activos-en-la-deteccion-precoz-del-alzheimer

- *Entornos amigables y solidarios con las demencias*, cuyo objetivo pretende contribuir a la normalización, percepción, consideración y complicidad hacia las personas con Alzheimer y otras demencias fomentando sociedades no excluyentes, y contribuyendo así al empoderamiento de las personas afectadas.
  https://www.ceafa.es/es/que-hacemos/proyectos-con-entidades/ entidades-amigables-y-solidarias-con-las-demencias

- *Formación sobre demencias en zonas rurales*, cuyo objetivo consiste en promover conocimiento sobre la enfermedad de Alzheimer y otras demencias, y facilitar información sobre los recursos y servicios disponibles en cada provincia iniciando y estableciendo a su vez colaboraciones entre las distintas Administraciones Locales y las asociaciones.
  https://www.ceafa.es/es/que-hacemos/proyectos-con-entidades/ formacion-en-zonas-rurales

- *La nueva cara del Alzheimer.* Hasta ahora se ha considerado siempre que el Alzheimer y las demencias son cosas vinculadas con personas mayores asociándose muchas veces el hecho de envejecer a la pérdida progresiva de facultades y a la aparición de enfermedades, algunas de ellas leves, otras crónicas y otras degenerativas y/o terminales. En cualquier caso, los mayores de hoy en algún momento fueron niños/as. Desde aquella infancia hasta la actualidad, la ciencia ha avanzado, pero no ha podido impedir que un importante porcentaje de la población mayor padezca Alzheimer u otra demencia. Esta campaña pretendió concienciar sobre este problema sociosanitario, reivindicó la investigación biomédica, social y sociosanitaria y la necesidad de invertir en más recursos sociosanitarios para atender no solo a la población actual, sino a la que está por venir, ya que se estima que en el año 2040 España será el país del mundo con mayor esperanza de vida agravando más el problema del envejecimiento, así como alertar sobre el nuevo colectivo (9-10 % del total) de personas diagnosticadas por debajo de los 65 años y que requieren de atenciones específicas para las que nadie todavía se ha preparado o lo están haciendo muy lentamente . . .
  https://www.ceafa.es/es/que-hacemos/proyectos-con-entidades/ la-nueva-cara-del-alzheimer

- *Caramelo solidario con el Alzheimer.* Se trata de una campaña a favor de la investigación y asistencia a las personas

que conviven con la enfermedad del Alzheimer, en colaboración con la empresa El Caserío de Tafalla. El 10 % de las ventas se destina al Centro de Investigación Médica Aplicada (CIMA), y a la Confederación Española de Asociaciones de Familiares de Personas con Alzheimer (CEAFA) con el objetivo de apoyar a estas entidades en su labor por la investigación y el respaldo a los familiares y personas cuidadoras.
https://www.ceafa.es/es/que-hacemos/proyectos-con-entidades/caramelo-solidario

- *Día Mundial del Alzheimer.* El 21 de septiembre CEAFA, las Federaciones y Asociaciones miembro, y las 200 000 familias a las que se representan, conmemoran el Día Mundial del Alzheimer, evento instituido por la Organización Mundial de la Salud (OMS) y auspiciado por Alzheimer's Disease International (ADI) en 1994. Todos los actos que se organizan tienen un doble objetivo: por un lado, sensibilizar a la sociedad española acerca de esta «epidemia del siglo XXI», así como sus consecuencias sociosanitarias y, por otro lado, informar a la Administración Pública sobre las reivindicaciones que las AFAS consideran prioritarias para los casi 5 000 000 de personas en España, entre quienes la padecen directamente y sus familiares cuidadores/as.
https://www.ceafa.es/es/que-hacemos/dia-mundial-del-alzheimer

- **GRUPOS DE AYUDA MUTUA**
  Objetivos:
  - Propiciar un espacio de encuentro, que posibilite entrar en contacto con personas que viven circunstancias similares.
  - Facilitar información acerca de la enfermedad y procurar un intercambio de experiencias.
  - Proporcionar técnicas, herramientas y habilidades para que las personas cuidadoras y familiares puedan enfrentarse al proceso de cuidado de la mejor manera posible.

- Ayudar en el proceso de aceptación de la enfermedad y la expresión de emociones.

- Ofrecer herramientas y técnicas para prevenir problemas físicos y psicológicos derivados del cuidado de personas con demencia.

- Aumentar la capacidad para hacer frente a situaciones difíciles.

El 57 % de las AFAS realizan Grupos de Ayuda Mutua para familiares y cuidadores de personas afectadas por cualquier tipo de demencia. Estos grupos se desarrollan normalmente a través de encuentros semanales o quincenales dirigidos por profesionales técnicos de las AFAS que suelen ser psicólogos/as con apoyo de otros perfiles como pueden ser: trabajador/a social, terapeuta ocupacional, fisioterapeuta . . .

Se trata de un servicio especializado que ofrecen las AFAS vital para promover la importancia de cuidar al cuidador/a.

• SERVICIO DE AYUDA A DOMICILIO (SAD)

Aunque el 46 % de las AFAS ofrecen atención directa a las personas diagnosticadas de Alzheimer u otro tipo de demencia en su domicilio particular o en el domicilio del cuidador principal, no se trata de un servicio que se ofrezca en todas las Comunidades Autónomas por parte de las asociaciones de manera concreta y equitativa. Habitualmente, el SAD suele ser prestado por la propia Administración Pública local o regional.

Los servicios que se ofrecen son, principalmente, ayuda para levantarse, higiene personal, limpieza doméstica, necesidades básicas de alimentación, ejercicios (físicos) leves, etc. Algunas AFAS, también pueden comprender terapias individualizadas de psico-estimulación en este tipo de servicio.

- **SERVICIO DE UNIDAD DE RESPIRO**

Las Unidades de Respiro tienen el objeto de descargar psicológica y físicamente al cuidador/a o al familiar. Consisten en una serie de atenciones preventivas, formativas, asistenciales y rehabilitadoras dirigidas a la persona afectada por Alzheimer u otras demencias, con la finalidad de potenciar su autonomía personal, fomentar su permanencia en el entorno habitual y evitar situaciones de desconexión con el entorno mejorando su calidad de vida.

El acceso a las Unidades de Respiro se realiza en varias Comunidades Autónomas a través de la Prestación Vinculada al Servicio de Promoción de Autonomía Personal (**PVSP**), reconocida a través de la «Ley 39/2006, de 14 de Diciembre de Promoción de Autonomía Personal y Atención a las personas en situación de dependencia».

Las Unidades de Respiro se diferencian de los Centros de día, básicamente en el hecho de que no ofrecen servicios de manutención, por lo que la persona usuaria puede adoptar un horario de mañana, de tarde, o ambos, debiendo abandonar el recurso a la hora de comer. No obstante, la Unidad de Respiro es un recurso terapéutico, al igual que lo es el Centro de Día.

El 39 % de las Asociaciones en España disponen de Unidades de Respiro. Dependiendo de la Comunidad Autónoma donde resida la persona y la AFA a la cual se dirija, accederá a una Unidad de Respiro, o en su defecto a un Centro de Día según los conciertos establecidos con la Administración Pública. No obstante, desde las AFAS también se ofrecen estos servicios de manera privada.

- **TALLERES PARA PERSONAS AFECTADAS POR EA Y OTRAS DEMENCIAS**

    Se trata de servicios especializados dirigidos a mantener las capacidades cognitivas y físicas de las personas con Alzheimer u otras demencias, que se realizan de manera estable en la Asociación, pero fuera del marco de un Centro de día o de una Unidad de Respiro. El 79 % de las AFAS cuenta con estos talleres dentro de sus servicios.

Objetivos:

- Estimular y mantener las capacidades mentales y/o físicas de las personas afectadas.
- Evitar que la persona afectada se desconecte de su entorno.
- Incrementar la autonomía de la persona afectada.
- Estimular la autonomía y la autoestima.
- Disminuir las reacciones anómalas que padecen estas personas.
- Mejorar la calidad de vida de las personas afectadas por demencias y/o Alzheimer, y sus familias.

- **TALLERES DE ATENCIÓN COGNITIVA EN EL DOMICILIO**
Este servicio se trata de una atención terapéutica en el hogar dirigida a personas afectadas en fases muy iniciales o avanzadas de la enfermedad. El servicio puede incluir estimulación cognitiva y/o física, higiene, alimentación, cambios posturales, etc., y la periodicidad se acuerda según las necesidades de las familias, pero suele ser por unas horas semanales.

TALLERES DE ESTIMULACIÓN COGNITIVA PARA PERSONAS AFECTADAS POR DETERIORO COGNITIVO LEVE (DCL), DEMENCIAS Y/O ALZHEIMER EN ESTADIOS INICIALES

Este servicio se trata de una atención presencial en las sedes o locales cedidos a las AFAS donde exclusivamente se trabajan las capacidades cognitivas de las personas afectadas en estadios prioritariamente iniciales de la enfermedad, aunque también en estadios moderados, con una frecuencia diaria y constante durante todo el año.

La metodología de trabajo consiste en una valoración cognitiva inicial de la persona afectada por parte del profesional especializado de la AFA que imparte estos talleres (psicólogos/as, neuropsicólogos/

as . . .), con el objeto de determinar el grado de Deterioro Cognitivo que presenta la persona en función de la Escala de Deterioro Global de Reisberg (GDS). En función de los resultados obtenidos, las capacidades cognitivas de la persona afectada, sus necesidades, características e historia de vida, así como su nivel de independencia en la vida diaria, se establece su plan de trabajo individualizado.

La actividad que se realiza en estos talleres consiste en ejercicios escritos o través de las TIC'S (ordenador, tableta, pizarra táctil . . .), de manera individualizada, en los que se trabajan las distintas capacidades cognitivas: cálculo, lectura, escritura, atención, concentración, praxis, lenguaje, orientación temporal y espacial, reminiscencia, funciones ejecutivas, razonamiento lógico . . .

• SERVICIO DE CENTRO DE DÍA Y/O ESTANCIAS DIURNAS

Se trata de un recurso sociosanitario específico para personas afectadas por Deterioro Cognitivo Leve (DCL), Alzheimer y otras demencias y sus familiares que ofrecen una estancia diurna de un máximo de 8 horas, integral, especializado y terapéutico a personas con la enfermedad de Alzheimer u otras demencias, maximizando sus capacidades residuales y promoviendo el mantenimiento en su entorno habitual, facilitando un tiempo de descanso al familiar, al compartir la atención requerida por la persona afectada, evitando así la institucionalización precoz y/o continuada o definitiva. El 43 % de las AFAS dispone del servicio de Centros de Día.

Los objetivos consisten en: disminuir el nivel de sobrecarga de las familias, realizar Terapias No Farmacológicas (TNF) para la persona afectada, fomentar la autonomía en Actividades de la Vida Diaria (AVD), fomentar la autoestima de la persona afectada, favorecer el contacto social, realizar actividades de interacción con el medio y fomentar la participación en el entorno comunitario.

El acceso al Centro de Día se realiza de manera concertada a través del reconocimiento de la situación de dependencia de la persona *(Ley 39/2006, de 14 de Diciembre de Promoción de Autonomía Personal y*

Atención a las personas en situación de dependencia), y también de manera privada.

Este recurso se puede utilizar de lunes a viernes, o de lunes a domingo incluyendo los festivos tanto en jornada completa, como en media jornada en horario de mañana o de tarde pudiendo incluir desayuno, almuerzo, comida y merienda.

El Centro de Día incluye una rutina de actividades que se engloba dentro de los programas y protocolos del Centro. Estos suelen ir dirigidos a trabajar actividades de atención preventiva, educativa, sociocultural y rehabilitadora, adaptados a las características de cada persona, los cuales promueven la autonomía del mismo y su permanencia en su entorno habitual.

La atención integral es realizada por profesionales especializados: psicólogos/as, neuropsicólogos/as, trabajadores/as sociales, terapeutas ocupaciones, fisioterapeutas, logopedas, auxiliares de enfermería, técnicos de atención sociosanitaria a personas dependientes, gerocultor . . .

Hoy en día no existe un tratamiento curativo para la enfermedad de Alzheimer y otras demencias. Sin embargo, hay terapias farmacológicas (medicamentos) y terapias no farmacológicas (intervenciones psicosociales) que consiguen enlentecer, retrasar y frenar el proceso de deterioro, procurando mantener el máximo tiempo posible la autonomía y las capacidades preservadas.

Por este motivo, es habitual que el uso de Terapias No Farmacológicas (TNF) en los Centros de Día, alivie los síntomas y mejore la calidad de vida de las personas afectadas y de sus familias.

Las Terapias No Farmacológicas más habituales en los Centros de Día de las AFAS son las siguientes:

- Estimulación cognitiva: orientación a la realidad, reminiscencias, atención y praxias, lenguaje y lectoescritura, memoria, cálculo y funciones ejecutivas.
- Actividades de la Vida Diaria (AVD): Básicas, Instrumentales y Avanzadas (nivel cognitivo, emocional y motor).

- Gerontogimnasia: movilización activa de todas las articulaciones del cuerpo.
- Psicomotricidad: esquema corporal, espacial y temporal.
- Laborterapia: motricidad fina, estimulación sensorial y funciones ejecutivas.
- Arteterapia: creatividad, lenguaje artístico, y expresión emocional y social de las personas.
- Musicoterapia: comunicación, socialización, capacidades cognitivas, perceptivas o físicomotrices, y salud emocional y mental de las personas.

- **SERVICIO DE RESIDENCIAS ESPECIALIZADAS EN ALZHEIMER**

  Se trata de un recurso residencial terapéutico en el que, además de desarrollar programas de atención especializada dirigidos a las personas con Alzheimer y otras demencias, se ofrecen servicios permanentes y/o temporales de alojamiento monitorizados o tutelados por personal especializado.

  Solo el 4 % de las AFAS disponen de este recurso en toda España repartidas en las siguientes Comunidades Autónomas:

  - Andalucía: AFA SAN FERNANDO VITAE (Cádiz), AFA SAN RAFAEL (Córdoba), AFA LA ESTRELLA (Jaén), y AFA FUENGIROLA -MIJAS COSTA (Málaga).

  - Aragón: AFEDAZ (Zaragoza).

  - Islas Canarias: ALZHEIMER CANARIAS (Gran Canaria).

  - Castilla y León: AFA SANTA MARINA DEL REY, ÓRBIGO Y PÁRAMO (León).

  - Castilla-La Mancha: AFA CIUDAD REAL.

  - Extremadura: ALZHEI CÁCERES (2 unidades residenciales).

  - Comunidad Valenciana: AFA ALCOY y AFA ALICANTE.

Estas residencias proporcionan a las familias de las personas afectadas la tranquilidad de saber que su ser querido está atendido las 24 horas del día, los 365 días del año en el caso de las estancias permanentes, o de forma temporal en los casos de estancias de respiro. Se caracterizan por un trato familiar por parte de profesionales especializados en la enfermedad de Alzheimer y otras demencias compuestos por un equipo multidisciplinar en la mayoría de las ocasiones: psicólogos/as, trabajadores/as sociales, terapeutas ocupaciones, fisioterapeutas, auxiliares de enfermería... Se ofrecen programas y servicios de atención integral tanto sanitaria como social específicos para cada caso, además del desarrollo de las distintas Terapias No Farmacológicas (TNF) y el seguimiento del estado de salud de la persona afectada.

En términos generales, las residencias ofrecen los mismos servicios y programas que los Centros de Día, incluyendo el alojamiento permanente y/o temporal según el funcionamiento de cada AFA, así como servicios de lavandería, podología, peluquería, transporte adaptado, asistencia farmacéutica, entre otros.

Es habitual que el acceso a estas residencias se realice a través tanto de plazas concertadas con las Administraciones Públicas competentes en cada territorio, como de forma privada.

- **SERVICIO DE TALLERES DE ENTRENAMIENTO DE LA MEMORIA**
  Algunas de las AFAS ofrecen este servicio con la finalidad de promover la adopción de hábitos de vida saludables como factor clave para la prevención del Alzheimer y otras demencias, mantener la capacidad funcional de las personas sanas con quejas o fallos de memoria benignos sin Deterioro Cognitivo (DC), y facilitar la detección precoz de demencias.

  Objetivos
  - Diferenciar las personas con pérdida de memoria asociada a la edad de aquellos cuyos trastornos de memoria son causados por alteraciones como demencia y depresión.

- Entrenar en estrategias y técnicas de memoria, y estimular otros procesos básicos cognitivos como: percepción, lenguaje, capacidad lógica, etc.
- Aplicar las estrategias adecuadas para resolver los fallos de memoria de la vida diaria y fomentar así hábitos de vida saludables.
- Cambiar las actitudes y estereotipos negativos sobre la irreversibilidad de las alteraciones o el déficit de memoria.
- Promover la autonomía e independencia y mantener la capacidad funcional de las personas participantes.
- Evitar el aislamiento social de la población.
- Promover la detección precoz de demencias.
- Mejorar la calidad de vida.

Este servicio va enfocado tanto a personas sanas con quejas subjetivas de memoria sin una patología diagnosticada, como a aquellas que, a pesar de no tener fallos de memoria, quieren promover unos hábitos de vida saludable para mantener su reserva cognitiva.

La actividad que se realiza en estos talleres consiste en ejercicios escritos o través de las TIC'S (ordenador, tableta, pizarra táctil . . .), de manera grupal realizando todos los participantes cada ejercicio propuesto al mismo tiempo siguiendo las indicaciones al unísono. En las distintas sesiones planteadas se trabajan las distintas capacidades cognitivas: cálculo, lectura, escritura, atención, concentración, praxis, lenguaje, orientación temporal y espacial, reminiscencia, funciones ejecutivas, razonamiento lógico . . .

Cada AFA establecerá su propia temporalidad de inicio y fin en este tipo de talleres, pudiendo ser lo más común sesiones semanales de dos horas de duración en las que se realizan una serie de ejercicios de manera presencial en el propio taller, dejando otros ejercicios para trabajar en el domicilio de manera individual.

- **SERVICIO DE VOLUNTARIADO**

El 57 % de las AFAS tienen un programa de voluntariado y el 61 % ofrece formación a las personas voluntarias. Este voluntariado consiste en realizar actividades de interés general, desarrolladas por personas físicas, que contribuyen a mejorar la calidad de vida de las personas y de la sociedad en general y a proteger y conservar el entorno. El voluntariado es un tipo de participación de carácter solidario y gratuito que interviene en una realidad para mejorarla. Puede ser presencial, pero también se desarrolla a través de tecnologías de la información.

Los voluntarios de las AFAS tienen diferentes funciones, entre las que destacan: la sensibilización de la opinión pública participando en mesas informativas, el acompañamiento a personas con Alzheimer y otras demencias en los programas de respiro familiar, el acompañamiento en talleres de estimulación cognitiva/física, el acompañamiento en el transporte de personas usuarias, participación en campañas de sensibilización, actividades de ocio y tiempo libre, comunitarias . . .

Si eres una persona comprometida y deseas colaborar como voluntario/a en labores de apoyo y atención a personas con Alzheimer y otras demencias, **puedes ponerte en contacto con una de las Asociaciones de Familiares de Personas con Alzheimer de tu localidad.**

- **SERVICIO DE PRÉSTAMO DE AYUDAS TÉCNICAS**

Se trata de servicios dirigidos a facilitar a las personas afectadas con Alzheimer u otras demencias y a sus familiares, un préstamo de ayudas técnicas que faciliten la autonomía de la persona afectada proporcionando a su vez una ayuda física a las personas cuidadoras y familiares encargadas del cuidado.

El 55 % de las AFAS ofrece este servicio que puede ser gratuito en concepto de préstamo, disponer una tarifa de precios con descuentos para personas asociadas a la AFA correspondiente, o estar en servicio de alquiler. Los productos de apoyo disponibles dependerán del funcionamiento específico de cada AFA pudiendo abarcar desde camas articuladas, grúas, sillas de ruedas, andadores . . .

- SERVICIO DE BOLSA DE CUIDADORES/AS

Se trata de un servicio que se oferta de manera desigual en el territorio español por parte de las AFAS.

Por una parte, existen AFAS que realizan una labor informativa y/o de mediación hacia el acceso por parte de familiares de personas afectadas con la Enfermedad de Alzheimer u otras demencias, a servicios particulares de profesionales cuidadores/as, como a empresas de ayuda a domicilio que gestionan su propia bolsa de cuidadores/as.

Y, por otra parte, hay AFAS que gestionan su propia bolsa de cuidadores/as con amplia experiencia en atención a personas dependientes con demencias, de modo que los familiares pueden solicitar este servicio para que acudan al domicilio a realizar los apoyos que se precisen previa consulta y valoración.

CÓMO CONTACTAR CON LAS ASOCIACIONES DE FAMILIARES DE PERSONAS CON ALZHEIMER

CEAFA es la Confederación que representa a las personas afectadas y a sus familiares a nivel nacional y que aglutina a todas las Asociaciones de Familiares de Personas con Alzheimer y otras demencias. Se trata de una Organización no Gubernamental de ámbito nacional, cuya meta reside en trabajar para poner el Alzheimer en la agenda política, buscando el necesario compromiso social y poniendo en valor el conocimiento para poder representar y defender los intereses, necesidades y derechos de todas las personas que conviven con el Alzheimer.

Dirección: C/ Pedro Alcatarena nº 3 Bajo - 31014 Pamplona (Navarra)

Teléfonos: 948 17 45 17

Email: ceafa@ceafa.es

Web: www.ceafa.es

Facebook:@CEAFA

Si necesita localizar la Asociación de Familiares con Enfermedad de Alzheimer y otras demencias más próxima a su domicilio, puede llamar al teléfono 948 17 45 17 o visitar la página web https://www.ceafa.es/es/quienes-somos/asociaciones-alzheimer donde podrá conocer la ubicación de la AFA más cercana de las más de 300 existentes, para poder solicitar la información y ayuda que precise.

En este enlace se actualizan los datos de identificación y localización de todas las AFAS existentes y de nueva creación que pertenecen a la estructura confederal.

Como referencia aportamos aquí la información de una de las AFAS perteneciente a CEAFA: la Asociación de Familiares de Enfermos de Alzheimer de Cantabria (A.F.A.C), una organización de carácter social cuyo objetivo principal es mejorar la calidad de vida de la persona con Alzheimer y sus familiares, ofreciendo recursos que satisfagan las necesidades de sus asociados y de la sociedad cántabra en general. AFAC lleva trabajando desde 1993 y ha orientado sus esfuerzos hacia la atención directa a las personas con Alzheimer y sus familias prestando los siguientes servicios: información sobre la enfermedad y recursos, apoyo psicológico y atención social, Centro de Día Psicogeriátrico AFAC I y Centro de Día Psicogeriátrico AFAC II, Grupos de ayuda mutua, Escuela de Cuidadores Profesionales y Familiares, Talleres preventivos de entrenamiento de la memoria, Talleres de Estimulación Cognitiva para personas en estadios iniciales de demencia o con DCL y todas aquellas actividades que repercuten de forma directa en las personas afectadas por la enfermedad y sus familias.

Asociación de Familiares de Enfermos de Alzheimer de Cantabria (A.F.A.C):

Dirección: C/ Rosario de Acuña, 7 - Bajo Santander, 39008, Cantabria

Teléfonos: 942 37 08 08 / 942 37 27 59 / 942 36 75 75

Email: afac@afacantabria.com

Web: www.afacantabria.com

Facebook: @afa.cantabria

Sin embargo, es importante recalcar que existen otras fundaciones y entidades sin ánimo de lucro y privadas, que también trabajan por y para la defensa de los derechos de este colectivo.

OTROS RECURSOS DE INTERÉS

FUNDACIÓN ALZHEIMER ESPAÑA

- La FUNDACIÓN ALZHEIMER ESPAÑA (FAE) es una entidad de ámbito nacional y estatal, cuyo objetivo es ayudar, respetar y mejorar la calidad de vida tanto de las personas afectadas por la enfermedad de Alzheimer y otras demencias, como de sus cuidadores y de sus familias.

- El Patronato de esta fundación está compuesto por personas físicas y representantes de las Asociaciones de Familiares de Enfermos de Alzheimer, refleja la filosofía básica de la FAE: un conjunto sinérgico de Asociaciones de Familiares de Enfermos de Alzheimer y de Profesionales de la Salud representando el aspecto multidisciplinar de esta enfermedad. La FAE comprende actividades muy diversas que van desde la información (líneas telefónicas de ayuda, entrevistas con cuidadores y familias, folletos, guías, conferencias, simposios...) hasta la representación de las familias a nivel de las autoridades sociosanitarias.

Dirección: Avda. Daroca, 80, local, Madrid 28017. Teléfonos.: 913 43 11 65 y 913 43 11 75

Email: fae@alzfae.org

Web: www.alzfae.org

Facebook: @fundacionalzheimerespaña

FUNDACIÓN REINA SOFÍA

Fundación Reina Sofía fue constituida el 17 de mayo de 1977 con un pequeño capital aportado personalmente por Su Majestad la Reina Doña Sofía.

Es una Fundación mixta de carácter benéfico y cultural, sin fin lucrativo y de naturaleza permanente. Dentro de los muchos proyectos que lleva a cabo esta fundación, una parte muy importante se dedica al Alzheimer desde tres ángulos: investigación, formación y servicio asistencial para personas afectadas con EA y otras demencias.

- **Unidad de Investigación**, cedida a la Fundación estatal CIEN (Centro de Investigación de Enfermedades Neurológicas) dependiente del Instituto de Salud Carlos III y del Ministerio de Economía y Competitividad, con quienes realizan de forma conjunta trabajo de investigación.

- Un **Centro de Formación** especializado en demencias, y un **Centro Asistencial** formado por una residencia de estancia permanente de 156 plazas, un centro de día con 40 plazas, y un centro de respiro familiar para fines de semana con 20 plazas. Ambos cedidos a la Comunidad de Madrid para ser integrados en su red pública asistencial, siendo gestionados por la Consejería de Asuntos Sociales de la Comunidad de Madrid.

Dirección Centro Alzheimer: C. de Valderebollo Nº 5, 28031, Madrid

Teléfonos: 913 85 23 00

Email: secretaria@fundacionreinasofia.es

Web: www.fundacionreinasofia.es

FUNDACIÓN PASQUAL MARAGALL

La Fundación Pasqual Maragall para la investigación sobre el Alzheimer nace dando respuesta al compromiso adquirido públicamente por Pasqual Maragall el 20 de Octubre de 2007, cuando anunció que se le había diagnosticado la enfermedad de Alzheimer.

Lleva a cabo muchos proyectos y campañas de sensibilización e información de la enfermedad y gestiona su actividad científica a través de un centro de investigación, el Barcelonaβeta Brain Research Center cuya actividad se centra en *desarrollar líneas de investigación generadoras de nuevo conocimiento que permitan diseñar estrategias y programas de prevención*, *y que tienden a* *obtener resultados positivos que proporcionen retornos económicos* por *diversas vías, así como* *ofrecer al mercado infraestructuras y servicios que respondan a las necesidades* *que plantea la investigación en este campo.* También ofrecen un programa grupal dirigido a cuidadores y cuidadoras de familiares de personas con Alzheimer, cuyo objetivo es mejorar la calidad de los cuidados y, específicamente, el bienestar general de las personas cuidadoras, facilitando que afronten el día a día de la enfermedad con más calidad de vida.

Dirección: Wellington, 30 08005 Barcelona

Teléfonos: 93 326 31 90

Email: info@fpmaragall.org

Web: www.fpmaragall.org

Facebook:@fpmaragall

FUNDACIÓN C.I.E.N

La Fundación C.I.E.N. nació con el objeto de fomentar la creación de un centro en red que apoye, promocione y coordine la investigación, en todos los campos de la neurología básica, clínica y epidemiológica, con especial énfasis en los problemas relacionados con las enfermedades del sistema nervioso, a través de núcleos de investigación distribuidos por la geografía española y articulados como centros de investigación monográficos, con científicos que trabajen en diversas líneas dentro de las neurociencias y dispongan de una infraestructura física y un equipamiento común.

Dirección: C. de Valderebollo Nº 5, 28031, Madrid (Centro Alzheimer Fundación Reina Sofía).

Teléfonos: 913 85 22 00

Email: info@fundacioncien.es

Web: www.fundacioncien.es

Facebook: @fundacioncien

ALZHEIMER EUROPE

Alzheimer Europe contribuye a una serie de proyectos de investigación europeos sobre demencia, financiados a través de Horizonte 2020, la Iniciativa de Medicamentos Innovadores (IMI), el Programa Conjunto de la UE- Investigación de Enfermedades Nurodegenerativas (JPND) y otros programas. En todos estos proyectos, *Alzheimer Europe aporta las opiniones de las personas con demencia, de sus cuidadores y de las Asociaciones Nacionales de Alzheimer, contribuye a la discusión de cuestiones éticas en la investigación; y apoya la comunicación de las actividades de los proyectos a la comunidad de demencia y al público en general.*

Dirección: 14, calle Dicks, L-1417 Luxemburgo

Teléfonos: +352 -29 79 70

Email: info@alzheimer-europe.org

Web: www.alzheimer-europe.org

Facebook: @alzheimereurope

CREALZHEIMER; CENTRO DE REFERENCIA ESTATAL DE ATENCIÓN A PERSONAS CON ALZHEIMER Y OTRAS DEMENCIAS

El IMSERSO pone en marcha en el año 2008 el Centro de Referencia Estatal de Atención a Personas con Enfermedad de Alzheimer y otras Demencias con la finalidad de promover la mejor atención a las personas con Alzheimer y sus familias.

El Centro es un recurso de ámbito estatal, especializado en la investigación, análisis, evaluación y conocimiento de las mejores fórmulas para la atención sociosanitaria de las personas afectadas, con un enfoque de enlace, foro de encuentro y colaboración con el conjunto de organismos y entidades que dirigen y prestan su atención a esta enfermedad. A través de acciones intersectoriales y de la colaboración institucional, el centro trabaja con el objetivo de potenciar una adecuada atención sociosanitaria.

Cuenta además con un Servicio de Intervención Directa, organizado en pequeñas Unidades, que ofrecerá programas de Intervención Integral para las familias, una Unidad Residencial y un Centro de Día y Noche para la atención de las personas con Alzheimer, como modelo de convivencia, que facilite la aplicación y evaluación de nuevos protocolos o métodos de atención. Cuenta también con una Escuela de Cuidadores, programas específicos para la mejor información y formación de las personas cuidadoras, programas de Respiro Familiar y Actividades de colaboración con las ONG del sector.

Dirección: C/ Cordel de Merinas de Chamberí, 117, 37008, Salamanca

Teléfonos: 923 28 57 00

Email: webcrea@imserso.es

Web: www.crealzheimer.imserso.es

Facebook: @crealzheimer

RECOMENDACIONES PARA FUTURAS INVESTIGACIONES Y LIMITACIONES

Cierto es que hoy en día no existe una cura para la enfermedad de Alzheimer y es prioritario seguir investigando para ofrecer un mejor futuro a las personas con demencia y a sus familiares.

Para las AFAS, la persona afectada ha de ser el centro de atención, el eje en torno al cual han de girar absolutamente todos los esfuerzos e inspirar todos los pasos que hayan de darse para mejorar no solo su calidad de vida, sino también la de quienes les atienden y cuidan cada día.

Por lo tanto, es prioritario no solo conocer, sino analizar en profundidad cuáles son las principales peticiones de la persona afectada, saber qué es lo que necesita, las dificultades que ha de afrontar para satisfacer sus carencias, etc. Solo de esta manera se podrá definir un marco de apoyo adecuado, efectivo y eficaz.

Con este motivo queremos reflejar aquí algunas recomendaciones y propuestas a tener en cuenta para conseguir el objetivo anteriormente señalado.

REIVINDICACIONES AFAS:

Desde las diferentes AFAS se reivindica la importancia de dar respuesta a las necesidades detectadas en las personas con demencia y sus cuidadores, siguiendo un modelo de atención integral y continuada, un modelo preventivo, planificado y activo dirigido principalmente a defender la calidad de vida de aquellas personas afectadas por la enfermedad de Alzheimer.

Este modelo de atención integral afecta tanto a la propia atención sociosanitaria como a la calidad de dicha atención. Del mismo modo, se reivindica un modelo de protección sociolaboral y jurídica, que disminuya o elimine las desigualdades que esta enfermedad puede provocar en la sociedad. Sin olvidar que una adecuada prevención es el principio de cualquier política de intervención social y dentro de esta se encuentra el valor de la investigación social y sanitaria

Por lo tanto, desde este modelo se interviene directamente sobre cuatro áreas fundamentales:

- Modelo de atención sociosanitaria, donde exista una atención integral y continuada, un equipo interdisciplinar dirigido a mejorar la calidad de vida de los pacientes y donde existan recursos suficientes entre atención sanitaria y los servicios sociales.
- Modelo de calidad sociosanitaria, enfocado a intervenir a través de programas donde el objetivo principal es mejorar la calidad del sistema, de la asistencia al propio paciente y de la calidad de prevención, promoción y cuidados al familiar cuidador.
- Modelo sociolaboral y jurídico, centrado principalmente en la atención de los cuidados proporcionados por la familia, donde se visibiliza el rol del cuidador y la tarea de cuidados. Dirigido a incluir a la familia en el modelo asistencial a través de progra-

mas de apoyo, ayuda domiciliaria, unidades de respiro y apoyos técnicos y psicológicos.

- Investigación sociosanitaria, donde se ofrece un apoyo directo en la investigación sociosanitaria para acometer la eliminación de la enfermedad. Para ello, es de suma importancia mejorar el conocimiento científico actual sobre la enfermedad en sus aspectos tanto médico como social a través del sistema de información sanitaria y contrastando datos con los de las AFAS. Esta información conlleva unos sistemas de seguimiento, control de índices de prevalencia e incidencia, patologías asociadas y perfil de los pacientes y cuidadores y el impacto económico, social y familiar, entre otros.

https://www.ceafa.es/es/quienes-somos/la-confederacion/reivindicaciones

CENSO DE PERSONAS CON ENFERMEDAD DE ALZHEIMER:

No disponemos de datos precisos sobre cuántas personas están afectadas por la enfermedad en España y consideramos que es algo fundamental debido a los siguientes motivos:

- Todos los estudios sobre prevalencia y estudios epidemiológicos apuntan que la enfermedad afecta a un porcentaje muy relevante de la población.
- Según la OMS, se calcula que entre un 5 % y un 8 % de la población general de 60 años o más sufre demencia en un determinado momento. Se prevé un crecimiento exponencial de estas cifras, según la OMS.
- En 2015 esta enfermedad afectó a 47 millones de personas en todo el mundo.
- En 2030 se prevé que aumente a 75 millones y en 2050 a 132 millones en 2050.
- Cada 20 años se duplicará el número de personas afectadas.
- Cada año hay cerca de 9,9 millones de nuevos casos en todo el mundo, lo que significa que aparece un nuevo caso cada 3 segundos.

- Nos encontramos ante una prioridad social y sanitaria de salud pública de primer orden.
- Así lo plantea el «Plan de acción mundial sobre la respuesta de salud pública a la demencia de la OMS» (aprobado el 29 de mayo de 2017), los Planes Nacionales de Alzheimer aprobados en distintos países y el Plan Nacional de Alzheimer (2019-2023). Se trata de una realidad con importantes impactos para la calidad de vida de las personas afectadas (personas enfermas y familias), así como para la sostenibilidad de los sistemas de protección social. Según distintos estudios realizados por CEAFA:
- El coste medio anual del cuidado de una persona con Alzheimer es de 31 980 euros.
- El 30 % de los cuidadores se ha visto obligado a hacer ajustes para poder combinar la actividad laboral y el cuidado del familiar.

No se dispone en la actualidad de una información real, completa y periódica sobre el número de personas con diagnóstico de Alzheimer y otras demencias en España, que permita dimensionar y caracterizar esta realidad con variables de información sociodemográfico, sanitaria y social.

APOYAR PROYECTOS DE INVESTIGACIÓN SOCIOSANITARIA
La investigación sociosanitaria permite obtener nuevos conocimientos dentro del campo de la realidad social relacionada con la salud. Este tipo de investigaciones ayuda a diagnosticar cuáles son las necesidades y los problemas que permiten optimizar las condiciones actuales y mejorar la calidad de vida de las personas afectadas por la enfermedad de Alzheimer y de sus familias. https://www.ceafa.es/es/que-hacemos/proyectos-de-investigacion-sociosanitaria

Desde CEAFA, se han llevado a cabo varios estudios considerados relevantes para futuras investigaciones y líneas a seguir, entre ellos se encuentran los siguientes:

- **Consecuencias de la Enfermedad de Alzheimer y otras Demencias en los Cuidadores Familiares** (CEAFA, 2017), un proyecto de investigación social que ha permitido obtener una visión más actualizada de la figura del cuidador principal en todo el territorio nacional, además de ofrecer propuestas de intervención a los cuidadores.

- **Comprendiendo la situación de las personas excuidadoras. Cómo afrontar la vuelta a la normalidad tras años de cuidados de un ser querido con demencia** (CEAFA, 2021). Estudio realizado con el objetivo de conocer la situación de las personas excuidadoras y detectar sus necesidades para conseguir así una mejora en su calidad de vida.

- **Avanzando en el diagnóstico precoz de la enfermedad** (CEAFA, 2018). Este proyecto fue puesto en marcha debido a la importancia del diagnóstico precoz en la enfermedad de Alzheimer que permite iniciar el tratamiento tanto farmacológico como el no farmacológico en las primeras etapas de la enfermedad. Esto resulta fundamental para ralentizar su avance y retrasar los síntomas asociados a la enfermedad.

- **Proyecto Know Alzheimer - Respuestas concretas a dudas reales** (CEAFA, 2014). Esta iniciativa surgió de las AFAS y de aquellos profesionales implicados en el cuidado de las personas que sufren Alzheimer, con el objetivo de detectar aquellas dudas más frecuentes y brindar respuesta a cada una de ellas.

    Este tipo de proyectos les ha permitido tener una base de conocimiento muy amplia que han puesto a disposición de las empresas privadas, instituciones y de toda la sociedad y que han servido y servirán como documentos básicos de información, consulta y formación.

VALIDACIÓN DE LAS TNF

Se entiende por Terapias No Farmacológicas «Cualquier intervención no química, teóricamente sustentada, focalizada y replicable, realizada sobre el paciente o el cuidador y potencialmente capaz de obtener un beneficio relevante».

También conocidas como Intervenciones Psicosociales, su uso en demencias se extiende ante la ausencia de tratamientos farmacológicos eficaces. Este tipo de intervenciones buscan aliviar los síntomas y mejorar la calidad de vida de las personas afectadas y de sus familias.

Las investigaciones han demostrado que las intervenciones psicosociales pueden ser tan efectivas o incluso más en algunos casos, como el uso de fármacos para mejorar la calidad de vida de las personas con demencia y sus cuidadores y para el tratamiento de algunos de los principales síntomas de esta enfermedad.

CONCLUSIONES REFLEXIVAS

A modo de conclusión sobre el tema que estamos tratando, cabe señalar la importancia de las AFAS en la atención a las personas con Alzheimer y sus familias, habiéndose convertido en referentes para todas aquellas personas que sufren la enfermedad. Allí donde la Administración no llega, hay una AFA que se encarga de cubrir la necesidad creada por el Alzheimer, por lo que destacamos la importancia de dotar de recursos económicos, materiales y personales a este colectivo que lleva desempeñando una labor ejemplar desde hace muchos años.

REFERENCIAS

LIBROS:

1. CEAFA. Atender a una persona con Alzheimer. Madrid: Obra Social Caja Madrid. Madrid, 2008, p. 147-158.

GUÍAS Y MANUALES:

2. Brescané R., Tomé G. Know Alzheimer, respuestas concretas a dudas reales. Manuel de Consulta para cuidadores y familiares. Barcelona: Profármaco.2, 2014, p. 48.

   Disponible en: http://knowalzheimer.com/manuales
3. Brescané R., Tomé G., Morales C. Alzheimer, una enfermedad compartida. Curso de formación para cuidadores. Barcelona: 2021, p. 96.
4. Fillat Y. Censo de personas con Alzheimer y otras demencias en España. Resultados y conclusiones de las jornadas virtuales para el intercambio de soluciones y propuestas. Rodona. CEAFA; 2021.
5. CEAFA. Terapias No Farmacológicas en las Asociaciones de Familiares de personas con Alzheimer. CEAFA. 2016.

ARTÍCULOS:

6. https://www.mariawolff.org/_pdf/fmw-publicaciones-terapias-no-farmacologicas-en-la-ea.pdf

WEBGRAFÍA:

https://www.ceafa.es/es
https://www.ceafa.es/es/quienes-somos/la-confederacion/reivindicaciones
https://www.ceafa.es/es/que-comunicamos/publicaciones/censo-de-las-personas-con-alzheimer-y-otras-demencias-en-espana-resultados-y-conclusiones
https://www.ceafa.es/es/que-hacemos/proyectos-de-investigacion-sociosanitaria)

https://www.mariawolff.org/_pdf/fmw-publicaciones-tera-pias-no-farmacologicas-en-la-ea.pdf

RECURSOS ONLINE:

www.ceafa.es
www.problemasdememoria.com
www.afacantabria.com
www.crealzheimer.es
www.knowalzheimer.com
www.sercuidador.es

Agradecimientos

Queremos dar nuestro agradecimiento por la financiación y apoyo al Instituto de Investigación Valdecilla (IDIVAL) de Cantabria, que siempre ha apostado por la investigación, las personas y los cuidados de calidad.

Agradecer a todos los profesionales que de forma directa e indirecta han colaborado desinteresadamente en la consecución de esta obra.

Y sin lugar a dudas queremos agradecer a las personas con una demencia y a sus familias, a las que cuidados y atendemos día a día en nuestras consultas, centros de salud, hospitales, residencia, porque son la razón de ser de obras como ésta, dirigidas a que los profesionales y equipos que les acompañamos en esta larga senda, estemos mejor formados y preparados para brindarles una atención profesional y una atención plena y respetuosa.

"El Alzheimer borra la memoria, no los sentimientos"
Pasqual Maragall

"La empatía es la esencia de una enfermera"
Jean Watson

"Si no cuidamos de los cuidadores,
no tendremos un enfermo, sino dos"
Pedro Simón

Sobre la coordinadora

Carmen Sarabia Cobo

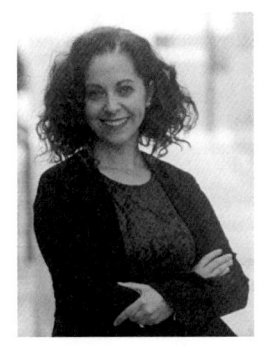 Cantabria, España, 1979. Profesora de la Facultad de Enfermería de la Universidad de Cantabria, coordinadora del grupo de investigación de Enfermería del IDIVAL en su ciudad natal, secretaria de la Junta de la Sociedad Española de Enfermería Geriátrica y Gerontológica (SEEGG), vocal del grupo de trabajo de Demencias de la Sociedad Española de Enfermería Neurológica (SEDENE); miembro del grupo CIBERFRAIL del Carlos III, del comité consultivo de Investén (Carlos III) y, por Cantabria, del Comité Científico del Centro español para los cuidados de salud basados en la evidencia (CECBE). Es enfermera, licenciada en Psicología, en Antropología Social y Cultural, doctora en Psicología por la Universidad Complutense de Madrid y especialista en neuropsicología de las demencias. Máster en Bioestadística e Investigación Aplicada a Ciencias de la Salud y Máster en Gestión de Servicios de Enfermería. Desarrolló su labor asistencial como enfermera en equipos de Atención Primaria y centros para mayores.